U0307728

# 康良石

# 肝病指归

康俊杰 吴剑华 陈进春 主 编

中国中医药出版社
·北京·

图书在版编目（CIP）数据

康良石肝病指归/康俊杰，吴剑华，陈进春主编 . —北京：中国中医药出版社，2015. 8

ISBN 978 - 7 - 5132 - 2531 - 1

Ⅰ . ①康⋯　Ⅱ . ①康⋯　②吴⋯　③陈⋯　Ⅲ . ①肝疾病－诊疗　Ⅳ . ①R575

中国版本图书馆 CIP 数据核字（2015）第 112436 号

中 国 中 医 药 出 版 社 出 版
北京市朝阳区北三环东路 28 号易亨大厦 16 层
邮政编码　100013
传真　010 64405750
北京市泰锐印刷有限责任公司印刷
各地新华书店经销

\*

开本 710×1000　1/16　印张 22.75　字数 454 千字
2015 年 8 月第 1 版　2015 年 8 月第 1 次印刷
书　号　ISBN 978 - 7 - 5132 - 2531 - 1

\*

定价　68.00 元
网址　www. cptcm. com

《康良石肝病指归》

# 编 委 会

主　编　康俊杰　吴剑华　陈进春

副主编　康素琼　章　亭

编　委　张如棉　康旻睿　蔡　虹　郑卫东

　　　　阮清发　郑全胜　俞晓芳　林　立

　　　　宋宇震　于洪涛　康素琼　章　亭

　　　　康俊杰　吴剑华

顾　问　康良石

# 前　言

康良石教授是我国著名的中医肝病学家，全国第一批 500 名老中医，祖籍福建永春，从清乾隆年间先祖雅家公至康老子女，薪火相传，十世业医。康老幼承庭训，尽得真传，自二十岁悬壶近七十载，擅长肝胆病、肺病等诸多内科疑难杂症的诊治。新中国成立后应卫生部之邀，多次进京为国家领导人会诊，并应邀至菲律宾、印尼、泰国、加拿大等地出诊。以其高超的医术、高尚的医德赢得海内外人士的赞誉。曾被东南亚报刊誉为"肝病克星""南康（良石）北关（幼波）"。

康老一生医人无数，经验丰富，学识渊博，著述等身，在实践中总结出独具特色的康氏中医肝病"疫郁理论"，蔚为大观。著名中医学家俞长荣教授曰："康老临证特点确达到了'继承不泥古，发展不离宗'的高度。"为了更好地继承发扬康老的宝贵经验，我们组织厦门市中医院肝病中心的同仁编写了本书。

本书共分三篇，上篇主要系统阐释康氏疫郁理论及有关要点；中篇重点展示康氏理论的临床辨证、实践应用；下篇为康老的读书心要、论著选读以及后人对疫郁理论的研究。附录收录了康老年谱和家史，以便读者领会康老大医精诚、造福世人的精神境界。

本书在编撰过程中得到了康老的悉心指导和厦门市中医院领导的大力支持。令人遗憾的是，就在本书定稿付梓之际，康老因病遽归道山。这一变故越发说明对名老中医的宝贵经验传承任重道远，我们怀着悲痛和缅怀之情最终完成此书。

章亭博士在本书的资料收集、整理、编撰过程中做了大量工作，张如棉医生等也承担了很多文字工作，在此特以致谢。

吴剑华

2015 年 1 月

## 一心敬业，成就名医

康良石教授出生于中医世家，自清朝乾隆年间第一代祖雅家公行医以来，传至康老为第九代传人，幼承庭训，早受熏陶，培养了深厚的感情，立志将中医作为祖业继承。学医之时正值南京国民政府试行取缔中医的恶劣环境中，中医界同仁一来起而奋争，二来不免颇感前途渺茫。但是其父明爵公恐祖业失传，愧对列祖列宗，当康老修毕私塾，仍要他继承衣钵学习中医。为专其学医心志，明爵公曾经把平时康老爱看的小说烧毁。

为确保继承祖业，父、祖亲授康老中药饮片的炮制和生药的鉴别，上山认药、采药、炼膏、制丸、升丹、叠细丸等操作均亲力亲为。同时要求康老常年在父、祖案旁侍诊，学习望、闻、问、切和辨证论治，传授经验，解释疑难，从临床实践中秉承家学，熟练掌握了中医"十八般武艺"。此外还聘请王江波、朱木春、林时馨为师，导读《内经》《难经》《伤寒》《神农本草经》《珍珠囊药性赋》《温热经纬》《脉诀》《望诊遵经》《金匮要略》《汤头歌诀》《医方集解》等医学经典。经七年学成之后，康老通过当时南京国民政府中央考试院的考试，从此开始了行医生涯。

悬壶后康老拜厦门市名医陈庆云、高影浦、杨锡熙为师，学习前辈精湛的理论与临床特长，并经常阅读刘河间、吴有性、叶天士、赵献可、王泰林等名家的著作，读百家书，受百家法，铸就了坚实的中医理论基础。

此后康老行医六十余年，一直恪守"痛病人之所痛，乐病人之所乐"的医道古训，看病不分贫富、亲疏，一视同仁；医术上不囿于家传秘旨，虚心吸取诸家精华，终成一代名医。

1954 年康老受邀出席福建省人民政府召开的第一届中医代表大会，参与厦门市第一届中医药学术研究委员会的常务工作，加深对国家中医药政策的理解，进一步认识中医药事业是党的事业，消除多年受歧视的心理，奠定了为中医事业奉献终生的信心和决心。1956 年，康老奉命筹建厦门市中医院，深感党的培养和信任，经辛勤努力，短短两个月间就建成开诊。

康老家传原精于内、妇、儿科及温病，除日常繁忙的临床诊疗工作外，他先后开展了玉米须、谷壳治疗小儿肾炎，无根藤治疗慢性痢疾，毯兰、荸荠治疗小儿麻疹后肺炎、支气管炎等挖掘开发利用本地中草药的研究，取得了良好的疗效。

新中国成立初期国内肝炎肆虐，由于厦门市及福建省内外就诊的肝病患者日益增加，根据这一客观实际需要，在市卫生局及医院党委的支持下，康老再次不辞辛劳，亲手创建中医肝病病房及门诊，转而全身心投入肝脏疾病的临床研究。经过温习中医经典著作，康老认识到肝炎、肝硬化应归属于中医学黄疸、胁痛、积聚、臌胀、痰饮、血证等病范畴，运用中医学"脏腑辨证"方法，制定辨证、方药、护理等方案，对收治的数以百计患者进行临床观察，取得了满意的疗效。在此期间，康老根据平时的诊疗经验和读书心得，编著了《祖国医学肝炎辨证施治》一书，发表了《传染性肝炎辨证论治的体会》《栀子根治疗黄疸型肝炎》《七藤汤治疗慢性肝炎》《山桔仔根治疗肝硬化腹水》等学术论文，毫无保留地将自己的珍贵经验奉献给社会。康老又精研朱丹溪、赵献可的"六郁相因""五行相因"理论，结合临床观察，升华中医治疗肝病理论，总结出了《"六郁相因""五行相因"学说在病毒性肝炎的临床应用》和《根据"六郁相因"理论治疗肝炎的实践体会》等文，在《中医临床经验选编》及医学杂志上发表。在长期的实践中，康老养成了实践—学习—总结—再实践—再学习—再总结的临证学习方法，并深深地体会到中医之所以能长存，是因为确实能解除患者的病痛，以临床疗效获得群众的信赖。

20世纪60年代末，肝炎病原学研究发展十分迅速，发现了乙型肝炎病毒抗原，形成一系列对肝病的新认识。康老敏锐地把握这一科学发展潮流，为了全面接受现代科学对乙型肝炎病毒致病的新知，他从肝病发病季节、人群传播、传染途径、病情、发病类型及传变规律等方面，认识乙型肝炎发病初起具有温疫的发病规律；又从临床表现、发病概念、病机演变等方面观察，发现急性乙型肝炎向慢性化及肝炎后一些疾病的发展，表现出郁证的相因病机；运用温疫分传、内陷、伏邪不溃与邪留于肝理论和郁证"六郁相因""五行相因"学说为指导，总结新的理法方药和护理原则，并在前贤方剂的基础上，发掘确有良效的本地药物，经治患者取得良好效果。康老反复总结、提炼，并经过不断验证、增补，使其制定的肝病相关中医诊断标准、疗效判断标准、中医药治疗方案以及护理常规更加系统化、科学化，最终形成厦门市中医院一直沿用至今的"康氏肝病疫郁理论"。在此期间，康老与学术继承人康俊杰、康素琼共同撰写了论著《肝病的诊断与治疗》，并发表了《中医治乙型肝炎》等文，填补了中医中药治疗乙型肝炎的空白。

福建省中医名家俞长荣曾评价："康良石老中医从事肝病治疗和研究已经四十年，临证有许多鲜明特点，据我粗浅所知，在诊断上重视'双重'（即中西医）诊断，他临证既根据全国有关学术会议制定的诊断标准，又遵循传统方法辨证，除辨病与辨证相结合外，又注意鉴别诊断；在病因病机认识上，既运用中医传统理论指导临床分析，又能结合现代病因学探索肝病的发生发展规律，提出了'温疫分传''湿热相因''六郁相因'和'五行相因'观点，不落前人窠臼；在治疗上，既分清表里、虚实、缓急，制定基本治则，又分别主证、兼证标本先后，随证施治；遣方用药上，除遵循传统的'方从法立，以法统方'外，还善于发掘民间验方草药，科学的加以应用，其临证特点达到了"继承不泥古，发展不离宗'的高度。"

由于在肝病诊治方面的突出成就，康老于1958年受邀出席全国卫生学术交流大会，将临床研究发掘的本地中药紫草珠相关论文、药物标本及制剂在会上展示，得到与会中西医代表的重视，论文《紫珠草治疗肝硬化食道静脉曲张破裂出血》经《中医杂志》《中华内科杂志》发表，轰动国内外，东欧一些国家的患者纷纷通过使馆问医配药。回厦后，康老又与厦门市防疫站实验室协作，进行了紫珠草的动物药理实验，证实紫珠草具有促进凝血作用并明确其收缩血管机制。此药随后被收入《中国药典》，该研究荣获卫生部"发扬祖国医学"奖。

然而，行医之路并非一帆风顺。在康老为肝病工作加倍努力之际，史无前例的"文化大革命"开始了，中医院被取消。康老离开医院到基层做老年慢性支气管炎（简称老慢支）防治工作。他每年冬春冒着风寒下乡下厂普治，入夏顶着酷暑进行冬病夏治防治。随着工作进展，建立"慢支"九省市协作组厦门防治点，从事中西医结合诊断分型的科学研究，由开始的9人发展到覆盖福建全省17个单位，直至扩展到全国9个省市的大协作。十余年如一日，先后对郊县几十个农村大队和工厂进行流行病学调查，普查出患者两千多人，并在大队设立简易病房，进行辨证和分型研究，对筛选的患者留院观察，进行病理、生化、细菌、免疫、经络、X光、物理诊断和临床机能等11个方面的现代科学技术，设计40多个项目，分析三百多组数据，探索出"慢支"发病是湿、燥、寒、热、痰作用，"其标在肺、其本在脾肾"，即有形之痰与肺脾肾的功能失调互为因果的理论，用来指导临床辨证论治，使"慢支"急性发作的近期控制率由原来的30%提高到97%，获得突破性进展，荣获卫生部、省、市科技成果奖。康老也在工作中有了更多的机会与国内诸医家携手探讨，切磋砥砺，吸取诸家精华，总结发表了《老年慢性支气管炎中西医结合诊断分型》《慢性支气管炎痰实质初探》《慢性支气管炎扶正固本远期随访观察》等文，提高了中医学术水平。

康老回顾这一经历时说道："人的一生难免会遇到逆境，要在事业上有新成就，必须经得起挫折，在任何环境中，要一心敬业，坚持中医特色，才能为中医事业添砖加瓦，取得更大的成就。"

康老对待中医事业始终兢兢业业，奋进不息；为弘扬中医药，亦不辞辛苦。他应多省市中医药学会、高等院校之邀，赴全国各地讲学、交流学术经验；20世纪60年代多次进京为诸多中央重要领导同志诊治肝病；数次外派和受邀出访菲律宾、新加坡、印尼、泰国、加拿大等地巡诊，为祖国中医事业争取了莫大荣誉。在东南亚华人华侨中享有"肝病克星""南康北关"的美誉（泰国《新中原报》1985年10月12日）。改革开放后，为促进中医学对外交流，康老奉命参加筹办国家中医药管理局国际中医药厦门培训交流中心，编写《根据温疫理论筛选病毒性肝炎的高效药物》《按疫毒内陷急黄拟相应措施中西医结合防治重型肝炎》《从癥、积、癖探讨肝炎后肝硬化癌变的证治》《防治肝炎向慢性发展的三大要领》《病毒性肝炎的防治》等讲义，多期多次举办国际肝炎辨治、肝炎防治及疑难疾病等学习班，接受东南亚各国、港澳台地区及国内各地中医师求教，退休后还在厦门全国中西医结合肝病学习班主讲。

多年来康老为中医事业做出了突出贡献，1994年被卫生部、人事部、国家中医药管理局选为全国首批 500 名老中医，并受聘为全国名老中医药专家学术经验继承工作指导导师、中华中医学会终身理事，享受国务院政府特殊津贴，被评为省部级劳动模范，获中医事业成就奖。

康老回顾自己学医行医的经历，给我们最深刻体会就是：无论处于何种环境，一心敬业是中医成才之道。

## 德术兼备，方可言医

康家历代行医皆秉承"为医之道，德行为本"，"德术兼备，方可言医"和"既须通晓中医经典，又须熟练临床诊疗、药物炮制技术"的遗训。康老在传承过程中严守祖训，认为真才实学与精湛的医术是实现医德的条件；广施仁术不分贵贱是医德的基本准则；推己及人、视人犹己是医生的行为要求；言行庄重、不躁不贪是医德的具体表现。

尽管时隔多年，康老还清楚地记得行医之初，厦门天花流行，儿童感染率很高，重者多因病情突变而殒，阖家恸哭，悲声一片，观者为其动容。此病高峰期，痘浆的腥臭味充斥床宅，闻之欲呕，常是患儿家人三更半夜前来叩门延医。此种出诊最为艰苦，也有风险，但康老总是有求必应，知苦而往，用心诊治。如有一张氏小儿，染上出血性天花，奄奄一息，经夜半出诊，断为毒陷营血之证，处以大剂量犀角地黄汤加紫珠草，水煎频频灌服。患儿每有起色，康老则觉心中无限宽慰，真正体会了在病人、家属的快乐里，医者享受到的快乐。

20 世纪 50 年代厦门开元区一位干部患重型肝炎，重度黄疸和臌胀，诸医束手。患者慕名请康老会诊后，虽然已知此病危重，当想到医者应"推己及人、视人犹己"，虽然没有住院，但通过及时辨证论治，果断处方用药，指导其家属细心护理，终将其治愈，并继续工作几十年。

80 年代康老接受政府外派，前往菲律宾诊治著名侨领陈先生之父。斯时患者已七十有七，且身患多种疾病，面色晦暗，腹大坚满，舌暗夹紫斑，肝功能重度损害，肾功能也有轻度损害。康老处以治验方臌胀方合田琥散于鸡鸣服第一煎，上午服第二煎，见效之后，随证加减。两个月后，症状全消，遂以扶正固本调理，竟保无虞。消息传出，轰动菲律宾。随访两年，患者康复。类似验案，数不胜数。

康老认为对于肝炎患者，因为易于传变，缠绵难愈，忧郁难当，多被消磨了意志。此时需要医者心平气和，充满自信地与患者交谈，帮助患者树立起战胜疾病的信心。每有好转，康老总是鼓励病人再接再厉，配合治疗。多年的行医生涯使康老深深体会到：医者的微笑，已经成为治愈患者疾病不可或缺的部分。

治疗肝病用药，素以昂贵令许多患者望而生畏，如用干扰素等治疗，动辄数以万计，即使中药治疗，虫草、牛黄也价值不菲。多年来，康老总是锲而不舍地寻找价廉有效的民间草药来代替昂贵药物，如栀子根、地耳草、玉米须、猫须草、菜豆壳、凤凰衣、鬼针草、积雪草等。经康老细心精当辨证、对证准确用药，其效甚佳。在治疗费用高涨的肝病领域，让一般平民看得起病、吃得起药，始终是康老的最大心愿。

康老在中医院门诊长期出诊，常常是早上一坐下来，四五个小时连续诊治，水也顾不上喝一口，直到看完最后一个病人，往往已是下午一两点了。康老从不觉累，认为这是临床实践的难得机会，由此给肝病学说的形成积累了丰富的资料。无论在门诊还是病房，康老每当看到身患沉疴的病人，一脸愁容、痛苦万分而来，经过一段治疗，身体康复、兴高采烈而归，内心便感到万分高兴和自豪。

康老认为，中医专病专科的选择，只要与人们和社会的需要相一致，并一心敬业、发挥特长，古道热肠为患者解忧析难，将整个身心倾注于专科专病的科学研究、技术提高及业务建设中，肯定能够获得成功。

# 目录

# 上篇

　　康老家学渊源，更先后师从当地名医，复多年潜心内科，对多种内科杂病皆有心得。因其从医所见的肝病患者较多，肝病逐渐成为康老研究主攻的方向。

　　康老熟读经典，长期思考，反复印证，从《温疫论》的描述出发，结合肝炎患者的证候、舌脉，观察急性肝炎向慢性肝病的发展过程，慢性肝病向肝硬化、肝癌及其并发症的演变规律，最终总结出"疫郁理论"——认为肝炎的发生发展过程符合"六郁相因""五行相因"的病机演变，除极少数疫毒内陷发生急黄重型肝病者外，大部分肝炎患者的特点是气机郁结、湿热蕴积证迁延反复，由气郁经化火、熬痰、结瘀，或者由热郁经化火、熬痰、结瘀，可致肝肾阴虚；也可以由湿郁经痰凝、血瘀，造成肝脾气虚或肝肾阳虚。若失治误治，病情进一步发展，可中伤脾胃、上干心肺，下损肾及冲任，出现相关的并发证候。

第一章

# 肝脏的生理功能、特性及肝病的主要病因病机

## 第一节　肝脏的生理功能及特性

中医学历经长期的临床实践，形成了系统的学术理论，随着临床实践的不断丰富，肝脏系统理论及治疗各种肝脏疾病的理、法、方、药理论逐渐完备。

### 一、肝的位置形态

#### 1. 肝的解剖位置

肝位于腹部，横膈之下，右胁下而稍偏左。《十四经发挥》言："肝之为脏……其脏在右胁右肾之前，并贯脊之第九椎。"说明中医学已正确地认识到肝脏的解剖位置，是在右胁下右肾之前而稍偏。《内经》中提到"左肝右肺"之说，即"肝生于左，肺藏于右"（《素问·刺禁论》），不是指解剖部位而言，而是指其功能特点而言。左右为阴阳之道路，人生之气，阳从左升，阴从右降。肝属木，应春，位居东方，为阳生之始，主生主升；肺属金，应秋，位居西方，为阴藏之初，主杀主降。左为阳升，右为阴降。故肝体居右，而其气自左而升；肺居膈上而其气自右而降。肝为阳主升发，肺为阴主肃降。故从肝和肺的生理功能特点来说是"左肝右肺"。诚如清代叶天士在《临证指南医案·虚劳》中所说："人身左升属肝，右降属肺，当两和气血，使升降得宜。"张景岳说："肝木旺于东方而主发生，故其气生于左。肺金旺于西方而主收敛，故其气藏于右"（《类经·针刺类》）。

#### 2. 肝的形态结构

肝为分叶脏器，左右分叶，其色紫赤。对于肝的分叶，中医文献虽有记载，但

并不确切，如《难经》有"独有两叶"和"左三叶，右四叶，共七叶"之异。清代医家王清任在《医林改错》有"肝四叶，胆附于肝右边第二叶，总提长于胃上，肝又长于总提之上，大面向上，后连于脊"的记载。通过王氏的描述说明中医对肝脏解剖形态的认识有了较大突破，接近现代医学所见。

## 二、肝的生理功能

肝是人体的重要脏器之一，司理周身气血的调节，胆汁的分泌与排泄，肌肉关节的屈伸，情绪的变化等。

### 1. 肝主疏泄

"疏泄"一词始见于《素问·五常政大论》，曰："发生之际，是谓启陈，土疏泄，苍气达。"与土得木而达同义。元代朱丹溪首次明确提出"主闭藏者肾也，司疏泄者肝也，二者皆有相火"（《格致余论·阳有余阴不足论》）的观点。疏，即疏通、疏导；泄，即升发、发泄。肝主疏泄，是指肝具有疏通、舒畅、条达以保持全身气机疏通畅达，通而不滞，散而不郁的作用。肝主疏泄是保证机体多种生理功能正常发挥的重要条件，其主要作用如下。

（1）调畅气机：肝主疏泄的生理功能，总的关系到人体全身的气机调畅。气机，即气的升降出入运动；升降出入是气化作用的基本形式。人体是一个不断地发生气的升降出入运动的整体。气的升降出入过程是通过脏腑的功能活动而实现的。人体脏腑经络、气血津液、营卫阴阳，无不赖气的升降出入而相互联系，维持其正常的生理功能。肝的疏泄功能协调全身各脏腑组织的气机平衡，起着重要的疏通调节作用。"凡脏腑十二经之气化，皆必藉肝胆之气化以鼓舞之，始能调畅而不病"（《读医随笔·卷四》）。因此，肝的疏泄功能正常，则气机调畅、气血和调、经络通利，脏腑组织的活动也就正常协调。赵彦晖《存存斋医话稿续集》云："惟肝主疏泄，若郁结而肝气不舒，则当遵木郁达之旨。"肝失疏泄，则气的升发不足、发散无力，气机不畅，而出现胸胁、少腹等胀痛不适。

（2）调节精神情志：中医学的情志属狭义之神的范畴，包括喜、怒、忧、思、悲、恐、惊，亦称之为七情。肝通过其疏泄功能对气机的调畅作用调节人的精神情志活动。人的精神情志活动，除由心神主宰外，还与肝的疏泄功能密切相关，故向有"肝主谋虑"（《素问·灵兰秘典论》）之说。肝主谋虑是指肝辅佐心神参与调节思维、情绪等神经精神活动的作用。在正常生理情况下，肝的疏泄功能正常，肝气升发，既不亢奋，也不抑郁，则人能较好地协调自身的精神情志活动，表现为精神愉快，心情舒畅，理智清朗，思维灵敏，气和志达，血气和平。若肝失疏泄，则易引起人的精神情志活动异常。故《灵枢·本神》云："肝气虚则恐，实则怒。"疏泄不及，则表现为抑郁寡欢、多愁善虑等。疏泄太过，则表现为烦躁易怒、头胀头痛、面红目赤等。清·叶天士较明确地论述了精神刺激与肝主疏泄的关系，《临证指南医案》指出："恼怒肝郁"，"气郁不舒，木不条达"，"悒郁动肝致病……疏泄失职。"

肝主疏泄失常与情志失常，往往互为因果。肝失疏泄而情志异常，称之为因郁致病。因情志异常而致肝失疏泄，称之为因病致郁。许多医家治疗情志病重视从调肝入手，如赵献可《医贯·郁病论》中言："予以一方治木郁，而诸郁皆因而愈。一方曰何？逍遥散是也。"

（3）促进消化吸收：脾胃是人体主要的消化器官。胃主受纳，脾主运化。肝主疏泄是保持脾胃正常消化吸收的重要条件。肝对脾胃消化吸收功能的促进作用，是通过协调脾胃的气机升降，和分泌、排泄胆汁而实现的。

①协调脾胃的气机升降：胃气主降，受纳腐熟水谷以输送于脾；脾气主升，运化水谷精微以灌溉四旁。脾升胃降构成了脾胃的消化运动。肝的疏泄功能正常，是保持脾胃升降枢纽能够协调不紊的重要条件。肝属木，脾胃属土，故《素问·保命全形论》说："土得木而达。"唐容川言："木之性主乎疏泄。食气入胃，全赖肝木之气以疏泄之，则水谷乃化。设肝不能疏泄水谷，渗泄中满之证在所难免"（《血证论·脏腑病机论》）。可见，饮食的消化吸收与肝的疏泄功能有密切关系，故肝的疏泄功能，既可以助脾之运化，使清阳之气升发，水谷精微上归于肺，又能助胃之受纳腐熟，促进浊阴之气下降，使食糜下达于小肠。若肝失疏泄，犯脾克胃，必致脾胃升降失常，临床上除具肝气郁结的症状外，还可出现胃气不降的嗳气脘痞、呕恶纳减等肝胃不和症状，以及脾气不升的腹胀、便溏等肝脾不调的症状。故曰："肝气一动，即乘脾土，作痛作胀，甚则作泻，又或上犯胃土，气逆作呕，两胁痛胀"（《知医必辨·论肝气》）。总之，脾为阴中之至阴，非阴中之阳不升，土有敦厚之性，非曲直之木不达。肝气升发，疏达中土，以助脾之升清运化，胃之受纳腐熟。

②分泌排泄胆汁：胆附于肝，内藏胆汁，胆汁具有促进消化的作用。胆汁是肝之余气积聚而成。诚如《东医宝鉴》谓："肝之余气，泄于胆，聚而成精。"又如戴起宗所说："胆之精气，则因肝之余气溢入于胆，故（胆）藏在短叶间，相并而居，内藏精汁三合，其汁清净"（《脉诀刊误·卷上》）。可见，胆汁来源于肝，贮藏于胆，胆汁排泄到肠腔内，以助食物的消化吸收。故曰："凡人食后，小肠饱满，肠头上逼胆囊，胆汁溃入肠内，利传渣滓"（《医原》）。肝的疏泄功能正常，则胆汁能正常分泌和排泄，有助于脾胃的消化吸收功能。如果肝气郁结，影响胆汁的分泌和排泄，可导致脾胃的消化吸收障碍，出现胁痛、口苦、纳食不化，甚至黄疸等。

（4）维持血液运行：肝的疏泄能直接影响气机调畅。只有气机调畅，才能充分发挥心主血脉、肺助心行血、脾统摄血液的作用，从而保证气血的正常运行。所以肝气舒畅条达，血液才得以随之运行，藏泄适度。唐容川《血证论·脏腑病机论》："肝属木，木气冲和条达，不致遏郁，则血脉得畅。"血之源头在于气，气行则血行，气滞则血瘀。《薛氏医案·求脏病》说："肝气通则心气和，肝气滞则心气乏。"若肝失疏泄，气机不调，必然影响气血的运行。如气机阻滞，则气滞而血瘀，则可见胸胁刺痛，甚至癥积、肿块、痛经、闭经等。若气机逆乱，又可致血液不循常道而出血。所谓"血为气之配，气热则热，气寒则寒，气升则升，气降则降，气凝则凝，气滞则滞"(《格致余论·经水或紫或黑论》)。

(5) 调节水液代谢：水液代谢的调节主要是由肺、脾、肾等脏腑共同完成的，但与肝关系密切。因肝主疏泄，能调畅三焦的气机，促进肺、脾之运化水湿，肺之布散水津，肾之蒸化水液，以调节水液代谢。三焦为水液代谢的通道，"上焦不治，则水犯高源；中焦不治，则水留中脘；下焦不治，则水乱二便。三焦气治，则脉络通而水道利"(《类经·藏象类》)。三焦这种司决渎的功能，实际上就是肺、脾、肾等调节水液功能的综合。肝的疏泄正常，气机调畅，则三焦气治，水道通利，气顺则一身之津液亦随之而顺，故曰："气行水亦行"(《血证论·阴阳水火气血论》)。若肝失疏泄，三焦气机阻滞，气滞则水停，从而导致痰、饮、水肿或水臌等。正如《素问·大奇论》："肝满肾满肺满皆实为肿……肝壅两满……不得小便。"故曰："水者气之子，气者水之母。气行则水行，气滞则水滞"(《医经溯洄集·小便原委论》)。由此可见，肝脏是通过其疏利调达三焦脏腑气机的作用，来调节体内的水液代谢活动，这就是理气以治水的理论依据。但是必须指出，理气法不是治疗水肿的主要治法，而是协助行水的重要一环。

(6) 调节性与生殖

①调理冲任：妇女经、带、胎、产等特殊的生理活动关系到许多脏腑的功能，其中肝脏的作用甚为重要，叶天士《临证指南医案》指出"女子以肝为先天"。妇女一生以血为重，行经耗血、妊娠血聚养胎、分娩出血等，无不涉及血，以致女子有余于气而不足于血。冲为血海，任主胞胎，冲任二脉与女性生理机能休戚相关。肝为血海，冲任二脉与足厥阴肝经相通，而隶属于肝。肝主疏泄可调节冲任二脉的生理活动。肝的疏泄功能正常，足厥阴经之气调畅，冲任二脉得其所助，则任脉通利，太冲脉盛，月经应时而下，带下分泌正常，妊娠孕育，分娩顺利。若肝失疏泄而致冲任失调，气血不和，从而形成月经、带下、胎产之疾，以及性功能异常和不孕等。

②调节精室：精室为男子藏精之处。男子随肾气充盛而天癸至，精气溢泻，而具备了生殖能力。男性精室的开阖、精液的藏泄，与肝肾的功能有关。"主闭藏者，肾也，司疏泄者，肝也"(《格致余论·阳有余阴不足论》)。肝之疏泄与肾之闭藏协调平衡，则精室开阖适度，精液排泄有节，使男子的性与生殖机能正常。若肝之疏泄失常，必致开阖疏泄失度。其不及，可见性欲低下、阳痿、精少、不孕等；其太过，则性欲亢奋、阳强、梦遗等。故曰："肝为阴中之阳，其脉绕阴器，强则好色，虚则妒阴，时憎女子"(《类经·藏象类》)。沈金鳌在《杂病源流犀烛·前后阴源流》中亦提到："又有失志之人，抑郁伤肝，肝木不能疏达，亦致阴痿不起。"

**2. 肝藏血生血**

(1) 肝主藏血：肝藏血一说始于《灵枢·本神》，曰："肝藏血，血舍魂。"是指肝脏具有贮藏血液、防止出血和调节血量的功能。故《医学入门》有"肝为血海"之称。

①贮藏血液：血液来源于水谷精微，生化于脾而藏受于肝。肝内贮存着一定量

的血液，既可以濡养自身，以制约肝的阳气而维持肝的阴阳平衡、气血和调，又可以防止出血。因此，肝不藏血，不仅可以出现肝血不足，阳气升腾太过，而且还可以导致出血。

②调节血量：此认识最早见于《素问·五脏生成》，言："人卧，血归于肝。"在正常生理情况下，人体各部分的血量是相对恒定的。但是，随着生理状态的改变而有所不同。当机体活动剧烈或情绪激动时，人体各部分所需的血量也就相应增加，肝脏所贮藏的血液向外周输布，以供机体活动的需要。当人们在安静休息及情绪稳定时，由于全身各部分的活动量减少，机体外周血液需要量也相应减少，部分血液便归藏于肝。

③收摄血液："肝藏血"的"藏"尚含有固摄、约束之义，即肝有收摄血液的作用，使其不外溢，防止出血。如《卫生宝鉴》记载："夫肝摄血者也。"《杂病源流犀烛·肝病源流》道："其职主藏血而摄血。"肝藏血功能发生障碍时，可出现两种情况：一是血液亏虚。肝血不足，则分布到全身各处的血液不能满足生理活动的需要，可出现血虚失养的病理变化。如目失血养，则两目干涩昏花，或为夜盲；筋失所养，则筋脉拘急，肢体麻木，屈伸不利，以及妇女月经量少，甚至闭经等。二是血液妄行。肝不藏血可发生有出血倾向的病理变化，如吐血、衄血、月经过多、崩漏。

肝的疏泄与藏血之间的关系：肝主疏泄又主藏血。藏血是疏泄的物质基础，疏泄是藏血的功能表现。肝的疏泄全赖血之濡养作用，又赖肝之功能正常才能发挥其作用。所以肝的疏泄与藏血功能之间有着相辅相成的密切关系。就肝之疏泄对藏血而言，在生理上，肝主疏泄，气机调畅，则血能正常归藏和调节。血液的运行不仅需要心肺之气的推动和脾气的统摄，而且还需要肝气调畅气机而使血不瘀滞。在病理上，肝失疏泄可以影响血液的归藏和运行。如肝郁气滞，气机不畅，则血亦随之而瘀滞，即由气滞而血瘀。若疏泄太过，肝气上逆，血随气逆，又可导致出血。就肝之藏血对疏泄而言，在生理上，肝主藏血，血能养肝，使肝阳不亢，保证肝主疏泄的功能正常。在病理情况下，肝之藏血不足或肝不藏血而出血，终致肝血不足；肝血不足，血不养肝，疏泄失职，则夜寐多梦，女子月经不调等症相继出现。

（2）肝主生血：肝主生血是指肝参与血液生成的作用。肝不仅藏血，而且还能生血。"肝……其充在筋，以生血气"（《素问·六节藏象论》），"气不耗，归精于肾而为精。精不泄，则归精于肝而化清血"（《张氏医通·诸血门》）。可见，肝参与血液的生成。

肝主疏泄与肝主生血的关系：肝以血为体，以气为用。"肝主血，肝以血为自养，血足则柔，血虚则强"（《温病条辨·卷六》）。肝生血，血足则肝体自充。刚劲之质得为柔和之体，通其条达畅茂之性，则无升动之害。疏泄与生血，肝气与肝血，相互为用，动静有常。肝血不足则肝气有余，疏泄太过，而为肝气、肝火、肝风之灾。故曰："肝血不足，则为筋挛、为角弓、为抽搐、为爪枯、为目眩、为头痛、为胁肋痛、为少腹痛、为疝痛诸证"(《质疑录》)。

### 3. 肝主筋

"筋"指肌腱，具有束骨系关节功能，司人体运动，肝藏血，血养筋，故筋是肝的精气所聚，《素问·宣明五气》说："肝主筋。"《素问·五脏生成》："肝之合筋也。"若肝血充足，则筋脉得以滋养，筋健力强，四肢关节活动灵活，屈伸自如；若肝血不足，筋失所养，轻则关节屈伸不利，重则四肢麻木，筋脉拘急，甚至手足抽搐震颤，角弓反张等。

### 4. 肝开窍于目，其华在爪

《素问·金匮真言论》谓："肝，开窍于目。"五脏六腑之精气，通过血液运行及经络上注于目，因此目与五脏六腑都有内在联系，但肝与目关系更为密切。因肝藏血，其经脉又上连目系，肝的精血散于目，故《素问·五脏生成》："肝受血而能视。"也就是说，目得到肝血的滋养，才能发挥其正常的视觉功能，因此肝的功能是否正常，往往可以从目上反映出来，如肝血不足，则目失血养，可有两目干涩，视物不清甚至雀目。若肝火上炎则目赤肿痛。又年老肝肾精血渐衰，常会出现视力减退，双目昏花。许多眼科疾病，中医认为与肝有关，多从治肝入手，临床常收到满意效果。

《素问·五脏生成》："肝之合筋也，其荣爪也。"爪，即爪甲，包括指甲趾甲，乃筋之延续，故称"爪为筋之余"。肝血的盛衰，可影响爪甲的荣枯。肝血充足，则爪甲坚韧明亮，红润光泽。若肝血不足，则爪甲软薄，枯而色夭，甚则变形脆裂。

## 三、肝的生理特性

### 1. 肝喜条达而恶抑郁

条达，舒展、条畅、通达之意。抑郁，遏止阻滞。肝为风木之脏，肝气升发，喜条达而恶抑郁。肝气宜保持柔和舒畅、升发条达的特性，才能维持其正常的生理功能，宛如春天的树木那样条达舒畅，充满生机。肝属木，其气通于春，春木内孕生升之机，春木升发之性类肝，故称肝主升发，又称肝主升生之气。在正常生理情况下，肝气升发、柔和、舒畅，既非抑郁，也不亢奋，以冲和条达为顺。所以，唐容川说："肝属木，木气冲和发达，不致遏郁，则血脉得畅"(《血证论·脏腑病机论》)。肝的这种特性与肝主疏泄的生理功能有密切关系。肝气升发条达而无抑遏郁滞，则肝之疏泄功能正常。肝主疏泄的生理功能是肝喜升发条达之性所决定的。故曰："肝之性，喜升而恶降，喜散而恶敛"(《读医随笔·平肝者疏肝也非伐肝也》)，"以木为德，故其体柔和而升，以象应春，以条达为性……其性疏泄而不能屈抑"(《内经博议》)。

若肝气升发不及，郁结不舒，就会出现胸胁满闷、胁肋胀痛、抑郁不乐等症状。如肝气升发太过，则见急躁易怒、头晕目眩、头痛头胀等症状。如《类证治裁·肝气肝火肝风论治》说："肝木性升散，不受遏抑，郁则经气逆，为嗳、为胀、为呕吐、为暴怒胁痛、为胸满不食、为飧泄……皆肝气横决也。"

### 2. 体阴而用阳

"体阴而用阳"语出《临证指南医案·肝风》，曰："肝为风木之脏，因有相火内寄，体阴用阳，其性刚，主动，主升。"肝体阴而用阳，此所谓"体"，是指肝的本体；此所谓"用"，是指肝脏的功能活动。肝为刚脏，以血为体，以气为用，体阴而用阳。肝为藏血之脏，血属阴，故肝体为阴；肝主疏泄，性喜条达，内寄相火，主升主动，故肝用为阳。

肝脏"体阴"的意义有二。一，肝属阴脏，位居膈下，故属阴；二，肝藏阴血、血属阴，肝脏必须依赖阴血的滋养才能发挥其正常的生理作用，肝为刚脏，非柔润不和。肝脏"用阳"的意义有二。一，从肝的生理机能来看，肝主疏泄，性喜条达，内寄相火，主动主升，按阴阳属性言之，则属于阳；二，从肝的病理变化来看，易于阳亢，易于动风。肝病常表现为肝阳上亢和肝风内动，引起眩晕、肢麻、抽搐、震颤、角弓反张等症状。气为阳，血为阴，阳主动，阴主静，因而称肝脏"体阴而用阳"。

肝体阴用阳，实际上概括了肝的形体结构与生理功能的关系，也揭示了肝脏在生理及病理变化上的主要特征。在生理情况下，肝之体阴赖肾之阴精涵养，方能充盈，故肝之自身体阴常不足而其用阳常易亢。刚柔不济，柔弱而刚强，故肝气易亢易逆。肝气、肝阳常有余的病理特性，反映了肝脏本身具有刚强躁急的特性。故沈金鳌说："肝……其体柔而刚，直而升，以应乎春，其用条达而不可郁，其气偏急而激暴易怒，故其为病也，多逆"（《杂病源流犀烛》）。若恣其性则恣横欺凌，延及他脏，而乘脾、犯胃、冲心、侮肺、及肾，故曰肝为五脏之贼。

由于肝脏具有体阴而用阳的特点，所以，在临床上对于肝病的治疗，"用药不宜刚而宜柔，不宜伐而宜和"（《类证治裁·卷之三》）。往往用滋养阴血以益肝或采用凉肝、泻肝等法以抑制肝气肝阳之升动过度。

### 3. 肝气与春气相应

春季为一年之始，阳气始生，万物以荣，气候温暖多风。天人相应，同气相求，在人体则与肝相应。故肝气在春季最旺盛，反应最强，而在春季也多见肝之病变。证之于临床，春三月为肝木当令之时，肝主疏泄，与人的精神情志活动有关，故精神疾病变多发于春天。又如肝与酸相通应，故补肝多用白芍、五味子等酸味之品。

## 四、肝与其他脏器的关系

### 1. 肝与脾

（1）肝藏血，脾统血，主运化，以生化血液：脾气健运，血液的化源充足，则生血统血机能旺盛。脾能生血统血，则肝有所藏，肝血充足，方能根据人体生理活动的需要来调节血液。再者肝血充足，则疏泄正常，气机调畅，使气血运行无阻。所以肝脾相互协作，共同维持血液的生成和循行。若脾虚运化失司，必然影响生血功能，则肝无血藏致肝血不足，出现眩晕眼花，目力减退，爪甲不荣，肢体麻木，耳鸣失眠，妇女月经不调，经少色淡或闭经等。

（2）脾主运化，肝主疏泄：脾气的运化功能必须要肝气来协助输布。肝之疏泄功能正常，则脾胃升降适度，脾之运化也就正常了。所谓"木能疏土而脾滞以行"（《医碥·五脏生克说》）；另一方面脾气健运，水谷精微充足，才能不断地输送和滋养肝，肝才能得以发挥正常的作用。所以说："肝为木气，全赖土以滋培，水以灌溉"（《医宗金鉴·医方论·删补名医方论》）。若郁怒伤肝，肝气郁结，气机失常横逆犯脾临床称肝气犯脾，轻者称肝脾不和或肝旺脾弱，出现胁下、上腹闷痛，嗳气纳呆，腹痛泄泻等。所以有"见肝之病，知肝传脾，当先实脾"之说。

### 2. 肝与胆的关系

胆附于肝，胆汁来源于肝。经络相络属，肝脉下络于胆，胆脉上络于肝，构成脏腑表里关系，肝属里，胆为表。在生理情况下互相配合，病理情况下互相影响，证候兼见，治疗上常肝胆同治。如肝失疏泄则影响胆汁分泌、排泄；反之，胆汁排泄失常，也会影响到肝，所以肝胆证候常并见。如肝胆火旺，肝胆湿热，临床均见胁痛、黄疸、口苦、呕吐、眩晕等，肝胆同治，用以清利肝胆之法。

### 3. 肝与肺的关系

（1）气机升降："肝生于左，肺藏于右"（《素问·刺禁论》）。肺居膈上，其气肃降；肝居膈下，其气升发。肝从左而升，肺从右而降，肝升才能肺降，肺降才能肝升，升降得宜，出入交替，则气机舒展。

（2）血气运行：肝肺的气机升降，实际上也是气血的升降。肝藏血，调节全身之血；肺主气，治理调节一身之气。肺调节全身之气的功能又需要血的濡养，肝向周身各处输送血液又必须依赖气的推动。总之，全身气血的运行，虽由心所主，却又须肺主治节及肝主疏泄和藏血作用的制约，故两脏对气血的运行也有一定的调节作用。

在病理情况下，肝与肺之间的生理功能失调，主要表现在气机升降失常和气血运行不畅方面，如肝火犯肺（又名木火刑金）之候等。

### 4. 肝与肾

（1）藏泄互用：肝主疏泄，肾主闭藏，二者之间存在着相互为用、相互制约、相互调节的关系。肝之疏泄与肾之闭藏是相反相成的。肝气疏泄可使肾气闭藏而开阖有度，肾气闭藏又可制约肝之疏泄太过，也可助其疏泄不及。这种关系主要表现在女子月经生理和男子排精功能方面。

（2）阴液互养：肝在五行属木，肾在五行属水，水能生木。肾阴能涵养肝阴，使肝阳不致上亢，肝阴又可资助肾阴的再生。在肝阴和肾阴之间，肾阴为主，只有肾阴充足，才能维持肝阴与肝阳之间的动态平衡。就五行学说而言，称为水能涵木。

（3）精血互生：肝藏血，肾藏精，精血相互资生。在正常生理状态下，肝血依赖肾精的滋养。肾精又依赖肝血的不断补充，肝血与肾精相互资生、相互转化。精与血都化源于脾胃消化吸收的水谷精微，故称"精血同源"。

（4）同具相火：相火是与心之君火相对而言的。一般认为，相火源于命门，寄于肝、肾、胆和三焦等，曰："相火寄于肝肾两部，肝属木而肾属水也。但胆为肝之府，膀胱者肾之府。心包者肾之配，三焦以焦言，而下焦司肝肾之分，皆阴而下者也"（《格致余论·相火论》）。由于肝肾同具相火，所以称"肝肾同源"。

肝与肾之间的病理影响，主要体现于阴阳失调、精血失调和藏泄失司等方面。临床上，肝或肾不足，或相火过旺，常常肝肾同治，或用滋水涵木，或补肝养肾，或泻肝肾之火的方法，就是以肝肾同源理论为依据的。此外，肝肾同源又与肝肾之虚实补泻有关。故有"东方之木，无虚不可补，补肾即所以补肝；北方之水，无实不可泻，泻肝即所以泻肾"（《医宗必读·乙癸同源论》）之说。

**5. 肝与心**

（1）血液方面："肝藏血，心行之"（王冰注《黄帝内经素问》）。心主血，是一身血液运行的枢纽；肝藏血，是贮藏和调节血液的重要脏腑。两者相互配合，共同维持血液的运行。心血充足，肝血亦旺，肝所藏之阴血，具有濡养肝体、制约肝阳的作用。肝血充足，肝体得养，则肝之疏泄功能正常，使气血疏通，血液不致瘀滞，有助于心主血脉功能的正常进行。

（2）神志方面：心主神志，肝主疏泄。人的精神、意识和思维活动，虽然主要由心主宰，但与肝的疏泄功能亦密切相关。血液是神志活动的物质基础。心血充足，肝有所藏，则肝之疏泄正常，气机调畅，气血和平，精神愉快。肝血旺盛，制约肝阳，使之不亢，则疏泄正常，气血运行无阻，心血亦能充盛，心得血养，神志活动正常。由于心与肝均依赖血液的濡养滋润，阴血充足，两者功能协调，才能精神饱满，情志舒畅。

心与肝在病理上的相互影响，主要反映在阴血不足和神志不安两个方面，表现为心肝血虚和心肝火旺之候等。

# 第二节　肝病的主要病因病机

## 一、黄疸

黄疸是临床常见病、多发病，以目黄、身黄、小便黄为基本特征。其主要病因病机如下。

**1. 湿热蕴蒸**

历代医家均认为湿热蕴蒸为黄疸最主要的病机。《素问·六元正纪大论》最早提出炎暑湿热之邪为黄疸的病因。张仲景进一步指出："阳明病……此为瘀热在里，身必发黄。"《伤寒明理论》及《医学津梁》均有相关阐述。清代叶天士《临证指南医案》中有叙："病从湿得之……阳黄之作，湿从火化，瘀热在里，胆热液泄……熏蒸遏郁，侵于肝则身目俱黄。"

### 2. 寒湿郁阻

《伤寒论》曰："伤寒发汗已，身目为黄，所以然者，以寒湿在里不解故也。"此外宋代《仁斋直指方论》、元代王好古《阴证略例》、明代《症因脉治》等均认为阴黄为寒湿内阻，胆液浸淫，外溢肌肤而发。清代林佩琴亦提出"阴黄系脾脏寒不运，与胆液浸淫，外渍肌肉，则发而为黄。"寒湿郁阻导致的多数是阴黄之证。

### 3. 酒食所伤

饮食不节，酗酒过度或饥饱无常，皆能损伤脾胃，其中"因酒后伤食而得者曰酒疸"，因伤食而得为谷疸。

### 4. 血分瘀热

《金匮要略》中指出："脾色必黄，瘀热以行。"《医学心悟》明确阐述了湿热瘀结于血分是导致发黄的病机。唐容川在《血证论》中同样指出瘀血内结致黄疸是由湿热所致，由湿热瘀三者交结发黄。

### 5. 外感毒邪

《素问·本病论》中提到："黄埃化疫也。民病夭亡，脸肢府黄疸满闭。"唐代孙思邈在《千金方》中述："凡遇时行热病，多必内瘀著黄。"指出时行疫毒侵入人体，可以导致黄疸。若疫毒严重者，其病势暴急凶险，并具有传染性，故黄疸可由具有传染性的疫疠之气致病。

### 6. 胆汁外溢

宋代窦材在《扁鹊心书》中首次提出其乃"因大惊卒恐，胆伤而汁泄于外"所致。张景岳则详细地论述："胆黄证，凡大惊大恐，及斗殴伤者皆有之……盖胆伤则胆气败而胆液泄，故为此证"（《景岳全书·卷三十一》）。清代林佩琴《类证治裁》进一步提出"胆液浸淫，外渍肌肉，则发而为黄。"

## 二、胁痛

胁痛是以胁肋部疼痛为主要表现的一种肝胆病证。其病因病机如下。

### 1. 邪犯少阳

风寒之邪入侵，不得宣解，邪传少阳，郁而化热，留滞经脉，气血凝滞不通而致胁痛。

### 2. 肝气郁结

肝为将军之官，其性刚动而主疏泄，若因情志抑郁，谋虑不遂，或暴怒伤肝，皆能使肝失条达，疏泄不利，气机不畅，气阻络痹而致胁痛。

### 3. 肝经实火

情志不遂或怒气大逆，肝气郁甚，谋虑不决，皆使木气大实。肝木之气有余遂化阳火，气火攻冲两胁，故而作痛。

### 4. 瘀血停着

肝气郁结，日久不愈，血随气滞，进而血瘀，阻塞胁络，发生胁痛。或因外伤、强力负重，胁肋受伤，瘀血停着，不通则痛，而致胁痛。

### 5. 肝胆湿热

酒食不节，损伤脾胃，运化失司，湿热内生，侵及肝胆；或因素体蕴湿，复感外邪，化热传里，湿热相合，熏蒸肝胆，肝失疏泄，胆失通降则发生胁痛。

### 6. 食滞中焦

饮食不节，醇酒厚味，食滞中焦，土壅而反侮肝木，遂致肝失疏泄，气滞不畅，血运不利，发为胁痛。

### 7. 痰饮留滞

饮冷过度，或中阳素虚，运化不健，痰饮湿浊内生，稽留胁间，肝络不和，气机不利而致胁痛。如《金匮要略》云："留饮者，胁下痛引缺盆，咳嗽则辄已。""水在肝，胁下支满，嚏而痛。"《杂病源流犀烛》："由痰饮流注于厥阴之经，以致肷胁肋痛。"

### 8. 肝虚血燥

肝主藏血，体阴用阳，若久病体虚或劳欲过度，精血亏损；或肝郁气滞日久，气郁化火，耗伤阴阳，而致肝之阴虚血燥，肝木失却柔济而刚伐太过，遂发胁痛。

### 9. 肝肾亏虚

久病体虚，气血两亏，或因劳欲过度，精血耗伤，肝失涵养，络脉失濡，发为胁痛。

## 三、郁证

郁证的病因大致可归纳如下。

### 1. 情志因素

突然、强烈或长期持久的情志刺激，可使人体气机紊乱，脏腑阴阳气血失调，从而导致气郁的发生。情志因素既是导致气郁证的直接病因，也是引起气郁证发生的重要诱因。其中怒、忧、思过度造成气机逆乱致病最为常见。

### 2. 外感六淫

《素问·六元正纪大论》认为"五郁之发"与"六气"的运动变化有关，《伤寒论》也认为"少阳之为病，口苦、咽干、目眩也"，为寒邪内犯少阳、肝胆失于疏泄、气郁于内之征。金元明清医家也把外感六淫作为气郁证发病的主要因素看待，外感六淫之邪犯及人身脏腑经络，影响气血运行，从而引发郁证。

### 3. 饮食起居失宜

饮食于自然界，察其气有五味之偏，故饮食结构可影响体内气血的运行状态。饮食不节，饥饱失宜，寒热失调，或暴饮暴食，极易损伤脾胃，脾胃失健，食滞不化，阻滞气机，则生脾胃气郁之变。饮食不洁，饮酒过量或食物中毒，皆可损伤脾胃气机和肝的疏泄条达，导致肝脾气机郁结。劳逸失度，则会影响脏腑气机，使经络气血运行不畅。

### 4. 体质因素

张仲景强调在辨证时"当辨因人因证之别，盖人者，本也；证者，标也。证随人见，成败所由。"指出体质因素对疾病的防治具有重要作用。《杂病源流犀烛·诸郁源流》所说："诸郁，脏气病也，其原本于思虑过深，更兼脏气弱，故六郁之病生焉。"指出患者"脏气弱"的体质状态，是气郁证产生的内在因素。

## 四、积聚

积聚是以腹内结块为主要临床特征的一类病证。其主要病因病机归结如下。

### 1. 外邪侵袭，寒温失调

《灵枢·百病始生》认为积病的开始与感受寒邪有关。巢氏《诸病源候论》认为积聚的成因主要由正虚感邪而致，同时还提出寒温失调可致癥瘕的发病，如"癥瘕者，皆由寒温不调，饮食不化，与脏气相搏结所生也，其不动者，直名为癥。"

### 2. 酒食所伤，痰浊内生

饮酒过度，或嗜食肥甘厚味，或饥饱失宜，或饮食不消，或饮食不洁，均可伤及脾胃，脾运失健，日久痰湿内生，痰浊与气血搏结，可成积证。

### 3. 七情所伤，气滞血瘀

情志为病，常常首先影响到肝，若肝失疏泄，气机不利，则血行不畅而成气滞血瘀，日久可致积证。

### 4. 正气亏虚，脏腑失调

《诸病源候论·虚劳积聚候》说："虚劳之人，阴阳伤损，血气凝涩，不能宣通经络，故积聚于内也。"张洁古《活法机要》中提到："壮人无积，虚人则有之。脾胃怯弱，气血两衰，四时有感，皆能成积。"《景岳全书》认为："凡脾肾不足，及虚弱失调之人，多有积聚之病。"正气亏虚是积聚发生的根本原因之一。《中藏经·积聚癥瘕杂虫论》指出积聚"皆五脏六腑真气失而邪气并，遂乃生焉"。宋代陈无择认为："五积者，五脏之所积，皆脏气不平，遇时相逆而成。"金元时期刘河间认为积聚是五脏六腑盛衰变化失调所致。

### 5. 失治误治，他病转移

张子和在《儒门事亲》中提到误治而成积，认为感邪之后，"其初甚微……不幸而遇庸医，强补而留之，留而不去，遂成五积。"李梴在《医学入门》中提到"积聚癥瘕痞满，皆太阴湿土之气，始因外感内伤气郁，医误补而留之以成积。""胁痛二三年不已者，乃痰瘀结成积块。"指出胁痛迁延不愈，可以发展为积。

### 6. 多种因素综合作用

在对以上几种致病因素分别论述的同时，多数古代医家也认识到了外感邪气、七情、饮食、正虚常常交错夹杂，混合致病。《景岳全书·积聚》指出了各种致病因素之间的交互作用："不知饮食之滞，非寒未必成积，而风寒之邪，非食未必成形。故必以食遇寒，以寒遇食，或表邪未清，过于饮食，邪食相搏，而积斯成矣。"

## 五、臌胀

臌胀，是指腹部胀大如鼓的一类病证，临床以腹大坚满，绷急如鼓，皮色苍黄，脉络显露为特征。主要病因病机如下。

### 1. 酒食不节

如嗜酒过度，或恣食肥甘厚腻，酿湿生热，蕴积中焦，清浊相混，壅阻气机，水谷精微失于输布，湿浊内聚，遂成臌胀。

### 2. 情志刺激

若情志不遂，忧思郁怒，伤及肝脾，肝失疏泄，气机阻滞，日久由气及血，脉络瘀阻；另一方面，肝气郁结不舒，则横逆犯脾，脾失健运，水湿内停，气、血、水壅结而成臌胀。

### 3. 劳欲过度

劳欲过度，伤及脾肾，脾伤则不能运化水谷以资生化，气血不足，水湿内生；肾伤则气化不行，不能温化水液，故湿聚水生、气血凝滞而成臌胀。

### 4. 虫毒感染

多因血吸虫感染，虫毒阻塞经隧，脉道不通，久延失治，肝脾两伤，形成癥积，气滞络瘀，清浊相混，水液停聚，乃成臌胀。

### 5. 六淫侵袭

六淫之中以湿热引起者为多。如湿热之邪侵袭，郁久不去，脾为湿困，中气亏耗，升降失职，则水湿停滞而成臌胀。

### 6. 病后续发

凡因他病损伤肝脾，导致肝失疏泄、脾失健运者，均有续发臌胀的可能。如黄疸日久，湿邪（湿热或寒湿）蕴阻，肝脾受损，气滞血瘀；或癥积不愈，气滞血瘀，脉络瘀阻，正气耗伤，痰瘀留着，水湿不化；或久泻久痢，气阴耗伤，肝脾受损，生化乏源，气血滞涩，水湿停留等，均可形成臌胀。

第二章

# 康氏中医肝病疫郁理论

## 第一节　康氏疫郁理论的形成

　　康良石教授秉承家传，后又师从当地名医，多年从事中医内科临床工作，对内科杂病颇有心得。在其从医生涯中，随着就诊的肝病患者日益增多，20 世纪 50 年代以后，肝病逐渐成为康老研究主攻的方向，主持创建了厦门市中医院肝病专科。在数十年的临证实践中，逐渐形成自己独特的思辨规律。60 年代以后随着乙肝病毒抗体的发现，现代医学对病毒性肝炎的认识和治疗快速发展，将其分为急性肝炎（黄疸型、无黄疸型）、慢性肝炎（迁延性、活动性）、重症肝炎、淤胆型肝炎以及肝炎后肝硬化（活动性、静止型）、肝癌等临床类型，但现代医学的分类方法乃综合病因、体检、实验诊断和一些新技术检测而确诊分型的，不太适合指导传统中医的辨证施治，较难系统运用中医理论指导临床。因中医古籍无"肝炎"这一病名，若按黄疸、胁痛、积聚、痰饮、血证及臌胀分别进行辨治，则与现代医学的观点不吻合，不能体现医学发展带来的益处。如何将现代医学的肝病理论与传统中医理论有机结合，发挥二者的长处，更有效地造福于肝病患者，已经成为肝病医生需要解决的问题。在此背景下，康老参阅了大量中医古籍和现代医学文献，创立了有独具特色的"康氏肝病疫郁理论"。

　　康老通过长期的探索，从《温疫论》"温疫四时皆有""能传染于人""无问男妇老幼皆能发""疫邪感受有轻有重""从口鼻而入"及"先伏而后行，感久而后病"的描述，发现肝炎从感染至发病的规律与温疫大同小异。疫毒乃全身感染，"伏邪"藏于营血之间，以肝脏为主要侵袭器官，而"多气易郁"为肝之特点，由温疫而发生之肝病，属于"因疫而致郁"的疫郁。

康老从肝炎患者的舌象、脉象、证候等特点，结合其急性向慢性的发展过程、慢性向肝硬化、肝癌及其并发症的演变规律，认为肝炎的发生发展过程，符合"六郁相因""五行相因"的病机演变。除极少数疫毒内陷发生急黄重型肝病外，大部分肝炎患者的特点是：气机郁结、湿热蕴积里证迁延反复，气郁经化火、熬痰、结瘀，或者由热郁经过化火、熬痰、结瘀，而致肝肾阴虚；也可以由湿郁经过痰凝、血瘀，造成肝脾气虚或肝肾阳虚。若失治误治，病情进一步发展，可中伤脾胃，上干心肺，下损肾及冲任，出现相关并发证候。

关于病郁之说，《素问·六元正纪大论》中有木郁、火郁、土郁、金郁、水郁五郁之分，主要阐述六气侵袭人体脏腑而致病郁。后世诸医家，于病郁的因、理、证、治等方面加以充分发挥，如马莳注解《内经》提出"木郁者肝病也"，认为五郁即五脏病郁。《六科准绳》叙明："郁者滞而不通。"指出"物之化从于生，物之成从于杀，造化之道于生杀之气未始相离，犹权衡不可轻重，生之重杀之轻，则气弹而不收，杀之重生之轻，则气涩滞而不通，是谓之郁。"认为其病机乃体内物质的生成变化失却平衡以及脏腑之气液不能宣通，脏气自郁本经而生病。

朱丹溪据《内经》"五郁之发"，提出"郁证有六"，即"气郁、血郁、痰郁、热郁、湿郁、食郁"，认为郁证系全身性疾病。其病机乃脏腑气血不调，"气机结聚，而不得发越也，当升者不得升，当降者不得降，当变化者不得变化也，为传化失常"之病。赵献可对于病郁的理解是《内经》"五郁"其病主要在肝，其云："盖东方先生木，木者生生之气，即火气，空中之火附于木中，木郁则火亦郁于木中矣。不特此也，火郁则土自郁，土郁则金亦郁，金郁则水亦郁，五行相因自然之理。"提出由于肝病郁进一步发展可涉及全身其他脏腑。《内经》"五郁"与《丹溪心法》"六郁"有运气所乘与情志内伤之不同。如其在论郁证时所说，"内经五法，为因五运之气所乘而致郁，不必作忧郁之郁。忧乃七情之病，但忧亦在其中"，从而总结出病郁有肝气自郁与六气侵犯两种原因，其病机往往是"六郁相因"的。正如他在《医贯》中所指："气郁而湿滞，湿滞而生热，热郁而成痰，痰结而血不行，血不行而食不化，此六者相因为病也。"无论七情或六气导致肝脏病郁的过程，气滞、湿阻、热郁、血瘀等病机都是复杂变动，相因相果的。

不同的病因，可以通过人体的内部矛盾而引起不同的变化。因此，可以根据疾病的不同表现来推求病因，称为"审证求因"。病毒性肝炎在初发病时，绝大部分患者的临床表现为沉困无力、怠惰好卧、不嗜食、小便黄赤等，并见腻苔、弦、滑、缓脉象。舌苔腻者，乃"阳气被阴邪所抑"，白腻多因水湿秽浊，黄腻多因湿浊夹热毒。朱丹溪论"中湿"指出："脾胃受湿，沉困无力，怠惰好卧。"又云："肥人沉困怠惰是湿热"，"瘦人沉困怠惰是热"。《景岳全书》亦说："湿热之证多烦渴，小水赤涩。"说明本病主要是湿热外邪侵袭人体所致。肝炎患者常常兼有胁胀、胁痛或胁下痞块、口苦、咽干、胸满、善太息；或纳呆，厌油腻，呕恶，大便秘溏交加。

若有发热者，多出现少阳或阳明热证。《灵枢·胀论》云："肝胀者，胁下满而痛引少腹，胆胀者，胁下痛胀，口中苦，善太息。"《身经图考》亦指出："邪在肝，则两胁痛。"说明湿热多侵袭肝、脾。从古代各医家治疗所用的方剂上，也可证明本病病因主要是湿热。按"六郁相因""五行相因"理论分析，其乃因湿生热，或湿热相搏，困郁于肝，肝之气液不能宣通，肝病传脾而发病。

《景岳全书》云："湿病之变，不为不多。"《格致余论》说："火病变化无常。"康老通过临床观察，认为湿热外邪入侵，因人体正气的虚实、邪气的盛衰，可以有两种不同证候的转变，即病从湿化和病从热化。所以有的患者表现为湿滞，有的可以表现为热郁，符合"因湿而生热，因热而生湿"，湿热相因的病因分析。然而中医又认为"脾归湿土"，湿邪与脾有密切的关系，亦符合"肝病传脾"的疾病传变规律。从现代医学看，本病病原体肝炎病毒为全身性感染，但以肝脏为主要侵袭脏器。可能由于病毒"型"的不同，引起人体内部不同的变化；或者是病变波及其他脏器如胆、胃、肠等，故其湿热证候的表现也有所差异。

有痰阻和血瘀证候的病例均具有形体消瘦、反复浮肿、面色晦暗、肝肿大质充实或较硬、脾亦肿大等临床表现，其合并症亦复杂多样，有合并脘腹胀满、便溏等脾虚证者，有合并口苦、咽干、胸闷喜叹息等肝郁证者，有合并视物模糊、眩晕、虚怯不眠等肝虚胆怯证者，有合并惊悸、怔忡等心虚证者，有合并耳鸣、健忘、腰膝酸软、遗精等肾虚证者，有合并低热盗汗等阴虚证者。按"六郁相因""五行相因"理论分析，其病机为湿热困郁，内伤于肝，土失所疏，致肝脾失调，肝主藏血、脾主运化，肝郁血少，脾运无权，诸脏失其所养，造成心、肾、气、血俱虚。

肝病迁延经久者，可以产生痰饮与瘀血。导致生痰的病机为：久病脾虚生痰；肾虚水泛为痰；因"积水而生湿，久则成痰"（《儒门事亲》）；"热郁于内，气血凝滞，蒸其津液而结痰"（《医门法律》）。导致血瘀的病机为：肝气久郁气滞血瘀；血虚滞涩而不行；痰结而血不行；热郁经久，由热甚销铄以为稠浊而热搏成瘀。临床治疗中发现，痰阻者予以蠲痰；脏气虚损者调和气血；血虚滞涩而血不行者予以补虚调和气血；脉络瘀阻而不行者予以补气活血通络等治法均可收到较好疗效。无论是因痰饮所阻或热搏成瘀或瘀血内结，均可痹阻经络、血脉，进一步促使病情发展。

以上论述说明，肝病存在气郁、湿郁、热郁、痰郁及血郁相因，可从肝→脾→肾→心，以及从气到血等复杂转归。康老参以各家精华和临床心得之积累，立疫郁理法，主张因势利导、寓防于治，注意选方及戒忌等肝病治学经验与方法，从实践中得来，为临证之实用。

# 第二节　康氏疫郁理论的主要论点

## 一、疫郁理论对温病的诠释

关于温疫一病，春秋时代的《黄帝内经》就有记载，《素问·刺法论》云："五疫之至，皆相染易，无问大小，病状相似。"说明能传染人的病为疫病。后世医家又有所发挥，如明朝吴又可将温病与疫病统称，在《温疫论》中以"时疫能传染予人"来与伤寒病相鉴别。至近代则将温疫归于温病学。

温病学概括了多种急性传染性和急性感染性的疾病。虽然致病原因各异，发病季节、症状表现不尽相同，但在其发生、发展过程都具有温热性质。可根据不同的发病病因、季节及特异症状，将其分为温热、湿热及疫毒三大类，温热包括风温、暑温、秋燥、冬温、温疟；湿热包括湿温、伏暑；疫毒包括温毒、温疫等。

康老在临床上对急性肝炎、淤胆型肝炎、急性和亚急性重型肝炎患者的发病季节、人群传播、传染途径、发病类型、病情及传变方式等进行反复观察、对照，认识到病毒性肝炎从感染至发病，既具有温疫的发病规律，又有它自己的临床特点。

（一）发病季节与人群传播

《温疫论》记载："温疫四时皆有"，"无问男女老幼，触皆能发"。病毒性肝炎同样不分年龄、性别，一年四季均见散在发生，而在一定条件下，于人群中时有暴发流行。

（二）传染途径

《温疫论》云："温疫传染于人，从口鼻而入。"肝炎病毒的传染途径不仅是经口传染，还能经血液传播。

（三）病情

《温疫论》认为："疫邪感受有轻有重。"同样是以急性肝炎起病，重症肝炎者传变迅速，死亡率较高；轻症者甚至可以没有临床症状；亦有的病情较缓，甚至有很长一个过程，证情无显著变化；有的则迁延不愈、反复活动，愈演愈烈，转为肝炎肝硬化甚至癌变。

（四）发病类型

温病的发病类型，分"新感"和"伏邪"两大类，所谓"新感"，乃感受外邪，即时发病。所谓"伏邪"，为感受外邪，未即发病，伏藏人体，过时而发。温疫多属"伏邪"而发。正如《温疫论》所述："先伏而后行""感久而后病"。病毒性肝炎患者在未发病前血清中即可以检测出病原体，同样属于"伏邪"的发病类型。只是潜伏（舍藏）于人体的部位及时间与其他"伏邪"温病有所不同。例如春温乃冬寒内伏，邪藏少阴，入春发于少阳，潜伏期大约一个季度；又如伏暑为长夏受邪，内舍于骨髓，外舍于分肉之间，过夏而发，伏藏期长短不一。

肝炎病毒乃舍藏于营、血之中。甲型肝炎病毒潜伏期较短，6 天至 6 周；乙型、丙型肝炎病毒较长，6 周至 6 个月。肝炎"伏邪"还有一个特点，即"伏邪"未发，先见夹症。一般说来温病夹症常随病发而出现，在"伏邪"时患者常全然未觉。

相当部分肝炎患者则"伏邪"未发（包括肝功能检验未见异常），就先有一些如胃气、胃热、胃寒，或胆热、心火等等夹症的出现。在感染病毒之前，并无上述夹旧症。这特点提示：肝炎病毒在未造成肝损害之前，对其他脏腑器官可能已有不同程度的影响。正如《温病学》所叙："邪伏既久，血气必伤。"所以肝炎未发，可先呈现其他受损器官之夹症。

### （五）传变规律

温疫传变，常有外解、内陷与分传之别，根据《温疫论》所述："伏邪发作，方有变证，其迹或从外解，或从内陷。"从外解者多汗出或发斑，邪解尽而汗止，证情则顺；从内陷者多谵语、唇焦、舌黑胎刺，病势急剧险重，故称为逆。而分传者，可因人、因地、因疫毒之各异，呈现不同的证，"有但表而不里者，有但里而不表者，有表而再表者，有里而再里者，有表里分传者，有表里分传再分传者，有表胜于里者，有里胜于表者，有先表而后里者，有先里而后表者"十传，传变虽有表里先后，而表里分传为疫病之常事。

临证所见病毒性肝炎发病的传变规律，与温疫的传变亦相类似，分传与内陷是最常见的两种形式。

#### 1. 内陷者的临床特点

于发病一旬或三周内骤然出现黄疸，并迅速加深，极度疲惫困重，烦躁不宁或高热口渴，伴有血证，或伴有呕恶频繁，不思饮食，胁腹胀满，小便短赤、大便干结。很快出现神昏，容易转成臌胀。舌红绛，苔黄燥，脉弦大或弦滑数。此表现即为现代分类的重型肝炎。

重型肝炎的急黄乃疫毒内炽，上不得越，下不得泄，里结于肝，邪热化火，弥漫三焦，充斥肆逆于一身上下内外。正如唐容川所述："人身肝火最横，每夹诸经火邪相持为害，多是逆变之源。"是以热毒内陷，全身邪火燔肝，损脾、伤肾，传心，不仅急烁肝血、脾阴、肾精、心神，而且导致全身功能气化障碍，证情急剧变化。若毒陷肝脾肾者，则壅闭络道，痹阻气门，较快发生隧道瘀塞，水泉干涸，出现癃闭、疸胀，且迅速动血妄行，出现牙宣、紫斑、鼻衄或崩漏，重则暴吐便血而耗血。若毒陷销烁血液"热搏成瘀"，由瘀停水也能造成疸胀。若毒陷心包者，则蒙蔽神明，致使阴阳气血逆乱，出现神志异常或神昏谵语。耗气伤阴则易于动风，风动则并发筋脉拘急、手指蠕动。若全身功能气化障碍者，一旦阴阳之气不能相接，则骤见汗出如油或大汗淋漓、四肢冰冷，面色苍白，口唇无华，脉沉细欲绝的厥脱证。

#### 2. 分传者的临床特点

《温疫论》指出，分传者乃"伏邪中溃而传变"，其所谓中溃者，乃因"饥饱劳碌，或焦思气郁，皆能触动其邪，是促其发也……因其伤，故名曰溃"。病毒性肝炎常见有表里分传与但里不表之分。

（1）表里分传者：有恶寒、发热，或鼻塞、咽痛、咳嗽，舌多偏红或尖边红，苔多薄黄欠润或黄白相兼，脉常诊得弦数、弦滑或弦等。此有先表而后里、里胜于表两者不同表现，前者多见于无黄疸型者，后者多见于黄疸型者。

①先表而后里：即先见上述表证，表证解后数日，沉困无力，胁胀胁痛，脘腹

痞满，纳呆厌油腻，恶呕便溏诸里证逐渐出现。

②里胜于表：即上述表证与里证并发，但里证随表证的改善、消失更加明显，且由轻而重出现黄疸。

（2）但里不表者：少数由表里分传，表证先解转为本证者；有病发则见本证者，临证有气郁里证、湿热里证、热毒里证及湿浊里证四证之别。无黄疸型者发病多先见气郁里证，黄疸型者发病多先见湿热里证。若病从热化，则湿热里证黄疸不退、并有加深，证情不解，或气郁里证，继发黄疸。若病从湿化，无论气郁或湿热里证，皆在病证迁延缠绵的基础上演变。

**3. 伏邪不溃与邪留于肝**

《温疫论》云："伏邪不溃，则不能传，不传则邪不出，邪不出而病不疗。"似为临证所见的无症状肝炎病毒携带者，虽无夹症、亦无发病而携毒多年不见转阴。《温疫论》又云："疫邪表里分传，传表则邪留肌腠，传里则邪留于肝。""邪留于肝，久而致虚，或再遇他病，或又染疫，能感不能化，则病愈沉愈伏。"亦与病毒性肝炎由急性不愈、迁延反复、发展成为慢性或肝炎后肝硬化等病的临床表现相同。

## 二、疫郁理论对郁证的诠释

关于郁证，早在《素问·六元正纪大论》中就有木郁、火郁、土郁、金郁、水郁"五郁之发"的记载。后世诸医家对病郁的因、理、证、治等又加以发挥，如马莳注解《内经》提出"木郁者肝病也"，认为五郁则五脏病郁。至金元时代，"五郁"开始明确地作为一种独立的病证来认识，指出感受外邪及情志郁结等都可以致郁，治疗方法上也作相应的扩充。至明朝《医学正传》首先将"郁证"作为一个病名，其病因包括外邪、情志等。《景岳全书》将因外邪者归为"因病而郁"，把因情志者归为"因郁而病"。近代以来，郁证病因虽仍包括外邪及情志，但已经逐渐地把情志所引起的郁证做为主要内容。临床上有将它列在肝胆病证之中，有纳入气血津液病证范围。

郁证的发病原因与病机演变方式在多数急性、慢性、重型、淤胆型肝炎和肝炎后肝硬化等一些疾病中均有体现，肝脏疾病在其发生、发展的全过程中，大多含有郁证的病机演变规律。

### （一）临床表现

考诸历代文献，郁证所表现的胁痛、纳呆、脘腹胀满等症状以及癥瘕的体征，似是因外邪、情志而致郁者所共有。《丹溪心法·六郁五十二》云："气郁者胸胁痛"，"食郁者嗳酸、腹饱不能食。"《景岳全书·郁证篇》指出："痰郁而成癖，血郁而成瘕。"而近代医家对郁证的记载，因外邪者多并见沉困怠情、恶心呕吐等症，因情志者多并见精神抑郁、情绪不宁，且每因情志变动而胁痛加重。病毒性肝炎初发时所见的疲乏无力、胁胀胁痛、纳呆恶呕、脘腹胀满及肝肿大等主要症状及体征与因外邪而致郁的临床表现十分相接近。

（二）发病概念

朱震亨认为"人身诸病，多生于郁"，又云："郁者，结聚而不得发越，当升者不得升，当降者不得降，当变化不得变化也，为传化失常之病。"郁证乃脏腑的气血失调、升降传化失常，系全身性疾病。《六科准绳》则释曰："郁者，滞而不通。"指出"物之化从于生，物之成从于杀，造化之道与生杀之气未始相离，犹权衡不可轻重，生之重、杀之轻，则气弹而不收，杀之重、生之轻，则气涩滞而不通，是谓之郁"。提示郁证乃由人身脏腑之气液不能宣通，导致体内物质产生变化、新陈代谢失却平衡之病。病毒性肝炎系全身性感染，以肝脏为主要侵袭器官，其发生、发展与人体的免疫状态有密切关系。此特点与郁证的概念极为相似。

（三）发病机理及演变

关于郁证的病机演变，《内经》按藏象阐述"郁证有五"，而《丹溪心法》则按病机提出"郁证有六"。赵献可认为《内经》"五郁"其病主要在肝，"盖东方先生木，木者生生之气，即火气，空中之火，附于木中，木郁则火亦郁于木中矣，不特此也，火郁则土自郁，土郁则金亦郁，金郁则水亦郁，五行相周，自然之理。"明确提出肝脏病郁者，则先生火，进一步发展可涉及全身其他脏腑的学说。

《丹溪心法》论述"六郁"的演变规律是"气郁而湿滞，湿滞而生热，热郁而生痰，痰结而血不行，血不行而食不化，此六者相因为病也"。说明无论是因外邪或情志导致肝脏病郁的过程，其病机往往是相因演变的。

康老对病毒性肝炎的病例进行系统研究观察，发现在发病前驱期就有"湿热"证候出现者50.9%，有"表证"者10.7%，有浮肿出现者16.9%，有肝气郁结证出现者16%。说明本病有起于外因六淫疫毒之邪，亦有因饮食劳倦、情志郁结之所伤，两者相因发病。据此，康老结合赵献可"六郁相因""五行相因"理论与温热病等学说，探讨病毒性肝炎的发病机理，总结出病毒性肝炎的感染和发生发展过程中肝脾湿热、肝胆郁热、肝经血郁及正气虚损等病机。

**1. 肝脾湿热病机**

初步分析，导致肝脾湿热证的原因可有四种情况：①浮肿者大多体质多湿，易湿上热怫；②郁者滞而不通，气郁而湿滞，湿滞而生热；③表证者多外邪夹湿从肤表而进，郁而生热；④湿热者乃湿热之邪从口鼻而入侵，熏蒸于中。但总的说来其发病机理大致相同，多因水湿不宣，火热怫郁，因湿生热，因热生湿，互为因果，湿热相搏，停滞困于肝脾，导致肝脾郁滞，气机失调，则肝脾之血行、水津及胆的水精汁亦随之壅滞而成（见图2-1）。本病传染途径和过程比较复杂，与潜伏期长短、人体的免疫状态和反应性可能有一定的关系。

患者由于体质、气候关系，肝脾湿热证能出现热化、湿化的演变。如病从热化，则病肝胆郁热，病从湿化则现脾胃痰湿。

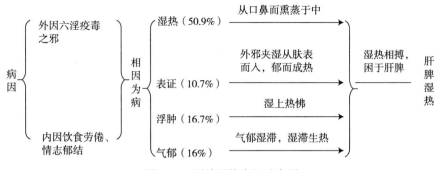

图 2 - 1 肝脾湿热病机示意图

注：示意图中百分数为康老临床研究总结数据。

## 2. 肝胆郁热病机

临床表现为热蒸胆泄而郁热发黄的患者，若邪盛正衰，或正不胜邪病情进展，可呈现热极生毒；若热毒弥漫三焦，黄疸迅速加深，失治则转成臌胀。若伤营入血，形成血因热妄行。重症者则营血腐败，若逆传心包，蒙蔽清窍则出现昏迷。一旦气虚血脱，阴阳离决则生命垂危。若病情迁延，可以因热而气郁，引起肝气郁结。然亦有因郁热经久，热搏成瘀，可以瘀阻为黄。如湿阻气机，而成脾胃不和。脾湿肝郁亦可以出现肝气郁结。亦有气逆于胃，或气逆于脾，或食积所伤，导致健运失司，留湿生痰，造成脾胃痰湿等迁延反复的临床过程。以后导致痰结而血不行，血不行而瘀积，逐渐演变为肝经因痰血郁。（见图 2 - 2）

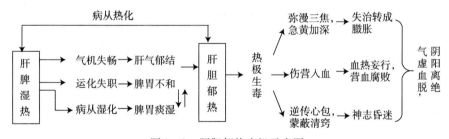

图 2 - 2 肝胆郁热病机示意图

## 3. 肝经血郁病机

临床病例演变成为肝经郁者可由多种原因引起，较常见的是肝胆郁热，导致热搏而成瘀；或由肝气郁结，气滞引起血瘀；或由肝脾湿热转为脾胃不和或湿滞生痰，因痰血瘀而成。

病情迁延日久，无论是因热或因痰所致的肝经血郁，均可逐渐瘀阻脉络，久而影响肝之本能，导致肝不藏血，有失营血之本，进一步演变为营血腐败而发黄色暗（营血腐败，也有由热极生毒所致）；若脉络有损伤，则出现吐血便血；若气随血脱，则出现脱证、厥证，或血虚气滞；若脾失所疏，合并土败水崩，则病单腹臌胀（其臌胀亦可由营血腐败而转来），若湿浊蒙蔽清窍则出现神昏。总之，因热而血郁者，

病变发展迅速。因痰而血郁者则病变发展转缓。此外，肝郁血少导致血虚滞涩而血不行者，归于正气虚损病机。（见图2-3）

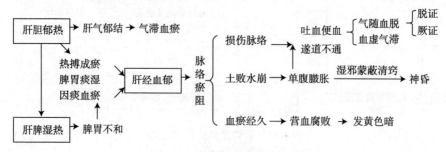

图2-3　肝经血郁病机示意图

#### 4. 正气虚损病机

在肝病的发生、发展甚至康复过程中，或对肝病已经慢性化（如肝硬化等）的病例，可出现久郁致虚的情况。临床常见有四个类型：损及气者、损及血者、肝脾俱虚者、肝肾俱虚者。

损及气者，脏气日虚，则表现为上气不足，或中气下陷，或肾气不固，不一而定。损及血者，营血亏少，可发展为久郁血虚，进一步呈现血虚生热或血虚生风，视机体不同情况而出现不同的结果。气为血之帅，血为气之根，气虚可以及血，血虚可以及气，最终可致气血两虚。

肝脾俱虚者，实乃脾气胃阴不足、肝肾俱虚，常有阴阳之偏盛偏衰。由于精血之化生源自脾胃，脾胃运化，其本在肾。所以，后天病及先天，先天病及后天，而成脾肾皆虚。（见图2-4）

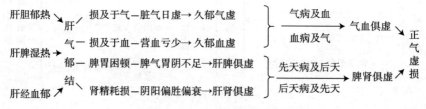

图2-4　正气虚损病机示意图

综上所述，病毒性肝炎以"六郁相因"理论指导，乃湿热外邪之熏蒸而致肝脏病郁，肝病郁则气液不能宣通，造成气滞、痰阻与血瘀。病情急剧进展，则热极生毒，弥漫三焦，或伤营入血，或逆传心包。病情迁延慢性，从"五行相因"而言，"五脏相通"移皆有次。五脏有病，则各传其所胜。由于肝脏造化之道、生杀之气及其传化等等功能异常，因五脏本气中间的相互影响而互相传变，进一步累及其他脏腑，可出现肝外多器官病变。

# 第三节　疫郁理论对肝病各临床类型的病机分析

## 一、急性肝炎的疫郁病机

临证所见急性肝炎发病的过程，既具有瘟疫的发病规律，亦含有"六郁相因"的病机演变特点。如表现为但里不表的四个里证本身就有"气郁与湿热"及"湿与热"的病机演变。

### 1. 气郁与湿热相因

气郁里证者，由于邪郁甚盛而使津液受耗或不流，肝气郁结，疏泄失职，气液不能宣通，蕴积酿生湿热，常演变为湿热里证；无黄疸者亦可因湿热熏蒸，胆汁外泄而发黄，致使证情相对发展较快。

湿热里证者当热毒、湿浊得以越泄，而肝之疏泄、升发等功能受损尚未恢复时，亦可转见气郁里证。

### 2. 湿与热相因

湿热里证者，若相火内动、疫毒复加，热毒较炽，郁而化热，证从热化，常演变为热毒里证，此时病情进展相对较快。如若热毒内陷，甚至会发生急黄（重型肝炎）。

若脾胃阳虚，湿浊较重，气郁湿滞，证从湿化，可演变为湿浊里证，此证由于湿性黏滞，往往有一个较长过程证情无明显变化，病情进展相对较慢。

## 二、慢性肝炎、肝硬化的疫郁病机

临证所见早期肝硬化与慢性活动性肝炎往往并存。急性肝炎向慢性、早期肝硬化发展，有本经自病、中伤脾胃、下损肾及冲任和少数上干心肺等临床表现，与郁证、"五行相因"病机学说相符。只是在肝病累及全身的发展过程中，由于邪正斗争而出现一些兼证，形成慢性肝炎、早期肝硬化"虚实夹杂""虚滞相兼"的特点。

### 1. 本经自病

急性肝炎（包括淤胆型、急性及亚急性重型肝炎）向慢性发展，临床以肝郁化火证最多，常由于气机郁结迁延反复致肝郁化火。临床有气滞化火与湿热化火之分，前者多由气郁里证致肝失疏泄，久而化热，热耗营阴，肝气亢奋而化火；后者多由湿热里证致湿热积滞，病从热化、热郁不泄而化火。二者共同的临床表现为：右胁灼痛拒按，易怒心烦，不寐，口苦咽干，或渴饮，或咽红、咽痛，溲赤、便干，舌红，苔黄少津或少苔无苔，右胁下积块，脉细弦或弦数或滑数。两者的不同之处为：气滞化火多见于无黄疸型者，小便虽黄赤而色较浅，舌多无苔或少苔，脉多细弦或细数，此类患者相对较多，病势较缓；湿热化火多见于黄疸型者，黄疸可退而再黄，或退而不尽，小便黄赤色深，苔厚腻或焦黄，脉弦滑或弦数，此类患者相对较少、病势较急。无论气滞还是湿热化火，木火自燔，势必耗损津血营阴。此过程往往有一些兼证反复出现。兼有郁火逆胃者出现脘痛、嘈杂、呕吐酸水或苦水；兼有火热灼胃者有胃脘灼痛、痛势急迫而拒按的；兼有逼血妄行者可见唾血、衄血或紫癜；兼有肝火犯肺者上干心肺，兼有咳嗽咯血等。由于这些兼证反复出现，致使肝火日肆，不断地逼灼肝血、胃津、肺阴，致使津血营阴日益亏涸。肝阴愈亏而肝火愈炽，是以火热熬津而结痰、销铄血液而成瘀，痰瘀病理产物又反过来作为致病因子，促进病情由实到虚，虚滞相兼，向肝硬化发展，表现为黄疸迁延不退或加深，胁坠痛或刺痛，怠惰好卧，易怒心烦，口苦咽干，头晕眼花，多愁善虑，纳减腹胀或恶心呕吐，皮肤瘙痒，小便黄赤色深，大便秘溏交加。发展为肝火瘀滞证时，患者出现神思困倦，面色晦暗，蜘蛛痣或血丝缕，肝掌或肌肤甲错，胁下积块质偏硬，舌胖嫩、晦红或夹瘀斑，苔厚腻或黄腻，脉弦滑或细数。若因重叠染疫，或因他脏病变相互影响，个别患者能出现类似瘟疫内陷的传变，骤然形成病势急剧加重，出现急黄逆证。

### 2. 中伤脾胃

急性肝炎（特别是无黄疸型者）向慢性发展，临证尚可见到气郁、湿浊里证。由于肝失条达之性，脾胃运化失司，肝木侮土，病情迁延，反复不解，可出现肝郁脾滞证，临床表现为疲乏无力，肢体疲困，胁胀胁痛，胁下积块、嗳气、恶心，纳谷欠香，脘腹痞满，大便秘溏交加，舌淡红或边红，苔白腻或厚腻，脉细弦或弦滑。其病机为因疫邪留驻，肝气郁结，升发异常，影响脾胃升清降浊的功能，脾气壅遏，久而水谷不能化为精微以生气血，而脾胃升降失调，反过来使肝气疏泄更为不利。

在脾胃中伤过程中，往往先有一些先兆兼证反复出现，兼有胃气虚弱证会出现饥时脘痛，得食得暖方缓；兼有肝脾失调证可见脘腹阵痛，痛则泄泻，便后痛不缓；兼有心肺瘀阻者有咽中如物梗阻，吞之不下，咯之不出，或恶心、咳痰的痰气互结，或上干心肺兼有胸闷气憋、胸胁窜刺。由于这些兼证反复出现，致使肝气愈滞，气滞血瘀，脾气日衰，聚湿生痰。

痰瘀病理产物又反过来作为致病因子，促使病情由滞到虚，虚滞相兼，向活动性或早期肝硬化发展，临床出现肝脾气虚证，表现为神倦乏力、多愁善虑或视力减退，胁坠痛喜按或时刺痛，胁下积块质偏硬，纳减脘胀，泄泻或完谷不化，面色苍暗，目下状如烟熏或虚浮水肿，蜘蛛痣或血丝缕，肝掌，舌质晦暗、胖嫩、有齿印或夹紫斑或舌脉充盈，舌苔薄腻，脉弦细或重按无力。

### 3. 下损肾及冲任

从本经自病、中伤脾胃，发展到下损肾及冲任，有两种不同的演变规律，一是由肝脾气虚发展到脾肾阳虚，一是由肝郁化火发展到肝肾阴虚、任阴受损。少数还进一步产生阴阳俱虚或冲任俱损以及虚风内动等兼证。

（1）肝脾气虚者：由于水谷不化精微以生气血，肾丧失脾所生化的气血精微等物质的濡养；或患者本身体质肾阳不足，脾气得不到肾中阳气的温煦，脾阳衰微，伤损及肾。当发展为脾肾阳虚证时，临床出现胁痛喜按，四肢不温，胁下积块质偏硬，倦怠无力，少气懒言，畏寒喜暖，脘冷或泛清水，纳少腹胀，喜热饮，五更泄泻或完谷不化，甚至滑泄失禁，夜尿频多，余沥不尽、滑精，阳痿，腰膝冷痛，面色少华，舌胖偏淡，苔白腻而滑，脉沉迟或细弱。

（2）肝郁化火者：由于肝火内炽，暗耗肝血，下劫肾阴，肝血不足，肾阴亏润，肝火更盛。在耗损肝血肾阴的过程中，可因火热蒸其津液而结痰，销铄血液而致瘀，痰瘀火热，更耗肝肾之精血，最终出现肝肾阴虚证，临床出现两胁隐痛、灼痛或刺痛有定位，胁下积块质偏硬，五心烦热，或午后低热，鼻衄、牙宣或紫斑，头晕眼花或视力模糊，少寐多梦，耳鸣健忘，腰膝酸软，性机能减退或遗精早泄，形态消瘦，面色晦滞，目赤多眵或两颧潮红，唇色紫红，蜘蛛痣或血丝缕，肌肤甲错，爪甲不荣，舌偏晦红或裂痕，或舌脉充盈，少苔或无苔，脉细弦或弦数无力。

阴为阳之基，阳为阴之主。肝肾阴虚者，若精血内耗较甚，或体质阳气不足，阴损可以及阳，并见少气懒言，倦怠无力，四肢不温，畏冷喜暖或喜热饮，或五更肾泻，下利清谷，夜尿频多，下肢浮肿，舌胖嫩，苔白，脉两尺无力等阳虚兼证而辨为阴阳俱虚。

肝肾俱虚者，精血亏损不能上荣、养筋、濡骨，虚风上犯清窍、冲激筋骨，可见虚风内动兼证，临床表现为眩晕旋转，泛泛欲呕，目涩耳鸣，或筋脉拘急，手指蠕动，肢体麻木或肢颤肉瞤，伸屈不利，或下肢痿软无力，舌淡白或光红颤动等。

冲任之本在于肾。肝郁化火者，由于气滞化火，热入血室，血内蕴热，内热阴虚；或因肝肾阴虚，使胞室、胞脉血气失调，火热炽盛，损耗精血津液，血行不畅而瘀滞。久病失治可致任阴受损证，临床表现为胁肋窜痛或时有刺痛，痛处固定，胁下积块质偏硬，胸乳、小腹胀痛，神气悒郁，口苦心烦，头胀或头昏，口眼干涩，齿衄或紫斑，或潮热盗汗，痛经或月经前期，量多或缠绵不断，面色苍黄少华，唇色紫，舌晦红少津，苔薄黄或黄腻，蜘蛛痣或红手掌，脉弦滑或沉细数。

任阴受损者，若其体质中气不足或阳虚气微，或因他病并发精血津液耗损过度者，任损可以及冲，出现冲任俱损，临证可见冲阳失职诸症，见气短懒言，倦怠无力，纳减腹胀、头晕目眩，腰背冷痛或阴部寒冷；夜尿较多，大便溏薄，多矢气；月经崩漏，色淡质清，或停或闭，或带下淋漓；面色苍暗，舌淡红或晦淡，苔白腻，脉细弱无力等。

## 三、慢性肝炎有关并发症的疫郁病机

慢性肝炎出现并发症者，多因肝经自病迁延、反复不愈，进一步累及全身，导致肝脾肾功能失调，体内造化之道、生杀之气及传化功能失常，物质的生成变化失却平衡。如又重叠染疫，或加热毒、湿浊燔灼蕴结，或痰浊瘀血，常造成脂肪肝、活动性肝硬化及癌变等。

### 1. 病毒性肝炎合并脂肪肝

合并脂肪肝者，多数有积块（肝肿大），质地中等度以上，结于心窝部胁脘之间。疾病起于"因疫而郁"的肝炎，发展到肝脾肾三脏升降变化功能障碍，证多虚实夹杂，以虚为主。临床表现有轻有重，受损较轻者以脾虚为主，或肾虚为主。脾虚为主者由于肝气郁结，木不疏土，脾气虚怠，运化、散输精气的功能失职，疏泄不利，食气不化，与脏气相搏，以致肝脏脂肪过多而聚集，其脉证主要表现为肝脾气虚；肾虚为主者由于肾阴虚，不能涵养肝木，而肝肾阴虚，阴精不足，则升发异常，脾胃升降失宜，水谷精微之气不能正常输散，传化失常，湿浊内结，造成肝脏脂肪过多不易输出而积聚。受损较重者则肝脾肾俱虚，乃因肾不养肝，肝气益虚，肝不疏脾，脾气虚怠，结痰成瘀，而食气不化与脏气相搏，以致传化失常，变化失匀，造成肝脏脂肪过多而积聚。

肝炎后脂肪肝，若又重染疫邪，或因情志所郁，或饮食劳倦所伤，往往可致病情进一步发展。

### 2. 肝炎后肝硬化

肝硬化早期往往与慢性活动性肝炎同时并存，当病情进展至明显肝硬化时，体内造化之道、生杀之气及传化功能失常，并营气不利、津液渗涩，凝结于肝，蕴裹不散。此时慢性活动性肝炎的临床表现依然存在，虽证属虚实并见，但以气道壅塞、隧道不通为主，常出现聚水膨胀（肝硬化腹水）、暴吐便血（上消化道出血）、神志昏迷（肝性昏迷）等，病势较急、病情多变。

（1）聚水膨胀：以气道壅塞为主者，由于肝脾气虚、气滞湿阻、气道壅塞、升降出入失常，致水湿内阻，不能排出，清浊相混，裹于腹中及皮肤。其主要表现为腹部逐渐膨胀，按之不坚，静脉显露，常伴腰以下浮肿，并伴有肝脾气虚、痰凝血瘀的脉证。

以隧道不通为主者，有由肝肾阴虚、瘀浊并阻和肝脾肾虚、热浊停聚两种机理之别。肝肾阴虚、瘀浊并阻者乃瘀浊痹阻脉络，隧道壅塞不通，瘀血、湿浊蓄积不能排泄，裹于腹中，其主要表现为腹大按之坚满，静脉怒张，伴有肝肾阴虚，痰凝血瘀脉证；肝脾肾虚、热浊停聚者乃气滞化热，热搏成瘀，运化失职，湿浊稽留，热浊停聚，隧道壅塞不通，热毒、湿浊蕴积不能排泄，裹于腹中，其主要表现为腹大坚满，胁腹撑急，烦热口苦，身黄目黄，伴有肝脾肾虚及湿热脉证。

气道壅塞为主者，若水湿久停，重伤阳气，可演变为湿浊难以排泄，腹大虽不坚满而难消，平旦略松、入暮较甚，伴阳虚证候的寒湿凝滞、阳气虚衰者，若阳虚累及阴精化生不足，可在阳虚证候中，并见潮热、心烦、鼻衄或牙宣、舌红绛少津的阳病及阴、阴阳两虚证。而隧道不通为主者，若瘀浊或热浊久停，耗损阴营、津血，可造成肝肾阴精衰竭；若阴竭累及阳气不能化生，可在阴虚证候中并见神气倦怠、形寒畏冷、四肢不温的阴病及阳、阴阳两虚证，此时病情更为严重。

在隧道壅塞不通聚水臌胀的过程中，由于抗病能力低下，不仅可再重染疫毒或其他外邪乘虚而入，而且内邪亦易鸱张。临证常见在臌胀膨急的基础上，出现一些兼证，如并发"邪热犯肺"，表现为并发高热、喘咳、脓痰等症；或"热蕴中焦"，表现为发热、口苦、胁腹疼痛、小便赤涩等症；或"热结大肠"，见身热、下利、溏而臭秽等症状。由于这些兼证的继发，能促使臌胀病情更加恶化，容易因热动风，出现震颤、抽搐、瘛疭等症；也易于骤然并发"瘀热互结"或"瘀阻火逆"，导致暴吐便血；亦可因"毒陷心包"或"浊蒙神明"出现昏迷。

（2）暴吐便血：暴吐便血虽然是在隧道不通为主的基础上暴发的，可有瘀热互结、瘀阻火逆及气随血脱三种不同的发病机理。

瘀热互结时的暴吐便血，其病机为气滞化热，瘀热互结，蕴滞于胃，灼伤胃络，热入血分，迫血妄行。其主要表现为胃脘灼热或刺痛，或觉异常饱胀的出血先兆，而后上则吐衄，下则便血。

瘀阻火逆时的暴吐便血，其病机为肝火耗伤胃阴，灼伤胃络，一旦肝气上逆则发生。其主要表现为头鬓胀痛、胁脘刺痛，躁扰不宁，口苦咽干等，而后突然暴吐如涌，或并下血。

无论是瘀热互结，还是瘀阻火逆者，由于失血过多，血液亏虚，气血一时不能相互依附及化生，均可出现气随血脱证，临床表现为神倦嗜睡似昏，面色失华，指甲淡白，汗出，四肢不温，心悸怔忪，脉芤或微细且数而无力。此证若进一步发展，可出现阴阳俱脱证，临证表现为神昏不醒、目合口张、手撒肢冷，气息微弱，二便自遗等。

### 3. 肝炎肝硬化并癌变

慢性肝炎及肝硬化患者中，有些病例的身体呈进行性消瘦，右胁下积块转为坚硬，质地牢固盘结，表面凹凸不平，深呼吸时不能推移，而且进行性肿大、胀痛。此时患者病情多在原慢性肝炎或肝硬化的基础上很快恶化。此乃痰浊瘀毒、诸邪气重杳、脏气伤损太过，正不胜邪而现癌变之征兆，临床常见有三种不同的证候。

正气不足，传化失常，毒瘀肝脾，其临床表现除了具有上述癌变征兆，且有右胁时刺痛有定位，甚则牵引腹部攻痛，面色晦暗，舌晦或紫，或夹瘀斑或舌下静脉充盈。肝掌、蜘蛛痣或血丝缕或肌肤甲错诸瘀血之象，并沉困怠惰、纳谷欠香、嗳气吞酸，脘腹胀满，大便先硬后溏或不爽，苔白腻或薄腻，脉细弦或涩等肝脾失调的脉症。

湿热化火，火热至甚则腐，腐则生毒，湿热瘀毒胶结，其临床表现除具上述癌征及瘀象外，还可见黄疸日黯加深，皮肤瘙痒，且有口眼干涩，五心烦热，或衄血或紫斑或崩漏，眦赤多眵，舌晦红，脉滑数或细弦数等。

热毒、血瘀逼灼损伤，血气日益衰败，其临床表现除了上述癌征及瘀象外，又有肝、脾、肾阴阳气血亏损等脉症同时存在。

此外在癌变的病情进展过程中，与肝炎肝硬化一样能出现聚水臌胀、暴吐便血以及神志昏迷等严重变证。

　　综上所述，肝病从感染到发病具有瘟疫的发病规律，由于肝脏病理生理的特点是"多气易郁""肝郁化火"，故急性肝炎以里证为主，但也可传表，常见为表里分传；极少数热毒内陷逆证乃重型肝炎；瘀热滞甚是淤胆型肝炎。若急性肝炎迁延、反复不愈，往往向慢性疾患发展。

　　向慢性肝炎发展者，常见有木火自燔、中伤脾胃、下劫肾阴及冲任等病机演变。由于邪正斗争，患者常出现一些变证，往往导致"虚实夹杂""虚滞相兼"的复杂表现。当肝、脾、肾功能失调，人体造化之道、生发之气及传化功能失常，物质的生成变化失却平衡，或又重叠染疫，再受痰瘀病理损伤，常造成肝炎后脂肪肝、肝硬化及癌变，与郁证"五行相因""六郁相因"的病机演变相符。运用疫郁理论指导临床防治肝病，不仅知传防变，且多可获得较为满意的疗效。

第三章

# 康氏疫郁理论指导辨证及施治心要

# 第一节　中医肝病辨证要点

辨证论治，是运用中医理论来检查诊断疾病，观察分析疾病，治疗和处理疾病的原则和方法。这种原则和方法，经历了长期反复的验证，不断地完善和充实，已成为中医诊疗疾病的特色之一。它主要包括八纲辨证、六经辨证、卫气营血辨证、脏腑辨证和瘟疫五辨等。

20世纪60年代末，乙型肝炎病毒抗原被发现，使肝炎病原学研究迅速发展，形成一系列新认识。当时康老敏锐地发现了这一科学发展的潮流，为全面接受现代科学对肝炎病毒治病的新知识，反复研读《内经》《温病》等经典著作，认为病毒致病隶属于《内经》五疫之至学说中的疫病、温病学中的"瘟疫"。按《温疫论》新释：这是一种"非风非温"，乃天地间别有一种"其来无时，其着无方"，"无形可求，无象可见"，"专入于肝"而发病的"杂气"。由于人体正气虚，病邪才有新乘而发病。

发病初期具有瘟疫的发病规律，由"伏邪里发"，常见传变方式有"表里分传""但里不表""伏邪不溃""邪留于肝"，少数"疫毒内陷"等，呈"气郁与湿热相因"，"气郁、湿热与化火相因"，"郁滞化火与痰凝血瘀相因"的"六郁相因"病机。

当向慢性及肝炎后疾病发展时，存在郁证的病机演变，常见由肝病导致"中伤脾胃"或"上干心肺"或"下损肾及冲任"，呈"五行相因"而"病在于肝，不止于肝"，涉及全身。

临证以"痰郁"理论为指导，遵照中医望、闻、问、切四诊之法收集病情，采用"瘟疫（神、气、色、舌、脉）五辨"与"脏腑辨证"相结合进行综合分析。

## 一、审乏力症状，辨湿热、气郁、化火、痰凝血瘀

乏力是肝病的主要症状之一，若乏力又伴沉困、倦怠及好卧者，多属湿热积滞传舍肝胆经络，伤筋，注肉，络道不利的表现。

若乏力又伴有肢体酸胀或关节窜痛，运动后减轻，卧床休息反而加重，多是气机郁结，血行不畅，气血阻遏肝胆经络的表现。

若乏力又易怒心烦，或卧不安宁，多属气滞化火，火灼肝胆经络、筋脉的表现。值得注意的是，若病人呈现极度乏力，黄疸迅速加深，往往是疫邪内陷之前兆。

若乏力且多痰，目干状如烟熏，或面色灰暗，肌肤甲错，多是痰凝血瘀，痰瘀阻滞肝胆经络不得畅行，肢体失其运养的表现。

## 二、辨肝区疼痛的性质

看其因是湿热、气郁、化火还是血瘀，或病性属火、属热、属湿、属虚。

### 1. 胀痛

是指肝区既胀且痛，若兼胸胁痞满，均可反映气机郁结与湿热积滞。若伴纳呆、呕恶、嗳气或腹胀，多为气机郁结；若伴厌油腻，小便短赤，多为湿热积滞。

### 2. 灼痛

是指疼痛且有灼热感，若伴有烦躁，咽干，大便干结，溲短赤或不寐少寐者，多见于气滞化火。

### 3. 窜痛与刺痛

窜痛指痛无定处，上下移动，时发时止，发作与情志有关，若窜痛兼有嗳气、善太息者属气机郁结；刺痛者痛如针刺，固定不移，属血瘀。

### 4. 拒按与喜按

拒按指按之痛剧，甚至手不敢近，多属火属热；喜按乃指痛时喜按喜揉，按揉之后其痛可散，多属湿属虚。

### 5. 隐痛与坠痛

隐痛即隐隐而痛，绵绵不休，痛时亦喜按喜揉，多见于肝肾阴虚；坠痛即痛时有沉重下坠感，往往久立痛增，平卧则痛轻，并兼气短少、便溏，多见于肝脾气虚。

## 三、辨脘腹胀满，究其是因气、因瘀或是因水

脘腹胀满亦是肝病的主要症状。一般来说，胀满在脏腑之内者多因气，多以食后较甚，有明显的胃肠道症状，肠鸣辘辘，矢气消则胀满较松。

在血脉之中者多因瘀，常见面色黧黑，唇舌紫褐，肌肤甲错，腹壁脉络显露，若一时胀急难容，大便带黑，常是暴吐便血之征兆。

在脏腑之外，排挤脏腑、胸胁而胀皮肤者多因水，多见于胸、腹、盆腔裹水。

## 四、析肿大肝脏质地，辨属"癖"、属"积"、属"癥"

肝脏肿大乃肝病的主要体征，中医称为胁下积块。隋以前医著从原发病与积块性质不同分称为"癥瘕""积聚""痰癖""痞块"。明清以来，则主张"四者一也"。积块在右胁下者，多是肿大肝脏，扪其质地，可辨病之轻重与恶变。有新的积块形成，质地较软者，属于癖，病情相对较轻；形成时间相对较久，质地中等以上，深呼吸时可移动者，属于积，病情相对较重；若质地变硬，且凹凸不平，牢固盘结，深呼吸时不能移动者，属于癥，则病情更重，甚至恶变。

## 五、看黄疸色泽，辨湿重于热或热重于湿，或瘀血久留，或邪毒内陷

黄疸是肝病体征，其色泽的明暗深浅，也可提供辨证依据。

从临证所见，肝病黄疸，较多是因湿热积滞而出现，阳盛于外，则疸色较为鲜明；湿重于热者，由于湿遏热伏，气机受阻，湿浊不化，则疸色不鲜，或不很明显；由于寒遏阳虚，阳气不宣于外，则疸色清淡，怕冷或四肢不温；由于瘀血久留，瘀浊外露，则黄疸色泽暗滞，面色灰黑或肌肤甲错。若邪毒内陷，伤阴败血，则黄疸迅速加深，病情演变急剧。

## 六、查舌、诊脉、观神、望眼、看爪、综辨病情寒热虚实及预后

神、气、色、舌、脉五辨，可反映肝病部分病机规律。如舌质偏红，苔腻或白或黄多反映湿热积滞；舌淡红，苔薄白或薄黄多反映气机郁结。腻苔愈厚则湿热愈重，苔黄厚而焦则郁滞化火。若舌苔青紫、晦暗、夹瘀斑或舌下静脉充盈者有痰凝血瘀兼证；以淡红、齿痕舌与胖嫩、淡白舌区分气虚、血虚；从舌红少苔、光剥或裂痕与舌淡胖嫩、齿印、苔白润滑，辨析阴虚、阳虚兼证。

本病患者，多数诊得弦脉，通过兼脉可辨病之寒热虚实，如弦兼数者属火属热；兼滑者属湿属痰；兼迟者属虚属寒；兼涩者血瘀；弦滑数者湿热，弦细数者热郁伤阴，弦大者为邪实，弦细者为虚。

此外还有辨神、望眼、查爪。特别是识别眼神，不仅对肝病辨证具有意义，而且对人体精气盛衰、疾病预后的判断起着重要作用。《内经》《甲乙经》均有记载："肝开窍于目"，"神昭著于目"，"得神者昌，失神者亡"。所谓"得神"即两目灵活明亮有神，表示精气尚充，体质尚健；所谓"失神"即目光无彩，瞳仁呆钝，表示精气衰竭，病情深重；介于中间者谓之"少神"，即目光晦暗，表情淡漠，精神不振，表示人体正气虚损。患者若从得神退到少神，可辨疾病由轻到重，脏腑精气日衰，反之则病情由重到轻，脏腑精气日益恢复。

可据"肝藏血"，"肝虚者则目䀮䀮无所见"，"肝实者，眦赤善怒"辨出肝病视力障碍，为肝病正气虚；两眦赤丝贯布为邪气实。

又因"肝者其华在爪",临证常观察患者爪甲以辨寒、热、气滞、血瘀,如爪甲赤者多热,爪甲黄者疸色,爪甲白者寒证,爪甲青者多凶,爪甲黑者或因血瘀,或因血凝而死。

按目前统一的诊断标准,本病分急性、慢性、淤胆型、重型、脂肪肝、肝硬化与肝癌等等。依中医"疫郁"而辨,除较多急性与部分慢性者呈"本经自病"外,大部分属"病在于肝,不止于肝"的"多经合病","本经自病"者,依"六郁相因"理论;"多经合病"者,并"五行相因"理论而综合分析。

依据以上辨证,在针对相关肝病诊治中应遵循以下原则。

①气机郁结与湿热积滞相因:气机郁结、湿热积滞,两者相互关联,往往是气机郁结促使湿热积滞形成。湿热积滞又使气机更加郁结。故治气机郁结证,以疏肝行气为主,兼顾清热利湿,亦可收到预防气滞化火之功;治湿热积滞证,以清热利湿为主,兼顾疏肝行气,能达到肝胆气液宣通,使邪有出路而转愈的目的。

②肝火亢逆与营阴耗损相因:湿热积滞与气机郁滞均能化火,湿热化火者,多来自外邪新生,即湿热积滞,经久难以分清,病从热化,热郁不泄而化火,肝火亢逆,灼伤营阴;气郁与化火相因,多来自内邪新生,即肝失疏泄,功能失调,久而化热,热耗营阴,肝气亢奋,促使少火化为壮火,肝火横逆,营阴耗损,二者相互关联。

治肝火横逆为主者,宜清热解毒,先泄三焦肝胆火毒,兼顾养阴生津,减轻营阴的耗损,以防熬津烁血导致痰凝血瘀;治营阴耗损为主者,宜奉阴生津,务在拯救受损的营阴,兼顾解毒清热,力求减少正气的损伤。

③正气虚损与痰凝血瘀相因:正气虚损与痰凝血瘀往往是标本夹杂、虚滞相兼的,常是从"本经自病"发展到"多经合病"的临床见证,耗气者多显肝脾气虚,伤阴者多见肝肾阴虚,甚上干心肺,下劫冲任。痰凝血瘀多是正气虚损的病理产物,反过来又可作为致病因子,加重其他脏腑气机的受阻,升降失司、传化失常而正气更虚,二者相因演变,疫毒内陷急黄者,则病情急剧险恶;病情反复、迁延者,乃至恶性循环、缠绵不愈。故治二证,以正气虚弱为主者,扶正固本必须兼顾消痰化瘀;以痰凝血瘀为主者,消痰化瘀必须兼顾扶正固本。当内陷急黄多种逆变之证齐见者,视主次急救为先。

至于由肝病上干心肺、中伤脾胃、下损肾及冲任"多经合病"者,则与他经疾病综合辨证论治。

40多年来,康老在治肝病方面总结出中医治疗现代新病种的理法方药和护理原则,并在前贤方剂上,发掘确有良效的民间草药,经治患者数以万计,不乏一些难治性病例,补充了中医中药治疗病毒性乙型肝炎的空白。

# 第二节 慢性肝病的中医病机

## 一、慢性肝病的发病规律

经对多数慢性肝病病例的发病季节、人群传播、传染途径、病情及发病类型与温疫理论反复观察、对照，康老认为慢性肝病大多数与中医温疫同属于传染性疾病。

### 1. 发病季节与人群传播

《温疫论》记载："温疫四时皆有"，"无问男女老幼，触皆能发"。而慢性乙肝，发病同样不分年龄、性别，一年四季均见散在发生，而在一定条件下，于人群中流行。

### 2. 传染途径

《温疫论》认识到温疫传染"邪从口鼻而入"的传染途径。慢性乙肝的传染途径不仅是密切接触传染，又能经母婴及血液传播。

### 3. 病情

《温疫论》认为："疫邪感受有轻有重。"而慢性乙肝，同样是病情轻者，可以没有临床症状，病情重者，则愈演愈烈，转为肝炎后纤维化、肝硬化，少数发展成为慢性重症肝炎、亚急性重症肝炎，甚至癌变。

### 4. 发病类型

温疫发病多数属"伏邪"，正如《温疫论》所述："先伏而后行"，"感后而后病"，即感疫邪未即发病，舍藏人体，过时而发。慢性乙肝，由于病原学和病原检测技术的进展，在感染乙肝病毒尚无临床症状及肝功能未见损害患者的血清中，就可测出潜伏的病毒抗原。同样属于"伏邪"发病类型。

## 二、慢性肝病的病因论证

《温疫论》一书，为明·吴又可依《内经》"五疫之至"学说，在刘河间《热论》的影响下，结合崇祯辛己年温疫流行的实际情况所撰的我国医学发展史上第一部疫病专著。

关于温疫病因，吴又可在《原序》中指出："夫温疫之为病，非风非寒，非暑非湿"，乃天地间别有一种"其来无时，其着无方"，"无形可求，无象可见"的异气互相传染。提出温疫病因与以往医家所认为的外感疾病风、寒、暑、湿、燥、火的"六淫"，是有着本质区别的，创立了温疫病原学说，大胆突破了前人将传染病的病因局限于气候失常的观念，这在显微镜诞生之前是一种重大的创见。

更重要的是《温疫论》中还观察到，导致温疫发病的异气，能"为病各种"，是"病气不一"所以"一气自成一病"。除有命名的"疠气""戾气"外，尚有不少未命专名之"杂气"，认为这种温疫"杂气""众人触之者，各随其气而为诸病焉"。

意为不同异气的传染能发生不同的传染病。

《温疫论》中还记述："某气专入其脏腑，专发为某病。"指出疫气致病，对人体脏腑、经络还有它的适应性，正如《温热经纬》所释：伏气有专入肝而发肝热病，或专侵于肺而发肺热病等等。从温疫病因的探索，慢性乙肝似温疫专入于肝的疫气。

总之，在病因学方面，中医是把正气摆在重要的地位，认为"正气存内，邪不可干"，"邪之所凑，其气必虚"，即是说疾病的发生，主要是由于正气虚，病邪才有隙可乘，若正气充足、抵抗力强，则不容易生病。

《素问·本病论》云："人或恚怒，气逆于上，则伤肝也。"阐明忿怒能损伤肝脏正气。历代医家不仅注意到七情无制能导致人体气机运行逆乱，还进一步认识到劳役过度或妄动能使人体气耗血损；饮食失节能使人体胃气失和，健动失司；酒浆积聚或雨湿侵袭能留饮湿浊等等，均能直接或间接损伤肝脾正气，造成正气不足，容易受疫气的传染。《温疫论》还发观"饥饱、劳碌或焦思、气郁"等因，也能"触动"内伏之邪中溃而生病。

综上说明，本病主因是疫气，诱因是情志、劳役、饮食、酒浆及雨湿。

## 三、慢性肝病的病机及演变

中医诊病往往要先明确病因病机，以利辨证论治，对于慢性乙肝的临证也不例外。结合温疫理论和临床观察分析，初步将本病机分析如图3-1。

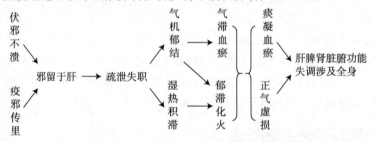

图3-1　慢性肝病病机演变示意图

### 1. 伏邪不溃→邪留于肝

《温疫论》指出"伏邪不溃，即不能传（变），不传则邪不出，邪不出则病不疗"而邪留于肝。其意是潜伏的疫邪，如若不溃伤肝脏，即不传变发病，病邪仍然舍藏于肝。这种情况，好似虽然化验是乙肝感染且复制指标阳性，而肝功能及肝胆脾B超检测未见异常的乙肝病毒携带者。

### 2. 疫邪传里→邪留于肝

《温疫论》又云："伏邪中溃而传变"，"传表则邪留膝理，传里邪留于肝"，"或再遇他病，或又染疫，能感不能化，则病愈沉愈伏"。这与本病出现肝炎主要症状时，或肝脾体征、或肝功能化验阳性，或肝穿病理诊断为慢性肝炎者的病情相似。

**3. 疏泄失职→气机郁结，湿热积滞**

中医认为：肝属木，主疏泄，具升发、透泄、舒畅、条达气机的功能。由于疫邪留肝而致疏泄失职，气机不舒而郁结，或气液滞而不通、蕴结酿生湿热而积滞。

**4. 气机郁结→气滞血瘀**

"气为血之帅，血为气之根"，气机郁结，肝之升发、透泄功能障碍，既影响水液之输布，也影响血液的运行，导致气滞而血瘀。

**5. 气机郁结，湿热积滞→郁滞化火**

郁滞化火，可为气机郁结，久郁而化火，是因功能失调，肝气亢奋，促使"少火"化为"壮火"为内邪所生；也可为湿热积滞，久滞而化火，为外邪所致，乃由湿热积滞难以分清，蕴积不泄而化火。

**6. 痰凝血瘀**

"少火生气，壮火食气"，壮火属于反常之火，每夹其他经络的火邪相恃为患，火热熬津而结痰，销铄血液而成瘀。

痰凝血瘀，虽然是气机郁结或郁滞化火的病理产物，但反过来又可作为致病因素，使肝气愈滞，肝阴愈涸而正气虚损，病情进一步由滞到虚，虚滞相兼。

**7. 肝脾肾功能失调**

《内经》云："五脏相通，移皆有次。"五脏之间，生理上存在互相联系，病理上互相影响。临证所见，肝脏有病也能进一步造成脏腑功能失调。有"病在于肝，不止于肝"，"见肝之病，知肝传脾"，"乙癸同源，肝肾同治"等说法。慢性乙肝迁延、反复导致中伤脾胃、下劫肾阴，涉及全身。

如肝与脾之间，主要是疏泄与运化的关系，脾主运化，必须通过肝之疏泄。疏泄失职、升发异常，则影响脾胃之运化、升降。运化失司，不能化水谷为精微以生气血；升降失调，反过来对肝之疏泄更为不利，形成肝郁脾滞。久而正气更损，可由滞到虚而成肝脾气虚。

又如，肝与肾之间，主要是相互滋养的关系，肝脏疏泄、条达与调节血量的功能，必须依赖肾阴的资助，而肾阴、肾精再生的物质来源，又需通过肝的疏泄而入藏于肾，谓之"肝肾同源"。郁滞化火，下劫肾阴，肾阴亏损，"水不涵木"，致使肝火更旺，形成肝肾阴虚。阴损及阳者，可出现阴阳俱虚。

# 第三节　中医肝病疫郁理论的施治要点

## 一、对气机郁结、湿热积滞二证的论治

气机郁结、湿热积滞，二者互相关联，往往是气机郁结促使湿热积滞的形成。湿热积滞结果，能使气机更加郁结。故治气机郁结证，以疏肝行气为主，兼顾清热利湿，亦可收到预防气滞化火之功；治湿热积滞证，以清热利湿为主，兼顾疏肝行

气，能达到肝胆气液宣通，使邪有出路而转愈的目的。

### 1. 气机郁结证

主要表现：乏力、肢体酸胀、关节窜痛，卧床时加重，运动后减轻；胁胀窜痛，胁下积块，神气悒郁，善太息；脘腹胀满，饭反较甚，矢气消则较松，大便不爽；舌淡红或边红，苔薄白或薄黄；脉弦或细弦。

常用方药：生橘叶15g，黄郁金10g，佛手柑10g，北柴胡6g，绿枳实5g，栀子根30g，生白芍15g，金石斛10g，生甘草3g，白花蛇舌草20g。

方药分析：采用调经脉、开脘腹痞满、缓解胁胀窜痛之橘叶、郁金、佛手、柴胡、枳实为主，佐平肝养阴的石斛、白芍、甘草，共达疏肝行气，合泻三焦、利膀胱、清肝胆的栀子根，白花蛇舌草兼顾清热利湿。

临证加减：若胁胀窜痛不已者，可加香附、延胡索各10g，以助疏肝解郁，调气和血。若脘腹痞满不解者，可加长豇豆荚、莱菔子、凤凰衣各10g，理气和中消痞满。若睡眠欠佳者，可加夜交藤30g，合欢皮10g，以达解气郁、安心神。若头目不清者，可加绿萼梅、玫瑰花、杭菊花各10g，以达芳香解郁，平肝息风之效。

### 2. 湿热积滞证

主要表现：乏力，沉困，怠惰好卧，胁腹胀闷，胁下积块，纳呆、厌油腻，大便秘溏交加，有黄疸者，其目黄、身黄，疸色鲜明，小便赤如浓茶；舌偏红、苔黄腻；脉弦滑或弦数。

常用方药：栀子根60g，黄郁金10g，绵茵陈30g，白英20g，地耳草20g，生橘叶10g，佛藿香5g，绿枳实5g，生白芍10g，牡丹皮10g，乌玄参15g，蒲公英12g，白花蛇舌草30g。

方剂分析：药用既可治气分之邪，又能疗血分之疾，善于泻三焦、清肝胃、利胆、利膀胱湿热的栀子根、郁金、白花蛇舌草、绵茵陈、白英、地耳草、藿香等为主，解除积滞之湿热；合解郁通滞的橘叶、枳实，佐凉血解毒、化瘀奉阴的白芍、丹皮、玄参、蒲公英兼顾疏肝行气，减免肝体之受损。

临证加减：若眦赤、口苦者，可加龙胆草6g，黄芩10g，以平肝清火。若恶呕频繁者，可加竹茹10g，姜半夏6g，以助和胃降逆。若大便灰白者，可加金钱草15g，积雪草30g，以助以清热消肿，利胆退黄。若肠鸣泄泻者，可加焦楂10g，广木香3g，黄连3g，以清热燥湿兼消食。

## 二、对郁滞化火二证的论治

郁滞化火，虽有湿热积滞化火与气机郁结化火之分，同是肝火横逆，耗灼营阴，肝火更横。故治肝火横逆为主者，先泄三焦肝胆火毒，清热解毒，兼顾养阴生津，减轻营阴的损耗，以防痰凝血瘀；治营阴耗损为主者，务在拯救受损的营阴，养阴生津，兼顾清热解毒，力求减少正气的损伤。

## 1. 湿热化火证

主要表现：右胁灼痛或拒按，胁下积块，易怒心烦，少寐不寐，口苦，咽干或咽痛或渴饮；有黄疸者，黄疸加深或迁延不退或退而不尽；小便黄赤色深，大便干结；眦赤，咽红，舌红绛，苔厚腻或焦黄；脉弦滑或弦数。

常用方药：川黄连6g，绿子芩12g，龙胆草6g，焦栀子10g，水牛角30g，草河车10g，黄郁金10g，绵茵陈30g，败酱草15g，乌玄参15g，赤芍药15g，金石斛15g，白茯苓12g。

方剂分析：采取清热燥湿的芩、连、焦栀及胆草，通泄三焦火毒；配合疏肝解郁、清热利湿、利胆退黄的绵茵陈、郁金、草河车、败酱草，提高泻火解毒之功；又含滋阴降火、凉血解毒，宁心安神的水牛角、玄参、赤芍、石斛、茯苓、兼顾养阴生津。

临证加减：若大便秘结者，可加元明粉10g（另冲），大黄10g，以泻邪火，通涤积滞。若右胁灼痛拒按加重者，可加川楝子10g，延胡索10g，以疏肝理气，调气和血。若烦躁不寐较重者，可加竹茹30g，珍珠母30g，合欢皮10g，以清热除烦安神。

## 2. 气郁化火证

主要表现：右胁灼痛或拒按，胁下积块，易怒心烦，少寐不寐，口苦，咽干或咽痛或渴饮；大便干结，小便虽黄色尚浅；眦赤，咽红，舌红无苔或少苔或少津，脉细弦数。

常用方药：黄郁金10g，生橘叶15g，牡丹皮10g，焦栀子10g，佛手柑10g，生白芍15g，生黄芪10g，粉葛根10g，乌玄参15g，板蓝根12g，长豇豆荚10g，甘草3g。

方剂分析：药用滋阴降火、凉血养阴之白芍、丹皮、玄参、焦栀、川楝、板蓝根、甘草，缓肝之急，拯救邪火逼灼之营阴；并入益气扶正的黄芪，协同疏肝解郁的橘叶、郁金及佛手以条达肝气；资助升发胃气的葛根清热生津，并与散结降逆的长豇豆荚以宽中理气，共解久郁之滞气。

临证加减：若烦躁不寐者，可加龙胆草6g，竹茹15g，以助清肝泻火，除烦安神。若胁痛或拒按加重者，可加地耳草15g，延胡索10g，以助疏肝解郁，调气和血。若尿频涩痛者，可加蒲公英15g，车前子15g，以助清火解毒，利水通淋。

## 三、对肝脾气虚、肝肾阴虚二证的论治

二证往往是正气虚损与痰凝血瘀标本夹杂，虚滞相兼的。耗气者多显肝脾气虚，伤阴者多见肝肾阴虚。痰凝血瘀物是正气虚损的病理产物，又可作为致病因子再加重肝脾肾气机受阻、升降失司，传化失常而正气更虚。这样相因演变、恶性循环乃至迁延不愈。故治二证，以正气虚损为主者，扶正固本，必须兼顾消痰化瘀；以痰凝血瘀为主者，消痰化瘀，必须兼顾扶正固本。

### 1. 肝脾气虚证

主要表现：神倦乏力，多愁善虑或视力减退，胁坠痛喜按或时刺痛，胁下积块，质偏硬，纳呆脘胀，泄泻或完谷不化；面色苍暗，目下状如烟熏或虚浮水肿，蜘蛛痣或血丝缕，肝掌，舌质晦暗，胖嫩、有齿印或夹瘀斑或舌下静脉充盈，舌苔薄腻；脉弦细或重按无力。

常用方药：北柴胡10g，黄郁金10g，生北芪15g，漂白术30g，白茯苓15g，制黄精10g，西当归6g，鸡血藤30g，醋鳖甲12g，醋青皮6g，香砂仁5g，甘草3g，西洋参粉3g，三七粉3g（另冲）。

方剂分析：取柴胡、郁金条达肝气、疏通血脉、调和营卫；配大量白术及茯苓、黄精、甘草以补中益气、健脾和胃；合青皮、砂仁、鳖甲助行气散结、利湿化痰；结合北芪、西洋参、当归、三七及鸡血藤，对于肝脾气虚、气滞血瘀，可具补气活血之功。

临证加减：若脘腹痞满、纳呆、泄泻加重者，方药暂去当归、黄精、鸡血藤，减白术剂量，再加藿香5g，煮半夏5g，长豇豆荚10g，凤凰衣10g，焦楂10g以调理脾胃。若胁窜痛或刺痛更甚、或左胁积块增大者，加延胡索10g，香附10g，川楝10g，或加佛手10g，橘红10g，牡蛎15g，以助调气和血而止痛，消痰化瘀而软坚。若口干，心烦或少寐不寐，唇舌偏红，脉稍数者，暂减黄芪、洋参、白术、当归，加入黄连1～2g或万氏清心牛黄丸1～2粒，以防气郁化火。若鼻衄、龈衄及紫斑者，暂减黄芪、当归、鸡血藤，再加紫珠15g，仙鹤草15g，旱莲草15g，以凉血收敛止血。

### 2. 肝肾阴虚证

主要表现：症见胁肋隐痛、灼痛或刺痛有定位，胁下积块性质偏硬，五心烦热或午后低热，鼻衄、牙宣或紫斑，头晕眼花或视力模糊，少寐多梦，耳鸣健忘，腰酸膝软，性机能减退或遗精早泄；形态消瘦，面色晦滞，目赤多眵或两颧潮红，唇舌紫红，蜘蛛痣或血丝缕，肌肤甲错，爪甲不荣，舌偏晦红或裂痕，或舌下静脉充盈，少苔或无苔；脉细弦或细数无力。

常用方药：熟地黄12g，甘枸杞12g，金石斛12g，山茱萸10g，女贞子10g，五味子6g，夜交藤30g，炙龟板10g，醋鳖甲10g，紫丹参12g，黄郁金10g，牡丹皮6g。

方剂分析：熟地、枸杞滋肾阴、益肾精，配龟板、鳖甲、石斛、女贞滋阴潜阳、散结软坚，补养肝肾；辅用入肝之丹皮、郁金、丹参清热降火、行气解郁、活血化瘀；合山茱、五味不仅滋养肝肾、益精生血，且能发挥育阴扶阳、收敛固涩的作用。

临证加减：若低热、盗汗，可加银柴胡、龙骨、牡蛎各10g，以清热敛汗。若鼻衄、龈衄不止，加阿胶10g（另烊化），紫珠草、旱莲草各15g，以养阴凉血、收敛止血。若烦而不寐，可加万氏清心牛黄丸，每日2粒，以清火安神。若大便干结不爽，可加炒草决明子粉15g，枳壳、川朴各6g，以行气通腑，清热润肠。

# 中篇

临床应用

　　根据康氏肝病"疫郁理论"，急性肝炎、慢性肝炎、重型肝炎、淤胆型肝炎、脂肪肝、肝硬化、肝癌可分为如下证型。

　　急性肝炎：先表后里证、里胜于表证、气郁里证、湿热里证、热毒里证、湿浊里证。

　　慢性肝炎：肝郁脾滞证、肝脾气虚证、肝肾阳虚证、肝郁化火证、肝火瘀滞证、肝肾阴虚证、任阴受损证、冲任俱损证。

　　重型肝炎：热毒内陷证、毒陷心包证、毒陷脾肾证。

　　淤胆型肝炎：湿热瘀滞证、热毒瘀滞证、气滞血郁证、热浊瘀滞证。

　　脂肪肝：气虚运化失调证、阴虚散输失职证、虚滞变化失司证。

　　肝硬化：气滞湿阻证、瘀浊并阻证、热浊停聚证、瘀热互结证、瘀阻火逆证、气随血脱证。

　　肝癌：毒瘀肝脾证、湿热瘀毒证、瘀毒伤损证。

　　本篇详析各病证型的临床表现、所用主方，并列举典型医案、护理常规。以资读者掌握理解，运用于临床。

第四章

# 辨证论治

## 第一节　急性肝炎

### 一、先表后里证

主症：疫毒伏邪者，先有恶风寒、发热，头痛、咽痛，咳嗽，鼻塞、浊涕或风疹。舌偏红或尖边红，苔薄黄欠润或黄白相兼，脉弦或弦数、弦滑。表证解后，舌脉如恒，而疲乏无力，胁胀胁痛，脘腹痞满，纳呆厌油腻，恶呕便溏诸里证逐渐出现。

证析：表里分传，为瘟疫常见的传变方式，疫毒邪传肺卫，卫气失宣，故见发热，恶风寒，头项痛；肺失清肃则鼻塞、浊涕、咽痛、咳嗽，其伏邪里发，故舌脉与一般表证有殊。表证解后，则肝失疏泄、气机郁结，湿热蕴结诸里证逐渐出现。

治法：解表为先，须兼清里。

方药：银翘散合栀子根汤化裁。金银花10g，开连翘10g，生桔梗10g，牛蒡子10g，板蓝根10g，淡竹叶10g，栀子根30g，淡豆豉6g，生芦根15g，黄郁金6g，薄荷叶3g，生甘草3g，白花蛇舌草20g。

制法：清水500mL，先浸泡30分钟，急煎存200mL，第二煎用清水250mL，急煎存100mL，将2次煎煮药液混合。

服法：每日1～2剂，分2～4次温服。

方解：表里分传先见表证时，当用桔梗、牛蒡、芦根、甘草以清宣肺气、滋润肺津，合银花、连翘、薄荷、豆豉以辛凉宣透、泄热解表，共驱疫邪外出；然病从里发，故须并用栀子根、郁金、白花蛇舌草既行气通滞、清气分之热，又活血化瘀、凉血解毒、清泄三焦，以导疫邪从里清利。

加减：若兼见皮疹，疹如粟粒，甚则成片，摸之触手或燥热抓痒至甚者，再加浮萍10g，蝉蜕5g，白蒺藜10g，以助清热透疹。若表证呈鼻塞声重，鼻流清涕、多嚏，咳嗽痰白者，可改用苍耳子散或葱豉汤合栀子根汤化裁以疏风解表并导疫邪从里清利。若兼泄泻者，加葛根10g，黄连3g，黄芩10g，以凉胃治泻。若兼关节酸痛、伸屈不利，加蚕沙10g，地龙10g，威灵仙10g，并祛风除痹。

## 二、里胜于表证

主症：疫毒伏邪者，有恶风寒、发热；头痛、咽痛、咳嗽；鼻塞、浊涕或风疹诸表证；并见疲乏无力，胁胀胁痛，脘腹胀满，纳呆厌油腻，恶呕便溏诸里证。但里证是随表证改善、消失而更加明显，且由轻而重出现目黄、身黄、小便黄赤如浓茶，舌偏红或红，苔黄欠润或黄厚腻，脉弦或弦滑数。

证析：本证与先表后里者同是表里分传，传表则肺卫失宣，里胜于表不仅肝失疏泄、气机郁滞、湿热蕴结诸里证同时并见，而且胆汁外溢，浸渍于耳目肌肤而目黄、身黄、小便黄赤如浓茶。其疫毒较盛者，甚至舌红、苔黄厚腻，脉弦滑数。

治法：清里为主，兼顾解表。

方药：栀子根汤合银翘散化裁。栀子根60g，黄郁金10g，绵茵陈30g，金银花10g，开连翘10g，生桔梗10g，牛蒡子10g，淡竹叶10g，淡豆豉6g，生芦根15g，薄荷叶3g，生甘草3g，白花蛇舌草30g。

制法：清水800mL，先浸泡30分钟，急煎存200mL，第二煎用清水300mL，急煎存100mL，将两次煎煮药液混合。

服法：每日1~2剂，分2~4次温服。

方解：表里并见、里胜于表，则用栀子根、白花蛇舌草、郁金、绵茵陈以行气通滞，凉血解毒，泻三焦，利膀胱，及早清导舍藏于肝胆、营血与传出气分之疫邪，使其从小便而去；表证未罢，则须兼用银花、连翘、薄荷、豆豉以辛凉宣透、泄热解表，合桔梗、牛蒡、芦根、甘草并清宣肺气，保护肺津，使表里之疫邪皆有出路。

加减：若发热、汗出不解，口渴引饮而烦者，方药减去淡豆豉、薄荷，再加生石膏20g，葛根12g，知母10g，以清热除烦、保津止渴。若高热不退，大便秘结者，方中减去甘草，加元明粉10g（另冲），大黄10g，以泻下热毒，荡涤积滞。若兼见皮疹、泄泻或关节酸痛者，可参照先表后里证治法方药加减。

## 三、气郁里证

主症：疲乏无力、肢体酸胀、关节窜痛、卧床时反而加重，运动后减轻；胁胀窜痛，神气悒郁，善太息；脘腹痞满，饭后较甚，大便不爽，矢气消则松；舌淡红或边红、苔薄白或薄黄，脉弦或细弦。

证析：肝气郁结，血行不畅，阻遏筋脉经络，疲乏无力，多伴肢体酸胀、关节窜痛，卧床休息加重，运动后减轻；气机郁滞则胁胀窜痛，神气悒郁，善太息、脉弦；由于气滞，脘腹痞满常饭后较甚，矢气消则松，大便不爽。无黄疸型者多先见本证，若气郁甚者，津液受耗或不流，蕴积酿生湿热，常可传变为湿热里证。

治法：行气通滞为主，利湿清热为辅。

方药：橘叶栀子根汤。生橘叶15g，黄郁金10g，佛手柑10g，北柴胡6g，绿枳实5g，栀子根30g，生白芍15g，金石斛10g，粉甘草3g，白花蛇舌草20g。

制法：清水600mL，先浸泡30分钟，用武火煎沸，入橘叶后用文火煎存200mL，第二煎用清水300mL，先武火后文火煎存100mL，将2次药液混合。

服法：每日1剂，分2次温服。

方解：橘叶、郁金、佛手、柴胡、枳实皆行气通滞主药，具有疏肝解郁、通调经脉的作用，开脘腹之痞满，缓解胁胀窜痛。合泻三焦、利膀胱、清化湿热的栀子根、白花蛇舌草，佐平肝养阴的金石斛、白芍、甘草共解气郁里证。

加减：若胁胀窜痛不已者，可加香附、延胡索各10g，以助疏肝解郁、调气和血。若脘腹痞满不解者，可加刀豆壳、莱菔子、凤凰衣各10g，以理气和中消痞满。若睡眠欠佳者，可加夜交藤30g，合欢皮10g，以达解气郁、安心神。若头目不清者，可加绿萼梅10g，玫瑰花10g，杭菊花10g，以达芳香解郁、平肝息风。若郁滞不解，酿生湿热或化热者，须按湿热或热毒里证施治。

## 四、湿热里证

主症：沉困无力，怠惰好卧，胁腹胀闷，纳呆，厌油腻，大便秘溏交加，目黄、身黄，其色鲜明，小便赤如浓茶，舌偏红、苔黄腻或厚腻，脉弦滑或弦数。

证析：沉困无力，怠惰好卧，胁腹胀闷，为湿热传舍肝脾经络，伤筋、淫肉而络道不利；纳呆、厌油腻、大便秘溏交加，乃湿热内阻中焦，郁而不达，面目小便俱黄，舌红、苔黄厚腻、脉弦滑弦数，皆湿热蕴结、熏蒸肝胆、胆汁不循常道、泛溢肌肤、下流膀胱之候。

治法：利湿清热为主，行气通滞为辅。

方药：加味栀子根汤。栀子根60g，黄郁金10g，绵茵陈30g，白英20g，地耳草20g，生橘叶10g，佛藿香5g，绿枳实5g，生白芍10g，牡丹皮10g，乌玄参15g，蒲公英12g，白花蛇舌草30g。

制法：清水800mL浸泡30分钟，先用武火煎沸，后文火煎存200mL，第二煎用清水300mL，先武火后文火煎存100mL，将2次药液混合。

服法：每日1剂，分2次温服。

方解：全方既可治气分之邪，又能疗血分之疾。栀子根、郁金、白花蛇舌草、绵茵陈、白英、地耳草、藿香等善于泻三焦，清肝胃，利胆、利膀胱湿热；橘叶、枳实行气通滞，疏肝解郁；白芍、丹皮、玄参、蒲公英为佐，凉血解毒、化瘀养阴，解除蕴结之湿热，减免肝体之受损。

加减：若眦赤、口苦者，可加龙胆草6g，黄芩10g，以平肝清火。若恶呕频繁者，可加竹茹10g，姜半夏6g，以助和胃降逆。若大便灰白者，可加金钱草15g，积雪草30g以助清热消肿，利胆退黄。若肠鸣泄泻者，可加焦楂10g，木香3g，黄连3g，以清热燥湿兼消食。如若湿热清利，黄疸退清，而肝之疏泄、升发等功能障碍未恢复正常，尚存气郁里证，则按气郁处治。如原系气郁里证，郁而酿生湿热演变为本证者，无论有黄无黄，则按本证施治。

## 五、热毒里证

主症：胁痛拒按，脘腹灼热痞满，目黄、身黄，其色鲜明，易怒心烦，疲乏无力，口渴喜饮或口臭、纳呆、腹胀，大便秘结，小便短赤色如浓茶，舌红、苔黄糙，脉弦滑数。

证析：胁腹灼热、痛而拒按，为热郁于肝，肝失条达；胆热液泄，热郁于内、阳盛于外，其疸色鲜明；热极生毒，肝火内炽，扰乱心神故易怒心烦；与胃之浊气共并，则口臭、纳呆、腹胀；筋肉络道不利而疲乏无力；热盛耗津，则口渴喜饮；肠热液亏，大便秘结；舌红苔黄糙、脉数皆阳热亢盛之候。本证亦可由湿热里证病从热化演变，亦可因气郁里证郁滞生热发展而成。

治法：清热解毒，疏肝利胆。

方药：解毒栀子根汤。地耳草30g，白英15g，败酱草10g，草河车5g，板蓝根10g，蒲公英15g，乌玄参12g，黄郁金10g，栀子根30g，绵茵陈30g，玉米须30g，积雪草30g，白花蛇舌草30g，甘草3g。

制法：清水1000mL浸泡30分钟，先用武火煎沸，后用文火煎存200mL，第二煎用清水400mL，先武火后文火煎存150mL，将2次药液混合。

服法：每日1~2剂，分2~4次温服。

方解：地耳草、白英、败酱草、草河车、白花舌蛇草、板蓝根、蒲公英、玄参、甘草皆为清热解毒佳品，且有凉血消肿、止痛、生津与清心息风之效，配合归经于肝、行气通滞、利胆退黄的郁金、栀子根、绵茵陈、玉米须、积雪草并达三焦通利、热毒外透的目的。

加减：若烦躁不寐者，可加竹茹30g，珍珠母30g，合欢皮10g，以清热、除烦、安神。若口渴不解者，可加天花10g，芦根15g，茅根15g，以清胃生津止渴。若大便干结者，可加元明粉10g（另冲），大黄10g，以泻下邪热，通涤积滞。若胁痛拒按不止者，加可川楝子10g，延胡索10g，以疏肝泄热，调气和血。若脘腹胀甚者，可加藿香5g，豇豆壳10g，以芳香化浊，理气宽中。若舌少苔或无苔者，可加北沙参15g，麦冬15g，生地10g，以拯救阴津；伴胁灼痛悠悠不已者，再加赤芍15g，以和血柔肝、舒挛止痛；伴头胀眩晕者，再加石决明30g，白芍15g，以平肝潜阳。

## 六、湿浊里证

主症：疲乏无力、肢体困重，伴头重、骨节酸痛，口淡黏腻，胁胀喜按喜揉，自觉揉之可散，纳呆恶呕、食后脘胀，吸气或矢气消方舒，便溏时泄泻，或轻度黄疸，疸色不鲜，面色萎黄，舌胖嫩、淡红，苔白腻或厚腻，脉滑或濡或缓。

证析：病从湿化，湿性重浊，阻碍肝脾气机，湿浊上蒙清阳则头重，阻滞经络则肢体困重、骨节酸痛，内停脾胃则口淡纳呆，腹胀便溏时泄泻，湿困者黄疸疸色不鲜，肝脾湿阻反映于外，面呈萎黄，苔腻且厚，脉滑或濡。

治法：宣通三焦，分消湿浊。

方药：加味三仁汤。栀子根60g，黄郁金10g，绵茵陈15g，苦杏仁10g，薏苡仁30g，白蔻仁5g，川厚朴10g，煮半夏10g，佛藿香5g，白通草3g。

制法：清水600mL浸泡30分钟，先用武火煎沸，后用文火煎存200mL；第二煎用清水300mL，先武火后文火煎存100mL，将2次药液混合。

服法：每日1剂，分2次温服。

方解：方用宣肺气的杏仁、芳香化湿之藿香，开畅中气的白蔻、川朴、半夏，渗淡利湿的苡仁、通草，协同利湿清热、行气通滞的栀子根、郁金、绵茵陈，共奏宣通三焦、分消湿浊之效。

加减：若呕恶较频者，可加紫苏5g，大腹皮10g，以助和胃降逆。若脘痛较甚者，可加砂仁5g，黄精10g，芳香化湿以和中。若尿少浮肿者，可加玉米须20g，猫须草20g，以增强淡渗利湿消肿作用。若疸色暗淡，面色晦滞，神倦乏力，怕冷或四肢不温，此素体阳气不宣，脾胃虚寒，湿从寒化，证属阴黄，可加熟附子3g，干姜3g，甘草3g以温阳散寒。

# 第二节　慢性肝炎

## 一、肝郁脾滞证

### （一）肝郁脾滞证

主症：气郁、湿浊里证迁延、反复经久不解，症见疲乏无力，肢体酸困，胁胀胁痛，嗳气、恶心，纳谷欠香，脘腹痞满，大便秘溏交加，舌淡红或边红，苔白腻或厚腻，胁下积块，脉细弦或弦滑。

证析：疲乏无力、肢体酸困、胁胀胁痛为肝气郁结之候；嗳气，恶心，纳谷欠香，脘腹痞满，大便时溏，为肝郁疏泄不利，日久而脾气阻滞，升降失常，运化失健；舌边偏红、苔白腻、厚腻，脉细弦或弦滑，皆肝郁脾滞之征。

治法：疏肝理气，调和脾胃。

方药：藿枳汤。佛藿香5g，绵茵陈12g，车前子10g，白茯苓10g，炒白术10g，牡丹皮6g，金石斛12g，焦栀子6g，生白芍10g，绿枳实5g，粉甘草3g。

制法：除藿香外，用清水600mL，将药物浸泡30分钟，先用武火煎沸，再入藿香用文火煎存200mL；第二煎用清水300mL，先武火后文火煎存100mL，将2次煎取药液混合。

服法：每日1剂，分2次温服。

方解：方中焦栀、丹皮、茵陈、车前清肝泻火、活血化瘀、利湿清热、凉血解毒，力求久郁肝胆之疫毒、湿热从速清解，配藿香、枳实、茯苓、白术健脾和中，且理脾胃之气滞，又合石斛、白芍、甘草柔肝养阴，益胃生津，并防精血耗损及伤阴。

## （二）兼证

### 1. 兼胃气虚弱

主症：肝郁脾滞者，兼有饥时脘痛，痛时全身无力，得食得暖方缓。舌略胖嫩，苔薄白，脉细弦等。

证析：本兼证的出现有两种情况，一是肝郁脾滞，久而涉及胃腑，而致胃气虚弱，一是素体胃气虚弱，加以肝郁气机不利、脾滞升降失常而胃气更加虚弱。

治法：兼顾或先处以养胃疏肝。

方药：加味戊已汤。北柴胡6g，佛手柑10g，黄郁金6g，川楝子10g，广木香4g，白茯苓12g，制黄精10g，炒白芍15g，香砂仁5g，炙甘草3g。

制法：除木香外，用清水600mL，浸泡30分钟，先用武火煎沸，再入木香用文火煎存200mL；第二煎用清水300mL，先武火后文火煎存100mL，将2次煎煮药液混合。

服法：每日1剂，分2次温服。

方解：方中黄精、炙草补中益气以养胃虚，合木香、砂仁以行肠胃气滞，白芍配甘草为柔肝、缓急、止痛要药，与疏肝调气和血的柴胡、佛手、郁金、川楝同用，不仅开胸胁之满、消胁胀胁痛、软癖块积块，对于肝气犯胃之脘腹撑急亦有缓解作用。

### 2. 兼肝脾失调

主症：肝郁脾滞者，出现时或脘腹阵痛，痛则泄泻，便后痛不缓，常伴倦怠乏力，舌胖苔白腻，关脉弦而重按无力。

证析：肝郁脾滞是于气机郁结，气血失调，脉络痹阻，不通则痛；脾土虚弱，脾不升清，胃不降浊，运化失匀，痛则泄泻，泻后痛不缓，是以肝愈郁，脾愈弱，乃病情进一步发展之征。

治法：兼顾或先处以疏肝健脾。

方药：加味痛泻要方。干橘叶15g，佛手柑10g，黄郁金10g，佛藿香5g，豇豆壳10g，炒白术10g，软防风5g，四陈皮5g，白茯苓10g，广木香5g，川楝子10g，炒白芍12g。

制法：除橘叶、木香外，用清水 600mL，浸泡 30 分钟，先用武火煎沸，再入橘叶、木香用文火煎存 200mL；第二煎用清水 300mL，先武火后文火煎存 100mL，将 2 次煎煮药液混合。

服法：每日 1 剂，分 2 次温服。

方解：方中橘叶、佛手、郁金疏肝气，合川楝、白芍以平肝缓急，免苦泄伤脾；长豇豆壳、藿香、木香理脾气，防风疏肝缓脾，配陈皮、白术理气健中，且不过于壅脾，以达疏肝健脾的作用。

### 3. 兼痰气互结

主症：肝郁脾滞者，有时或咽中如有物梗阻，吞之不下，咯之不出，舌胖嫩苔白润或白腻，脉弦缓或弦滑。

证析：肝郁脾滞者，由于聚湿生痰或气滞津停，凝聚成痰，痰郁交阻于胸膈之上，故咽中如有物梗阻，此乃肝火日肆脾气日虚，病情有所发展之征。

治法：兼顾或先处以开郁化痰。

方药：加味半夏厚朴汤。北柴胡 6g，湘枳壳 6g，生白芍 12g，佛手柑 10g，黄郁金 10g，煮半夏 10g，厚朴 10g，白茯苓 12g，紫苏 5g，四香附 10g，生甘草 3g，生姜片 3 片。

制法：除紫苏外，用清水 600mL 浸泡 30 分钟，先用武火煎沸，再用文火煎存 200mL；第二煎用清水 300mL，先武火后文火煎存 100mL，将 2 次煎煮药液混合。

服法：每日 1 剂，分 2 次温服。

方解：方中厚朴、紫苏理气宽胸，开郁畅中，半夏、茯苓、生姜化痰散结、和胃降逆，合柴胡、白芍、枳壳、香附、郁金、佛手，共奏疏肝理脾、行气通滞、活血化瘀之功。

### 4. 兼有心肺瘀阻者

主症：肝郁脾滞者，兼见胁肋窜痛或刺痛，胸闷气憋，呼吸不利，或时干咳，甚则痛闷欲绝，舌晦暗，或夹瘀斑，苔薄白，脉沉弦或涩。

证析：肝主藏血，心主血脉，肝司气化，肺为气主，肝气久郁，气郁血滞，脾滞聚痰，痰凝血瘀，若肺之肃降失司，肝气上逆于肺而肺气闭郁，肺气闭郁则血行无力，可造成心肺瘀阻，故胁窜痛或刺痛，胸闷气憋，呼吸不利，甚则痛闷欲绝，舌见瘀象而脉涩。

治法：兼顾或先处以宣肺活血。

方药：加味瓜蒌薤白汤。瓜蒌实 10g，干薤白 5g，紫丹参 12g，赤芍药 10g，黄郁金 10g，牡丹皮 6g，延胡索 10g，茜草根 6g，干藕节 10g，湘枳壳 5g，白茯苓 12g，金石斛 12g，西洋参粉 2g，田七粉 2g（另冲）。

制法：西洋参粉、田七粉除外，用清水 600mL，浸泡 30 分钟，先用武火煎沸，再用文火煎存 200mL；第二煎用清水 300mL 先武火后文火煎存 100mL，将 2 次煎煮药液混合。

服法：每日 1 剂，分两次调西洋参粉、田七粉温服。

方解：气为血帅，血随气行，药用益气宣肺、和络活血的西洋参、丹参统领诸药以行气通滞化瘀，以达通则不痛的效果。其中丹参配田七、郁金、茜草、丹皮、赤芍既归肝经又归心经，可心肝同治，西洋参合瓜蒌、薤白、藕节且归肺经而气血双调，辅用茯苓、石斛并培肝脾之本。

## 二、肝脾气虚证

主症：肝郁脾滞证迁延反复经久不解，症见神倦乏力，多愁善虑或视力减退，胁坠痛喜按或时刺痛，胁下积块，质偏硬，纳减脘胀，泄泻或完谷不化，面色苍暗，目下状如烟熏或虚浮水肿，蜘蛛痣或血丝缕、肝掌，舌质晦暗、胖嫩、有齿印或夹紫斑或舌脉充盈，舌苔薄腻，脉弦细或重按无力。

证析：神倦乏力、视力减退、胁痛喜按为肝气虚惫之征；纳减脘胀、泄泻或完谷不化或虚浮水肿，皆脾气虚弱之象，故舌质胖嫩或有齿印，脉细、重按无力；然而胁下积块质偏硬、时刺痛、面色苍暗、目下状如烟熏、舌质晦暗、蜘蛛痣、红手掌等又是痰凝血瘀的证候。本证发展过程，往往先有一些兼证反复出现，由滞致虚，肝气愈郁，脾气日衰，聚湿生痰、气滞血瘀而虚滞相兼。

治法：疏肝健脾，行气活血。

方药：加减柴胡疏肝散。北柴胡 10g，黄郁金 10g，生北芪 15g，漂白术 30g，白茯苓 15g，制黄精 10g，西当归 6g，鸡血藤 30g，醋鳖甲 12g，醋青皮 6g，春砂仁 5g，炙甘草 3g，西洋参 3g，三七粉 3g。

制法：除洋参粉、三七粉外，将药物用清水 800mL 浸泡 30 分钟，先用武火煎沸，后用文火煎存 200mL；第二煎用清水 400mL，先武火后文火煎存 100mL，将 2 次煎煮药混合。

服法：每日 1 剂，分两次调西洋参粉、三七粉温服。

方解：柴胡、郁金条达肝气、疏通血脉、调和营卫；配大量白术、茯苓、黄精、甘草以补中益气、健脾和胃；合青皮、砂仁、鳖甲助行气散结、利湿化痰；结合北芪、西洋参、当归、三七及鸡血藤，对于肝脾气虚、气滞血瘀，可具补气活血之功。

加减：若脘腹痞满、纳呆、泄泻加重者，方药暂去当归、黄精、鸡血藤，减白术剂量，再加藿香 5g，煮半夏 5g，长豇豆荚 10g，凤凰衣 10g，焦楂 10g 以调理脾胃。若胁窜痛或刺痛更甚、或左胁积块增大者，此气结、痰凝及瘀阻加重，方药加延胡索 10g，川楝 10g，四香附 10g 或佛手 10g，橘红 10g，牡蛎 15g，以助调气和血而止痛、消痰化瘀而软坚。若口干、心烦或少寐不寐，唇舌偏红，脉稍速者，须暂减黄芪、洋参、白术、当归，加入少量黄连同煎或万氏清心牛黄丸每日 1~2 粒，以防气郁化火。若鼻衄、齿衄及紫斑者，须虑虚热动血，方药暂减黄芪、当归、鸡血藤，再加紫珠草 15g，仙鹤草 15g，旱莲草 15g 以凉血、收敛止血。

## 三、脾肾阳虚证

主症：肝脾气虚者，症见胁痛喜按喜揉，胁下积块质偏硬，倦怠无力，少气懒言，四肢不温，畏寒喜暖，脘冷或泛清水，纳少腹胀，喜热饮，五更泄泻或完谷不化，甚至滑泄失禁，夜尿频多，余沥不尽，滑精、阳痿，腰膝冷痛，面色少华，舌胖偏淡，苔白腻而滑，脉沉迟或细弱。

证析：脘冷或泛清水，纳少腹胀，喜热饮，为脾阳虚衰；畏寒喜暖、四肢不温，夜尿频多，余沥不尽，滑精阳痿，腰膝冷痛，乃肾阳不振；胁痛喜按喜揉，五更泄泻或完谷不化，甚至滑泄失禁，全身或下肢水肿，为脾肾阳气俱虚而运化失职、气化失司；倦怠无力，少气懒言，面色少华，舌胖偏淡，苔白腻或滑，脉沉迟细弱，皆脾肾阳虚之外候。

治法：温阳益气，补肾健脾。

方药：加味真武汤。潞党参15g，北黄芪15g，炒白术15g，白茯苓15g，熟附片5g，清花桂5g，肉苁蓉10g，仙茅6g，黑杜仲10g，紫河车15g，灵芝草15g，西当归6g，菟丝子10g，甘枸杞10g，熟地黄10g。

制法：肉桂除外，清水600mL浸泡30分钟，先用武火煎沸，后文火煎存200mL，药汁冲肉桂3分钟；第二煎清水300mL，先武火后文火煎存100mL，再用药汁冲肉桂3分钟，将2次煎煮药液混合。

服法：每日1剂，分2次温服。

方解：气虚、阳虚，二者虽无绝对界线，治则有所区分，肝脾气虚多用参、芪、苓、术，脾肾阳虚为肝气久郁，精血化源不足，必须配以桂、附、仙茅、苁蓉、杜仲、紫河车、菟丝子等温阳之品，以达温补脾肾阳气之效。肝体阴而用阳，肝病阳虚，亦须佐以酸甘化阴的熟地、枸杞、当归、灵芝，以免过于助火暗耗阴精营血。

加减：若滑泄不禁，可暂减苁蓉、当归、熟地，再加煨诃子、鸡内金各10g，乌沉香3g。若阴虚水泛、水肿加重，可暂减熟地、甘杞，再加猪苓、泽泻各12g，补骨脂6g，茯苓皮30g同煎。

## 四、肝郁化火证

主症：气郁、湿热或热毒里证迁延、反复不解，症见右胁灼痛或拒按，胁下积块，易怒心烦，少寐不寐，口苦咽干或渴饮，大便干结，眦赤、咽红，舌红或绛，脉弦滑或弦数或细弦。

从慢性肝炎临证所见，本证患者数居于首位，其中有湿热化火与气滞化火之分，往往相互混淆，然缘由不一，治宜审详。

### （一）湿热化火

肝郁化火者，黄疸加深或迁延不退，或退而不尽，伴小便黄赤色深，舌红绛，苔厚腻或焦黄，脉弦数或滑数。回顾病情，多从湿热或热毒里证迁延、反复不解而来，属湿热化火。

证析：湿热化火区别要点，一是黄疸延久或加深；二是源于湿热或热毒里证；三是具舌质红绛或苔厚腻或焦黄，脉弦滑数诸湿热外候。证乃湿热或热毒蕴结所致。

治法：清热燥湿，泻火解毒。

方药：大芩连汤。川黄连6g，绿子芩12g，龙胆草6g，焦栀子10g，水牛角30g，草河车10g，黄郁金10g，绵茵陈30g，败酱草15g，乌玄参15g，赤芍药15g，金石斛15g，白茯苓12g。

制法：清水1000mL，先煎水牛角，浸泡10分钟，再入诸药用武火煎沸，后文火煎存200mL；第二煎用清水300mL，先武火后文火煎存100mL，将2次煎煮药液混合。

服法：每日1剂，分2次温服。

方解：芩、连、焦栀及胆草泻火解毒，清热燥湿，通泄三焦火毒；水牛角、玄参、赤芍凉血安神，化瘀散结，入血泻火解毒；绵茵陈、郁金、草河车、败酱草疏肝解郁，清热利湿，利胆退黄，提高泻火解毒、活血化瘀之功，并用金石斛、白茯苓补五脏虚劳、养阴生津和健脾补中、宁心安神，保养肝脾。

加减：若大便秘结，可加元明粉10g（另冲），大黄10g，以泻邪火，通涤积滞。若胁灼痛拒按加重者，可加川楝子10g，延胡索10g，以疏肝理气，调气和血。若烦躁不寐较重者，可加竹茹30g，珍珠母30g，合欢皮10g，以清热除烦安神。

### （二）气滞化火

主症：肝郁化火者，小便黄赤色尚浅，舌红无苔或少苔或少津，脉细弦数，回顾病情，多从气郁里证迁延、反复发展而来，属气滞化火。

证析：多见于无黄疸型患者，病源起于气郁里证，且呈现舌红无苔、少苔或少津、脉细弦数等肝火炽盛、内耗肝脾津血及阴营诸象。此乃由气机郁结经久，肝气亢奋，促使少火化为壮火。

治法：解郁清火，养阴生津。

方药：金橘汤。黄郁金10g，生橘叶15g，牡丹皮10g，焦栀子10g，佛手柑10g，生白芍15g，生黄芪10g，粉葛根10g，豇豆壳10g，乌玄参15g，板蓝根12g，粉甘草3g。

制法：橘叶除外，用清水600mL浸泡30分钟，先武火煎沸，后入橘叶文火煎存200mL；第二煎用清水300mL，先武火后文火煎存100mL，将2次煎煮药液混合。

服法：每日1剂，分2次温服。

方解：丹、栀、郁金、川楝、白芍、甘草缓肝之急，清肝泻火，平息自燔木火；玄参、板蓝根滋阴降火、凉血解毒，提高解郁清火的功能，增强养阴生津之效用，拯救邪火逼灼营阴；并入生芪益气扶正，协同橘叶、佛手舒郁消肿以达肝气；以葛根清热生津升发胃气，豇豆壳散结降逆以宽中理气，共解久郁之滞气。

加减：若烦躁不寐者，可加龙胆草6g，竹叶15g，以助清肝泻火，除烦安神。若胁灼痛或拒按加重者，可加地耳草 15g，延胡索 10g，以助疏肝解郁，调气和血。若尿频涩痛者，可加蒲公英 15g，车前子 15g，以助清火解毒，利水通淋。

### （三）兼证

#### 1. 兼郁火逆胃

主症：肝郁化火者，兼有胁时窜痛，脘腹胀痛，嘈杂不适，呕吐酸水或苦水，舌红苔腻，脉弦或弦滑。

证析：肝胃之气相通，肝郁化火者，兼见胁脘胀痛，泛酸嘈杂，乃肝火日肆，乘胃克土之候，其苔腻、脉弦滑征为肝火逆胃，胃失和降，水饮不化，停积于胃，逆而上冲的反映。

治法：兼顾或先处以平肝和胃。

方药：加味左金汤。栀子根 60g，黄郁金 10g，蒲公英 12g，凤凰衣 10g，干橘叶 12g，绿枳实 5g，乌贼骨 10g，浙贝母 5g，广木香 3g，红豆蔻 3g，吴茱萸汁炒川连 5g，长豇豆壳 10g。

制法：除橘叶、木香外，用清水 600mL 浸泡 30 分钟，先武火煎沸，再入橘叶、木香文火煎存 200mL；第二煎用清水 300mL，先武火后文火煎存 100mL，将 2 次煎煮药液混合。

服法：每日 1 剂，分 2 次温服。

方解：黄连、吴茱萸清泻肝火、开泄肝郁，降逆制酸，合栀子根、橘叶、郁金助行气通滞、清火宁胃，配乌贼骨、浙贝、木香既能解肝经郁火，又具芳香燥湿以化胃中水饮，并入凤凰衣、豇豆壳、蒲公英增强理气和中，共达平肝扶胃之效。

#### 2. 兼火热灼胃

主症：肝郁化火者，时而兼发胃脘灼痛，痛势急迫，按之更甚，烦渴喜凉饮，甚至发热，呕吐，舌红、苔黄、少津，脉弦滑或弦数。

证析：肝气郁滞不得宣泄则犯胃克脾，脾胃气滞，脉络痹阻则胃脘痛；肝郁化火，火性急暴则痛而灼热，痛势急迫，按之更甚，火热熏蒸，迫灼胃津、胃失和降则烦渴喜凉饮，甚至发热呕吐。其舌红、苔黄、少津，脉弦滑或弦数，皆火热之外候。

治法：兼顾或先处以泻火和胃。

方药：加味三草汤。鬼针草 30g，地耳草 20g，败酱草 10g，蒲公英 12g，川楝子 10g，延胡索 10g，生白芍 15g，佛藿香 5g，黄郁金 10g，绿枳实 5g，豇豆壳 10g，粉甘草 3g。

制法：除藿香外，用清水 800mL 浸泡 30 分钟，先武火煎沸，再入藿香用文火煎存 200mL；第二煎用清水 400mL，先武火后文火煎存 100mL，将 2 次煎煮药液混合。

服法：每日 1 剂，分 2 次温服。

方解：鬼针草、地耳草、败酱草与蒲公英清热泻火、行气活血，配合长豇豆壳、藿香、枳实宽中下气、散结消痞以达理气和胃、消肿止痛；白芍、甘草、川楝、延胡索、郁金平肝清火、调气和血，对于火热灼胃的脘痛，具有柔肝和胃止痛的作用。

### 3. 兼逼血妄行

主症：肝郁化火者，鼻衄，或便血，或齿衄，唾血；或皮肤紫斑，或月经崩漏。舌红、苔黄、少津，脉弦或细数。

证析：肝郁化火兼见血证，多数为火热逼血妄行，肺开窍于鼻，肝火犯肺，灼伤血络出于清道而鼻衄，肝火犯胃，胃热亢盛，血溢脉外则紫斑，热损龈络则唾血，损伤胃肠脉络，血溢肠胃则吐血、便血；肝火夹肾火上干则齿衄，下迫则尿血。

治法：兼顾或先处以清火止血。

方药：清火止血汤。生地黄10g，乌玄参10g，生白芍10g，绿子芩10g，小蓟根15g，侧柏叶10g，白茅根15g，紫珠草15g，黑藕节10g，旱莲草15g，焦栀子6g，黄郁金10g，佛手柑10g，田七粉2g。

制法：田七粉除外，用清水800mL浸泡30分钟，先用武火煎沸，再用文火煎存200mL；第二煎用清水300mL，先武火后文火煎存100mL，将2次煎煮药液混合。

服法：每日1~2剂，分2~4次调田七粉温服。

方解：生地、玄参、白芍、黄芩、焦栀平肝、泄肺、清胃、凉肾，养阴生津、清五脏之火；合小蓟、侧柏、旱莲、紫珠加强收敛止血之力；配田七、藕节、茅根既能止血，又能化瘀，使止血而不留瘀，共起清火止血的作用，其病原由肝郁而化火逼血，加用郁金、佛手解郁通滞，以遂疏泄条达之气。如若出血过多，急需综合救治，以防万一。

### 4. 兼肝火犯肺

主症：肝郁化火者，气逆咳嗽，连声不已，咳时面赤，胸胁窜痛或灼热，痰带血丝或咳血，易怒心烦，口苦咽干，眦赤，舌红、苔黄少津，脉弦数。

证析：肝火干肺，肺失清肃，故气逆连声咳时面赤胁痛，肺络损伤则痰带血丝或咳血，易怒心烦，口苦咽干，眦赤舌红，苔黄少津，脉弦数为肝火肺热之征。

治法：兼顾或先处以清肝宁肺。

方药：加味咳血方。牡丹皮6g，焦栀子6g，海蛤壳15g，生诃子6g，瓜蒌实10g，海浮石12g，生竹茹15g，黄郁金10g，枇杷叶10g，桑白皮10g，茜草根6g，干藕节10g，上青黛3g（布包）。

制法：清水600mL浸泡30分钟，先用武火煎沸，后用文火煎存200mL；第二道用清水300mL，先武火后文火煎存100mL，将2次煎煮药液混合。

服法：每日1剂，分2次温服。

方解：丹、栀、青黛、郁金清泻肝火，理气解郁，凉血祛瘀；茜草、藕节收敛宁肺，止血而不留瘀；辅以桑白、瓜蒌、海石蛤壳、竹茹、枇杷叶清肺化痰、诃子敛肺止咳，诸药合用共奏清肝宁肺之效。

## 五、肝火瘀滞证

主症：肝郁湿热化火迁延、反复不解，黄疸迁延不退或加深，胁胀坠痛或刺痛，胁下积块质偏硬，怠惰好卧，易怒心烦，口苦咽干，头晕眼花，多愁善虑，纳减腹胀或恶心呕吐，皮肤瘙痒，小便黄赤色深，大便秘溏交加。神思困倦，面色晦暗，蜘蛛痣或血丝缕，肝掌或肌肤甲错，舌胖嫩、晦红或夹瘀斑，苔厚腻或黄腻，脉弦滑或细数。

证析：黄疸迁延或加深，易怒心烦，口苦咽干，且怠惰好卧，或恶心、呕吐、大便秘溏交加，苔厚腻或黄腻，为肝火炽盛，湿浊热毒瘀滞之征；胁刺痛、面色晦暗，舌晦红、蜘蛛痣或血丝缕、红手掌或肌肤甲错，胁下积块质偏硬，乃痰凝血瘀之象；并见头晕眼花、多愁善虑，纳减腹胀、舌胖嫩、胁坠痛等正气受损之候。本证发展过程，往往先有一些兼证反复，导致火毒、湿热瘀滞肝胆，甚至耗气伤阴而虚滞相兼。

治法：清肝泻火，利湿清热。

方药：五彩汤。焦栀子 10g，龙胆草 5g，水牛角 30g，紫河车 10g，黄郁金 10g，绵茵陈 30g，七寸金 30g，白英 30g，玉米须 30g，红丹参 12g，赤芍药 15g，金石斛 70g，鸡内金 10g，白扁豆 10g，粉甘草 3g。

制法：清水 1000mL 先煎水牛角，入诸药浸泡 10 分钟，再用武火煎沸，后用文火煎存 200mL；第二煎用清水 400mL，先武火后文火煎存 100mL，将 2 次煎煮药液混合。

服法：每日 1 剂，分 2 次温服。

方解：栀子、胆草、水牛角、紫河车通泄三焦、泻火解毒、化瘀散结，凉肝安神；合白英、七寸金、茵陈、玉米须、郁金疏肝解郁，清热利湿，利胆退黄；再加丹参、赤芍入血增强泻火解毒、活血化瘀之力；并用石斛、茯苓、扁豆、甘草养阴生津，健脾和中，扶正培本，预防脏气津血的不断耗伤。

加减：若内邪鸱张、热毒较盛者，可加用片仔癀，每次 0.6g，每日 2 次，开水或药汤送下，若恶心、呕吐较频者，可加姜半夏 6g，紫苏 5g。若脘腹痞满较甚者，可加苍术、长豇豆壳各 10g。若大便秘结者，可加大黄 10g，元明粉 10g（药汤另冲）。若心烦不寐者，可加用万氏清心牛黄丸、每次 1～2 粒，每日 2 次，开水或药汤送下。若正气虚损较重者，可加西洋参 5g，黄芪 15g，加强扶正祛邪。

## 六、肝肾阴虚证

### （一）肝肾阴虚证

主症：肝郁气滞化火迁延、反复，经久不解，症见胁肋隐痛、灼痛或刺痛有定处，五心烦热或午后低热，鼻衄、牙宣或紫斑，头晕眼花或视力模糊，少寐多梦，耳鸣健忘，腰酸膝软，性机能减退或遗精早泄，形态消瘦、面色晦滞，目赤多眵或两颧潮红，唇色紫红，蜘蛛痣或血丝缕，肌肤甲错，爪甲不荣，舌偏晦红或裂痕，或舌脉充盈，少苔或无苔，胁下积块质偏硬，脉细弦或细数无力。

证析：胁肋隐痛灼痛，五心烦热或午后低热，鼻衄、牙宣或紫斑，两颧潮红，目赤多眵、口眼干涩，舌红裂痕，苔少或无，脉细数无力，均为伤阴、阴虚火盛之候；头晕眼花，少寐多梦，耳鸣健忘，性机能减退，遗精早泄，腰酸膝软，为肾阴亏涸之征；若胁肋刺痛有定处，胁下积块质偏硬，肌肤甲错，爪甲不荣，唇紫、舌晦红，为气滞血瘀或烁血成瘀之象。本证发展过程，往往先有一些兼证的反复，导致耗损肝体，下劫肾阴，甚至热搏成瘀，而虚滞相兼。

治法：滋养肝肾，清火化痰。

方药：加减左归饮。熟地黄12g，甘枸杞12g，金石斛12g，山茱萸10g，女贞子10g，五味子6g，夜交藤30g，炙龟板10g，醋鳖甲10g，紫丹参12g，黄郁金10g，牡丹皮6g。

制法：用清水600mL浸泡30分钟，先用武火煎沸，后用文火煎存200mL；第二煎用清水300mL，先武火后文火煎存100mL，将2次煎煮药液混合。

服法：每日1剂，分2次温服。

方解：熟地、枸杞滋肾阴、益肾精，配龟板、鳖甲、石斛、女贞滋阴潜阳、散结软坚，补养肝肾；辅用入肝之丹皮、郁金、丹参清热降火，行气解郁，活血化瘀，合山萸、五味不仅滋养肝肾、益精生血，且能发挥育阴扶阳、收敛固涩的作用。

加减：若低热盗汗，此虚火内炽，迫液外泄，可加银柴、龙牡各10g以清热敛汗。若鼻衄、齿血不已，此血热妄行，可加阿胶10g（另烊化），紫珠草、旱莲草各15g，以养阴凉血，收敛止血。若烦而不寐，此火扰心神，可加万氏清心牛黄丸，每日2粒，开水或药汤送下，以清火安神。若大便干结不爽，考虑腑气不畅，可加炒草决明粉15g，枳壳、川朴各6g，以行气通腑、清热润肠。

## （二）兼证

### 1. 兼阴阳俱虚

主症：肝肾阴虚者，兼见少气懒言，倦怠无力，四肢不温，畏冷喜暖或喜热饮，或五更泄泻，下利清谷，夜尿频多，余沥不尽，下肢浮肿，舌胖嫩苔白，脉两尺无力，属阴阳俱虚。

证析：少气懒言，倦怠无力，为阳虚不能温煦振奋；五更泄泻，下利清谷，夜尿频多，余沥不尽，甚至不禁，为肾阳亏虚，火不生土，关门不固；畏寒喜暖，四肢不温或喜热饮，为阳虚有寒之象。阳为阴之主，阴为阳之基，肝肾阴虚、阴损及阳，日久乃成阴阳俱虚。

治法：温阳兼育阴。

方药：加减右归饮。熟地黄12g，甘枸杞12g，山茱萸10g，炙龟板12g，醋鳖甲12g，女贞子10g，五味子6g，清花桂5g，熟附子5g，黄郁金10g，黑杜仲10g，川芎6g。

制法：除清花桂，余药清水600mL浸泡30分钟，先用武火煎沸，后文火煎存200mL，药液冲泡肉桂3分钟；第二煎清水300mL，先武火后文火煎存100mL，药液再冲泡肉桂3分钟，将2次煎煮药液混合。

服法：每日1剂，分2次温服。

方解：熟地、枸杞、五味滋肾阴、益肾精，合龟板、鳖甲、女贞滋养肝肾，散结软坚；配熟附、肉桂、山萸、杜仲温补肾阳；辅以郁金、川芎疏肝解郁、活血化瘀，发挥运行气滞、通利血脉的作用。

**2. 兼虚风内动**

主症：肝肾阴虚或阴阳俱虚者，兼见眩晕旋转，泛泛欲呕，目涩耳鸣，或筋脉拘急，手指蠕动，肢体麻木或肢颤肉瞤，伸屈不利，或下肢痿软无力，舌淡白或光红，颤动。

证析：眩晕旋转，目涩耳鸣，为肝肾俱虚，精血亏损不能上荣，虚风上犯清窍；肢颤、肉瞤，筋脉拘急，手足蠕动或伸屈不利，下肢痿软无力，乃精血亏损不能养筋濡骨；舌颤、舌淡白或光红，皆阴虚或阴阳俱虚，虚风内动之候。

治法：滋潜兼息风。

方药：加减阿胶鸡子黄汤。东阿胶10g，鸡子黄2枚，山茱萸10g，熟地黄12g，桑椹子10g，珍珠母30g，鸡肫花10g，何首乌10g，生白芍12g，甘枸杞10g，女贞子10g，金石斛10g。

制法：阿胶、鸡子黄除外，用清水600mL浸泡30分钟，先用武火煎沸，后文火煎存200mL，调阿胶5g令溶化，再入鸡子黄1枚搅匀。第二煎用清水300mL，先武火后文火煎存100mL，调阿胶5g令溶化，再入鸡子黄1枚搅匀。

服法：每日1剂，上午温服第一煎，下午温服第二煎。

方解：阿胶、鸡子黄滋阴养液，配珍珠母、鸡肫花以息内风；合平山萸补肾阴肾阳；熟地、枸杞、桑椹、女贞补益肝肾精血；石斛、白芍养血敛阴保津，共起育阴扶阳、柔肝息风的作用。

# 七、任阴受损证

主症：肝郁气滞化火迁延反复，经久不解，胁肋窜痛或时刺痛有定处，胁下积块质偏硬，胸乳、小腹胀痛，神气悒郁，口苦心烦，头胀、头昏，或口眼干涩；齿衄、紫斑，或潮热盗汗；痛经或月经前期，色紫量少，而后鲜红量多，或缠绵不断；面色苍黄少华，唇色紫，舌晦红少津，苔薄黄或黄腻，蜘蛛痣或红手掌，脉弦滑或沉细数。

证析：胁痛牵涉胸乳、小腹，月经前期，痛经、经色紫、量增多或缠绵不断，乃肝郁经久，气滞化火，任阴受损；冲任之本在于肾，任阴受损，与肾阴亏虚有密切关系，精血津液属任阴所司，任阴不固，火热壅积，则血行不畅导致血瘀，呈现胁刺痛有定位，唇紫、舌晦红，胁下积块质偏硬等候。

治法：解郁清热，凉血益任。

方药：加减胶艾汤。西当归5g，川芎5g，生白芍15g，熟地黄15g，东阿胶10g，金狗脊10g，绿子芩10g，黄郁金6g，金石斛10g，乌玄参15g，北柴胡6g，焦栀子

6g，粉甘草 3g。

制法：除阿胶外，用清水 600mL 浸泡 30 分钟，先用武火煎沸，后用文火煎存 200mL，调阿胶 5g 溶化；第二煎用清水 300mL，先武火后文火煎存 100mL，调阿胶 5g 溶化。

服法：每日 1 剂，早上温服第一煎，下午温服第二煎。

方解：四物汤补血养肝，益任敛阴，柴胡、郁金理气解郁，凉血祛瘀，疗气血之郁滞；又增石斛、玄参、焦栀、黄芩以助清热养阴；入阿胶、狗脊滋阴养液、补养肝肾，既防阴虚生热，并且治漏止崩。

加减：若胁痛灼热、睡眠欠佳，此乃火热扰乱心神，加川楝子 10g，延胡索 10g，夜交藤 30g，合欢皮 10g。若带下色黄，味臭或阴痒，此乃肝经湿热下注，暂减川芎、阿胶，再加胆草 3g，车前子 10g，泽泻 10g。若烦热口干，尿频尿急或尿痛，或黄带黏稠，此火热生毒，损及任脉，可暂减川芎、阿胶，加白花蛇舌草 15g，蒲公英 15g，七寸金 15g，金银花 10g 同煎。

## 八、冲任俱损证

主症：任阴受损者，兼见气短懒言，倦怠无力，纳减腹胀，头晕目眩，腰背冷痛或阴部寒冷，夜尿频多，大便溏薄，多矢气，月经崩漏，色淡质清，或停或闭，或带下淋漓，面色苍暗，舌淡红或晦淡，苔白腻，脉细弱无力。

证析：气短懒言，倦怠无力，腰背冷痛，或阴部寒冷，阳虚气弱之征；阳微胞宫失于温煦，则月经崩漏，色淡质清；带脉失约，湿浊下流，则带下淋漓，阳虚内寒、中阳不振，则纳减腹胀、多矢气、便溏，夜尿频多。由于任阴亏涸，久而冲阳失职，导致冲任俱损。

治法：固冲兼益任。

方药：加减四物汤。西当归 6g，酒白芍 12g，紫河车 12g，仙茅 10g，黑杜仲 10g，山茱萸 10g，白茯苓 10g，炒扁豆 10g，川楝子 10g，延胡索 10g，佛手柑 10g，醋青皮 10g，菟丝子 10g，黄郁金 10g。

制法：清水 600mL 浸泡 30 分钟，先用武火煎沸，后用文火煎存 200mL；第二煎清水 300mL，先武火后文火煎存 100mL，将 2 次煎煮药液混合。

服法：每日 1 剂，分 2 次温服。

方解：虚滞相兼，冲任俱损，方用偏寒的川楝、郁金，偏温的佛手、青皮、延胡索，温凉并施以疏肝行气、活血化瘀；仙茅、菟丝、紫河车、山萸、杜仲既补肾阳、又益精血；配当归、白芍、敛阴补血养肝；茯苓、扁豆益气健脾，共奏调冲、益任、固带之效。

# 第三节 重型肝炎

## 一、热毒内陷证

主症：湿热或热毒里证者，并发高热、口渴引饮、烦躁不宁，黄疸迅速加深，身目较快呈深金黄色，且极度疲惫困重，胁灼胁痛或胁腹胀满，不思饮食，恶心、呕吐频繁，小便短赤色深，大便干结，舌质红绛，苔多黄燥，脉弦大或弦滑数。

证析：黄疸迅速加深，极度疲惫困重，并发高热，烦躁不宁，乃热毒内陷，疫邪上不得越，下不得泄，邪热化火，弥漫三焦，充斥肆逆于一身上下内外之现象；恶呕频繁，不思饮食，胁腹灼热胀满，为热毒燔肝损脾，升降骤乱；口渴引饮，小便短赤色深，大便干结，为热毒逼灼阴津、液涸口干；舌质红绛、苔黄干燥，脉弦大或弦滑数，皆热毒炽盛外候。若火势愈漫，毒陷愈深，有的很快呈现从性格，行为异常发展至狂躁、嗜睡或神昏，与由轻到重的动血及聚水等逆证。

治法：凉血救阴，泻火解毒。

方药：加减黄连解毒汤合牛黄丸。川黄连10g，绿子芩10g，龙胆草10g，蚤休6g，败酱草20g，板蓝根20g，蒲公英30g，水牛角30g，栀子根60g，绵茵陈30g，黄郁金10g，乌玄参15g，万氏清心牛黄丸4粒，白花蛇舌草30g。

制法：万氏清心牛黄丸除外，清水1000mL先煎水牛角，再入诸药浸泡10分钟，先用武火煎沸，后用文火煎存200mL；第二煎用清水400mL，先武火后文火煎存150mL，将2次药液混合。

服法：每日1~2剂，分2~4次温服，每次送万氏清心牛黄丸2粒。

方解：本方取黄连解毒汤通泄三焦火毒，栀子根、绵茵陈、白花蛇舌草、郁金疏肝利胆，解毒退黄，并依"泻火必先清心"之法，用清心牛黄丸合胆草、蚤休直折肝胆之火并消肿解毒，加入败酱草、蒲公英、板蓝根更提高清热解毒、活血化瘀之功，妙在早用水牛角、玄参、白芍凉血养阴，以拯救受邪火逼灼之营阴。

加减：若高热不退者，可加羚羊角2~3g（磨汁冲服），银花10~15g，连翘10~15g，以清解肝热邪毒。有嗜睡状态或轻度性格改变和行为异常者，清心牛黄可改用至宝丹，每次1丸，每日2次冲服，增强开窍醒神、清热解毒作用。恶心、呕吐频繁或食入即吐者，加煮半夏10~20g，竹茹15~20g，以和胃降逆止呕吐。大便干秘者，可加用生大黄粉30g，调开水保留灌肠，以泻火解毒，通腑泄热。口渴不解者，可加金石斛10g，芦根15g，麦冬15g，以存津止渴。

有出血倾向者，加用紫珠草30g，仙鹤草30g，凉血止血，以防暴衄。有臌胀趋势者，加用半边莲、玉米须各30g，以清热解毒、利水退黄消肿防臌胀日重。

## 二、毒陷心包证

主症：热毒内陷者，迅速出现喜卧嗜睡、神志朦胧不清；或由烦躁不宁继而狂躁不安，出现神昏谵语；或伴肝臭；舌紫有裂痕、起芒刺；脉弦细数。

证析：毒陷心包者，不仅肝火肆逆，热毒鸱张、燔肝损脾，逼灼津血营阴，而火势愈漫，毒陷心包，故由嗜睡、神志朦胧或谵妄躁动，出现神昏逆证；其舌紫有裂痕，起芒刺，脉弦细数，皆毒陷心包营血之外候；肝病已极，脏腑将败，则发肝臭之气。

治法：开窍醒神，泻火解毒。

方药：至宝牛黄合加减清宫汤。石菖蒲6g，黄郁金10g，乌玄参15g，莲子心10g，鲜竹心15g，金银花15g，开连翘15g，水牛角30g，麦门冬15g，绵茵陈30g，栀子根60g，至宝丹或牛黄丸2粒。

制法：至宝丹或牛黄丸除外，清水1000mL，先煎水牛角，再入诸药浸泡10分钟，先用武火煎沸，后用文火煎存200mL；第二煎用清水400mL，先武火后文火煎存100mL，将2次煎煮药液混合。

服法：每日1剂。分2次温服，每次配至宝丹或牛黄丸1粒。

方解：牛黄丸具清心、泄热、凉血、泻火解毒之功，并辟秽、开闭、豁痰、通窍醒神为主；配清宫汤清心解毒、养阴生津以泄心包之邪热；合栀子根、绵茵陈泻三焦、凉肝胃、利膀胱解毒退黄；与菖蒲、郁金配伍，更增强芳香宣窍的功能。

加减：若瘈疭痉厥者，加服羚羊5g（磨汁），钩藤10g，蝉蜕5g，麦冬15g，生地15g，龟板15g，五味子6g，每日1剂，与牛黄丸合清宫汤交替，以增强凉肝息风之效。若痰涎壅盛者，再加珍珠母30g，川贝母10g，竹沥汁1杯，猴枣散3樽调服，以息风化痰。

## 三、毒陷脾肾证

主症：毒热内陷证者，迅速出现腹大坚满，脘腹撑急或胀或痛，小便短赤，甚至癃闭，大便秘结或有肝臭，舌红绛或紫绛，苔黄腻或灰黑，脉弦数。

证析：热毒内陷，盘踞脾肾，迅速损耗脾阴、肾精，阴精愈涸，热毒鸱张，销铄血液，热搏成瘀，肝血瘀阻，脾气阻滞，热瘀络道，清浊相混则臌胀膨急；肾失开阖，热闭气门，水泉干涸则小便短少，甚至癃闭；血热妄行，络脉损伤则暴吐便血；毒陷心胞亦随之可见清窍蒙闭的嗜睡、神昏。

治法：化瘀逐水，泻火解毒。

方药：清化逐水汤。半边莲30g，猫须草20g，黄郁金10g，葶苈子12g，玉米须30g，地胆草30g，茯苓皮30g，大腹皮10g，荠菜20g，薏苡仁30g，结猪苓15g，建泽泻15g，川厚朴6g，莱菔子10g，田七粉2g，琥珀粉2g，北茵陈30g。

制法：田七、琥珀粉除外，用清水1000mL浸泡30分钟，先用武火煎沸，后用文火煎存200mL；第二煎用清水400mL，先武火后文火煎存100mL，将2次煎煮药液混合。

服法：每日1剂，分2次调田七、琥珀粉温服。

方解：半边莲泻火解毒、化瘀逐水，合茵陈、郁金、琥珀、田七、玉米须、猫须草加强清热化湿、化瘀行水、利胆退黄之效；配猪苓、泽泻、薏苡仁、苓皮、腹皮、地胆草、荠菜、葶苈子更能发挥通调水道、渗湿消肿之功，共达行气化瘀以泄水湿；厚朴、莱菔子清热泻火以消痞胀。

加减：若尿癃便秘者，加黑白丑 10g，郁李仁 10g，二味捣如泥同煎，以利水走别道，增强逐水之功。若有轻度性格改变和行为异常或嗜睡者，可加用至宝丹或牛黄丸，每日 2 粒分 2 次服，以开窍醒神、泻火解毒。若有恶心、呕吐频繁或食入则吐和出血倾向者，可参照热毒内陷方药加减方法。

# 第四节　淤胆型肝炎

## 一、湿热瘀滞证

主症：急性淤胆者症见目黄、身黄（黄疸鲜明如橘子色），胁下积块或癥块，皮肤瘙痒，小便黄赤如浓茶，大便秘溏交加，色浅或灰白；虽有沉困乏力、倦怠好卧、恶心、厌油腻、纳呆及脘腹胀等，但相对较轻或不明显；舌尖边遍红而晦暗，苔黄腻，脉弦滑。

证析：本证初起，舌脉症状，虽似湿热里证之黄疸，然内伏疫毒，先郁蒸灼伤肝胆脏气、津血，致瘀滞程度较重，壅塞之络道较不易通，故表现为舌质晦暗与胁下积块较早出现，黄疸浸淫久而不退。

治法：清利散结，化瘀通滞。

方药：加味小芩连汤。北柴胡 10g，黄郁金 10g，威灵仙 10g，赤芍药 10g，绿子芩 10g，川黄连 3g，蒲公英 12g，马蹄金 10g，玉米须 30g，茵陈蒿 30g，田七粉 2g，琥珀粉 2g。

制法：田七、琥珀粉除外，用清水 800mL 浸泡 30 分钟，先用武火煎沸，后用文火煎存 200mL；第二煎用清水 300mL，先武火后文火煎存 100mL，将 2 次煎煮药液混合。

服法：每日 1 剂，分 2 次冲田七、琥珀粉温服。

方解：郁金功能疏肝理气，活血祛瘀，利胆退黄。配田七、琥珀粉、赤芍、威灵仙凉血、祛瘀、破积块，以通散肝胆经络之瘀滞。合柴胡、黄芩、黄连、蒲公英、茵陈、玉米须、马蹄金加强清热解毒、利湿退黄，以疏泄瘀滞肝胆之邪。

加减：若热重于湿而大便秘结者，可再加大黄 10g（后入），元明粉 10g（冲服），酌情连用 2 天，以攻坚软坚，泻火导滞，并助活血化瘀，利胆退黄。如大便色浅或灰白者，加金钱草 30g，积雪草 30g，以清热凉血，消肿解毒，除湿退黄。呕恶明显者，加姜半夏 6g，生竹茹 12g，以降逆和胃、除烦止呕。胁胀胁痛明显者，加川楝子 10g，延胡索 10g，以行气、活血而止痛。胃脘疼痛者，加苍术 10g，陈皮 6g，神曲 10g，以消积化湿、行气和胃。脘腹痞满者加长豇豆壳 10g，川朴 6g，莱菔子 10g，以宽中下气，消食除胀。肠鸣泄泻者，加焦楂 10g，内金 10g，木香 3g，以行气活血，健胃消食。

## 二、热毒瘀滞证

**主症：** 急性淤胆者，黄疸迅速加深而不解，胁下积块或癖块，皮肤瘙痒，伴见瘀点、紫斑，小便黄赤短少，大便褐暗干结或溏而不爽，胁腹灼热，拒按，有胸胁痞满、心烦不寐、口苦咽干等症而相对较轻，面黄晦滞，舌紫红或绛或夹紫斑，苔厚焦黄，脉弦数或弦滑。

**证析：** 本病初起，虽似热毒里证之黄疸，然内伏疫毒，先化热灼伤津血，血受熏灼则易瘀，津液亏耗则血行滞涩，热瘀相搏，瘀滞肝胆络道程度较重，受壅络道较不易通，故面黄晦滞，舌质紫红或绛或夹紫斑，以及积块、癖块出现较早，黄疸迅速加深且延久不退，开始有向急黄发展之趋势，但自觉症状相对较轻，少见难逆危症的变生。

**治法：** 清解散结，化瘀通滞。

**方药：** 加味二丹汤。牡丹皮 10g，紫丹参 12g，黄郁金 10g，威灵仙 10g，水牛角 30g，赤芍药 12g，乌玄参 15g，半边莲 15g，蛇舌草 30g，栀子根 30g，绵茵陈 20g，田七粉 2g，琥珀粉 2g。

**制法：** 田七、琥珀粉除外，用清水 1000mL 浸泡 30 分钟，先用武火煎沸，后用文火煎存 200mL；第二煎用清水 400mL，先武火后文火煎存 100mL，将 2 次煎煮药液混合。

**服法：** 每日 1 剂，分 2 次冲田七、琥珀粉温服。

**方解：** 丹皮、丹参、郁金、灵仙、田七、琥珀粉行气散结、活血通络；合水牛角、玄参、赤芍、半边莲增强泻火解毒、凉血消斑、养阴生津之效；配以栀子根、蛇舌草、绵茵陈清热解毒、利湿退黄共奏清解散结、化瘀通滞之功。

**加减：** 若少数出现神志轻度异常、腹胀、尿少等似急黄难逆危证前兆者，须早"寓防于治"及时加用泻火辟秽、开窍豁痰的牛黄丸或至宝丹，每次 1 粒，每日 2 次，开水送下，或及早辅用地胆草 20g，猫须草 20g，玉米须 30g，葶苈子 10g，桑白皮 10g 等以达化瘀逐水之功。若少数患者呈现沉困怠惰，胸闷脘痞，口淡，泛吐痰涎或清水，时有腹胀，大便溏薄，为热毒夹痰浊内瘀征，可减去水牛角、玄参、赤芍、半边莲等泻火、凉血、养阴之品，再加姜半夏 6g，橘红 6g，川贝母 10g，瓦楞子 15g，以助燥湿化痰、消痞散结。

## 三、气滞热瘀证

**主症：** 慢性淤胆者，黄疸退后，右胁时有胀痛或窜痛，右胁积块，其神气悒郁、胸闷太息，或乏力、喜卧、纳呆、恶心等症状虽轻而时隐时现，迁延不解，反复再现黄疸，持续经月不调，皮肤瘙痒，大便不爽，色浅或灰白，舌尖边偏红、苔白腻或厚腻，脉弦或滑。

证析：本证由疫毒伤肝，肝气郁滞，迁延不解，气机不利，致脾胃升降失职，湿浊内停，聚饮成痰，凝结肝脾，一旦情志复伤，或饮食劳倦，或重叠染疫，邪热内炽，湿热再搏，壅塞肝胆络道，加重瘀浊结滞程度，则复发黄持续不退。

治法：疏肝散结，清利通滞。

方药：加减疏肝汤。北柴胡 5g，牡丹皮 6g，焦栀子 6g，赤芍药 10g，白茯苓 10g，茅苍术 10g，黄郁金 10g，威灵仙 20g，绿子芩 10g，绵茵陈 15g，田七粉 2g，琥珀粉 2g。

制法：田七、琥珀粉除外，余药用清水 600mL 浸泡 30 分钟，先用武火煎沸，后用文火煎存 200mL；第二煎用清水 200mL，先武火后文火煎存 100mL，将 2 次煎煮药液混合。

服法：每日 1 剂，分 2 次冲田七、琥珀粉温服。

方解：柴胡、黄芩一散一清，宣泄肝胆之结邪；合丹皮、郁金、灵仙、田七、琥珀、赤芍以行气活血，祛瘀通络；配茵陈、栀子、苍术、茯苓散结消积、渗湿退黄，以奏疏肝散结、清利通滞之效。

加减：若少数患者，呈现心烦不寐，口苦咽干，舌光少苔或无苔，脉细稍快，表示不仅湿热再搏瘀浊结滞，而且邪热内炽损耗阴液，阴虚夹湿热，可减去苍术，加清热养阴、益胃生津的金石斛 10g，麦门冬 10g，北沙参 15g，并拯受损之阴液。其他加减方法，可参酌湿热瘀滞的方药。

## 四、热浊瘀滞证

主症：慢性淤胆者，疸色晦滞，或数月经年不退，皮肤瘙痒，胁下积块日渐增大而质地偏硬，胁胀坠痛，或痛如针刺有定位，食少脘胀，小便黄赤，大便色褐；观其神倦乏力，面色黧黑，舌质紫黯或夹紫斑，苔白腻或厚腻，脉弦涩或细涩。

证析：湿热或热毒瘀滞肝胆未得化解，受滞络道堵塞不通，热毒湿浊凝结不散，而黄疸久著不得排除，热毒久灼则津液亏耗，终可导致阴虚，络道久壅则损耗脏气，势必造成气虚。而虚滞相兼，迁延不愈，甚至可形成胆汁性肝硬化。

治法：扶正祛邪，化瘀通滞。

方药：益气通滞汤。生黄芪 12g，洋参粉 2g，田七粉 2g，红丹参 10g，黄郁金 10g，炙龟板 12g，醋鳖甲 12g，延胡索 10g，茜草 5g，败酱草 10g，北柴胡 6g，牡丹皮 6g，白毛藤 30g，佛手柑 10g，栀子根 60g，茵陈蒿 30g。

制法：西洋参、琥珀粉除外，用清水 1000mL 浸泡 30 分钟，先用武火煎沸，后用文火煎存 200mL；第二煎用清水 400mL，先武火后文火煎存 100mL，将 2 次煎煮药液混合。

服法：每日 1 剂，分 2 次冲西洋参、田七粉温服。

方解：黄芪、西洋参为补气要药，龟板、鳖甲乃滋阴佳品，与行气活血的郁金、柴胡、佛手、丹参、丹皮配用，能补脏气令气行血亦行、补阴液则津足而利血行，且能软坚散结而起软缩肝脾之效；又合败酱、延胡索、田七、茜草，对于虚滞相兼者，不仅有助凉血、活血化瘀，且能宣通瘀塞络道防止动血之功；伍用能清气分之毒、又搜血分之邪的栀子根、蛇舌草及茵陈蒿、白毛藤共奏清肝解郁、利胆退黄的作用。

加减：若少数患者，呈现心烦、口苦、肋胁时时隐痛，舌光红、少苔或无苔。脉细而稍快，示热毒炽盛、阴津灼竭，须暂减去茵陈、白毛藤，加赤芍 10g，玄参 15g，金石斛 10g 以养阴生津。其他加减方法，可参酌治疗湿热瘀滞的方药。

# 第五节　脂肪肝

## 一、气虚运化失调证

主症：病毒性肝炎之后，胁肋胀闷不舒、喜按喜揉，时或坠痛，卧则减轻，积块增大、质地充实，倦怠乏力，不耐作劳，纳减腹胀，嗳气不适，肠鸣虚恭，便溏或泄泻；体肥、舌胖，舌淡红、苔白腻或厚腻，脉细弦或濡。

证析：胁胀喜按喜揉，或坠痛卧则减轻，倦怠乏力，不耐作劳，脉细弦，主肝气虚，虚则疏泄失职，升发异常；纳减腹胀，嗳气不适，肠鸣虚恭，便溏泄泻，舌胖苔腻、脉濡，主脾气虚，虚则水谷精微的消化、吸收和输布失司，以致肝脏脂肪过多而积聚，积块增大而质地充实。

治法：益气健脾，疏肝解郁。

方药：益气芪术汤。漂白术 10g，生北芪 15g，白茯苓 15g，四陈皮 5g，鸡内金 10g，薏苡仁 15g，升麻 5g，北柴胡 10g，佛手柑 10g，黄郁金 10g，绿枳实 5g，焦楂肉 10g，佛藿香 5g，醋鳖甲 15g，炙甘草 3g。

制法：将药物用清水 800mL 浸泡 30 分钟，先用武火煮沸，后用文火煎存 200mL，第二煎用清水 300mL，先武火后文火煎存 100mL，将 2 次煎煮药液混合。

服法：每日 1 剂，分 2 次温服。

方解：白术为补脾益气要药，与北芪、炙草、升麻、柴胡同用且能升举脾胃清气，扶助肝脾升降出入之气机，改善失常的传化功能，合茯苓、薏苡仁、藿香、陈皮、内金、焦楂，可消除内停之湿浊，运化积聚过多之脂肪，配郁金、佛手、枳实、鳖甲既疏肝理气，散结消痞，并助脾胃气机之升降，恢复脾胃运化、散精的正常功能。

加减：若神思困倦而气短者，加西洋参粉 2g（调服），或党参 15g 加强补中益气。若胸闷胁窜痛或刺痛，加鲜橘叶 15g，延胡索 10g，田七粉 2g（调服）调气和血以止痛。若时腹痛、消矢气方舒，大便时秘时溏，加凤凰衣 10g，川朴 6g，炒二芽各

10g，以调和脾胃。

## 二、阴虚散输失职证

**主症：**病毒性肝炎之后，右胁隐痛喜揉或灼痛悠悠不止，积块质地充实，五心烦热或午后低热或盗汗，虚烦少寐，或心悸，或齿衄，或妇女月经量多，眩晕、耳鸣或健忘腰酸或遗精早泄，两颧潮红，舌偏红，少苔或无苔，横裂或龟裂，脉细弦或细数无力。

**证析：**右胁隐痛，喜揉或灼痛悠悠不止，五心烦热或午后低热，舌红少或无苔，脉细弦或细数无力，示肝体受损，火旺阴虚；眩晕、耳鸣或健忘、腰酸或遗精、早泄，乃肝郁化火，子病累母，下劫肾阴，肾阴亏涸不能涵养肝木而肝肾阴虚。肝阴不足则升发异常，脾胃升降失宜，而水谷精微之气不能正常输散，传化失常，湿浊内结，造成肝脏脂肪过多不易输出而积聚。

**治法：**滋水涵木，调和肝脾。

**方药：**加减滋水涵木汤。生白芍15g，女贞子10g，枸杞子12g，何首乌10g，金石斛10g，草决明15g，绿升麻5g，北柴胡6g，白扁豆15g，鸡内金10g，醋鳖甲12g，炙甘草3g。

**制法：**将药物用清水600mL浸泡30分钟。先用武火煎沸，后用文火煎存200mL；第二煎用清水300mL，先用武火后用文火煎存100mL，将2次煎煮药液混合。

**服法：**每日1剂，分2次温服。

**方解：**白芍养肝血、敛肝阴，保护肝体，与甘杞、女贞、草决、首乌共用，补益精血以达滋水涵木；配柴胡、升麻、佛手、石斛、扁豆、内金、鳖甲、炙草并理肝气、健脾胃、化湿浊、散结气、消食积，疏肝气之升发、条达，助脾气之升降出入。

**加减：**若虚烦不寐明显者，加酸枣仁10g，合欢皮10g，泡远志5g以养肝解郁安神。若右胁隐痛不止或窜痛者，加川楝子10g，延胡索10g以调气和血止痛。

## 三、虚滞变化失司证

**主症：**病毒性肝炎之后，神思倦怠、沉困无力，胁肋隐痛，时而痛如针刺，胁下积块，质地偏硬，胸中烦闷，纳减腹胀，大便溏薄，时或痰多、衄血；面色晦暗，状如烟熏，或虚浮水肿，舌晦或紫暗或夹瘀斑，苔白腻或厚腻，脉细弦或细涩。

**证析：**神思倦怠，沉困无力，胁隐痛，纳减腹胀、大便溏薄，乃肝脾俱虚的表现；胁痛时如针刺，时或衄血，胸闷痰多，虚浮水肿，胁下积块质地偏硬，且面色晦暗、状如烟熏，舌紫黯或夹瘀斑，苔白腻或厚腻，为痰凝血瘀征象。由正虚邪实、虚滞相兼，而致传化失常、变化失司。

**治法：**益气健脾，疏肝活血。

方药：益气活血汤。生黄芪 15g，漂白术 15g，红丹参 12g，赤芍药 12g，北柴胡 10g，醋鳖甲 15g，鸡内金 10g，佛手柑 10g，四陈皮 6g，姜半夏 6g，白茯苓 15g，川黄连 2g，川厚朴 6g，焦山楂 10g。

制法：将药物用清水 800mL 浸泡 30 分钟，先用武火煎沸，后用文火煎存 200mL；第二煎用清水 300mL，先武火后文火煎存 100mL，将 2 次煎煮药液混合。

用法：每日 1 剂，分 2 次温服。

方解：黄芪、白术与柴胡、佛手合用，既升举阳气，又疏肝健脾而补虚；配丹参、赤芍、焦楂、内金活血化瘀、软坚散结、消食化浊以通滞；且伍茯苓、半夏、陈皮、川朴、黄连以助行气利水，燥湿化痰。

加减：若两胁积块大而且坚者，可加牡蛎、海蛤壳各 12g 以助消痰软坚散结。若胁刺痛有定位且瘀象明显者，可加西洋参粉 2g，三七粉 2g，调入煎煮药汤服，以助活血化瘀和络。

# 第六节　肝硬化

## 一、气滞湿阻证

主症：病毒性肝炎后活动性肝硬化者，腹部逐渐膨胀如鼓，按之不坚，静脉显露，蜘蛛痣或血丝缕，肝掌，常伴腰以下皮水，疲乏无力，胁坠痛喜按，或时刺痛，纳减腹胀，嗳气不舒或恶心呕吐，泄泻或便溏完谷不化，小便短少；面色苍暗，舌体胖嫩或齿印，舌色晦暗或紫或夹紫斑，苔白腻或厚腻，脉弦细或弦紧。

证析：胁坠痛喜揉或时刺痛，纳减脘胀，嗳气不舒或恶心呕吐，泄泻或便溏完谷不化，且面色苍暗，舌胖嫩、有齿印、晦暗，紫或有紫斑，脉弦细或弦紧，均为肝脾气虚，气滞血瘀，虚滞相兼，升降出入失常之征；臌胀，足肿，小便短少，苔腻而厚，乃气道壅塞，气滞湿阻之候。

治法：益气健脾，化湿行水。

方药：加减导水茯苓汤。白茯苓 18g，漂白术 18g，生北芪 15g，野葡萄藤 18g，桑白皮 10g，宣木瓜 10g，春砂仁 5g，大腹皮 10g，花槟榔 6g，麦门冬 18g，紫苏叶 6g，四陈皮 10g，广木香 5g，灯心草 3g。

制法：将药物用清水 800mL 浸泡 30 分钟，先用武火煎沸，后用文火煎存 200mL；第二煎用清水 400mL，先武火后文火煎存 100mL，将 2 次煎煮药液混合。

服法：每日 1 剂，分 2 次温服，鸡鸣时服 1 次，午后服 1 次。

方解：茯苓健脾利水渗湿，与黄芪、白术、野葡萄藤同用，增强补气行水、升阳益胃，醒脾和中之力；合行气的木香、砂仁、槟榔、紫苏、木瓜、陈皮、腹皮以疏肝行气，和胃宽中，化湿导滞，并消皮水；配泻肺保津的桑白、麦冬以助通调水道、利水消肿，佐淡渗利水之灯心草，以辅膀胱气化而导水。

加减：若臌胀难消，小便癃闭，可加山桔仔根 30~60g 以助行气利水。若胸闷气憋，咳喘痰多，可加葶苈子 15g 以辅泻肺行水。若证候转为神思困倦、形寒肢冷、胀满早宽暮甚、面色苍黄或㿠白、舌淡紫、脉沉细或迟者，须考虑病从肝脾气虚进一步发展为脾肾阳虚之变证，方须减去麦冬、桑白、木瓜、灯心草，再加熟附子、红人参各 5g，炮姜、炙草各 3g，肉桂粉、琥珀粉各 3g（另冲），以温阳化气行水。

脾肾阳虚者，证转面色黧黑、唇干口燥、潮热心烦或五心烦热、鼻衄牙宣、小便短赤、舌红绛或光剥或裂痕、脉细数者，须考虑阳病及阴，或阴阳俱虚。方药须改用茯苓、白术、野葡萄藤各 18g，麦冬、甘杞、熟地、猪苓、泽泻、鳖甲各 15g，生晒人参、桑白、银柴各 10g，砂仁 5g（与熟地同捣），玉米须 30g，灯心草 3g，阿胶 10g（另烊化），水煎服。

肝脾气虚、气滞湿阻者，先由性格改变和行为异常，渐而时昏时醒，神志失常，进一步出现神昏，如醉如痴，瘈疭痰鸣。须在初见性格改变时考虑湿浊内陷，方药须加用至宝丹，每次 1 丸，每日 2 次；若脾肾阳虚者呈现本证应及时加用苏合丸，每次 1 丸，每日 3 次，饭后开水送下，以辟秽开窍。汤剂可先改用或合用加味菖蒲郁金汤方药为石菖蒲、黄郁金、焦栀子、连翘、淡竹叶、牡丹皮、牛蒡子各 10g，杭菊花 6g，滑石 18g，水煎服，玉枢丹 2g（研末），鲜竹沥 3 匙，鲜姜汁 6 滴，分 2 次药汤调服或鼻饲。

瘈疭抽搐者加石决明 20g，蝉蜕 5g，天麻 6g，钩藤 10g，止痉散（全蝎、蜈蚣、僵蚕各等分配制）6~10g，分 2 次药汤调服或鼻饲。痰涎壅塞盛者加胆南星 5g，煮半夏 10g，珍珠母 30g，猴枣散，每次 3 支，每日 2 次，药汤调服或鼻饲。

若腹水消失，诸症明显改善，肝功能复查基本正常者，仍须继续扶正固本。方药用西洋参、田七粉各 2g（另冲），生姜、茯苓、白术各 18g，鸡内金 10g，鳖甲 12g，鸡血藤 15g，炙草 3g，水煎服。

## 二、瘀浊并阻证

主症：病毒性肝炎后活动性肝硬化者，其腹大如鼓，按之坚满，静脉怒张，胁隐痛，或时灼痛、刺痛，脘腹胀痛，蜘蛛痣或血丝缕，肝掌，肌肤甲错或爪甲不荣，且头晕眼花或视力模糊，腰酸膝软或性机能减退，或月经崩漏、闭停，口苦咽干，易怒心烦或少寐不寐，小便短少，大便褐黑，形态消瘦，面色晦暗，唇色紫褐，舌晦红或紫红或夹紫斑，少苔或薄白、薄黄，脉沉弦或细涩。

证析：腹大坚满，腹壁静脉怒张，胁时刺痛，唇紫褐，舌黯红或紫红，少苔或薄白薄黄夹瘀斑，蜘蛛痣或血丝缕，肝掌，肌肤甲错，爪甲不荣，为脉络瘀阻之候。胁隐痛，头晕眼花，视力模糊，腰酸膝软，性机能减退，或月经崩漏、闭停，且口苦咽干，易怒心烦，少寐不寐，脉沉弦或细弦，乃肝肾阴虚之征。营阴亏涸，血脉不充，血行失畅，脉络瘀阻，则隧道壅塞、水湿蓄积而瘀浊内阻。

治法：理气活血，化瘀行水。

方药：臌胀方合田琥散。半边莲30g，玉米须30g，地胆草30g，茯苓皮30g，栀子根30g，猫须草15g，荠菜15g，灵芝草15g，黄郁金10g，佛手柑10g，化橘皮10g，大腹皮10g，田七粉2g，琥珀粉2g。

制法：田七、琥珀粉除外，用清水1000mL浸泡30分钟，先用武火煎沸，后用文火煎存200mL；第二煎用清水500mL，先武火后文火煎存100mL，将2次煎煮药液混合。

服法：每日1剂，分2次调田七、琥珀粉温服，鸡鸣时服1次，午后服1次。

方解：以半边莲、田七粉、琥珀粉、郁金活血化瘀消肿；配宣肺利尿的荠菜；佛手、橘皮、大腹皮行气利水；伍以栀子根、玉米须、地胆草清湿热利胆消水；又佐以猫须草、茯苓皮利水渗湿，再取益气养阴之灵芝草滋补强壮，共奏理气活血、化瘀行水之功。

加减：若胸闷气憋，咳喘痰白，可加用葶苈子15g，桑白皮10g，并泻阻肺之水饮；若腹大坠满难消，小便癃闭者，可加桔仔根60g，以加强行气利水。

若证见唇干口燥，潮热或五心烦热、鼻衄、牙宣，小便短赤，或舌转红绛、光剥、裂痕，脉转细数，考虑津血、营阴伤损太过，肝肾阴精日竭，瘀血日甚，方药先改用麦门冬、甘杞、熟地、猪苓、泽泻、灵芝草各15g，生晒参、银柴、郁金、佛手各10g，半边莲、玉米须、茯苓皮各30g，三七粉、琥珀粉2g（另冲），水煎，增强养阴化瘀利水之功。

肝肾阴虚、瘀浊并阻者，先由性格改变和行为异常、神志恍惚，白日嗜睡或精神错乱，狂躁不安，进一步不省人事完全昏迷。须在初见性格改变时考虑毒陷心包，方药须加用牛黄丸或至宝丹，每次1丸，每日2次，以解毒开窍；若兼大便秘结者，间服紫雪丹，每次6g，每日3次。汤剂可先改用或合用加味清宫汤，药用乌玄参、竹叶卷心、开连翘、麦门冬各15g，莲子心、石菖蒲、黄郁金各10g，水牛角30g（先煎），每日1~2剂，水煎服或鼻饲。

瘛疭抽搐者加石决明20g，蝉蜕5g，钩藤10g。痰涎壅盛者加珍珠母30g，羚羊角5g（磨汁药汤调服），猴枣散每次3支，每日2次药汤调服或鼻饲。

若腹水消退，诸症明显改善，肝功能复查基本正常者，仍须继续扶正固本，药用金石斛、灵芝草、杭白芍、制黄精、女贞子各10g，甘枸杞、淮山药、玉米须各15g，五味子5g，田七粉、西洋参粉各2g（分2次另冲）水煎服。

## 三、热浊停聚证

主症：病毒性肝炎后活动性肝硬化者，腹大坚满，腹壁静脉显露或怒张，胁腹撑急，蜘蛛痣或血丝缕，肝掌，肌肤甲错，疲惫无力，烦热口苦或目黄、身黄，小便赤涩，大便秘结或溏垢不爽，面色晦暗，舌紫红或晦暗夹瘀斑，舌体胖嫩或齿印，苔黄浊、灰黑或黄糙，脉弦滑或弦数。

证析：疲惫无力，烦热口苦，身黄、目黄，苔黄浊或灰黑，脉弦滑或弦数，为湿热壅滞肝脾，筋肉失养，胆气上逆，胆汁外溢之象；大便秘结或溏垢不爽，小便赤涩乃湿热蕴结中焦、下流膀胱之候；面色晦暗，舌紫红或晦暗，蜘蛛痣或血丝缕、肝掌、腹壁静脉显露或怒张，肌肤甲错，乃热搏成瘀之征，此由肝脾肾虚损，运化失职，湿浊稽留，气滞化热，热搏成瘀。湿邪与热瘀互结，隧道壅塞而成臌胀。

治法：清热化瘀，淡渗利水。

方药：加减疸胀汤。绵茵陈 45g，玉米须 45g，茯苓皮 30g，大腹皮 12g，结猪苓 12g，建泽泻 12g，车前子 10g，莱菔子 10g，佛手柑 10g，醋青皮 10g，四陈皮 10g，川厚朴 10g，白通草 3g，田七粉 2g，琥珀粉 2g。

制法：田七、琥珀粉除外，用清水 1000mL 浸泡 30 分钟，先用武火煎沸，后用文火煎存 200mL；第二煎用清水 500mL，先武火后文火煎存 100mL，将 2 次煎煮药液混合。

服法：每日 1 剂，分 2 次调田七、琥珀粉温服，鸡鸣时服 1 次，午后服 1 次。

方解：以茵陈清热利湿；辅以猪、泽、车前、苓皮、通草、玉米须泄热渗湿、利水消肿，使蕴结的湿热从三焦水道而解；再配以郁金、田七、琥珀活血化瘀；伍以青皮、川朴、腹皮、陈皮、菔子、佛手疏肝行气，共同通泄停聚的热浊。

加减：若黄疸乃经年数月不退而后热浊停聚，且形态消瘦、面色黧黑者，方药须去猪苓、菔子、川朴，再加丹皮 10g，赤芍 15g，败酱草 20g，半边莲 30g，片仔癀每次 0.6g，每日 2~3 次，开水或药汤送下，以助清热活血、散瘀行水。若口干咽燥，五心烦热，时鼻衄、牙宣，舌红绛少津，脉细数无力者，方药须去青皮、陈皮、菔子，再加玄参、麦冬、金石斛各 15g，水飞珍珠粉每次 1g，每日 2 次，温开水送下，以育阴清热凉血。若大便秘结而且小便癃闭者，方药须去佛手、泽泻、陈皮，再加黑白丑、郁李仁各 10g（捣如泥），以润肠通便，利水消肿。若胸闷气憋，咳喘痰白者，方药须去泽泻、青皮，再加桑白皮、葶苈子各 12g，以泻肺行水。

若先由性格改变和行为异常、神志恍惚，白日嗜睡或精神错乱、狂躁不安，进一步唤而不醒，甚或不省人事者，须在初见性格改变时考虑毒陷心包（方药参照肝肾阴虚，瘀浊并阻证）。

若腹水消退，诸症明显改善，肝功复查基本正常者，仍须继续扶正固本，药用白芍、山药各 15g，灵芝、茯苓、鳖甲、丹参、首乌各 12g，金霍斛、黄精、内金、莲肉、扁豆各 10g，砂仁 5g，水煎服，西洋参粉 1.5g，田七粉 3g，分 2 次药汁冲服。

气滞湿阻，瘀浊并阻及热浊停聚者，复有发热、腹痛拒按，腹部膨急（腹水突然增多），利水药物无效者，若身热、汗出，烦渴，咳喘，痰黏不爽，或脘腹膨胀，小便短赤，舌晦红，苔黄脉数，此邪热在肺，须清化热痰为先，方用加味热痰方，药用鱼腥草 30g，蒲公英、银花、连翘、沙参、麦冬、瓜蒌、竹茹、菔子、葶苈、桑白各 10g，前胡、百部各 5g，羚羊角（另磨）、甘草各 3g，每日 1~2 剂，水煎调羚羊汁服，腹痛加川楝、延胡索各 10g 同煎，片仔癀 1.2g 分 2 次送下。

若发热口渴，胸痞腹胀，咽肿，溺赤或身目发黄，舌黯红，苔黄燥而脉数，此热毒上壅，须清热解毒为先，方用加味甘露消毒饮，药用蛇舌草 30g，滑石 24g，绵茵 15g，连翘、郁金各 10g，菖蒲 6g，川贝、木通、藿香、射干、白蔻衣各 5g，薄荷 3g，每日 1～2 剂，水煎服。

若烦热口苦，身目色黄，小便赤涩，大便秘结，舌黯红，苔黄腻或灰黑，脉弦数。此热蕴中焦，须清热消满为先，方用加味中满分消汤，药物为马鞭草、猫须草各 20g，茯苓 15g，黄芩、泽泻各 12g，知母 10g，黄连、川朴、陈皮、枳实各 6g，砂仁 4g，每日 1～2 剂，水煎服。

若身热下利，溏而臭秽，肛门灼热，或恶心呕吐，脘腹胀痛，舌黯红，苔黄，脉数。此热结大肠，须清热止利为先，方用加味葛根芩连汤，药物为葛根、白芍各 12g，黄芩、竹茹各 10g，黄连 6g，藿香、木香各 5g，地胆草 20g，每日 1～2 剂，水煎服，腹痛加川楝、延胡索各 10g 同煎，片仔癀 1.2g，分 2 次送下。

若臌胀消而再起，且并暴吐便血止而再出，或吐下不止，黄疸不断加深，疸色日暗，反复发热，昏迷醒而又昏，须考虑肝硬化的难逆之征。

## 四、瘀热互结证

主症：病毒性肝炎后活动性肝硬化者，骤觉胃脘灼热或刺痛、或异常胀满，继而暴吐便血，吐血色泽紫暗或鲜红，下血暗红或黑如柏油样；舌质紫绛或裂痕，苔黄或灰黄厚腻，或剥苔、无苔起芒刺，脉弦滑数或芤。

证析：胃脘灼热刺痛胀满，而后暴吐便血，舌紫绛，苔黄或灰黄厚腻，或剥苔无苔起芒刺，脉弦滑数，为湿热瘀血蕴滞于胃，灼伤胃络，热入血分、迫血妄行，上逆则吐衄，下渗则便血。

治法：收敛止血，清热消瘀。

方药：Ⅰ号复方紫珠散。

1. 紫珠草粉 16～24g，云南白药 4～6g，田七粉 4～6g。

制法：将三味药粉合分 8～12 包。

2. 紫珠草 30g。

制法：浓煎 2 遍，代茶。每日 2～3 剂。

服法：每次药粉 1 包，用代茶调匀口服或从三腔管徐徐送下，2 小时 1 次，每日 8～12 次，视出血情况进药。

3. 紧急时，亦可在补充血容量前后，用仙鹤草注射液或田七注射液，每次 4～8mL，稀释后从静脉输入，加速收敛止血之效。

方解：紫珠草收敛止血疗效较为可靠，配田七粉、云南白药、仙鹤草，不仅能增强止血的作用，且能协助活血消瘀，使血液复原其道。

加减：若面色少华、指甲淡白，神倦嗜睡，汗出，四肢不温，脉细微数而无力或芤（血压下降）者，须考虑有气随血脱变证，急从变证救治。

若血止或再出，尚见胃脘灼热，心烦不眠，身热夜重，或皮肤瘀点，舌仍紫绛而干或芒刺，或剥苔、无苔，须考虑阴血灼伤，瘀热尚炽，可加水牛角30g，生地、玄参、麦冬各20g，白芍15g，丹皮10g，与紫珠同煎，每日1剂，以增强清热养阴、活血消瘀之力。

若血止尚胁腹撑急，腹大如鼓，按之坚满，须考虑阴血亏损，隧道壅塞，瘀浊并阻，可加半边莲、玉米须、地枇杷、苓皮、栀子根各30g，猫须草、荠菜、灵芝草各15g，与紫珠同煎，每日1剂，协助理气活血，化瘀行水。

若血止尚目黄、身黄、小便黄赤如浓茶，须考虑湿浊热毒瘀滞肝胆，可加茵陈、七寸金、白毛藤、蛇舌草各30g，郁金、丹参、赤芍、石斛各10g，与紫珠同煎，每日1剂，以助清热利湿，疏肝利胆。

## 五、瘀阻火逆证

主症：肝炎后肝硬化者，出现头鬓胀痛，胁脘刺痛，躁扰不宁，口苦咽干，突然暴吐如涌，吐血色紫红或紫暗成块，解黑便或便秘，眦赤，舌质紫绛，苔黄或褐黑干燥或起芒刺，脉弦数。

证析：头鬓胀痛、眦赤口苦，躁扰不宁，乃肝胆之火上逆之候；肝病经久，舌紫而胁脘刺痛，为血瘀痹阻胃络之征；苔黄或褐黑干燥或起芒刺而舌绛，脉弦数，皆肝火耗伤胃阴之象；一旦肝气上神，胃失和降，胃络灼伤则血出暴如涌。

治法：收敛止血，降火消瘀。

方药：Ⅱ号复方紫珠散。

1. 紫珠草粉16～24g，十灰散8～12g，生大黄粉8～12g。

制法：将三味药粉合分8～12包。

2. 紫珠草30g。

制法：浓煎2遍，代茶，每日2～3剂。

服法及紧急时加速止血方法与Ⅰ号复方紫珠散相同。

方解：紫珠草收敛止血，配十灰散、生大黄粉及仙鹤草、田七等，不仅能增强收敛止血作用，且能协助清肝降火、活血消瘀，导热下行，折其上逆之势以宁血。

加减：若出现气随血脱诸变证，急从变证救治。

若血止或再出，尚头鬓胀痛、眦赤口苦，胁脘刺痛，躁扰不宁，舌紫绛、苔黄或褐黑干燥起芒刺，脉弦数，须考虑阴血灼伤，肝火仍旺，可加龙胆草、柴胡、木通各6g，黄芩、车前子、焦栀各10g，生地20g，茅花、旱莲、荷叶30g与紫珠草同煎，以增强清肝泻火、凉血祛瘀之效。

若血止而胁腹撑急、腹大如鼓、按之坚满，或目黄、身黄、小便黄赤如浓茶者。可参照瘀热互结证加药方法，分别加药与紫珠草同煎。

## 六、气随血脱证

主症：病毒性肝炎后活动性肝硬化，暴吐便血瘀热互结或瘀阻火逆证者，吐下未止或再出，转见神倦嗜睡似昏，面色少华，指甲淡白，汗出、四肢不温，心悸或怔忡，舌绛或淡，花裂而起芒刺，脉芤或微弱且数而无力（血压下降）。

证析：失血过多，血虚不能上荣则面色少华，指甲淡白，舌淡、脉芤，血不养心则心悸怔忡、脉数无力；血液亏虚，气血不能相互依附及化生则气虚欲脱，气脱则汗出神倦、四肢不温，脉微细无力。

治法：收敛止血，补气固脱。

方药：Ⅲ号复方紫珠散。

1. 紫珠草粉 16～24g，田七粉 8～12g，牛黄粉 1.6～2.4g。

制法：将三味药粉混合分 8～12 包。

2. 紫珠草 30g，西洋参 6g。

制法：浓煎 2 遍，代茶，每日 2～3 剂。

服法：每次药粉 1 包，用代茶调匀口服或从三腔管徐徐送下，每 2 小时服一次，每日 8～12 次，视出血情况进药。

3. 紧急时，亦可在补充血容量前后，用参附注射液或生脉散注射液，每次 4～8mL 稀释从静脉输入，以增强补气固脱之力。

方解：紫珠草收敛止血，参附、五味及麦冬补气生津而救脱；田七粉既能止血又能化瘀；牛黄清热解毒且防营血之腐败。

加减：若血止脱回，黄疸膨胀明显者，须考虑肝胆瘀滞、湿热蕴结，可加茵陈 30g，滑石、苓皮各 24g，薏苡仁 15g，猪苓、泽泻、腹皮、香橼各 10g，焦栀、郁金、青皮、陈皮各 5g，通草 3g，与紫珠草、西洋参同煎，以助利湿清热、化瘀行水。

若血止脱回，而反复潮热，口干自汗，鼻眼、掌心烘热，四肢酸楚，烦而少寐，皮肤瘀点，舌黯红，脉尚细数，须考虑血脱阴虚，邪伏阴分，肝经相火仍炽。可加银柴、石斛、龟板、玄参、白芍、黄芩、鳖甲、地骨皮各 10g，丹皮 6g，与紫珠草、西洋参同煎，服时酌加童便同服，以助清肝经相火，解留伏之邪。

瘀热互结，瘀阻火逆及气随血脱者，若血止而再出或吐下不止，且并膨胀消而再起，黄疸加深、疸色日黯，反复恶寒发热，或壮热、潮热，神昏醒而又昏者，须注意肝硬化的难逆之征。

# 第七节　肝　癌

## 一、毒瘀肝脾证

主症：病毒性肝炎、肝硬化者，胁下癥积进行性增大，质地坚硬，表面凹凸不平，牢固盘结，胁胀或刺痛，甚则牵引腹部攻痛，身日瘦而腹日大，蜘蛛痣、血丝缕、肝掌、肌肤甲错，爪甲不荣，沉困怠惰，脘腹胀满，嗳气吞酸，大便先干后溏或不爽，面色晦暗，舌晦暗或青紫夹瘀斑或舌脉充盈，苔白腻或薄腻，脉细弦或涩。

证析：肝病日久，正气虚损，传化失常，痰阻气滞，血行不畅，痰血搏结，故身日瘦而腹日大，面色晦暗、舌质青紫或夹瘀斑或舌下静脉充盈，肌肤甲错、爪甲不荣诸血瘀外候悉见；瘀而不化则生毒，加以七情内伤，重叠染疫，邪气重沓则由积成癥，日见牢固，盘结难以推移；其胁胀刺痛，沉困怠惰，纳谷欠香，脘腹胀满，嗳气吞酸，大便先干后溏或不爽，脉细弦等，证为毒瘀肝脾。

治法：化瘀解毒，调理肝脾。

方药：消癥疏肝汤。九节茶 30g，龙葵草 30g，半边莲 30g，蛇舌草 30g，半枝莲 20g，菝葜根 30g，仙鹤草 30g，薏苡仁 30g，黄郁金 10g，蓬莪术 10g，北柴胡 10g，牡丹皮 10g，佛手柑 10g，田七粉 3g。

制法：除田七粉外，余药用清水 1000mL 浸泡 30 分钟，先用武火煎沸，后用文火煎存 200mL；第二煎用清水 400mL，先武火后文火煎存 100mL，将 2 次煎煮药液混合。

用法：每日 1 剂，分 2 次调田七粉温服。

方解：九节茶、黄郁金有活血散瘀、疏肝行气、清热解毒之功，现代研究发现其对癌细胞具有抑制作用，可使瘤体缩小，症状减轻，并能延长缓解期，为肝癌、消化系肿瘤首选药物，配蛇舌草、半边莲、菝葜、半枝莲、龙葵、丹皮、田七，增强活血化瘀、清热解毒作用抗癌；伍仙鹤草、蓬莪术、薏苡仁对于肝硬化癌变及腹水有较好疗效；合柴胡、佛手引诸药入肝，并能疏肝解郁、行气和胃，协助改善肝受毒瘀郁滞所发生的症状。

加减：若伴发热者，可加银柴胡 10g，淡竹叶、夏枯草各 15g，以助清肝解毒而退热。若胁痛较频或加剧，可加川楝、延胡索各 10g，犀黄丸 10g 布包同煎，以疏肝理气，活血解毒而止痛。若腹水日增者，可加山桔仔根 30～60g，猫须草 20g，葶苈子 10～15g，琥珀粉 3g 药汤调服，以助通调水道，消除臌胀。若咯血、鼻衄、牙宣、紫斑或妇女月经过多，可加紫珠草、仙鹤草各 20g，以助凉血化瘀、收敛止血，暴吐便血者，须及时中西医结合进行抢救。若发现患者性格改变或行为失常甚至神昏者，可加用菖蒲、莲子心、连翘心各 10g，牛黄丸或至宝丹每日 2 粒，药汤送下，以助清热解毒、醒脑开窍。若腹水消而再起，且暴吐便血止而再出，或吐下不止；黄疸迅速加深，疸色日暗，反复壮热不解，昏迷醒而又昏者为肝癌危征。

## 二、湿热瘀毒证

主症：病毒性肝炎、肝硬化者，胁下癥积进行性增大，质地坚硬，表面凹凸不平，牢固盘结，胁胀或刺痛，甚则牵引腹部攻痛，蜘蛛痣或血丝缕、红手掌，或肌肤甲错、爪甲不荣，身日瘦而腹日大，沉困怠惰，纳谷欠香，恶心呕吐，身黄、目黄、皮肤瘙痒，小便黄赤如浓茶，大便干黑；或口眼干涩、五心烦热，衄血或紫斑或崩漏；面色晦暗或黧黯，眦赤多眵，舌质黯红或紫红，或夹瘀斑，苔黄腻或秽浊，脉滑数或细弦数。

证析：癥积增大，盘结牢固，胁痛如刺，面色晦暗，肌肤甲错，或爪甲不荣，为痰血搏结之候；纳谷欠香，恶心或呕吐，身黄、目黄、皮肤瘙痒，小便黄赤如浓茶，大便干黑，或口眼干涩、五心烦热、衄血或紫斑或崩漏，眦赤多眵，舌苔黄腻秽浊，乃湿热蕴结化火之象；火热至甚则腐，腐则生毒，若邪气重沓，热毒又与气血痰瘀胶结，则舌黯红或紫红，脉滑数或细弦数。

治法：清热解毒，活血化瘀。

方药：加减茵陈蒿汤。九节茶30g，龙葵草30g，蛇舌草30g，半边莲30g，仙鹤草30g，七寸金30g，茵陈蒿30g，菝葜根30g，半枝莲20g，结猪苓20g，黄郁金10g，田七粉3g，七叶一枝花10g。

制法：除田七粉外，余药用清水1000mL浸泡30分钟，先用武火煎沸，后用文火煎存200mL；第二煎用清水400mL，先武火后文火煎存100mL，将2次煎煮药液混合。

用法：每日1剂，分2次调田七粉温服。

方解：七叶一枝花为入肝清热解毒之品，现代研究发现其对肝癌有抑制作用，配以能使肿瘤缩小、症状减轻、延长缓解期的九节茶、郁金，和抗癌的龙葵、半边莲、半枝莲、蛇舌草、菝葜、三七粉，不仅能协助清热解毒，而且活血化瘀、利湿退黄；其中半枝莲、龙葵、蛇舌草伍仙鹤草、茵陈、七寸金、猪苓，对癌变者湿浊、热毒蕴结，有加强利胆退黄之力。

加减：参照毒瘀肝脾证。

## 三、瘀毒伤损证

主症：病毒性肝炎、肝硬化者，胁下癥积进行性增大，质地坚硬，表面凹凸不平，牢固盘结，胁胀或刺痛，甚则牵引腹部攻痛，蜘蛛痣、血丝缕或肝掌，身日瘦而腹日大；爪甲不荣或面浮足肿，神思困倦，气短懒言，纳减腹胀，泄泻完谷不化，或多愁善虑，头晕眼花，尿频而短；面色萎黄、少华或晦暗，舌黯淡红、胖嫩或夹瘀斑，有齿印，苔薄白或白腻，脉濡细或虚大。

证析：神思困倦、气短懒言，纳减腹胀、泄泻完谷不化，头晕眼花，面浮足肿、尿频而短，面色萎黄或少华，舌体胖嫩，脉濡细或虚大，乃肝病日久，血气衰败，阴阳气血亏损之候；正气不足，传化失常，邪气重沓，有形之血不得畅行而瘀；瘀血不化则生毒，瘀毒凝结而癥积增大，牢固盘结，胁痛如刺，面色晦暗、爪甲不荣，舌黯夹紫斑诸瘀象可见。

治法：气血双补，化解瘀毒。

方药：参芪三甲汤。生晒参5g，生北芪15g，炙龟板15g，醋鳖甲15g，白茯苓15g，生牡蛎15g，薏苡仁30g，九节茶30g，龙葵草30g，蛇舌草30g，半边莲30g，菝葜根30g，仙鹤草30g，半枝莲20g。

制法：用清水1000mL，先煎龟板、鳖甲、牡蛎，再入诸药浸泡10分钟，先用武火煎沸，后用文火煎存 200mL；第二煎用清水 400mL，先武火后文火煎存 100mL，将 2 次煎煮药液混合。

用法：每日 1 剂，分 2 次温服。

方解：生晒参能大补元气，提高肿瘤患者免疫系统的监视功能，抑制肿瘤的发展，对受损伤机体，能促进细胞生长，而对肿瘤细胞无促进作用；配以北芪、龟板、鳖甲、茯苓、苡仁、牡蛎以达到益气、健脾、滋阴、降火、扶正固本之效，能增强机体抗肿瘤、抑制肝癌和软坚散结的能力，合以九节茶、龙葵、蛇舌草、半边莲、菝葜、仙鹤草、半枝莲使肿瘤缩小、症状减轻、延长缓解期，共奏扶正祛邪之功效。

加减法：参照毒瘀肝脾证。

第五章

# 临床治验

## 第一节　急性肝炎

**案例1（先表后里证）**

王某，男，28岁。

初诊：昨日发热，因头痛、咽痛、咳嗽就诊，有肝炎患者密切接触史，体检发现携带乙肝病毒已数月。观其舌边偏红，苔黄白相兼欠润，脉弦数。急性肝炎不能排除。

辨证：疫邪表里分传。

治法：按先表而后里处治。

处方：银翘散合栀子根汤化裁。

一剂知，二剂已，表热解后，疲乏无力，胁胀、纳呆、脘腹痞满等里证日益明显，血清谷丙转氨酶200活力单位以上。继用清里方法续治。

2周后症状明显改善，1个月后复查血清谷丙转氨酶回降正常，随访年余未见反复。

按语：本证乃伏邪里发表里分传，虽先见表证，治法与一般外感风热表证不同，此时须一面辛凉解表，及早驱邪从表而解，一面行气解郁、清肝解毒，导疫邪从里清利。中医认为：疫毒发病热证居多，故本证须兼清里，单用大剂辛温解表。从临床所见，及早清里者临床治愈者较多，发展为慢性者较少。

**案例2（里胜于表证）**

吴某，男，20岁。

初诊：发热 2 天就诊。前日先恶风寒而后发热，伴咽痛、咳嗽无痰、疲乏无力、脘腹痞满、恶心、胁痛。有肝炎患者密切接触史。望巩膜微黄，舌尖偏红，苔黄厚腻，脉弦滑数。初诊为急性肝炎。

辨证：疫邪表里分传。

治法：按里胜于表处治。

处方：栀子根汤合银翘散化裁，每日 2 剂。

2 日表热解，里证更显，黄疸加深，血清总胆红素 80μmol/L，谷丙转氨酶 200 活力单位以上，肝功中度损害。继按湿热里证续治，方取加味栀子根汤，药后小便增多，诸症日益改善。

观察 1 个月，黄疸退尽，症状消失，肝功能恢复正常。随访 1 年，病情稳定。

按语：本证亦具卫气失宣、肺失清肃之表证，乃疫毒伏邪由里而发，表里分传，且湿热蕴结、胆汁外溢，不能按照新感外邪客表的治则先解表而后方攻其里，而是治以清里为主，然邪亦传表，亦须因势利导，兼顾宣肺解表，以使表里之邪皆有出路。

**案例 3（气郁里证）**

释某，女，29 岁。

初诊：右胁窜痛半个月入院。有肝炎接触史，于 2 周前出现右胁窜痛，脘腹痞满，疲乏无力，肢体酸胀，且食欲欠佳。观其神气悒郁，舌淡红、边尖偏红，苔薄黄欠润，脉弦。血清谷丙转氨酶 123 活力单位。

诊断：急性肝炎，辨证为气郁里证。

处方：橘叶栀子根汤加延胡索 10g。

治疗 1 个月，症状消失，食欲增进，复查谷丙转氨酶恢复正常出院。

按语：伏邪里发，导致肝气郁结，郁则血气稽留，津液渗涩，不通则痛，治疗着重行气通滞、疏肝解郁，以使肝气条达疏泄。临证常见气郁与湿热病机相因演变方伍利湿清热，平肝养阴，既清邪解毒，亦防郁甚酿生湿热及气机久滞而化热。

**案例 4（湿热里证）**

肖某，男，29 岁。

初诊：目黄，身黄，小便赤如浓茶已半个月。疸色鲜明，湿热里证脉证悉具，肝功能损害明显，表面抗原阳性。

诊断：急性肝炎，辨证为湿热里证。

处方：加味栀子根汤。

药后小便清长，黄疸日益消退，治疗 30 天，舌脉改善，症状大部分消失，肝功能基本平常，表面抗原转阴。

按语："热得湿而愈炽"，"湿得热而愈横"，湿邪如得化得利，则湿去而热孤，热邪若得越得泄，则热透而湿消，本证治疗既利湿又清热，务使湿热两分而解。"肝郁易生热"，"脾困易湿滞"，肝脾郁滞，反过来能使湿热更易蕴结，因此，辅以行气通滞，化解肝郁脾滞，并防湿热蕴结。

**案例 5（热毒里证）**

施某，男，28 岁。

初诊：先发热后黄疸已 3 周就诊。于二旬前始由发热，伴头痛、身痛，汗出方解，热退之后，出现沉困乏力、胁胀胁痛、呕恶纳呆、脘腹痞满诸里证，迁延多日，近目黄、身黄，小便短赤如浓茶。观其热毒里证之脉证悉具，并且脘腹胀甚，实验室检查示：肝功能损害，表面抗原阳性。

诊断：急性肝炎，辨为热毒里证。

处方：方用解毒栀子根汤加藿香、豇豆壳。先每日 2 剂，病势稍缓后每日 1 剂。

治疗 4 周，症状明显改善，舌苔改善，脉转弦缓，复查肝功能基本正常，出院继续随访。

按语：本证乃病从热化，热毒炽盛，遏滞肝胆，治疗重在急清内蕴之热毒，使肝气条达、三焦通利，热毒外透，邪有出路，以拯被耗之阴津，避免热毒之内陷、热瘀相搏，预防重症肝炎急黄的变证。

**案例 6（湿浊里证）**

刘某，男，31 岁。

初诊：患者有肝炎密切接触史，肝功能检查中度损害，乙肝病毒表面抗原阳性。诉 1 周来头重、四肢困重、骨节酸痛、口淡黏腻，胁胀，小便短少，观其舌嫩苔厚腻、脉濡。

诊断：急性肝炎，辨证为湿浊里证。

处方：加味三仁汤再加延胡索 10g，玉米须 20g。

观察 12 周，症状消失，舌苔退薄，脉细弦，肝功能复查基本正常。

按语：本证由于湿性黏滞，缠绵胶固，初发往往有一个很长过程，证情无明显变化，易被患者忽视，临证不能因其演变缓慢而放弃及时调治的机会，需宣通、开畅、淡渗分消湿浊，以防湿邪留恋经久，停痰聚饮、痰凝而血瘀，损伤肝脾之本。

# 第二节　慢性肝炎

**案例 1（肝郁脾滞证）**

周某，男，46 岁。

初诊：右胁胀痛、肢体疲困已 2 周就诊。1 年前有肝炎病人密切接触史，而后自觉厌油腻，体检发现肝肿大迁延致今，并伴疲乏无力，纳谷欠香，饭后脘胀、嗳气、呃逆、便溏。观其舌苔白腻，右胁下积块，脉细弦。实验室检查示：肝功能损害。

诊断：慢性迁延性肝炎，辨为肝郁脾滞。

治法：疏肝调脾。

处方：藿积汤。

观察治疗 3 个月，症状消失，胁下积块化软回缩，肝功复查基本正常。

按语：疫邪留驻，肝气久滞，涉及脾胃，不仅疏泄、升发作用受阻，而且受纳、运化功能减退，治以疏发肝气，调理脾气方可收功，并须注意促使病情发展的兼证的发生，及时兼顾或先处治，可起既防且治，减免传变之效。

### 案例 2（肝郁脾滞证）

黄某，女，40 岁。2006 年 1 月 25 日初诊。

初诊：2000 年发现"小三阳"，未予处治，后因不寐少寐于去年 3 月住院调治正常，后反复 ALT 升高再住院，经用苦参碱、干扰素，HBV DNA 由 $1.97 \times 10^4$ copies/mL 转阴至今，7 月查肝功正常。目前服中药，症见不寐少寐，胁肋刺痛如蚁行，胁胀闷，月经由后期转调。观其面色暗，目胞黑。舌淡黯，苔薄白，脉细。

诊断：乙型肝炎，慢性轻度；肝著，辨为肝郁脾滞证。

治法：疏发肝气，调理脾气。

处方：方用藿枳合剂加减。藿香 4g，枳实 4g，丹皮 5g，焦栀 5g，白芍 10g，金霍斛 5g，茯苓 10g，玉米须 15g，夜交藤 20g，茵陈 10g，合欢 10g，甘草 2g，三七粉 1g，西洋参粉 1g（另冲）。

按语：疫邪留驻，肝气久郁，涉及脾胃，不仅疏泄、升发功能受阻，而且受纳、运化功能减退，治疗当疏发肝气，调理脾气方可收功，并须重视促使病情发展的兼证的发生，及时兼顾或先处置，可起到既防且治，减免传变之效。本例病人方用藿枳合剂加减，方中焦栀、丹皮、茵陈清肝泻火，活血化瘀，清热利湿，凉血解毒，力求久郁肝胆之疫毒、湿热从速清解，配藿香、枳实、茯苓健脾和中，且理脾胃之气滞，又合石斛、白芍、甘草柔肝养阴，益胃生津，并防津血耗损及伤阴。

### 案例 3（肝郁脾滞证）

邱某，女，25 岁。2006 年 3 月 15 日初诊。

初诊：患者既往曾有乙肝病史，已治愈。近日自觉乏力，喉中如有一物，吐之不出，吞之不下，胁肋窜痛，时感胃痛，饥时痛剧，得食则缓，复查肝功能：ALT 120IU/L，AST 69IU/L，GGT 71IU/L，余正常；乙肝五项"小三阳"，HBV DNA $6.5 \times 10^5$ copies/mL；月经尚调。尿稍黄，大便调。观其舌质淡红，苔薄白，脉弦细。

诊断：乙型肝炎，慢性；肝著，辨为肝郁脾滞证。

治法：疏肝理气，合胃止痛。

处方：加味戊己汤加减。柴胡 6g，佛手 10g，郁金 6g，川楝子 10g，木香 4g，茯苓 12g，黄精 10g，白芍 15g，甘草 3g。

浓缩逍遥丸 2 盒，10 丸，3 次/日；胃得安 4 盒，4 片，3 次/日，饭后。

二诊：前方服用 2 周后，患者诉脘腹疼痛较前缓解，仍偶感胁肋疼痛，喉中不适，睡眠较差，二便自调，舌淡，苔薄白，脉稳定，续予前方治疗，加用合欢皮 10g，夜交藤 30g 以养心安神，帮助睡眠；加用厚朴 10g，半夏 8g 理气宽中，和胃化痰。

处方：柴胡6g，佛手10g，郁金6g，川楝子10g，木香4g，茯苓12g，黄精10g，白芍15g，合欢皮10g，夜交藤30g，厚朴10g，半夏8g，甘草3g。

浓缩逍遥丸2盒，10丸，3次/日。

三诊：前方服用6周后，患者诉不适消除，复查肝功能基本正常，续服前方2周后停药。

按语：本例为乙肝患者，肝功能异常，症见乏力、梅核气、胁肋胀痛、胃脘时痛、尿黄，此属肝郁脾虚，肝胃不和之象。方用加味戊己汤，方中黄精、甘草补中益气以养胃虚，合木香、砂仁以行胃肠气滞，白芍配甘草为柔肝、缓急、止痛要药，与疏肝调气和血的柴胡、佛手、郁金、川楝同用，不仅开胸胁之满，消胁肋胀痛，对于肝气犯胃之脘腹撑急亦有缓解作用。

### 案例4（肝郁脾滞证）

林某，男，18岁。2006年1月29日初诊。

初诊：患者自幼发现携带乙肝病毒，多次查乙肝五项均示"大三阳"，HBV DNA均为$1 \times 10^7$ copies/mL，多年来复查肝功能均正常。今日来患者出现乏力、纳差，食量明显减少，口干，脘腹不适，时有阵痛，痛则泄泻，一日多次，尿黄，舌淡红，质胖，苔薄白，脉弦。肝功能示：ALT 254IU/L，AST 178IU/L，GGT 98IU/L，余正常。

诊断：乙型病毒性肝炎，慢性轻度；肝著，辨为肝郁脾滞，肝脾失调证。

治法：疏肝健脾，理气止痛。

处方：加味痛泻要方化裁。橘叶15g，佛手10g，郁金10g，藿香5g，菜豆壳10g，白术10g，茯苓10g，木香10g，川楝子10g，甘草3g。

复方益肝灵2瓶，4片，3次/日。

二诊：药后4周，患者诉症状较前缓解，但仍偶有腹泻，食欲不佳，偶感腹胀，小便转清，舌淡胖，苔薄白，脉弦。复查肝功能示：ALT 124IU/L，AST 76IU/L，GGT 98IU/L，余均正常。续用加味痛泻要方，并加用防风5g疏肝缓脾，陈皮5g理气建中，白芍12g平肝缓急治疗。

处方：橘叶15g，佛手10g，郁金10g，藿香5g，菜豆壳10g，白术10g，茯苓10g，木香10g，川楝子10g，防风5g，陈皮5g，白芍12g，甘草3g。

复方益肝灵2瓶，4片，3次/日。

三诊：药后8周，患者诉基本无腹胀、腹泻等不适，食欲较前好转，但口仍干，舌淡胖，苔薄白稍干，脉弦，尿色正常，大便日一行，质中。复查肝功能示：ALT 72IU/L，GGT 68IU/L，余正常。加用沙参10g，麦冬10g养阴生津治疗。

处方：橘叶15g，佛手10g，郁金10g，藿香5g，菜豆壳10g，白术10g，茯苓10g，木香10g，川楝子10g，防风5g，陈皮5g，白芍12g，沙参10g，麦冬10g，甘草3g。

四诊：药后10周，患者症状消失，复查肝功能均正常。

按语：本例患者为乙肝患者，肝功能异常，症见小便黄赤，舌淡胖，苔薄白，脉象弦，此属肝郁脾滞，肝脾失调之象，气机郁结，气血失调，脉络痹阻，不通则通；脾土虚弱，脾不升清，胃不降浊，运化失司，痛则泄泻。方用加味痛泻要方化裁，方中橘叶、佛手、郁金疏肝理气，合川楝、白芍以平肝缓急，免苦泄伤脾，菜豆壳、藿香、木香理脾气，防风疏肝缓脾，配陈皮、白术理气建中，全方疏肝健脾，加沙参、麦冬养阴生津，共奏疏肝解郁、理气止痛之效。

### 案例 5（肝郁脾滞证）

林某，女，45 岁。2005 年 3 月 25 日初诊。

初诊：患者既往曾患急性黄疸型肝炎，治愈后未再复查，2 个月来患者自觉乏力、口干，时而恶心、嗳气，咽中如有物梗阻，吞之不下，咳之不出，胁肋闷闷不适，复查肝功能：ALT 178IU/L，AST 196IU/L，GGT 102IU/L；乙肝五项"小三阳"，HBV DNA $4.3 \times 10^3$ copies/mL；月经推迟。尿黄，大便调。观其舌质淡，苔白腻，脉弦。

诊断：乙型肝炎，慢性；肝著，辨为肝郁脾滞证。

治法：疏肝理脾，行气通滞。

处方：加味半夏厚朴汤加减。柴胡 6g，枳壳 6g，白芍 12g，佛手 10g，郁金 10g，半夏 10g，厚朴 10g，茯苓 12g，紫苏 5g，香附 10g，姜片 3 片，甘草 3g。

二诊：前方服用 4 周后，患者诉喉中不适较前减轻，乏力较前改善，偶感口干，无恶心、嗳气等症状，月经仍推迟，二便自调，舌淡红，苔薄白，脉弦，复查肝功能示：ALT 93IU/L，AST 67IU/L，GGT 81IU/L。患者症状较前改善，肝功能恢复，续予前方治疗，加用薄荷 5g 疏肝解郁，川芎 8g，当归 8g，熟地 10g 补血活血，并加用成药浓缩逍遥丸增强疏肝解郁效果。

处方：柴胡 6g，枳壳 6g，白芍 12g，佛手 10g，郁金 10g，半夏 10g，厚朴 10g，茯苓 12g，紫苏 5g，香附 10g，姜片 3 片，川芎 8g，当归 8g，熟地 10g，薄荷 5g，甘草 3g。

浓缩逍遥丸 2 盒，10 丸，3 次/日。

三诊：前方服用 8 周后，患者复查肝功能正常，症状均消失，月经正常，续服前方 2 周后停药。

按语：本例为乙肝患者，肝功能异常，症见乏力、梅核气、胁肋胀痛，月经不调，尿黄，此属肝郁脾滞，痰气互结之象。方用加味半夏厚朴汤加减，方中厚朴、紫苏理气宽胸，开郁畅中，半夏、茯苓、生姜化痰散结，和胃降逆，川芎、当归、熟地补血活血，合柴胡、白芍、枳壳、香附、郁金、佛手共奏疏肝理脾、行气通滞、活血化瘀之功。

### 案例 6（肝郁脾滞证兼胃气虚弱者）

陈某，女，40 岁。

初诊：胁痛年余就诊。1 年前出现胁胀胁痛，痛无定处，且月经过多，确诊为乙型肝炎迁延至今。近上述症状犹存，伴饥时脘痛、痛时体倦乏力，得食得暖可缓，且右胁积块，具压痛叩痛，观其舌胖嫩、苔薄白，脉细弦，肝功能复查尚见损害。

诊断：慢性迁延性肝损害，辨为肝郁脾滞、胃气虚弱。

治法：疏肝调脾，补中益气。

处方：选用养胃疏肝方药，经期改用加味四物汤养血防崩。

治疗1个半月，胁痛、脘痛消失，右胁积块化软回消，肝功能恢复正常。

按语：肝脉夹胃而贯膈，肝气郁滞、疏泄失职，中土虚弱、胃失和降而肝胃同病。治则疏中有补，补中有疏，虚者助之补中益气，胃壮则肝自不犯，纳运复常，滞者和之调气和血，肝舒则疏泄复职。

**案例7（肝郁脾滞证兼肝脾失调者）**

何某，男，29岁。

初诊：肝病1年，痛泻2个月就诊。患者去年由乏力、纳呆，肝功异常，诊为乙型肝炎，迁延、反复至今。近2个月来出现脘腹阵痛，痛则泄泻，泻后痛不缓，甚至一日数行，伴右胁窜痛、倦怠无力，口干思饮，纳谷欠香，舌胖、苔腻，右胁积块，关脉弦。肝功能中度损害，谷丙转氨酶上升至145活力单位。

诊断：慢性迁延性乙肝，辨为肝脾失调。

治法：理肝调脾。

处方：疏肝健脾方药治之。

观察1月余，症状明显改善，肝功能恢复正常。

按语：本证泄泻，责之于脾；腹痛，责之于肝；而肝责之于实、脾责之于虚。然病有先起于肝，而传于脾；亦有先起于脾，而涉于肝，常伴寒热错杂之候。治则既需理肝木，疏肝气，又需健中土，调脾胃，则收良效。

**案例8（肝郁脾滞证兼痰气互结者）**

崔某，女，33岁。

初诊：肝病1年，咽中时如有物梗阻就诊。去年罹患黄疸型肝炎，治后症状、肝功能有所改善，因故未能随访复查。近日反复出现疲乏无力，右胁胀痛，胸脘痞闷，纳谷欠香，时而恶心、嗳气，咽中如有物梗阻，吞之不下，咯之不出，月经前后期不定，观其舌胖两边晦暗，苔白腻，两胁下积块，脉弦滑，肝功能重度损害。

诊断：慢性活动性肝炎，辨证为肝郁脾滞，痰气互结。

治法：疏肝理脾，开郁化痰。

处方：加味半夏厚朴汤。

1周后痰气互结症状逐渐缓解，治疗6周，症状及肝功复查明显改善。

续观察3个月，胁下块亦化软回缩。

按语：肝郁脾滞，出现痰气互结，往往是脾气日衰之征，脾为生痰之源，虚则化谷、升清、输布水津诸功能受障，是以凝痰聚饮，甚则痰凝血瘀，治以疏肝理脾，开郁化痰，且可起行气通滞、散结化瘀之效。

**案例 9（肝郁脾滞证兼心肺瘀阻者）**

蔡某，男，64 岁。

初诊：肝炎迁延已 2 年。肝功能常呈中度损害，症见胁肋窜痛，胁下积块，疲乏无力，胸闷气憋，呼吸不利，阵发痛闷欲绝，汗多，气短、惊悸，不寐少寐。观其舌黯夹瘀斑，薄白苔，脉沉涩。

诊断：慢性肝炎，辨证为心肺瘀阻。

治法：疏肝解郁，和中化痰，养心安神。

处方：瓜蒌薤白汤加枣仁 10g，远志 5g，琥珀粉 2g 助养心安神。

治疗 1 个月，诸症明显改善，肝功复查基本正常，胁下积块化软回消。继续应用西洋参、田七、琥珀为末，每次服 1.5g，逍遥丸每次服 3g，每日 3 次，饭后开水送下，以巩固疗效。

随访 1 年，病情稳定。

按语：本例病起肝气郁结，上干心肺，肺气失宣，心血痹阻，须先宣发肺气，通调血脉，疏肝解郁，和中化痰，肝脾心肺并治。

**案例 10（肝脾气虚证）**

林某，男，29 岁。

初诊：乙型慢性肝炎已数年，自觉疲乏无力，胁堕痛喜按，时有刺痛，左胁下积块质偏硬，纳减腹胀，大便溏薄，齿衄、痔疮下血。观其面色苍暗，目下状如烟熏，血丝缕、红手掌，四肢不温，舌胖嫩有齿印，色晦淡红，舌脉充盈，苔白腻，脉弦细涩。化验：肝功能麝浊 15 单位，锌浊 19 单位，谷丙转氨酶 81 活力单位，白/球蛋白比值 0.98，凝血酶原时间 27.8 秒（对照 16.2 秒），血小板 $80 \times 10^9/L$，乙肝五项检查：HBsAg（＋）、抗 HBe（＋），B 超：提示肝脏缩小（右叶斜径 12.2cm），脾肿大，门脉增宽。

诊断：慢性活动性肝炎、早期肝硬化，辨为肝脾气虚，气滞血瘀。

治法：疏肝健脾，行气活血。

处方：加减柴胡疏肝散。

治疗 1 个月后，症状明显改善，唯久立尚觉胁不舒，神色转好，纳食增加，齿衄减轻，痔血未反复。实验室检查示肝功能好转，谷丙转氨酶回降，加重益气健脾药物剂量。

观察 2 个月，症状明显改善，偶右胁不舒及齿衄，左胁积块化软，舌黯消退转淡红，舌苔薄白，复查肝功能未异常，蛋白电泳：白蛋白 65.8%，球蛋白 14.9%，谷丙转氨酶正常，血小板回升至 $112 \times 10^9/L$，凝血酶原时间恢复正常。除药物治疗外，并进补养肝脾药膳。

观察至 6 个月，症无特殊，有时尚乏力，时少许齿衄，肝功能复查正常。

随访 1 年，手足转温，衄血消失，体征稳定，肝功正常。

按语：中医认为，"气为血之帅"，补气为主，少佐行气散结，亦能活血化瘀，

"脾为生痰之源"健脾为主，少辅利湿化痰，可以消痞化积，诚为至理。本例治以补气健脾为主，佐以行气散结，消痰化瘀，标本兼施，症状明显改善，随访病请稳定，实践说明，培本为主，扶正祛邪，效果良好。

**案例 11（脾肾阳盛证）**

王某，男，58 岁。

初诊：先胁痛而后下肢水肿已 1～2 年。患者前年疲乏无力，急惰好卧，胁胀胁痛，肝功能损害，肝脏肿大，经诊为无黄疸型肝炎迁延、反复至今。时下胁隐痛，时如针刺，喜按喜揉，畏寒喜暖，纳减腹胀，喜热饮，五更泄泻、完谷不化，滑精、早泄，夜尿频繁，腰膝痹痛。观其倦怠无力，少气懒言，面色少华，下肢浮肿，四肢不温，胁下积块质偏硬，胸前蜘蛛痣，舌黯偏淡、夹瘀斑，苔白滑，脉细沉迟。实验室检查：麝絮（+++），麝浊 14 单位，白/球蛋白比值 2.8/2.9g/dL（10.97）。

诊断：慢性活动性肝炎、早期肝硬化，辨为脾肾阳虚。

治法：补肾健脾。

处方：加味真武汤加鳖甲、龟板各 12g。

治疗 3 个月，症状大部消失、神色改善，浮肿显消，胁下积块化软，舌转淡红，脉缓。复查肝功：麝絮（+），麝浊 7 单位，白/球蛋白 3.5/2.9g/dL（1.21），拟参苓白术散调理。

按语：肝属木，易生火，故有肝病不能补火之说。但肝病出现阳虚，并非绝无，往往见于素体脾肾亏虚，精血化源不足，成肝郁脾滞，兼证反复，肝脾气虚进一步发展，脾阳困顿，肾火衰虚而致肝虚生寒，治以温阳益气，补肾健脾，以助精血化源。

**案例 12（肝郁化火证属湿热化火者）**

林某，男，37 岁。

初诊：胁痛迁延 7 个月，黄疸退而未尽就诊。患者有肝炎密切接触史，7 个月前由发热出现黄疸，血清谷丙转氨酶 80 活力单位。诊为急性肝炎，经保肝等治疗，仍见湿热化火症状明显，神烦眦赤，右胁下积块，舌红咽红，苔厚腻，脉弦数，肝功能中度损害，谷丙转氨酶 164 活力单位。

诊断：慢性迁延性肝炎。

治法：清热燥湿，泻火解毒。

处方：大芩连汤。

观察 2 个月，症状明显改善，黄疸退尽，苔化脉缓，胁下积块化软，触痛消失，复查肝功能，谷丙转氨酶回降正常。

按语：本证由于湿热蕴结难以分清久而化火，治宜一面清热燥湿，以解化火之源；一面泻火解毒以防肝火肆逆、热毒内陷，变生急黄逆证，及木火自燔，导致肝火瘀滞的形成。

**案例 13（肝郁化火证属气滞化火者）**

赖某，女，21 岁。

初诊：胁痛年余，近咽痛、小便涩痛就诊。去年诊断为乙型肝炎气郁里证，病情迁延、反复。肝功能重度损害，白/球蛋白比 1.3。察其肝郁化火证候悉具，右胁下积块，伴尿频、尿时涩痛，月经前期色紫；舌红少苔而少津，咽红略肿，脉细弦数。

诊断：慢性迁延性肝炎，辨为气郁化火。

治法：平肝清火，养阴生津。

处方：金橘汤加蒲公英、车前子各 15g。

二诊：治疗 1 个月，病情改善，但时腹胀便溏，原方去玄参、川楝，加凤凰衣 10g，厚朴 6g。

再观察 2 个月，症状大部分消失，右胁积块化软回消，肝功复查基本正常，白/球蛋白比 1.6，表面抗原（血凝反向法）1：80。

按语：本证由于肝气亢奋而化火，势必损耗津血营阴，治以平肝清火，养阴生津，阻断火旺与阴虚的恶性循环；然病起于气机郁结，须辅用达肝气、升胃气、宽中气、下浊气诸品，恢复肝经疏泄条达的功能。病势虽然较缓，仍须注意兼证的发生，及时兼顾或先处治，避免进一步传变，促使病情的发展。

**案例 14（肝郁化火证兼郁火逆胃）**

蔡某，男，36 岁。

初诊：慢性肝炎多年，近兼泛酸就诊。患者胁下灼痛，烦躁不眠，口苦咽干，大便干结迁延不解，近伴胁灼窜痛，右胁下积块压痛、叩痛明显，脘腹胀满，嘈杂不适，呕吐酸水，小便短赤，观其眦赤、舌红、苔腻，脉弦滑。实验室检查：肝功能中度损害。

诊断：慢性迁移性乙肝，辨证为肝郁化火，郁火逆胃。

治法：清肝泻火，平胃降逆。

处方：加味左金汤。

用药 2 周后，郁火逆胃诸症消失，续服金橘汤。

再观察 2 个月，郁滞化火脉证明显改善，肝功复查基本正常，右胁积块化软回消，以甘平养肝和中之品调养善后。

按语：临证所见，肝郁化火者，兼见郁火逆胃，乃耗津损血，胃土日衰的表现，清肝泻火，固然重要，并须开泄降逆，扶保胃气，使肝气得升，水饮得化，消除酸水浸淫之患，而后继续解郁清火，益气养阴，以保损耗的津血。

**案例 15（肝郁化火证兼火热灼胃者）**

邱某，女，35 岁。

初诊：肝病年余，近胃脘灼痛 1 周就诊。患者去年患乙型肝炎迁延至今，肝功能多次化验呈中度或重度损害，旬来发生口疮、失眠，胃脘攻痛连两胁，脘腹灼热，心窝部按之则痛更甚，右胁下积块，具叩触痛，易怒心烦，口渴喜凉饮，小便黄赤，大便干结，月经前期。观其唇燥舌红，苔黄而糙，脉弦数。

辨证：肝郁化火，火热灼胃。

治法：泻火和胃。

处方：加味三草汤。

治后2周，症状明显改善，但睡眠欠佳，去败酱、鬼针草，加石斛10g，北沙参15g，黄精10g，茯苓10g。加服猴菇菌片，每次4片，每日3次，饭后开水送下。

观察1个月，火热灼胃症状消失，肝功能复查明显改善，右胁积块化软回消，续按肝郁化火调理。

按语：肝郁化火、火热灼胃，标急在胃，本在于肝，处于胃脘灼痛之际，当泻火和胃，行气活血，以达降火和胃而生津，气血调和而痛缓；当火热有所清泄，须及时加入益胃气、养胃津之品，促使火降而胃安。兼证解后，方按肝郁化火治理。

### 案例16（肝郁化火证兼逼血妄行者）

王某，男，47岁。

初诊：肝病龈衄、紫斑就诊。患者慢性迁延性肝炎2年，肝功能反复损害，近来口中有血腥味，齿缝流血，伴见紫斑，心烦易怒，胁痛灼热，口苦不寐、溲赤、便干。查其神烦、颧红，眦赤舌红，右胁下积块，脉细数。

诊断：肝郁化火，迫血妄行。

治法：清火止血。

处方：清火止血汤。

治疗1个月，症状明显改善，龈衄停止，紫斑未再发现，去黄芩、焦栀、小蓟、茅根、侧柏，再加金石斛10g，地耳草15g，栀子根30g。

续治1个余月，血证未再反复，病情稳定，积块化软回消，肝功能明显改善，续按肝郁化火调理。

按语：唾血、齿衄并紫斑，为肝火夹肾火犯胃而逼血妄行，当先清火止血，宁血之后，仍须凉血养阴，使病情稳定，方按化火调治，以免兼证迁延，逼灼肝脾津血、营阴，促使病情发展。

### 案例17（肝郁化火证兼肝火犯肺者）

施某，男，46岁。

初诊：肝病年余、咳嗽2周就诊。患者去年患黄疸型肝炎，黄疸退后，肝功能改善，但时常少寐不寐、口苦咽干，右胁灼痛迁延至今。近2周来咳嗽连声、咳时面赤，胸胁引痛，痰带血丝。查其胁下积块，眦赤、舌红、苔黄少津，脉弦数。实验室检查示肝功能中度损害。

诊断：慢性肝炎，辨为肝郁化火犯肺。

治法：清肝宁肺。

处方：加味咳血方。

治疗 2 周，咳嗽控制，犯肺诸症缓解。转按肝郁化火论治，方选金橘汤。

再调治 1 个半月，症状明显改善，肝功复查基本正常，右胁积块化软回消。

按语：肝郁化火，木火刑金，不能助肺宣发，犯肺导致肃降无权，须先清肝宁肺，改善肺气宣肃功能，而后解郁清火，养阴生津，以免病情发展。

**案例 18（肝火瘀滞证）**

吴某，男，58 岁。

初诊：乙型慢性肝炎已多年，目黄、身黄、小便黄赤如浓茶而沉渣，自觉沉困无力，怠惰好卧，胁胀坠痛，时或刺痛，头晕，皮肤瘙痒，口苦、咽干，纳减腹胀，大便秘溏交加；观其黄疸中度，胁下积块质偏硬，神思困倦，面色晦暗，血丝缕，红手掌，肌肤甲错，舌胖嫩、两侧黯紫，舌脉充盈，苔黄厚而干，脉弦滑。实验室检查：总胆红素 110μmol/L，麝絮（+++），麝浊 16 单位，锌浊 18 单位，谷丙转氨酶 >200 活力单位，白/球蛋白比值 3.2/3.6g/dL（0.89）。

诊断：慢性活动性肝炎、早期肝硬化，按肝火瘀滞辨治。

治法：清肝泻火，活血化瘀。

处方：五彩汤。

治疗 1 个月，黄疸见退、症状改善，纳食略增，小便尚黄赤有沉渣，肝功复查好转。

观察至 2 个月，黄疸明显消退，症状基本消失，唯时胁坠痛隐隐，胁下积块化软，总胆红素回降至 42μmol/L，麝絮（++），麝浊 8 单位，锌浊 12 单位，谷丙转氨酶正常，白/球比值 4.1/3.2g/dL（1.28）。治法改用甘平养肝为主，辅以益气活血。

处方：金石斛 10g，茯苓 10g，芡实 10g，白芍 10g，玉米须 15g，山药 10g，扁豆 10g，莲肉 10g，西洋参粉 1g，三七粉 1g，每日 1 剂，水煎 2 遍，分 2 次冲药粉温服。

观察半年，黄疸退尽，症无特殊，胁下积块化软回消，肝功能正常。

按语：本例证见虚实夹杂，当肝火炽盛、湿热瘀滞之际，重在驱邪有所出路，方药当以清肝泻火，利湿清热，佐以活血化瘀，扶正固本。俟病势稍挫，勿忘久病正气虚损，逐步转向甘平养肝，益气活血，扶正培本。

**案例 19（肝郁化火证）**

王某，男，40 岁。2006 年 2 月 3 日初诊。

初诊：肝区痛已 1 年，中间曾有减轻，停药后加重，小便黄赤，肝区时胀，大便褐，食油后变暗，肝区疼痛，深呼吸时加重，未放射，平素有"小三阳"。观其眦赤，舌红苔白，脉弦。

诊断：乙型肝炎，慢性；胁痛，辨为肝郁化火证。

治法：疏肝理气并泻火。

处方：小芩连汤合四逆散化裁。川连 3g，黄芩 10g，川楝 10g，延胡索 10g，公英 15g，郁金 10g，菜豆壳 10g，绵茵陈 20g，白芍 15g，柴胡 8g，枳壳 5g，甘草 3g。

服前方 14 剂，胁痛减轻，肝功能正常。

按语：患者表现为经年之肝区疼痛，伴见舌红脉弦，小便黄赤，眦赤，属气滞化火由气郁里证迁延反复发展而来。中医认为"不通则痛"，其气炎盛炽，由气机郁结导致郁滞化火，当疏肝理气并泻火，方用小芩连汤合四逆散化裁，方中川连、黄芩、公英、绵茵、白芍、甘草缓肝之急，清肝胆火，平息自燔之木火，配以菜豆壳、郁金、川楝、柴胡、枳壳解久郁之滞气，加之延胡索调气和血而止痛，共奏疏肝利胆清火之功效。

### 案例 20（肝郁化火证）

黄某，女，27 岁。2005 年 4 月 1 日初诊。

初诊：患者乙肝病毒携带多年，未定期复查。1 个月前患者出现乏力、口干、口苦，尿色黄赤，胁肋胀痛，复查肝功能：TB 79μmol/L，ALT 544IU/L，AST 325IU/L，GGT 166IU/L，余正常；乙肝五项"大三阳"，HBV DNA $6.5 \times 10^7$copies/mL。予保肝治疗后症状缓解，黄疸消退。现患者仍诉乏力、口干口苦，胁肋胀痛，尿黄，大便干结，日一行。咽红，舌质红，苔黄腻，脉弦。

诊断：乙型肝炎，慢性；肝著，辨为肝郁化火证。

治法：清热燥湿，泻火解毒。

处方：大芩连汤加减。黄连6g，黄芩12g，龙胆草6g，焦栀子10g，水牛角30g，草河车10g，郁金10g，茵陈30g，败酱草15g，玄参15g，赤芍15g，石斛15g，茯苓12g。

二诊：前方服用2周后，患者诉乏力较前改善，偶感烦躁，仍感口干口苦，小便黄，大便仍干结，舌咽红，苔黄腻，脉弦，续予前方治疗，加用大黄10g，以泻邪火，通涤积滞。加竹茹30g，珍珠母30g，清热除烦安神。

处方：黄连6g，黄芩12g，龙胆草6g，焦栀子10g，水牛角30g，草河车10g，郁金10g，茵陈30g，败酱草15g，玄参15g，赤芍15g，石斛15g，茯苓12g，大黄10g，竹茹30g，珍珠母30g。

三诊：前方服用4周后，患者仍觉胁肋胀痛不适，余无特殊，续用前方，并加川楝10g，延胡索10g疏肝理气，调气和血止痛。

处方：黄连6g，黄芩12g，龙胆草6g，焦栀子10g，水牛角30g，草河车10g，郁金10g，茵陈30g，败酱草15g，玄参15g，赤芍15g，石斛15g，茯苓12g，大黄10g，竹茹30g，珍珠母30g，川楝10g，延胡索10g。

四诊：前方服用6周后，复查肝功能未见异常，症状消失，续服2周后停药。

按语：本例为乙肝患者急性发作后，转为慢性迁延性肝炎，肝功能异常，症见乏力、口干口苦、尿黄，胁肋胀痛，大便干结，此属湿热蕴结，难以分清，久而化火之象。方用大芩连汤加减，方中黄、黄连焦栀子及龙胆草，通泄三焦火毒，又配凉血安神，化瘀散结的水牛角、玄参、赤芍入血泻火解毒，又加入疏肝解郁，清热利湿，利胆退黄的茵陈、郁金、草河车、败酱草提高泻火解毒、活血化瘀之功，并用补五脏虚劳、养阴生津的石斛和健脾补中、宁心安神的白茯苓保养肝脾，在加大黄通涤积滞，竹茹、珍珠母清热除烦，川楝、延胡索调气和血止痛，多味药物合用，共奏清热燥湿、泻火解毒之功。

**案例 21（肝郁化火证）**

吴某，男，62岁。2002年5月16日初诊。

初诊：患者发现乙肝携带多年，近日复查乙肝五项示"小三阳"，HBV DNA $8.7 \times 10^5$ copies/mL，肝功能示：TB 28μmol/L，ALT 368IU/L，AST 323IU/L，GGT 101IU/L，TBA 35μmol/L，余正常。近来仍诉肝区胀痛，偶有牙龈出血，纳寐尚可，大便干，小便黄，舌质红，苔少，脉弦。

诊断：乙型肝炎，慢性中度；肝著，辨为肝郁化热，湿热内蕴证。

治法：清热利湿，疏肝解郁。

处方：栀子根汤化裁。栀子根30g，郁金10g，七寸金20g，金线莲5g，石斛5g，白芍15g，黄精10g，砂仁5g，丹参10g，鳖甲10g，青皮5g，甘草3g。

二诊：药后8周，患者肝区疼痛明显减轻，但仍有牙龈出血，大便顺畅，小便转清，舌红，苔薄黄腻，脉弦。复查肝功能示：ALT 70IU/L，AST 44IU/L，GGT 108IU/L，余均正常。续用栀子根汤，并加用仙鹤草15g，紫珠草15g增加凉血止血之功效。

处方：栀子根30g，郁金10g，七寸金20g，金线莲5g，石斛5g，白芍15g，黄精10g，砂仁5g，丹参10g，鳖甲10g，青皮5g，仙鹤草15g，紫珠草15g，甘草3g。

三诊：药后10周，患者诉牙龈出血症状较前好转，复查肝功能示：GGT 62IU/L，余均正常；乙肝五项示"小三阳"，HBV DNA $4.6 \times 10^4$ copies/mL。舌红，苔薄黄，脉弦。续用前方加沙参15g，麦冬12g滋阴降火治疗。

处方：栀子根30g，郁金10g，七寸金20g，金线莲5g，石斛5g，白芍15g，黄精10g，砂仁5g，丹参10g，鳖甲10g，青皮5g，仙鹤草15g，沙参15g，麦冬12g，紫珠草15g，甘草3g。

四诊：药后12周，患者症状消失，复查肝功能均正常。

按语：本例患者为乙肝患者，肝功能异常，症见小便黄赤，舌红，苔少，脉象弦，此属湿热内蕴，有郁滞化火之象，肝火横逆，耗灼营阴，营阴耗损，肝火更横，故治郁滞化火者，先泄三焦肝胆火毒，清热解毒，兼顾养阴生津，减轻营阴的耗损，方用栀子根汤化裁。

**案例 22（肝郁化火证）**

邱某，女，34岁。2005年4月9日初诊。

初诊：患者既往有乙肝病史，1个月来自觉乏力，胁肋窜痛，胃脘胀痛，嘈杂不适，恶心呕吐，呕吐物为黄色酸水，复查肝功能：ALT 142IU/L，AST 95IU/L，GGT 81IU/L，余正常；乙肝五项示"大三阳"，HBV DNA $5.6 \times 10^7$ copies/mL；月经尚调。尿黄，大便调。察其舌质红，苔黄腻，脉弦。

诊断：乙型肝炎，慢性；肝著，辨为肝郁化火证。

治法：疏肝解郁，平肝合胃。

处方：加味左金丸加减。栀子根60g，郁金10g，蒲公英12g，枳实5g，乌贼骨10g，贝母5g，木香3g，豆蔻3g，菜豆壳10g，橘叶10g，吴茱萸汁炒黄连5g，甘草3g。

胃得安4盒，4片，3次/日，饭后。

二诊：前方服用2周后，患者症状较前缓解，但仍诉胁肋窜痛，偶感胃脘嘈杂不适，舌红，苔黄腻，脉稳定。复查肝功能示：ALT 72IU/L，GGT 60IU/L，余正常。今予加用凤凰衣10g增强理气和中，川楝10g，延胡索10g疏肝理气止痛。

处方：栀子根60g，郁金10g，蒲公英12g，枳实5g，乌贼骨10g，贝母5g，木香3g，豆蔻3g，菜豆壳10g，橘叶10g，凤凰衣10g，川楝10g，延胡索10g，吴茱萸汁炒黄连5g，甘草3g。

浓缩逍遥丸2盒，10丸，3次/日；胃得安4盒，4片，3次/日，饭后。

三诊：前方服用4周后，患者诉症状均消失，肝功能基本正常，续服前方2周后停药。

按语：本例为乙肝患者，肝功能异常，症见乏力、胁肋窜痛，胃脘时痛，恶心呕吐，尿黄，此属肝郁脾虚，肝胃不和之象。治用加味左金丸加减，方中黄连、吴茱萸清泻肝火、开泄肝郁、降逆制酸，合栀子根、橘叶、郁金助行气通滞、清火宁胃，配乌贼骨、贝母、木香能解肝经郁火，又具芳香燥湿以化胃中水饮，并入凤凰衣、菜豆壳、蒲公英增强理气和中，川楝、延胡索疏肝理气，共达平肝扶胃之效。

### 案例23（肝肾阴虚证）

杨某，男，51岁。

初诊：乙型慢性肝炎已多年，自觉胁肋隐隐灼痛，时有刺痛，心烦易怒，口干咽燥，腰酸膝软，便干尿黄，性机能减退。观其面色晦滞，血丝缕、爪甲不荣，胁下积块质偏硬，舌黯红裂痕，苔少薄黄，脉细数无力。实验室检查：肝功能麝絮（+++），麝浊12单位；锌浊16单位，谷丙转氨酶130活力单位，白/球蛋白比值4.2/4.2g/dL（1），HBsAg（+）。

诊断：慢性活动性肝炎，早期肝硬化；辨为肝肾阴虚。

处方：加减左归饮。

治疗1个月，自觉症状改善，神色好转，舌略转红，脉细弦。效不更方。

观察2个月，病情稳定，胁下积块化软，肝功复查进一步恢复，续用上法。

随访半年，症无特殊，胁下积块化软回消，肝功：麝絮（++），麝浊8单位，锌浊10单位，白/球蛋自比例4.5/2.9g/dL（1.55），谷丙转氨酶正常。以金石斛、熟地黄12g，茯苓、芡实、莲肉、山药各10g，和食物调养。

按语：本例虚滞相兼，以虚为主，但病由肝郁化火，导致阴虚，阴虚火盛，熬津铄血，结痰成瘀，痰瘀火热，更耗肝肾之阴，滋养肝肾是培其本，清火化瘀乃治其标。肝肾阴虚者，若精血内耗过甚；或因他疾损伤阳气，阴病可以及阳，导致阴阳俱虚，无论阴虚或阴阳两虚，均能出现虚风内动等兼证。

**案例 24（肝肾阴虚证兼阴阳俱虚者）**

李某，男，52 岁。

初诊：肝炎迁延已 2 年，近四肢觉冷，下肢浮肿就诊。患者胁肋隐痛、时如针刺，易怒心烦，少寐多梦，耳鸣健忘，腰酸膝软，遗精阳痿经久不愈，月来日益倦怠无力，四肢不温，怕冷喜暖，夜尿频多，余沥不尽；观其少气懒言，胸前蜘蛛痣、血丝缕，爪甲不荣，胁下积块质偏硬，两下肢浮肿，舌黯红胖嫩，夹瘀斑、有齿印，脉细两尺无力。肝功能复查中度损害，白/球蛋白比为 1。

诊断：慢性活动性肝炎、早期肝硬化，辨为肝肾阴阳俱虚。

治法：温阳育阴。

处方：加减右归饮，加土炒薏苡仁 30g，青仁乌豆 30g。

治疗 1 个月，症状好转，下肢浮肿先消，肝功能复查有进步。

再续治 1 个月，出现口咽干燥，睡眠欠佳，原方去附子肉桂、川芎、五味，加夜交藤、山药各 30g，茯神、丹参各 10g。

观察至 3 个月，症状显著改善，浮肿未见反复，胁下积块化软回消，肝功能基本正常。

按语：阴损及阳者，则阴虚为本，阳虚为标，当阳虚生寒诸症明显时，须温阳兼育阴，若寒证有所改善，宜育阴兼扶阳。

**案例 25（肝肾阴虚证兼有虚风内动者）**

周某，女，49 岁。

初诊：肝炎 2 年，因眩晕就诊。患者 2 年前有小儿黄疸型肝炎密切接触史，体检发现右胁下肝肿大三横指，肝功能检查异常，疲乏无力，右胁隐痛不舒，手足心热，心悸、怔忡，头晕眼花，腰膝酸软，月经量多，睡不安宁，多梦纷纭，迁延不解。近来经常出现眩晕，目涩畏光，泛泛欲呕，肢颤肉𥆬，下肢痿软。观其面色少华，胸前蜘蛛痣，右胁下积块质偏硬，肌肤甲错，唇舌晦暗偏淡，夹瘀斑，颤动少苔，脉细弱而结。肝功能中度异常。

诊断：慢性肝炎、早期肝硬化，辨为虚风内动兼证。

治法：滋潜兼息风。

处方：加减阿胶鸡子黄汤。

治疗 2 个余月，诸症消失，睡眠转佳，面色转润，脉无结象，肝功能明显好转，胁下积块化软，续滋养肝肾精血调治。

按语：本证由肝肾阴虚，月经崩多，阴血亏损而虚风内动，与痰火生风截然不同，此须补肝肾、益精血，以达滋阴养血息风之效。兼证见愈，尚须滋养肝肾精血以固其本。

**案例 26（任阴受损证）**

绛某，女，34 岁。

初诊：慢性肝炎迁延 4 年，肝功能损害时重时轻，胁肋窜痛、刺痛，喜按、喜揉，牵涉胸乳小腹，右胁下积块质偏硬，神情悒郁，胸满善太息，梦寐不安，经前腰腹酸痛，月经过多呈紫色。观其形态消瘦，神烦无力，目下苍暗，两颧潮红，唇紫、舌黯红胖嫩，苔厚腻微黄，脉沉细数。化验：麝絮（+++），麝浊 18 单位，锌浊 20 单位，谷丙转氨酶 56 活力单位，白/球蛋白比值 3.0/2.9g/dL（1.03）。

诊断：慢性活动性肝炎、早期肝硬化，辨为肝肾阴虚、任脉受损。

治法：养阴益任。

处方：加减胶艾四物汤治之。

观察 3 个月，症状显著改善，痛经消失，经量正常，肝功能基本正常，白/球蛋白比值 3.9/3.0g/dL（1.3），胁下积块化软回消，续处以丹栀逍遥汤调理。

按语：本例由于肝郁气滞化火，热盛耗血，火旺伤阴，阴虚火旺，火热壅积，是以养阴益任，降火清热，阻断火旺，阴虚相因演变，可以达到治疗效果。任阴受损者，若任阴亏涸过甚，或因他疾伤及冲脉，能导致冲任俱伤。

**案例 27（任阴受损证冲任俱损者）**

张某，女，32 岁。

初诊：患肝炎已数年，胁胀痛，时如针刺喜按喜揉，头晕目眩，易怒心烦，口苦咽干，梦寐纷纭，纳少腹胀，多矢气，大便溏薄，夜尿频多，阴部寒冷，腰背冷痛，月经后期，色淡质清，白带淋漓不断。查其形态消瘦，面色苍暗，气短懒言，倦怠乏力，右胁下积块质偏硬，且轻度触痛，舌淡红夹瘀斑，苔白腻，脉细弱无力，肝功能中度损害。

诊断：慢性活动性肝炎、早期肝硬化，辨为冲任俱损。

治法：补肾益精，固益冲任。

处方：加减四物汤再加海螵蛸 10g，鸡冠花 10g，增强收涩止带。

治疗 2 个月，诸症大部分消失，白带显著减少，月经后期改善，肝功能复查转为轻度损害，右胁积块化软回消，触痛消失。应用归脾饮加丹栀等巩固疗效。

按语：本例既补肾阳又益精血，而且温凉并施，不仅固益冲任之本，且达疏肝行气、活血化瘀的目的。本病临证常见冲任俱损，有偏于阴损较重或阳损较重，治疗过程应详加分析，细为辨认，用药上有所侧重，才易显效。

**案例 28（气滞血瘀痰凝证）**

张某，男，23 岁。2006 年 1 月 8 日初诊。

初诊：2003 年在厦门市中医院住院治疗乙肝，药用拉米夫定。实验室检查：肝穿示 G1S0。乙肝五项“大三阳”，肝功 A/G 29.47/34.53g/L（0.85），肝纤维化指标：HA 120ng/mL，LN 163.29ng/mL，PC－Ⅲ 173.7ng/mL，PC－Ⅳ 75ng/mL，B 超示肝表面欠平，门脉 11mm，脾 114mm×36mm，脾静脉 8mm，目前服康氏抗纤颗粒。观其舌尖红，苔黄腻，脉弦细。

诊断：乙型肝炎，慢性中度；肝著，辨为气滞血瘀痰凝证。

治法：活血化瘀，软坚散结，滋补脾肾。

处方：康氏抗纤方加减。三七粉 2g（另冲），栀子根 20g，丹参 10g，女贞子 12g，赤芍 10g，郁金 10g，龟板 10g，黄芪 10g，青皮 6g，醋鳖甲 10g，甘草 2g。

复诊：前方加减服用 3 个月，症状消失。B 超示脾 99mm×39mm，肝表面光滑，肝功正常，A/G 36/34g/L（1.06），肝纤维化指标 PC–Ⅲ 158.8ng/mL，余（–）。

按语：本例患者有多年乙肝病史，检查发现肝纤维化指标偏高，B 超提示肝表面欠平，当防止肝炎肝纤维化、肝硬化的发生，方用康氏抗纤方加减，方中用黄芪、龟板、鳖甲、三七粉、女贞，佐以郁金、丹参、青皮补脏气令气行血亦行，补阴液则津足而利血行，佐以清气分之表，搜血分之邪的栀子根，共奏扶正祛邪、化瘀通滞之力。后又见患者有舌红苔黄少津，并口干，防其火灼阴津而夹瘀，故加沙参、麦冬、丹皮清火养阴并举，起清凉化瘀之力。

**案例 29（湿热蕴积证）**

方某，男，33 岁。2006 年 1 月 22 日初诊。

初诊：2001 年被诊为乙肝，今肝功轻度异常，病无特殊，肝区轻痛，B 超穿刺病理未明。1 月 6 日查肝功：A/G 43.2/30g/L（1.44），TB/DB 22.48/2.62μmol/L（8.58），ALT/AST 157/129IU/L（1.22）。观其舌淡红，苔黄，脉弦重按无力。

诊断：乙型病毒性肝炎，慢性轻度。肝著，辨为肝郁化热，湿热内蕴证。

治法：疏肝解郁，清热利湿。

处方：栀子根汤合四逆散加味。栀子根 30g，郁金 25g，七寸金 25g，绵茵 25g，延胡索 10g，白芍 15g，枳壳 5g，柴胡 8g，蛇舌草 25g，玉米须 25g，甘草 3g。

按语：乙肝湿热伏邪里发，导致肝气郁结，郁则气血稽留，津液渗涩，不通则痛，治疗着重于行气通滞，疏肝解郁以使肝气条达舒畅，临证常见气郁与湿热病机相因演变。方药用栀子根汤合四逆散加味以清热利湿、疏肝解郁，方中郁金、柴胡、枳壳为行气通滞主药，具有疏肝解郁、通调经脉、缓解胁胀窜痛之效，合泻三焦、利膀胱、清化湿热的栀子根、蛇舌草、绵茵陈，佐平肝养阴的白芍、甘草，共解气郁里证，加延胡索以助疏肝解郁，调气和血止痛。

**案例 30（湿热蕴积证）**

钟某，男，35 岁。2006 年 1 月 18 日初诊。

初诊：献血时发现"小三阳"，HBV DNA 5.03×10³copies/mL，今查肝功：TB 32.9μmol/L，TBA 32.9μmol/L，余（–）。平素时唾，察其舌边红，苔黄少津，脉弦。本例患者检查发现乙肝小三阳，肝功能提示总胆红素及胆汁酸偏高，症状无特殊，舌边红，苔黄少津，脉弦。

诊断：乙型病毒性肝炎，慢性轻度。肝著，辨为肝胆湿热瘀滞证。

治法：本证尚属初起，当防病情的进展，治以清热利湿，疏肝利胆，化瘀通滞。

处方：小芩连汤加减。川连 3g，黄芩 10g，公英 15g，柴胡 8g，绵茵陈 15g，菜豆壳 10g，郁金 10g，丹参 10g，赤芍 10g，七寸金 20g，甘草 2g。

服药2周后，症状消失，2月2日复查肝功能：TB 10.5μmol/L，TBA 39μmol/L，GGT 51IU/L。

按语：本例患者检查发现乙肝"小三阳"，肝功能提示总胆红素及胆汁酸偏高，症状无特殊，舌边红，苔黄少津，脉弦。属疫毒内伏于肝胆，壅塞肝胆之络道，使胆汁排泄不畅，本证尚属初起，当防病情的进展，方用小芩连汤加减，以清热利湿，疏肝利胆，化瘀通滞。方中郁金能疏肝理气，活血化瘀，利胆退黄，配赤芍、丹参资助凉血祛瘀，以通散肝胆经络之瘀滞，合黄芩、黄连、蒲公英、茵陈加强清热利湿，解毒退黄，以疏泄瘀滞肝胆之邪，柴胡则既可引药入肝经，又可疏肝。全方不仅起到清热利湿退黄之功，还可通络散结，化解肝胆络道之瘀滞，使之从速条达畅通，防止淤胆型肝炎的形成。

**案例31（湿热蕴积证）**

林某，男，36岁。2005年12月29日初诊。

初诊：乙肝五项检查"小三阳"多年，肝功（－），尿酸417.9μmol/L，B超：右肝囊肿，门脉增宽。近来疲乏、心烦易怒。观其面色黑，舌体晦暗，舌苔黄，脉弦。

诊断：肝著，辨为肝郁化热，湿热内蕴证（乙肝病毒携带者）。

治法：清热利湿。

处方：方用栀子根汤加减。栀子根30g，延胡索10g，郁金10g，七寸金30g，白芍15g，蛇舌草20g，金线莲5g，枳壳5g，绵茵20g，柴胡8g，甘草3g。

复诊：前方服用5剂后，症状改善，肝区痛轻，心烦减轻，原方续用14剂后症状消失，后加活血化瘀、软坚散结的蕲蛇、地龙防止肝纤维化的发生。

按语："热得湿而愈炽""湿得热而愈横"，湿邪如得化得利，则湿去热孤，热邪若得越得泄，则热透而湿清，本证治疗，既利湿又清热，务使湿热两分而解。"肝郁易生热""脾困易湿滞"，肝脾郁滞，反过来使湿热更易蕴结，因此务使湿热之邪从三焦渗利以达邪有出路，并防湿热再蕴结。本方在上述治疗中，加入通经络防痹证的虫类药物（蕲蛇、地龙），临床可起防痛风发生的作用。

**案例32（湿热蕴积证）**

陈某，女，40岁。2006年1月25日初诊。

初诊：5年前发现乙肝"大三阳"，在当地医院诊治肝功好转，但停药即反复，2000年查HBV DNA 1×10⁷copies/mL，服用贺普丁1年半后失效停药，2个月后肝功又反复异常，病理示G1S0－1。去年改用中药藿枳汤加益肝灵3个月，HBV DNA下降至1×10⁵copies/mL，停药至11月ALT 68.3IU/L，"小三阳"，改用小芩连加减汤，目前肝功（－），A/G 42/38 g/L（1.11），自觉乏力，胃常痛，大便略干，寐差，经常咽痛。观其面色差，多斑，皮肤粗糙。舌体瘦小两侧暗，舌苔薄黄，脉弦。

诊断：乙型肝炎，慢性轻度。肝著，辨为肝郁化热证。

处方：四逆散加减。金线莲5g，枳壳5g，丹皮5g，焦栀5g，茵陈15g，柴胡

10g，白芍 12g，茯苓 10g，厚朴 10g，凤凰衣 10g，白蔻仁 5g，甘草 3g。

服药 14 剂后，症状改善。

按语：本例乙肝患者病史已有 5 年，肝功能反复异常，症见乏力，胃脘常痛，大便略干，寐差，咽痛。气郁里证迁延，反复不解，郁滞经久，肝气亢奋，可促使少火转为壮火，可见易怒心烦，少寐不寐，口苦咽干或咽痛，大便干结。方用四逆散加味，方中用焦栀、丹皮、茵陈清肝泻火，活血化瘀，利湿清热，凉血解毒，力求久郁肝胆之疫毒湿热从速清解，合柴胡、枳壳、厚朴、凤凰衣、白蔻仁疏肝理气，通腑下气，白芍、甘草柔肝养阴，防津血耗损伤阴。全方共奏疏肝清热，通腑下气之功。

### 案例 33（湿热蕴积证）

王某，男，26 岁。2006 年 1 月 11 日初诊。

初诊：肝病 1 年，几次反复，3 年来，由于精神问题而服安定等不能间断，今肝功 A/G 35.2/43.2g/L（0.81），ALT 270IU/L，AST 100IU/L，GGT 70IU/L，乙肝表面抗原（+）。乙肝五项检查"大三阳"，HBV DNA $1 \times 10^8$copies/mL，小便赤黄。观其形体消瘦，舌红苔黄厚，脉弦滑数。

诊断：乙型肝炎，慢性中度。肝著，辨为湿热内蕴，肝气郁结证。

治法：清热利湿，疏肝解郁。

处方：栀子根汤合小芩连汤化裁。栀子根 30g，金线莲 5g，郁金 10g，七寸金 20g，玉米须 20g，积雪草 20g，金霍斛 5g，生白芍 15g，蛇舌草 20g，黄芩 10g，蒲公英 12g，金钱草 5g，绵茵陈 15g，川连 3g，甘草 3g。

复诊：前方加减服用 4 个月，症状改善，复查肝功：A/G 44/33g/L（1.33），ALT/AST 52/79IU/L（0.66），GGT 78IU/L。

按语：本例患者为乙肝患者，肝功能异常，症见小便黄赤，舌红，苔黄厚，脉象弦滑数，此属湿热内蕴，有郁滞化火之象，肝火横逆，耗灼营阴，营阴耗损，肝火更横，故治郁滞化火者，先泄三焦肝胆火毒，清热解毒，兼顾养阴生津，减轻营阴的耗损，以防导致痰凝血瘀。方用栀子根汤合小芩连汤化裁，以栀子根汤清热利湿，疏肝解郁，合黄芩、黄连通泄三焦火毒，又含霍斛、白芍兼顾养阴生津。

### 案例 34（湿热蕴积证）

邱某，男，26 岁。2006 年 2 月 5 日初诊。

初诊：上月因乙型肝炎住院调治，本月因肝功异常来诊。自觉不寐少寐，肝区痛，恶心、呕吐酸水，纳呆，小便黄赤。观其巩膜轻度黄染，面色偏暗黄，舌质红苔黄腻，脉细弦。实验室检查：肝穿示：G2S2。B 超：肝实质回声增强，门静脉内径 12mm，胆囊壁增厚毛糙，胰脾无明显异常发现。乙肝五项检查示大三阳，HBV DNA $1.8 \times 10^8$copies/mL（0.96），肝功能：A/G 33.5/34.8g/L（0.96），TB/DB 23.23/7.08μmol/L（3.28），ALT/AST 194.3/103.4IU/L（1.88），GGT 245.8IU/L，TBA 31.4μmol/L。

诊断：肝著，辨为病湿热蕴积，肝气郁结证。

治法：清热利湿，疏肝解郁。

处方：栀子根汤合小芩连汤化裁。栀子根30g，玉米须25g，蛇舌草25g，绵茵陈25g，郁金10g，七寸金30g，川连3g，黄芩10g，公英12g，柴胡6g，姜半夏10g，竹茹12g，厚朴10g。

复诊：前方服用14剂后，症状改善，复查肝功能：A/G 40.4/42.4g/L（0.95），TB34μmol/L，ALT/AST 133/245IU/L（0.54），GGT 194IU/L。继续加减运用1个月后黄疸消退，肝功能基本恢复正常。

按语：本例患者症见纳呆、恶心、呕吐酸水乃湿热内阻中焦，郁而不达，身、目、尿黄，舌红，苔黄腻，脉弦，肝区痛为湿热蕴结，熏蒸肝胆，胆汁外溢的表现。方用清肝利胆，利湿热泻三焦之栀子根、蛇舌草、绵茵陈、蒲公英，合行气通滞、疏肝解郁之柴胡、郁金、七寸金，佐以黄芩、黄连加强清热解毒、利湿退黄，并加半夏、竹茹和胃降逆止呕，以解除蕴结之湿热，减免肝体之受损。

### 案例35（湿热蕴积证）

周某，男，45岁。2005年3月28日初诊。

初诊：患者发现乙肝5年，既往有肝功异常病史，服用调理后肝功能正常，未复发。近来患者自觉口干多饮，疲乏，肝区胀闷不适，复查肝功示：ALT/AST 448/249IU/L（1.8），GGT 213IU/L，余均正常；舌红，苔黄厚腻，脉弦滑。

诊断：乙型肝炎，慢性轻度。肝著，辨为湿热内蕴，肝气郁结。

治法：清热利湿，疏肝解郁。

处方：栀子根汤加味。栀子根30g，蛇舌草25g，郁金10g，玉米须25g，绵茵陈25g，七寸金30g，金线莲5g，石斛5g，白芍15g，延胡索10g，甘草3g。

二诊：服前方2周后，患者症状减轻，复查肝功能示：ALT/AST 34/58IU/L（0.59），GGT 199IU/L，余均正常。B超示：肝大小正常，回声增粗，胆囊未见异常。舌红，苔仍黄厚腻，脉弦。续用前方并加用三七粉2g（冲服），鳖甲10g，青皮6g，金钱草20g增强清热利湿、行气活血、软坚散结之功效。

处方：栀子根30g，蛇舌草25g，郁金10g，玉米须25g，绵茵陈25g，七寸金30g，金线莲5g，石斛5g，白芍15g，延胡索10g，甘草3g，三七粉2g（冲服），鳖甲10g，青皮6g，金钱草20g。

三诊：服药4周后，患者症状基本小时消失，复查肝功能示：GGT 118IU/L，余均正常。舌红，苔尚厚腻，脉弦，续用前方加用积雪草20g加强清热利湿效果，并配合成药消炎利胆片。

处方：栀子根30g，蛇舌草25g，郁金10g，玉米须25g，绵茵陈25g，七寸金30g，金线莲5g，石斛5g，白芍15g，延胡索10g，甘草3g，三七粉2g（冲服），鳖甲10g，青皮6g，金钱草20g，积雪草20g。

配合成药：消炎利胆片1瓶，5片，3次/日。

复诊：服药 8 周后，患者无诉不适，复查肝功能示：GGT 71IU/L，余（－）。续服 2 周后，查肝功能正常。

按语：乙肝湿热伏邪里发，导致肝气郁结，肝为罢极之本，湿热内蕴肝气郁结故见乏力，郁则气血稽留，津液渗涩，不通则痛，则见口干，胁肋胀闷不适。方用栀子根汤清热利湿，疏肝解郁，治疗着重于行气通滞，疏肝解郁以使肝气条达疏泄，临证常见气郁与湿热病机能相因演变，故加三七粉、鳖甲、青皮加强清热利湿、行气活血、软坚散结，达到标本兼治的目的。

### 案例 36（湿热蕴积证）

王某，男，34 岁。2005 年 1 月 18 日初诊。

初诊：患者去年 3 月体检时发现乙肝病毒携带，经治疗后痊愈。2004 年 12 月复查肝功能示：A 40.8g/L，G 36.8g/L，TB 117.3μmol/L，ALT 1259IU/L，AST 880IU/L，GGT 101IU/L，AKP 159mmol/L，TBA 148μmol/L，余正常；乙肝五项"大三阳"，HBV DNA $1.85 \times 10^3$copies/mL；凝血四项示：PT 18.9 秒；B 超示：肝右 13.6cm，回声增粗，脾大 15.8mm×5.3mm，门脉 1.1cm，胆囊回声皆增粗。目前消化尚差，痰带血丝，无痰（既往常见），食而肠鸣，二便尚调，舌质红，苔黄厚腻，脉弦。

诊断：乙型病毒性肝炎，慢性重度；肝著，辨为湿热内蕴，肝脾气虚证。

治法：清热利湿，补益肝脾止血。

处方：栀子根汤化裁。金线莲 5g，仙鹤草 15g，紫珠草 15g，白芍 15g，栀子根 30g，郁金 10g，凤凰衣 10g，菜豆壳 10g，青皮 6g，鳖甲 10g，甘草 3g。

复方益肝灵 1 瓶，3 片，3 次/日；茵胆平肝胶囊 2 盒，2 粒，3 次/日。

二诊：药后 4 周，患者复查肝功能示：TB 58μmol/L，ALT 665IU/L，AST 514IU/L，GGT 162IU/L，TBA 88.4mmol/L，余正常。舌红，苔尚黄腻，脉弦。续用栀子根汤，并加用七寸金 30g，绵茵陈 25g，姜半夏 10g，竹茹 12g 增强清热利湿退黄功效。

处方：白芍 15g，紫珠 15g，仙鹤草 15g，金线莲 5g，菜豆壳 10g，凤凰衣 10g，郁金 10g，栀子根 30g，蝉蜕 3g，鳖甲 12g，青皮 6g，白蒺藜 10g，甘草 3g，七寸金 30g，绵茵陈 25g，姜半夏 10g，竹茹 12g。

复方益肝灵 2 瓶，4 片，3 次/日；茵胆平肝胶囊 2 盒，2 粒，3 次/日。

三诊：药后 10 周，患者症状基本消失，病情较前好转，但寐差，复查肝功能示：GGT 169IU/L，余基本正常，舌红，苔退，但尚黄腻，脉弦滑。续用前方加夜交藤 30g，合欢皮 10g 增强安神之功效。

处方：白芍 15g，紫珠 15g，仙鹤草 15g，金线莲 5g，菜豆壳 10g，凤凰衣 10g，郁金 10g，栀子根 30g，蝉蜕 3g，鳖甲 12g，青皮 6g，白蒺藜 10g，甘草 3g，七寸金 30g，绵茵陈 25g，姜半夏 10g，竹茹 12g，合欢皮 10g，夜交藤 30g。

复方益肝灵 2 瓶，4 片，3 次/日；茵胆平肝胶囊 2 盒，2 粒，3 次/日。

四诊：药后 14 周，患者症状消失，复查肝功能均正常。

按语：本例患者为乙肝患者，肝功能异常，症见小便黄赤，痰带血丝，脾大，舌红，苔黄厚腻，脉象弦，此属湿热内蕴、肝脾气虚之象。肝火横逆，耗灼营阴，营阴耗损，肝火更横，故治郁滞化火者，先泄三焦肝胆火毒，清热解毒，兼顾养阴生津，减轻营阴的耗损，以防痰凝血瘀。方用栀子根汤化裁。

**案例 37（湿热蕴积证）**

梁某，女，34 岁。2005 年 2 月 10 日初诊。

初诊：患者今年开始干扰素治疗，治疗后肝纤维化指标升高，"大三阳"转"小三阳"，HBV DNA 仍为 $1.0 \times 10^7$ copies/mL，ALT 上升至 600IU/L。今日患者再次复查肝功能示：A/G 48.6/36.4g/L（1.34），TB 22.4μmol/L，ALT 56IU/L，AST 93IU/L，GGT 96IU/L，余正常，曾住院并行肝穿活检术示 G2S1。现患者诉偶感乏力，不寐少寐，纳差，小便黄，大便溏，舌质红，苔黄腻，脉弦。

诊断：乙型病毒性肝炎，慢性；肝著，辨为湿热蕴积证。

治法：清热利湿，疏肝解郁。

处方：栀子根汤化裁。栀子根 30g，郁金 10g，黄精 10g，炒白芍 15g，砂仁 5g，凤凰衣 10g，菜豆壳 10g，七寸金 20g，玉米须 20g，甘草 3g。

牛黄清心丸 7 粒，1 粒，1 次/日；八宝丹胶囊 3 盒，2 粒，3 次/日。

二诊：药后 8 周，患者复查肝功能基本正常。患者诉尚感火盛，口疮，时有白浊，舌红，苔尚黄腻，脉弦。续用栀子根汤，并加用积雪草 15g，金钱草 15g，麦冬 12g，沙参 15g，金线莲 5g，延胡索 10g，木香 5g，川连 3g，柴胡 8g 增强清热利湿、疏肝解郁滋阴之功效。

处方：栀子根 30g，郁金 10g，黄精 10g，炒白芍 15g，砂仁 5g，凤凰衣 10g，菜豆壳 10g，七寸金 20g，玉米须 20g，甘草 3g，积雪草 15g，金钱草 15g，麦冬 12g，沙参 15g，金线莲 5g，延胡索 10g，木香 5g，川连 3g，柴胡 8g。

牛黄清心丸 7 粒，1 粒，1 次/日；八宝丹胶囊 3 盒，2 粒，3 次/日。

三诊：药后 12 周，患者症状基本消失，病情较前好转，但寐差，复查肝功能示均正常，乙肝五项示"小三阳"，HBV DNA $3.4 \times 10^4$ copies/mL。舌红，苔退，脉弦滑，二便正常。续用前方加夜交藤 30g，合欢皮 10g，川朴 10g，枳壳 5g 增强疏肝理气行气、安神之功效。

处方：栀子根 30g，郁金 10g，凤凰衣 10g，菜豆壳 10g，七寸金 20g，玉米须 20g，甘草 3g，积雪草 15g，金钱草 15g，麦冬 12g，沙参 15g，金线莲 5g，延胡索 10g，木香 5g，川连 3g，柴胡 8g，夜交藤 30g，合欢皮 10g，川朴 10g，枳壳 5g。

肝勃宁 4 瓶，4 片，3 次/日。

四诊：药后 16 周，患者症状消失，复查肝功能均正常，HBV DNA 转阴。

按语：本例患者为乙肝患者，肝功能轻度异常，症见纳差，小便黄赤，舌红，苔黄厚腻，脉象弦，此属湿热内蕴，肝脾气虚之象。湿热邪气留驻，肝气久滞涉及脾胃，不仅疏泄、升发作用受阻，而且受纳功能减退，治以清热利湿，疏发肝气方可收功。方用栀子根汤化裁，以栀子根汤清热利湿，疏肝解郁，与疏肝调气和血柴胡、郁金等同用，共奏清热利湿，疏肝解郁理气之功效。

**案例 38（湿热蕴积证）**

陈某，男，32 岁。2004 年 12 月 20 日初诊。

初诊：患者今年体检时发现乙肝，查乙肝五项示"大三阳"，平素自觉肝区不适，近日复查肝功能示：ALT 118.2IU/L，AST 72IU/L，GGT 100IU/L，TBA 41μmol/L，余正常；B 超示：多发胆结石，最大有 5.4mm×3.8mm，近来仍诉肝区胀痛，不寐少寐，大便干，小便黄，舌质红，苔黄厚腻，脉弦。

诊断：乙型肝炎，慢性中度。肝著，辨为湿热内蕴，肝气郁结证。

治法：以清热利湿，疏肝解郁。

处方：栀子根汤合小芩连汤化裁。栀子根 30g，郁金 10g，七寸金 25g，绵茵陈 25g，金线莲 5g，金钱草 20g，玉米须 20g，延胡索 10g，蒲公英 15g，舌蛇草 20g，川连 3g，甘草 3g，黄芩 10g，甘草 3g。

八宝丹胶囊 6 盒，2 粒，2 次/日。

二诊：药后 2 周，患者诉偶感疲乏，肝区疼痛明显减轻，睡眠好转，大便顺畅，小便转清，舌红，苔薄黄腻，脉弦。复查肝功能示：ALT 27IU/L，AST 52IU/L，GGT 87IU/L，余均正常。续用栀子根汤，并加用金线莲 5g，延胡索 10g，金钱草 30g，积雪草 20g，甘草 2g 增强清热利湿，行气止痛功效。

处方：栀子根 30g，郁金 10g，七寸金 25g，绵茵陈 25g，金线莲 5g，金钱草 30g，玉米须 20g，延胡索 10g，舌蛇草 20g，甘草 2g，积雪草 20g。

八宝丹胶囊 6 盒，2 粒，2 次/日。

三诊：药后 10 周，患者症状基本消失，诉偶感肝区胀痛。复查肝功能示：GGT 53.6IU/L，余均正常。舌红，苔退，但尚黄腻，脉弦滑。续用前方加柴胡 8g，枳壳 5g 增强疏肝解郁行气之功效。

处方：栀子根 30g，郁金 10g，七寸金 25g，绵茵陈 25g，金线莲 5g，金钱草 30g，玉米须 20g，延胡索 10g，舌蛇草 20g，甘草 2g，积雪草 20g，柴胡 8g，枳壳 5g。

八宝丹胶囊 6 盒，2 粒，2 次/日。

四诊：药后 12 周，患者症状消失，复查肝功能均正常。

按语：本例患者为乙肝患者，肝功能异常，症见小便黄赤，不寐少寐，舌红，苔黄厚腻，脉象弦，此属湿热内蕴，有郁滞化火之象，肝火横逆，耗灼营阴，营阴耗损，肝火更横，故治郁滞化火者，先泄三焦肝胆火毒，清热解毒，兼顾养阴生津，减轻营阴的耗损，以防痰凝血瘀。方用栀子根汤合小芩连汤化裁。

**案例 39（湿热内蕴，肝气郁结证）**

罗某，男，28 岁。2005 年 12 月 24 日初诊。

初诊：患者发现乙肝多年，既往服用拉米夫定抗病毒治疗，2005 年 7 月停用。近查肝功 ALT/AST 为 94/48IU/L（1.96），皮肤瘙痒，有时鼻衄，乏力。观其面色少华，舌偏红苔黄腻，诊脉弦滑。

诊断：乙型病毒性肝炎，慢性轻度；肝著，辨为湿热内蕴，肝气郁结。

治法：清热利湿，疏肝解郁，凉血止血，佐以疏风止痒。

处方：栀子根汤加味。栀子根 30g，蛇舌草 20g，郁金 10g，白蒺藜 10g，蝉蜕 3g，紫珠 15g，黑侧柏 10g，白鲜皮 10g，仙鹤草 15g，玉米须 30g，绵茵陈 15g，七寸金 10g。

服前方 1 个月后鼻衄止，症状减轻。

按语："肝为凝血之本"，临床肝病常并有血症，症多见鼻衄、龈衄、或便血、或紫癜、或月经崩漏等。多为火热迫血妄行，肺开窍于鼻，肝火犯肺，灼伤血络出于清道而鼻衄，肝火犯胃，胃热亢盛，血溢脉外则紫癜，热损龈络则唾血，损伤胃肠脉络，血溢胃肠则吐血、便血，肝火夹肾火上干则齿衄，下迫则尿血。本例病人属湿热内蕴，肝气郁结，湿热化火迫血妄行而齿衄，肝为罢极之本，湿热内蕴肝气郁结故见乏力。治疗上以栀子根汤清热利湿，疏肝解郁，栀子根汤中由栀子根、郁金、蛇舌草、七寸金、玉米须、绵茵陈六味药组成，方中用既可治气分之邪，又能疗血分之疾，善泻三焦清肝胃、利胆、利膀胱湿热的栀子根、郁金、蛇舌草、绵茵陈，合行气通滞、疏肝解郁的七寸金、郁金解除蕴结之湿热，减免肝体之受损，共奏清热利湿、疏肝解郁之效。加紫珠草、仙鹤草、黑侧柏收敛止血，配合白蒺藜、蝉蜕以疏风止痒，达到标本兼治的目的。

**案例 40（湿热内蕴，肝气郁结证）**

许某，男，15 岁。2006 年 1 月 21 日初诊。

初诊：去年 6 月发现肝炎（HBV DNA $9.37 \times 10^6$ copies/mL），今肝功异常，ALT 286IU/L，AST129IU/L，AKP 118IU/L，GGT 58IU/L，A/G 44.8/31.2g/L（1.44）。肝区及脘腹胀痛，身烘热而痒，疲乏，厌油腻，小便偏黄。观其面色少华，舌红边有齿痕，苔黄腻，脉弦滑。

诊断：乙型肝炎，慢性中度。肝著，辨为湿热内蕴，肝气郁结。

治法：清热利湿，疏肝解郁。

处方：栀子根汤合四逆散加味。栀子根 30g，蛇舌草 25g，郁金 10g，玉米须 25g，七寸金 25g，绵茵陈 25g，延胡索 10g，白芍 30g，枳壳 5g，柴胡 6g，蝉蜕 3g，沙蒺藜 10g，甘草 2g。

服前方 1 周后，症状减轻，肝功能好转，2006 年 2 月 5 日肝功 A/G 42/22g/L（1.9），TB/DB 15.6/5.1μmol/L（3.06），ALT/AST 35/101IU/L（0.35），GGT 32IU/L，AKP 171IU/L。

按语：本例病人属湿热蕴久，病久邪留于肝，然而考虑其肌肤发痒，为素有血中风热，而湿热引动，治疗上以栀子根汤合四逆散加味清热利湿，以栀子根汤清热利湿，疏肝解郁。

**案例 41（湿热内蕴，肝气郁结证）**

洪某，男，19 岁。2006 年 1 月 16 日初诊。

初诊：多年乙肝"大三阳"，近肝功损害，肝功：TB/DB 28.2/24.5μmol/L（1.15），ALT/AST 1149/471IU/L（2.44），GGT 139IU/L，A/G 40.91/35.09g/L（1.17）。自觉四肢乏力，腹中嘈杂，纳可，寐差，大便调，小便黄。观其精神疲倦，巩膜轻度黄染。舌体黯红，苔白，脉弦略数。

诊断：乙型肝炎，慢性中度。肝著，辨为湿热内蕴，肝气郁结证。

治法：清热利湿为主，行气通滞为辅。

处方：以栀子根汤加味。栀子根40g，郁金10g，七寸金15g，玉米须15g，茵陈15g，蛇舌草15g，金线莲5g，姜半夏8g，厚朴10g，夜交藤30g，生竹茹12g，合欢皮10g。

二诊：前方服用21剂后，症状消失，肝功：A/G 42.14/36.16g/L（1.17），TB/DB 22.5/23.3μmol/L（0.97），ALT/AST 26/58IU/L（0.45），GGT 136IU/L。

按语：本例病人由于见腹中嘈杂，可于栀子根汤中加竹茹、姜半夏同用以助和胃降逆，睡眠欠安佐以夜交藤、合欢安神助眠。

**案例42（湿热内蕴，肝气郁结证）**

黄某，男，41岁。2005年12月26日初诊。

初诊：2003年服用拉米夫定后出现YMDD变异，改用干扰素，"大三阳"转为"小二阳"，肝穿示G3S3（2004年），HBV DNA 9.31 × 10³copies/mL。肝功 A/G 43.53/40.47 g/L（1.08），胃脘时胀，眠纳尚可，口疮。观其舌体淡红黯，苔薄黄，脉弦。

诊断：乙型肝炎，慢性中度。肝著，辨为湿热内蕴，肝气郁结，痰凝血瘀证。

治法：清热利湿，疏肝解郁，行气散结。

处方：栀子根汤加味。鳖甲10g，青皮6g，丹参10g，七寸金30g，蛇舌草30g，白芍15g，郁金10g，绵茵陈15g，枳壳5g，霍斛6g，栀子根30g，茯苓10g，沙参15g，甘草2g，西洋参粉1g（分2次冲服），三七粉2g（分2次冲服）。

复诊：药后症状改善，白球蛋白比恢复正常，2006年1月27日复查肝功：A/G 45/36g/L（1.25）。

按语：患者发病多年，久病多瘀，虽只见舌质淡红晦暗，然而病理报告肝活检结果示G3S3，不仅炎症等级高，而且肝纤维化亦重，为防止肝炎后向肝纤维化、肝硬化发展，一方面使用栀子根汤以清热利湿，疏肝解郁；一方面使用青皮、鳖甲助行气散结，结合西洋参、三七、赤芍、丹参补气活血，对于气虚痰凝血瘀可起到补气活血之功，此乃"寓治于防"。

**案例43（湿热内蕴，肝气郁结证）**

林某，男，55岁。2006年1月14日初诊。

初诊：近来疲乏，素目胞易泪，眦赤，睑暗而目浑。实验室检查：乙肝五项示"小三阳"，肝功轻度异常，肝功：A/G 39.5/35.4g/L（1.12），ALT/AST 139/107.4IU/L（1.29），GGT 73IU/L，TB 17μmol/L，AFP（+），表面抗原（+）。观其

面色偏暗，口唇暗，舌体暗红，苔白腻，脉细弦。

诊断：乙型肝炎，慢性中度。肝著，辨为湿热毒内蕴，肝气郁结证。

治法：清热利湿解毒。

处方：栀子根汤加味。栀子根40g，玉米须15g，蛇舌草15g，绵茵陈15g，郁金10g，七寸金20g，金线莲5g，生白芍15g，甘草3g。

复诊：患者后多次复查甲胎蛋白，结果持续增高，B超、CT检查未发现异常，治法改为疏肝健脾，化瘀解毒。予消癥疏肝汤加减。

处方：菝葜12g，龙鳞草15g，七叶一枝花12g，半边莲30g，半枝莲18g，九节茶30g，金线莲5g，栀子根36g，玉米须25g，七寸金25g，蛇舌草25g，薏苡仁30g，郁金10g，猪苓15g，甘草3g。

按语：本例患者素感乙肝疫邪，湿热之邪郁积日久则发毒，观其舌质晦暗，苔腻，AFP持续升高，按毒瘀肝脾辨治，治当清热利湿解毒。方用消癥疏肝汤加减。方中九节茶、郁金有活血散结、疏肝行气、清热解毒之功，据现代研究发现其对癌细胞有抑制作用，配蛇舌草、半边莲、半枝莲、菝葜、龙鳞草、七叶一枝花更增强清热解毒、利湿、活血化瘀、抗癌作用。

### 案例 44（湿热内蕴，肝气郁结证）

史某，男，38岁。2006年3月16日初诊。

初诊：1周来小便黄赤，大便色黑。纳差，身目黄，恶呕。观其身目发黄，舌红苔黄厚，脉弦滑。实验室检查：潜血（－），肝功：ALT 211IU/L，AST 437IU/L，TB 133μmol/L，直接胆红素增高，TBA 140μmol/L，AKP 289IU/L，GGT 206IU/L。B超示肝15.8cm，右胁下3cm，胆囊结石，余（－）。

诊断：黄疸，湿热内蕴，肝气郁结（黄疸原因待查）。

治法：利湿清热，疏肝利胆。

处方：栀子根汤合小苓连汤化裁。栀子根30g，川连3g，黄芩10g，蒲公英12g，绵茵陈20g，白毛藤20g，金线莲6g，七寸金25g，郁金10g，蛇舌草25g，威灵仙10g，金钱草25g，玉米须25g，甘草3g。

茵胆平肝胶囊2盒，3粒，3次/日；甘露消毒丸3盒，1丸，3次/日。

复诊：前方服用12剂后呕吐停止，小便转清，苔退，纳食转好。继续守前方再用7剂，肝功明显好转，小便转清，目黄身黄退，纳可。复查肝功能：TB 27μmol/L直接胆红素增高，GGT 260IU/L，余正常。

按语：患者见身、目、尿黄，伴纳差，呕恶，舌红苔黄厚，脉弦滑，皆乃湿热蕴结中焦，胆汁不循常道泛溢肌肤，下流膀胱之候。治疗当利湿清热，疏肝利胆。方中以善于泻三焦、清肝胃、利胆、利膀胱湿热的栀子根、郁金、蛇舌草、绵茵陈、玉米须，配合黄芩、黄连、公英、白毛藤，加强清热解毒，利湿退黄，郁金、威灵仙、七寸金能疏肝理气、活血化瘀，通散肝胆经络之瘀滞。

**案例 45（肝郁化热，湿热内蕴证）**

游某，男，40 岁。2000 年 9 月 18 日初诊。

初诊：乙肝病毒携带多年，乙肝五项示"大三阳"，平素复查肝功能均正常，近日复查肝功：ALT 81IU/L，GGT 164IU/L，余（－）。口渴喜饮，观其舌红，苔黄，脉弦。

诊断：乙型肝炎，慢性轻度。肝著，肝郁化热，湿热内蕴证。

治法：清热化湿。"热得湿而愈炽""湿得热而愈横"，湿邪如得化得利，则湿去热孤，热邪若得越得泄，则热透而湿清，本证治疗，为主既利湿又清热，务使湿热两分而解。"肝郁易生热""脾困易湿滞"，肝脾郁滞，反过来使湿热更易蕴结，因此务使湿热之邪从三焦渗利以达邪有出路，并防湿热之再蕴结。

处方：栀子根汤加减。栀子根 30g，七寸金 30g，绵茵 20g，白芍 12g，蛇舌草 20g，玉米须 30g，甘草 10g，制半夏 6g，葛根 10g。

熊胆粉 2 瓶，1/6 瓶，2 次/日；鸡骨草丸 2 瓶，4 丸，3 次/日。

二诊：前方服用 8 周后，患者无诉不适，复查肝功能（－），续予前方治疗并加用女贞 12g，沙参 12g，石斛 5g 以加强滋阴清热功效。

处方：栀子根 30g，七寸金 30g，绵茵陈 20g，白芍 12g，蛇舌草 20g，玉米须 30g，甘草 10g，制半夏 6g，葛根 10g，石斛 5g，女贞 12g，沙参 12g。

熊胆粉 2 瓶，1/6 瓶，2 次/日；鸡骨草丸 2 瓶，4 丸，3 次/日。

按语："热得湿而愈炽""湿得热而愈横"，湿邪如得化得利，则湿去热孤，热邪若得越得泄，则热透而湿清，本证治疗应既利湿又清热，务使湿热两分而解。"肝郁易生热""脾困易湿滞"，肝脾郁滞，反过来使湿热更易蕴结，因此务使湿热之邪从三焦渗利以达邪有出路，并防湿热再蕴结。

**案例 46（气郁化火证）**

谢某，男，25 岁。2006 年 5 月 6 日初诊。

初诊：患者乙肝病毒携带 10 余年，2 年前曾发作住院，治疗后痊愈，未定期复查肝功能。2 个月来患者因工作压力大开始出现乏力，口干口苦，胁痛，游走窜痛，尿黄，大便调。舌红，苔薄黄，脉弦。复查肝功能：ALT 245IU/L，AST 173IU/L，GGT 140IU/L；乙肝五项"大三阳"，HBV DNA $8.33 \times 10^6$ copies/mL。

诊断：乙型肝炎，慢性。肝著，辨为气郁化火证。

治法：解郁清火，养阴生津。

处方：金橘汤加减。郁金 10g，橘叶 15g，丹皮 10g，焦栀 10g，佛手 10g，白芍 15g，葛根 10g，菜豆壳 10g，玄参 15g，板蓝根 12g，甘草 3g。

丹栀逍遥丸 2 瓶，4 丸，3 次/日。

二诊：前方服用 2 周后，患者诉症状稍缓解，仍感胸胁窜痛不适，舌红，苔薄黄，脉弦，复查肝功能示：ALT 133IU/L，AST 79IU/L，GGT 101IU/L。患者症状较前改善，肝功能好转，续予前方加减治疗，加用地耳草 15g，延胡索 10g，川楝 10g 以助疏肝解郁，调气和血。

处方：郁金10g，橘叶15g，丹皮10g，焦栀10g，佛手10g，地耳草15g，延胡索10g，川楝10g，白芍15g，葛根10g，菜豆壳10g，玄参15g，板蓝根12g，甘草3g。

浓缩逍遥丸2盒，10丸，3次/日。

三诊：6周后，患者症状均消失，复查肝功能示：GGT 69IU/L，余正常；HBV DNA稳定。

按语：本例为乙肝患者，肝功能异常，症见乏力，口干口苦，胁痛，游走窜痛，尿黄，大便调。此属肝气郁滞，郁而化火，肝火炽盛，内耗肝脾津血及营阴诸象。方用金橘汤加减，方中丹皮、栀子、郁金、川楝、白芍、甘草缓肝之急，清肝泻火，平息自燔木火；配滋阴降火、凉血解毒之玄参、板蓝根，提高解郁清火的功能，增强养阴生津之功效，协同舒郁消肿的橘叶、佛手以达肝气；清热生津的葛根升发胃气；以及散结降逆的菜豆壳以宽中理气，共解久郁之滞气。

**案例47（肝火炽盛，血热妄行）**

吴某，男，51岁。2006年3月21日初诊。

初诊：2006年1~2月不适住院，查肝功：ALT 142IU/L，AST 73IU/L，GGT 130IU/L，HBV DNA $2.05 \times 10^5$copies/mL。诊为糖尿病酮症，慢性乙肝及戊肝。现自觉少寐不寐，大便干结，足紫癜，右手臂酸。观其舌体黯红，苔黄腻，脉弦。

诊断：病毒性肝炎。肝著，辨为肝火炽盛，血热妄行证。

治法：清肝泻火，凉血止血。

处方：夜交藤30g，合欢10g，紫珠15g，仙鹤草15g，白芍15g，丹皮6g，枳壳5g，厚朴10g，焦栀5g，甘草2g。

复诊：前方服用7剂，症状即改善，紫癜未新见，继续加减运用，服用至6月3日症状全部消失，肝功能复查正常，乙肝五项示"小三阳"，HBV DNA $5.3 \times 10^3$copies/mL。

按语：本例患者表现为不寐、少寐，大便干结，足部紫癜，舌红苔黄腻，脉弦，一派肝火炽盛的表现。上扰清空则不寐、少寐，热迫血妄行见紫癜，热结胃肠见大便干结。方中选用丹皮、焦栀清肝泄热、凉血祛瘀，紫珠、仙鹤草凉血化瘀、收敛止血，枳实、厚朴通腑泄热，白芍、甘草缓肝柔肝，夜交藤、合欢皮安神助眠，全方共奏清肝泻火、凉血止血之效。

# 第三节　重型肝炎

**案例1（热毒内陷证）**

郭某，男，28岁。

初诊：发热、黄疸3天就诊。患者既有沉困无力，恶心呕吐，腹胀纳呆，又有口渴喜饮、心烦不寐，小便短赤色深，大便干结。观其目黄、身黄，疸色鲜明，舌质红，苔黄厚腻，脉弦滑数。实验室检验：血清总胆红素64μmol/L，谷丙转氨酶

200IU/L，白/球蛋白比值1:1，总胆固醇120mg/dL，肝脾未扪及。

诊断：急性黄疸型肝炎，重型肝炎待观察。辨为热毒里证。

治法：凉血救阴，泻火解毒。

处方：急投重剂加减黄连解毒汤合牛黄丸，每日2剂。

二诊：治疗5日，热退、黄疸日深，症状加重，红舌转绛，苔粗黄少津，脉弦滑数，肝浊音界缩小，实验室检验：总胆红素升至168μmol/L，白/球蛋白倒置，谷丙转氨酶降至130IU/L，诊为重型肝炎，考虑热毒内陷，续凉血救阴，泻火解毒。并加用支持疗法以保阴净。

三诊：治至2周，病情有所缓解，改为每日1剂。

四诊：再观察1个月，脉诊日益好转，未见逆证发生，处方减龙胆草、水牛角、玄参、败酱草、板蓝根，加石斛、地耳草、黄精、砂仁、长豇豆荚。

治疗3个月，症状大部分消失，黄疸显著消退，总胆红素降至24μmol/L，谷丙转氨酶正常，肝功能尚轻度损害，白/球蛋白比值1.3:1，总胆固醇升至170mg/dL。续用石斛10g，白芍12g，玉米须12g，黄精12g，芡实10g，莲肉10g，茯苓10g，山药10g等甘平扶养肝脾之品调理。

随访一年，病情稳定，已参加日常工作。

按语：本例发热黄疸3天，既有心烦不寐，又有腹胀纳呆，舌红、脉弦滑数。入院虽未确诊重型肝炎，但住院5日，症状日益加剧，黄疸迅速加深，舌红转绛，苔黄少津，实验室检验总胆红素急升，谷丙转氨酶急降，白/球比值明显倒置，幸而早投泻火解毒、凉血救阴之剂，确诊之后未见逆证发生。

**案例2（毒陷心包证）**

蔡某，男，28岁。

初诊：发热1周、发黄、嗜睡就诊。患者病起发热，无汗口渴，头昏乏力，纳呆呕吐，胁腹灼痛胀满，黄疸迅速加深，大便干结，小便短赤如浓茶，并出现嗜睡。否认以往肝炎史，病前有肝炎密切接触史。观其极度疲惫，神态朦胧，目光晦暗，黄疸较深，唇燥舌绛，苔厚黄浊而糙；肝界缩小、脉弦。实验室检查：总胆红素176μmol/L，谷丙转氨酶200IU/L，白/球蛋白比值倒置，总胆固醇90mg/dL，肝功能重度损害。

诊断：重型肝炎。辨为毒陷心包。

治法：开窍醒神，泻火解毒。

处方：至宝牛黄合加减清宫汤加竹茹20g，煮半夏10g同煎，每日2剂。大便干结，用大黄粉30g调，开水保留灌肠，并辅用支持疗法以保阴津。

二诊：治疗3天，体温有所回降，病情未再恶化，大便日畅，但出现鼻衄，每日2次，除外鼻按压止血，汤剂加茅根、生地各20g，续治3天，衄血停止。

三诊：观察2周，嗜睡改善，目光较明，诸症日益减轻，黄疸日退，舌脉好转，总胆红素降至74μmol/L，白/球蛋白比值1:1，胆固醇上升至138mg/dL，肝功尚损害，汤剂丸剂改为每日1剂。

共治47天，症状消失，舌淡红苔薄白，脉弦缓，总胆红素22μmol/L，白/球蛋白比值1.2：1，肝功基本正常。拟栀子根、绵茵陈、石斛、郁金、茯苓、山药、莲肉、芡实继续调理。

按语：毒陷心包，往往先见由轻至重的神志异常，或无意识的小动作等反常行为，或目光晦暗、嗜睡等，及早开窍醒神，泻火解毒，为防治急黄神昏的关键。

### 案例3（毒陷脾肾证）

陈某，男，26岁。

初诊：黄疸、发热1周就诊。诊为乙型急性黄疸型肝炎入院，进院时实验室检查：总胆红素70μmol/L，谷丙转氨酶200IU/L以上，肝功能中度损害。住院后5天，发热（37.8℃～38.2℃）持续不退，黄疸迅速加深，不思饮食，恶心呕吐，小便短赤色深，脘腹胀满日益加重，极度疲惫困重，并发鼻衄、齿衄，腹部膨隆，舌黯红，苔黄厚，脉弦数。总胆红素升至184μmol/L，谷丙转氨酶降至115IU/L，白/球蛋白比值4.6/4.2g/dL（1.09），总胆固醇降至90mg/dL；凝血酶原时间36秒（对照12秒）；末梢白细胞1.2×10⁹/L，中性80%；B超：肝前腹水暗区2.2cm，平卧腹水5.1cm。

诊断：重型肝炎。辨为毒陷脾肾。

治法：急于化瘀逐水，泻火解毒。

处方：清化逐水汤，加安宫牛黄丸，每日2粒，早晚各1粒，另用紫珠草30g，水煎代茶；并用紫珠研粉外用止血；辅用支持疗法以保阴津。

治疗4～5周，患者黄疸明显减轻，症状显著改善，衄血消失，腹水消退，食量增加，二便自调，舌苔退化，脉转弦缓，总胆红素降至44μmol/L，谷丙转氨酶正常，白/球蛋白比值5.4/3.0g/dL（1.8），总胆固醇升至210mg/dL，续守原法。

又续观察1个月（计住院90天），患者症状大部消失，饮食基本恢复，黄疸已将退尽，二便正常，舌淡红带晦，苔退薄微黄，脉弦缓。实验室检查：白细胞无特殊，肝功能基本正常。总胆红素30μmol/L，谷丙转氨酶稳定正常，白/球蛋白比值4.8/4.0g/dL（1.2），总胆固醇升至190mg/dL，凝血酶原时间接近对照组；B超：未见腹水，脾脏未见异常声像。按原方门诊继续调治。

按语：本例传变迅速，为热毒内陷脾肾，热瘀络道，并伤营阴，表现为聚水、动血，治以化瘀逐水、泻火解毒，并防动血与神昏。防范多种逆证齐见，有利于对疸胀的救治。

# 第四节　　淤胆型肝炎

### 案例1（湿热瘀滞证）

张某，男，33岁。

初诊：身目发黄已1个多月，素有胃病及遗精史，身目发黄前发热、头痛，而后疲困乏力，恶心，厌油腻；皮肤瘙痒，小便短赤如浓茶；形态消瘦，右胁下积块，触痛，舌黯边暗红，舌质黄腻，脉弦滑。实验室检查：谷丙转氨酶200IU/L以上，总胆红素80μmol/L，碱性磷酸酶、转肽酶、总胆固醇等指数均升高。

诊断：急性淤胆型肝炎。辨为湿热瘀滞。

处方：加味小芩连汤。

观察1个月，黄退、症状消失、苔退薄，脉弦缓，积块回消化软；治前化验项目复查结果均无特殊，临愈出院。

按语：从临床病例观察，治急性淤胆型肝炎湿热瘀滞者，除利湿清热外，关键在于通络散结，化解疏泄肝胆络道之瘀滞，使之从速条达畅通。

**案例2（热毒瘀滞证）**

孙某，男，27岁。

初诊：发黄半个月就诊。素体健壮，黄前发热，热退而黄日显，近1周来胁腹灼热痞满，恶心，皮肤奇痒，四肢皮肤见出血点，小便短赤如浓茶，大便溏而不爽；实验室：总胆红素由180μmol/L上升至320μmol/L，谷丙转氨酶从200IU/L降至90IU/L，总胆固醇、碱性磷酸酶、转肽酶等指数升高，肝功能损害尚轻。观其疸色深而晦滞不鲜，形态消瘦（体重明显下降），右胁下积块，具触痛（B超：提示肝脏肿大，少量腹水），舌紫红，夹瘀斑，苔糙黄而干，脉弦数。

诊断：急性淤胆型肝炎，热毒瘀滞。

处方：加味二丹汤。

二诊：治疗6周，皮肤瘙痒、胁腹灼热、痞满及恶心等症明显改善，小便增多尚黄赤；黄疸见退，面尚晦滞，右胁积块化软，触痛减轻，脉尚弦稍快；舌紫红夹瘀斑。复查：总胆红素回降至144μmol/L，谷丙转氨酶44IU/L；B超：肝尚肿大，腹水阴性。续守上法。

三诊：观察至12周，症状消失，舌转淡红，尚夹瘀斑；右胁积块化软回消，脉弦缓；复查总胆红素回降至21μmol/L，谷丙转氨酶、碱性磷酸酶、转肽酶、总胆固醇均恢复正常。

按语：从患者治疗经过而观，对急性淤胆型肝炎热毒瘀滞证的施治，既要行气散结，祛瘀通络，又要清热解毒，凉血消斑，养阴生津，方能达到既解凝结之毒瘀，且预防热毒之内陷。

**案例3（气滞热瘀证）**

葛某，男，38岁。

初诊：黄疸复发已2个月。3年来曾两次发黄，皆诊为肝炎，治后黄退而胁胀痛，胸脘痞闷迁延不解，此次（第三次）发黄，体重下降，上述症状加重，伴倦怠无力，纳谷欠馨，脘腹胀满，观其色黄晦滞，舌淡红，苔白浊厚腻；右胁下积块质偏硬，具叩触痛；实验室检查：总胆红素50μmol/L，碱性磷酸酶、转肽酶、总胆固醇等均升高，肝功能轻度损害。

诊断：气机郁结，湿热瘀滞。

治法：疏肝散结，清利通滞。

处方：加减疏肝汤。

观察 1 个月，黄疸消退，症状明显改善。复查：总胆红素 14μmol/L，其余项目皆无殊。

再随访 3 个月，病情稳定，积块化软回消，体重恢复。随访 2 年，未再复发。

按语：从本例发病过程看，对湿热瘀滞、肝气郁结二者相因而反复发黄者，既要宣通郁结之气机，又要疏通壅塞之络道，排除蕴结之湿热，以达疏肝散结、清利通滞的目的。

**案例 4（热浊瘀滞证）**

赖某，男，46 岁。

初诊：发黄 1 年，缠绵不解，伴胁胀乏力，小便黄赤如浓茶，曾诊为淤胆型肝炎。近来黄疸日益加深，皮肤瘙痒，胁胀坠痛，且痛如针刺有定位；右胁积块明显肿大、质地较硬，观其疸色晦而不泽，神思困倦，舌晦暗夹瘀斑，苔厚腻，脉弦细涩。实验室检查：肝功能重度损害，总胆红素 88μmol/L，碱性磷酸酶、总胆固醇均升高。

诊断：热毒湿浊，凝结瘀滞。

治法：养阴益气，解毒化浊。

处方：益气通滞汤。

观察 1 个月，症状略为好转，黄疸似有减退，胁胀刺痛改善，右胁积块稳定不变，但复查肝功能尚有损害，总胆红素 74μmol/L。

续治 3 个月，症状大有改善，黄疸消退，胁刺痛消失，右胁积块化软回消，复查：肝功能恢复轻度损害，碱性磷酸酶、总胆固醇回降正常，总胆红素 20μmol/L。药减茜草、败酱、田七粉、丹皮、延胡索，西洋参增至 4g（另冲），黄芪至 20g，并加茯苓 10g，金石斛 10g，扁豆 10g，黄精、瓦楞子各 10g 同煎。2～3 日一剂调理。

按语：本例初起症状虽然相对较轻，但因湿热久致未能化解，可进一步生毒、化浊，损耗脏腑元气、营阴，故治须扶正祛邪，扶正宜益气，养阴和血，消积软坚；祛邪则解毒化浊，行瘀通滞。

# 第五节　脂肪肝

**案例 1（气盛运化失调证）**

王某，男，43 岁。

初诊：素常饮酒，儿子患黄疸型肝炎，有密切接触史，近觉体重日益增多，右胁时胀闷不舒、喜按喜揉，每日更衣数次、非溏则泻，右胁心窝部可叩及积块、质地充实。实验室检查：肝功能无异常，谷丙转氨酶65IU/L，总胆固醇300mg/dL，甘油三酯150mg/dL，B超提示肝波远场衰减、脂肪肝形成。观其体肥、舌胖，苔白腻，脉弦。

诊断：脂肪肝。辨为肝脾气虚，运化失调。

处方：益气芪术汤。并加服仙楂精降脂片，每次2片，每日3次，饭后，开水送下。

二诊：治疗2周，右胁胀闷明显改善，大便日尚2次，仍不成形。汤剂再加炒二芽各10g。

三诊：1个月后，右胁胀闷明显减轻，大便成形，舌苔薄腻，脉弦缓，体重未再增加。复查肝功能无异常，血脂有回降趋向，谷丙转氨酶58IU/L。效不更方、汤剂改为隔日一剂。

观察3个月，症状消失，舌尚胖苔薄白，脉弦缓，右胁积块化软回消。B超：肝出波衰减程度减轻。肝功能无特殊，总胆固醇220mg/dL，甘油三酯100mg/dL，谷丙转氨酶正常。改为丸剂调理。

按语：《金匮要略》云："见肝之病，知肝传脾，当先实脾。"提示治肝病的同时，要注意调补脾胃，而脾胃正气充实，可防止肝病的发展。本证按中医理论，和胃健脾为主，亦即是实脾调肝，着重于益气以扶助肝脾升降出入之气机，改善失常的传化功能，消除内停的湿浊，以化积聚过多之脂肪。

**案例2（气盛运化失调证）**

苏某，男，32岁。

初诊：肝炎后时有胁痛已经年，伴有心悸、不寐、头晕、眼花，易怒心烦，时有鼻衄，近来胸闷隐痛绵绵不止。病理：肝活体检查提示肝组织脂肪变性。实验室检查：肝功能无异常。观其形态消瘦，右胁下积块质地偏硬，舌质红绛无苔，脉细弦稍快。

诊断：肝炎后脂肪肝。辨为肝肾阴虚，散输失职。

处方：取滋水涵木汤加川楝子10g，延胡索10g。

2周后复诊，自觉良好。

治疗1个月，症状大部分消失，舌尚红微有生苔，脉细弦，右胁积块化软。

观察2个月，体重增加，症无特殊，积块化软回消。随访半年，病情稳定。

按语：本证同是肝炎后脂肪肝，乃因肝郁化火，灼伤肝体，下劫肾阴，肾水不能涵养肝木，由于肝阴不足，使肝之升发异常、脾胃之散输失职，治疗着重于养阴保肝肾之本，辅以理气、健脾、化浊、散结，以达扶助肝脾升降传化功能，改善脂肪积聚过多之局面。

**案例3（虚治变化失司证）**

李某，女，40岁。

初诊：平素体胖，患风湿痹证关节肿痛多年。去年患病毒性肝炎迁延至今，右胁尚胀痛不舒，时有刺痛，全身虚浮，消而复肿，肝功能轻度损害，超声波肝脏复查，提示脂肪肝形成。现右胁尚有隐痛、刺痛，身重似困，胁下积块、质地偏硬，轻度叩触痛；观其全身浮肿，精神倦怠，面色晦暗，舌胖大晦暗，苔白腻，脉虚。

诊断：肝炎后脂肪肝，辨为肝脾虚滞，变化失司。

处方：益气活血汤。

连续观察2个月，浮肿消失，积块化软回消，症状显著改善，神色转佳，舌黯略转清，腻苔退薄，肝功能、B超肝脏复查无特殊。

按语：本证乃由肝气不足，宣发不利，脾胃虚弱，运化失调，气机失畅，湿浊内停，聚结痰饮，瘀阻脉络，虚滞相兼而传化失常，变化失司。治疗酌情攻补兼施，补不滞邪，攻不伤正，方达畅利升降出入之机，促使变化功能得以恢复。

### 案例4（胁痛/肝郁脾虚，湿浊内停）

孙某，男，43岁。2006年1月7日初诊。

初诊：肝病10余年，经治愈，近肝区痛，B超示：脂肪肝，肝功（-），甘油三酯2.56mg/dL，胆固醇5.6mg/dL；载脂蛋白B高。观其形体偏胖，舌质淡红，苔薄腻，脉弦。

诊断：胁痛，辨为肝郁脾虚，湿浊内停。

治法：疏肝健脾，清化湿浊。

处方：四逆散加味。焦楂10g，莲叶8g，栀子根30g，郁金10g，夜交藤30g，赤芍10g，醋鳖甲10g，白芍15g，枳壳5g，延胡索10g，甘草2g。

山楂降脂片1瓶，2片，3次/日；浓缩逍遥丸1瓶，8丸，3次/日。

复诊：前方加减运用月余，症状消失。

按语：脂肪肝多由于肝脾肾脏功能不足导致运化失调，散输失职，变化失司，以至肝中精微运化、散输及生成变化障碍，造成水谷精微不能正常输散，湿浊内结，而形成脂肪肝。本例患者形体偏胖，肝区痛，舌淡红有齿痕，苔薄腻，脉弦。检查示脂肪肝、血脂高，辨为肝郁脾虚，治疗当疏肝健脾，清化湿浊，一方面用成药逍遥丸等疏肝健脾，清化湿浊；一方面予汤药四逆散加味，方用郁金、枳壳、柴胡、鳖甲疏肝理气，散结消痞，并助脾胃气机之升降，恢复脾胃运化、散精的正常功能，合莲叶、焦楂消除内停之湿浊，配合白芍、甘草缓肝柔肝，赤芍、延胡索活血止痛，全方共奏疏肝健脾、清化湿浊、调和气血之功效。

### 案例5（湿热内蕴，肝气郁结，食积内停）

方某，男，47岁。2006年1月23日初诊。

初诊：肝区时痛，打鼾时呼吸暂停，大便每日2次，成形，肝功轻度异常，平素少量饮酒。观其面色暗，舌质红，苔厚腻，脉弦。实验室结果提示丙肝抗体（-），肝功：A/G 44.5/34.9g/L（1.28），TB/DB 26.1/5.9μmol/L（4.42），ALT/AST 107/50IU/L（2.14），GGT 147IU/L，TG 3.06mmol/L，乙肝六项全（-），甲肝（-），AFP（-），B超：肝回声增粗，胆胰未见明显异常。

诊断：胁痛，辨为湿热内蕴，肝气郁结，食积内停证（脂肪肝）。

治法：清热利湿，疏肝解郁，消食化积。

处方：栀子根汤加减。栀子根30g，郁金10g，七寸金20g，绵茵陈20g，玉米须20g，生白芍10g，延胡索10g，莲叶8g，焦楂10g，甘草3g。

复诊：前方服用7剂，症状减轻，肝功能好转，继续加减服用2月，症状基本消失，复查肝功：TB22μmol/L，ALT 21IU/L，GGT 95IU/L，其余（－）。

按语：本例为体检发现脂肪肝就诊，肝区时痛，舌红苔厚腻，脉弦，属湿热蕴积证。湿热内蕴，导致肝脾违和，升降失调，湿食积聚于肝，治疗当清热利湿，疏肝解郁，消食化积。方用栀子根汤加减，以栀子根汤清热利湿，疏肝解郁，加以莲叶、焦楂消食化积，芍药、甘草缓肝柔肝配合延胡索活血止痛，全方共奏清热利湿、疏肝解郁、消食化积之功效。

**案例6（胁痛/湿热内蕴，肝气郁结，食积内停）**

任某，男，51岁。2005年4月26日初诊。

初诊：患者平素多饮酒，已成酒癖，昨日肝区剧痛，饥饿时胃痛，不寐少寐，大便2次/日，成形，舌质红，苔黄厚腻，脉弦。检查结果提示肝功：GGT 103IU/L，余均正常；乙肝六项全（－）；B超：脂肪肝，胆胰未见明显异常。

诊断：胁痛，辨为湿热内蕴，肝气郁结，食积内停证（脂肪肝）。

治法：清热利湿，疏肝解郁，消食化积。

处方：栀子根汤加减。栀子根30g，郁金10g，炒白芍15g，延胡索10g，莲叶8g，焦楂10g，甘草3g，柴胡10g，凤凰衣10g，广木香5g，厚朴10g，合欢皮10g，夜交藤30g。

胃得安2盒，4片，3次/日；八宝丹胶囊2盒，2粒，2次/日。

二诊：前方服用3周，肝区疼痛减轻，饥时偶感胃痛，舌红，苔仍厚腻，续用前方并加用白蔻6g，黄精10g，枳壳5g，金钱草15g加强理气养胃，清热利湿效果，成药加用山楂降脂片1片，2次/日。

处方：栀子根36g，郁金10g，炒白芍15g，延胡索10g，莲叶8g，焦楂10g，甘草3g，柴胡10g，凤凰衣10g，广木香5g，厚朴10g，合欢皮10g，夜交藤30g，白蔻6g，黄精10g，枳壳5g，金钱草15g。

山楂降脂片2盒，1片，3次/日；八宝丹胶囊2盒，2粒，2次/日。

三诊：药后6周，症状减轻，复查肝功能：GGT 29IU/L，B超示脂肪肝未见，续服1周后，复查肝功能均正常。

按语：本例为体检发现脂肪肝就诊，肝区时痛，饥时胃脘疼痛，舌红苔厚腻，脉弦，属湿热蕴积证，为湿热内蕴，导致肝脾违和升降失调，湿食积聚于肝，治疗当清热利湿，疏肝解郁，消食化积。方用栀子根汤加减。全方共奏清热利湿、疏肝解郁、消食化积之功效。

**案例 7（胁痛/湿热内蕴，肝气郁结，食积内停）**

李某，男，34 岁。2005 年 4 月 16 日初诊。

初诊：患者 10 余年前发现携带乙肝病毒，今日自觉肝火旺，口干，偶感肝区闷痛不适，大便 2 次/日，成形，B 超示：脂肪肝；血脂 3.27mmol/L；乙肝五项"小三阳"，HBV DNA（－），面色晦暗，舌质红，苔黄厚腻，脉弦。

诊断：胁痛，湿热内蕴，肝气郁结，食积内停证（脂肪肝）。

治法：清热利湿，疏肝解郁。

处方：藿枳合剂加减。藿香 5g，枳实 5g，金线莲 5g，玉米须 25g，甘草 3g，丹皮 5g，石斛 10g，绵茵陈 10g，白芍 15g，茯苓 15g，白术 10g。

山楂降脂片 2 盒，2 片，3 次/日；双黄连口服液 2 盒，1 支，2 次/日。

二诊：前方服用 1 周，仍感肝火较旺，舌红，苔黄厚腻，续用前方并加用焦楂 10g，莲叶 10g 加清热利湿效果，继续配合成药治疗。

处方：藿香 5g，枳实 5g，金线莲 5g，玉米须 25g，甘草 3g，丹皮 5g，石斛 10g，绵茵陈 10g，白芍 15g，茯苓 15g，焦楂 10g，莲叶 10g，白术 10g。

配合成药：山楂降脂片 2 盒，1 片，2 次/日；双黄连口服液 2 盒，1 支，2 次/日。

三诊：药后 2 周，症状基本消失，但肝火未平，舌红，苔尚厚腻，续用藿枳合剂，去白术，加用七寸金 30g 增强清热利湿作用。

山楂降脂片 2 盒，1 片，3 次/日；双黄连口服液 2 盒，1 支，2 次/日。

四诊：药后 6 周，复查肝功能及血脂均正常。

按语：本例为体检发现脂肪肝就诊，肝区时痛，舌红苔黄厚腻，脉弦，属湿热蕴积证，为湿热内蕴，导致肝脾违和升降失调，湿食积聚于肝，治疗当清热利湿，疏肝解郁。方用藿枳合剂加减，以藿枳合剂清热利湿，疏肝解郁，加以莲叶、焦楂消食化积，芍药、甘草缓肝柔肝止痛，全方共奏清热利湿、疏肝解郁之功效。

**案例 8（胁痛/湿热内蕴，肝气郁结，食积内停）**

李某，女，60 岁。2004 年 12 月 25 日初诊。

初诊：患者素肝区时感胀闷不适，尿黄，大便 2 次/日，成形，肝功轻度异常，平素无饮酒史。观其面色暗，舌质红，苔黄，脉弦。查 B 超示：脂肪肝，脾大，118mm × 42mm；肝功能示：AST 42IU/L，GGT 124IU/L，余未见异常；尿酸 496μmol/L，甘油三酯 3.74mmol/L。去年查 HBsAg（＋），HBV DNA < 1000copies/mL，今查抗原抗体均阴性；血常规未见异常。

诊断：胁痛，辨为湿热内蕴，肝气郁结，食积内停证（脂肪肝）。

治法：清热利湿，疏肝解郁，消食化积。

处方：栀子根汤加减。焦楂 10g，莲叶 6g，鳖甲 10g，青皮 6g，柴胡 6g，栀子根 30g，郁金 10g，玉米须 20g，七寸金 20g，茯苓 10g，甘草 2g。

浓缩逍遥丸 2 丸，3 次/日，2 瓶；山楂降脂片 4 盒，2 片，3 次/日。

复诊：前方服用 4 周，患者诉症状减轻，但偶感口苦，查血液流变学均偏高，续用前方并加用寄生 10g，风陈 12g，灵仙 10g，石斛 6g，丹参 8g，赤芍 10g 加强活血通络，滋补肝肾功效。

处方：焦楂 10g，莲叶 6g，鳖甲 10g，青皮 6g，柴胡 6g，栀子根 30g，郁金 10g，玉米须 20g，七寸金 20g，茯苓 10g，甘草 2g，寄生 10g，风陈 12g，灵仙 10g，石斛 6g，丹参 8g，赤芍 10g。

二诊：再服前方 8 周，患者诉症状基本消失，复查肝功能：GGT 61IU/L，余均正常；甘油三酯 3.82mmol/L；尿酸 417μmol/L；HBsAg（＋）；HBV DNA < 1000copies/mL；B 超示：脾 110mm×40mm，脂肪肝仍在。舌脉稳定，进来大便溏泻、腹鸣，续用前方并加成药藿香正气软胶囊加强清利湿热效果。

处方：焦楂 10g，莲叶 6g，鳖甲 10g，青皮 6g，柴胡 6g，栀子根 30g，郁金 10g，玉米须 20g，七寸金 20g，茯苓 10g，甘草 2g，寄生 10g，风陈 12g，灵仙 10g，石斛 6g，丹参 8g，赤芍 10g。

浓缩逍遥丸 2 瓶，2 丸，3 次/日；山楂降脂片 4 盒，2 片，3 次/日；藿香正气软胶囊 3 盒，3 粒，3 次/日。

服药 12 周，患者症状均消失。

按语：本例为体检发现脂肪肝就诊，肝区时感胀闷不适，舌红苔黄，脉弦，属湿热蕴积证，为湿热内蕴，导致肝脾违和升降失调，湿食积聚于肝，治疗当清热利湿、疏肝解郁、消食化积。方用栀子根汤加减，配合丹参、赤芍活血止痛，寄生、风陈、灵仙、石斛滋补肝肾，全方共奏清热利湿、疏肝解郁、消食化积、滋补肝肾之功效。

**案例 9（胁痛/湿热内蕴，肝气郁结，食积内停）**

许某，女，50 岁。2005 年 5 月 26 日初诊。

初诊：患者今日诉肝区胀闷不适，时感眼睛疲乏，口干口苦，纳食尚可，寐差，尿稍黄，大便 1 次/日，成形，血压时有升高，先服药控制血压，体检时提示脂肪肝，查肝功能示：甘油三酯 2.61mmol/L，GGT 141IU/L，余正常。平素无饮酒史。舌质红，苔黄厚腻，脉弦。

诊断：胁痛，辨为湿热内蕴，肝气郁结，食积内停证（脂肪肝）。

治法：清热利湿，疏肝解郁，消食化积。

处方：芩连汤加减。黄芩 10g，川连 3g，蒲公英 12g，郁金 10g，金线莲 5g，柴胡 6g，焦楂 10g，七寸金 20g，甘草 3g。

牛黄清心丸 7 粒，1 粒，1 次/日；复方益肝灵 2 瓶，4 片，3 次/日。

二诊：前方服用 4 周，患者诉症状减轻，偶感胁痛不适，仍诉口干口苦，汗多，续用前方并加用浮小麦 20g，麻黄根 10g，红枣 3 枚增加敛汗之功效，加用成药茵胆平肝胶囊口服加强清热利湿之功效。

处方：麻黄根 10g，浮小麦 20g，红枣 3 枚，黄芩 10g，川连 3g，蒲公英 12g，郁金 10g，金线莲 5g，柴胡 6g，焦楂 10g，七寸金 20g，甘草 3g。

北京牛黄清心丸 7 粒，1 粒，1 次／日；复方益肝灵 2 瓶，4 片，3 次／日；茵胆平肝胶囊，2 粒，3 次／日。

三诊：再服前方 8 周，患者诉症状基本消失，但仍难以入睡，药后汗出明显，复查 B 超示脂肪肝消失，肝功能示甘油三酯仍偏高，舌红，苔薄黄，脉弦，二便如常。加用石斛 6g 滋养肝阴，荷叶 10g 加强降脂效果，夜交藤 30g 养心安神。

处方：麻黄根 10g，浮小麦 20g，红枣 3 枚，黄芩 10g，川连 3g，蒲公英 12g，郁金 10g，金线莲 5g，柴胡 6g，焦楂 10g，七寸金 20g，甘草 3g，石斛 6g，荷叶 10g，夜交藤 30g。

牛黄清心丸 7 粒，1 粒，1 次／日；复方益肝灵 2 瓶，4 片，3 次／日；茵胆平肝胶囊，2 粒，3 次／日。

服药 12 周，患者症状均消失。

按语：本例为体检发现脂肪肝就诊，肝区时感胀闷不适，口干口苦，睡眠不佳，舌红苔黄厚腻，脉弦，属湿热蕴积证，为湿热内蕴，导致肝脾违和升降失调，湿食积聚于肝，治疗当清热利湿，疏肝解郁，消食化积。方用栀子根汤加减。

**案例 10（胁痛／肝郁脾虚，湿浊内停）**

叶某，男，35 岁。2004 年 5 月 16 日初诊。

初诊：患者诉平日右胁闷痛不适，乏力、口干口苦，尿黄，晨起症状明显，睡眠不佳，B 超示：脂肪肝，肝功：GGT 128IU/L，余正常；甘油三酯 2.78mmol/L，胆固醇 6.1mmol/L。舌质淡胖稍红，苔黄腻，脉弦。

诊断：胁痛，辨为肝郁脾虚，湿浊内停。

治法：疏肝健脾，清化湿浊。

处方：四逆散加味。焦楂 12g，莲叶 8g，栀子根 30g，郁金 10g，夜交藤 30g，赤芍 10g，醋鳖甲 10g，白芍 15g，枳壳 5g，延胡索 10g，甘草 2g。

山楂降脂片 1 瓶，2 片，3 次／日；浓缩逍遥丸 1 瓶，8 丸，3 次／日。

二诊：前方服用 4 周后，症状较前改善，但仍睡眠不佳，查舌质淡胖，脉弦，前方加用合欢皮 10g，酸枣仁 6g 加强养心安神之功效。

处方：焦楂 12g，莲叶 8g，栀子根 30g，郁金 10g，夜交藤 30g，合欢皮 10g，赤芍 10g，醋鳖甲 10g，白芍 15g，酸枣仁 6g，枳壳 5g，延胡索 10g，甘草 3g。

山楂降脂片 1 瓶，2 片，3 次／日；浓缩逍遥丸 1 瓶，8 丸，3 次／日。

按语：脂肪肝多由于肝脾肾脏腑功能不足导致运化失调，散输失职，变化失司，以致肝中精微运化、散输及生成变化障碍，造成水谷精微不能正常输散，传化失常，湿浊内结，而形成脂肪肝。本例患者肝区痛，舌淡红，苔黄腻，脉弦。检查示脂肪肝、血脂高，辨为肝郁脾虚，治疗当疏肝健脾，清化湿浊，一方面用成药逍遥丸等疏肝健脾，清化湿浊；一方面予汤药四逆散加味，方用郁金、枳壳、柴胡、鳖甲疏肝理气，散结消痞，并助脾胃气机之升降，恢复脾胃运化、散精的正常功能，合莲叶、焦楂消除内停之湿浊，配合白芍、甘草缓肝柔肝，赤芍、延胡索活血止痛，合欢皮、夜交藤、酸枣仁收敛酸涩，养心安神，全方共奏疏肝健脾，清化湿浊，调和气血之功效。

# 第六节　肝硬化

### 案例1（气滞湿阻证）

陈某，男，51岁。

初诊：肝炎病史多年，1个月来先觉午后脘腹饱胀，下肢困重、小便短少，腹日胀大，并两下肢水肿，伴纳食减少、不寐少寐，胁坠痛，时齿衄。观其疲乏无力，颜色苍黄晦暗，胸前蜘蛛痣、红手掌，腹部膨隆，腹壁静脉显露，腹水明显，肝脾未叩及，两足肿，舌淡红、胖嫩夹瘀斑，苔厚腻，脉沉细弦。实验室检查：麝浊（+++），锌浊30单位，麝浊18单位，白/球蛋白比值3.0/4.0g/dL（0.75），CT提示肝硬化伴腹水、胆结石。

诊断：活动性肝硬化，辨为肝脾气虚，气滞湿阻。

处方：导水茯苓汤并随证加减。

二诊：治疗10天，小便略增，肿胀依然，出现咳嗽、气短，舌脉如恒，考虑水邪上干，再加葶苈子10g同煎，蛇胆陈皮末每次2支，每日2次，开水或药汤送下。

三诊：观察2个月，症状明显改善，尿量增多，入暮尚觉腹部轻度胀满，时有齿衄，观其腹大化软回消，两足水肿明显消退，舌体齿痕尚明，脉重按无力。肝功能有明显改善，白/球蛋白比值尚倒置。原方去葶苈子、桑白、蛇胆陈皮末，酌增补益扶正止衄的西洋参粉2g（另冲），鸡内金、紫珠草、仙鹤草各10g同煎，先每日1剂，后隔日1剂。

效不更方，随访半年，症状明显改善，睡食尚可，神色好转，瘀斑退化，腹水、皮水未再反复，舌尚有齿痕，脉沉细，肝功能复查轻度损害，拟用扶正固本方药调养。

按语：本例乃肝脾气虚，气滞血瘀，虚滞相兼。肝气虚滞，疏泄失利，气血失畅，脾气虚惫，运化失司，水湿潴留，转枢失常，气滞湿阻，决渎失职，水不通达。益气健脾，化温行水，调理肝脾疏泄、运化之气机，以达气行血亦行、血行水亦行，使病情获得好转稳定。

### 案例2（瘀浊并阻证）

陈某，男，77岁。

初诊：肝病已多年。于2个月前易怒心烦，胸胁痞闷，腰酸膝软，纳减腹胀，小便短少，时癃时频数，大便不爽，腹日胀大，初起大而不坚，渐益膨急，并咳嗽、气短，喜半卧位。中风后遗症已15年，伴高血压、糖尿病。观其腹大坚满，腹壁静脉怒张、血丝缕，面色晦暗，唇色紫褐，舌晦暗，尖边偏红，夹有紫斑，舌苔薄黄，脉沉细弦。血压偏高，CT提示肝硬化伴腹水。实验室检查：肝功明显损害，白/球蛋白比值2.7/3.8g/dL（0.71），谷丙转氨酶151IU/L，胆固醇偏低，肾功轻度损害，血糖偏高。

诊断：活动性肝硬化，辨证为肝肾阴虚、瘀浊并阻。

处方：臌胀方合田琥散。

二诊：治疗1个月，臌胀明显好转，腹壁静脉隐约，唇色略为转清，舌红苔薄，纳食增加，腹胀改善，小便增多。肝功能复查好转，白/球蛋白比值3.5/3.5g/dL（1），续守上法，方药去茯苓皮，加西洋参3g，茯苓15g，鸡内金、白术各10g，增加益气健脾。

三诊：观察2个月，臌胀已消，CT提示腹水阴性，食寐恢复，二便正常，时小便涩数，神色尚清，舌淡红，苔薄腻，夹瘀斑，但左胁积块未消。复查肝、肾功能基本正常，白/球蛋白比值3.8/3.2g/dL（1.19）。拟用扶正固本方药继续巩固治疗。

随访4年，症无特殊，气色尚好，舌脉如常，血压稳定，血糖基本正常，肝功能复查无异常。

按语：本例年事较高，标为瘀浊并阻，本乃肝病经久气机久滞，气滞不仅导致血瘀，而且化火伤阴耗津，造成肝肾阴虚，津血受损。先期治实，但不攻逐，方药在多数活血化瘀、行气利水药物中，仅佐一味益气养阴、滋养强壮的灵芝草，是急则治标为主，当臌胀日见消退，则陆续增加滋养肝肾、益气生津、健脾和胃诸品，是缓则治本为主，行气、活血、疏通三焦水道等为辅；病情获得稳定后再以扶正固本、滋养肝肾为主调理。本病之所以难者，为虚滞相兼，本虚短期难以恢复，标实一时不易祛除，斟酌病情标本兼顾，方可收功。

### 案例3（热浊停聚证）

吴某，男，45岁。

初诊：肝炎、溃疡病、高血压病史已多年，近脘痛、泛酸频作，腹胀、腹部日益膨隆而坚满撑急，烦热口苦，纳食减少，阳事痿软，两足转筋，大便溏垢不爽，小便短赤；观其目黄，身黄，面色晦暗，皮肤黧黑，肝脾未满意扪及，下肢水肿，舌质晦暗、胖嫩，夹紫斑，苔少，脉弦滑而结。实验室检查：肝功能中度损害，谷丙转氨酶180IU/L，白/球蛋白比值3.5/3.5g/dL（1）；B超：提示肝硬化伴腹水；胃镜：发现胃窦部溃疡影。

诊断：活动性肝硬化。辨为肝脾肾虚、热浊停聚。

处方：疸胀汤并随证加减。

治疗1个月，症状明显改善，二便如常，唯时泛酸、脘中不舒，臌胀回消，腹壁静脉隐约，脐疝回软，移动性浊音阴性，黄疸消退，左胁积块，脉弦滑时结；肝功能复查有改善，谷丙转氨酶正常，白/球蛋白比值4.2/3.5g/dL（1.2）。改用扶正固本方药调治。加用片仔癀每日0.6g，水飞珍珠粉每日0.6g，温开水送下。

随访4年，病情稳定，症无特殊，左胁积块化软回消，肝功能恢复正常，白/球蛋白比值 4.5/3.0 g/dL（1.5）。拟续扶正固本调养。

按语：本例为肝脾肾虚损，气机郁结，气滞化热，热搏成瘀；升降失调，湿浊稽留，壅塞隧道，热瘀与湿浊停聚，虽泄热渗湿，辅以解郁行气，活血化瘀，治疗 1 月，腹胀、黄疸消退，并不等于肝脾肾虚损随之恢复，湿浊热瘀完全祛除，关键在于继续行益气活血，疏肝解郁，和胃健脾扶正固本，佐少许清火解毒调养而收全功。

### 案例 4（瘀热互结证）

陈某，男，44 岁。

初诊：1 周前突然暴吐便血就诊。患者患慢性肝炎迁延、反复已久，食道钡餐透视提示食道静脉曲张。出血前骤觉胃脘隐隐灼痛且异常饱胀，继而恶心暴吐便血，呕吐紫黯色血液，并解柏油样便，肝功能复查：中度损害。印象为活动性肝硬化、上消化道出血。

经抢救，血止而再出。中医辨证：胃脘灼热，心烦不寐，身热夜甚，面色苍黄晦暗，舌质紫绛，剥苔起芒刺，脉弦滑数。按瘀热互结处治，施以 I 号复方紫珠散。

2 天吐血停止，第 5 日大便色转黄，隐血试验阴性。为防瘀热未解再度动血，续加清热养阴，活血消瘀巩固 1 周，未见反复出血。以后按活动性肝硬化辨证施治。

按语：此证特点，本为正气虚损，气滞血瘀，血脉瘀阻，隧道不通；复因气滞化热，瘀热互结，灼伤胃络，逼血妄行，而暴吐便血。其血止而复出，乃阴血耗伤，蕴带胃中湿热瘀血尚未清消，复入血分，逼血再度离经。中医认为：热清则血自宁，瘀消则脉畅行。出血者急须收敛止血，凉血化瘀，若瘀热未清消，须清热养阴，活血消瘀，以达血液不再脱奔，循经而行。

### 案例 5（瘀阻火逆证）

张某，男，45 岁。

初诊：昨夜突然暴吐便血，出血前骤觉脘腹胀痛，头晕眼花，头额汗出，暴吐如涌，吐血紫暗，下血状如柏油样。据家属反映，慢性活动性肝炎、肝硬化已多年，曾一度目黄、身黄、小便黄赤，经治黄退。诊为活动性肝硬化、上消化道出血，立即中西医结合抢救。

中医辨证：头鬓胀痛，烦而不寐，口苦咽干，胁腹刺痛，眦赤、舌紫绛，苔褐黑干燥，舌尖芒刺，脉弦数。

按瘀阻火逆辨治，方取 II 号复方紫珠散。

当天吐血停止，第三日大便转黄，便隐血试验阴性，续巩固 10 天，脉证日见改善未再出血，以后按活动性肝硬化续辨证施治。

按语：本例表现为鬓痛眦赤、心烦口苦，胁腹刺痛，暴吐如涌，中医辨证以脉络瘀阻为本，肝火上逆为标，经中西医结合，当天血止，三日大便转黄，便隐血化验阴性，但瘀阻火逆脉证未解，尚须继续清火消瘀，收敛止血，以防再出。

### 案例 6（气随血脱证）

池某，男，33 岁。

初诊：二旬之内反复暴吐便血2次。缘因肝炎后肝硬化、食道静脉曲张已8年。二旬前出血，行静脉结扎术而止，止后2星期，复见大便黑色、鼻衄、双下肢出密集斑点，继而右上腹闷痛、头晕烦躁，恶心又吐鲜血及血块，并下暗红色血便，血压下降（10.6/6.7kPa），发热（体温39℃）。中西医结合抢救。

中医辨证：神倦嗜睡似昏，汗出心悸，胁腹刺痛，四肢不温，腹胀，小便赤热，面黄黧黑晦暗，身黄，舌胖嫩、淡而无苔，花裂而起芒刺，指无血色，脉微、数而无力。

按气随血脱处治，施以Ⅲ号复方紫珠散。

治后，脱证日益改善，1周后血止。续按活动性肝硬化辨治，观察三个月未再出血。

按语：气随血脱之证，无论是瘀热互结或瘀阻火逆所变之危象，厥脱都是矛盾的主要方面，故当务之急是收敛止血、补气救脱二者并重；血止脱回，仍颁情辨证处以凉血养阴或兼清肝泻火、或兼清热利湿，或兼化瘀行水等，乃是预防复出之要领。

**案例7（湿热蕴结，气滞血瘀）**

林某，男，49岁。2006年2月6日初诊。

初诊：发现乙肝2~3年，未予处治，去年12月份于当地医院诊为"肝硬化失代偿期"，经保肝、抗肝纤维化、抗病毒、输血治疗有好转，现口服代丁抗病毒治疗。症见腹胀，足肿，小便短赤，大便色黄，每天5~6次，尚成形，望其面色暗黄，口唇紫暗，皮肤暗，巩膜黄染，神疲，听其语音低微。观其舌体暗红，苔中黄，脉细弦。实验室检查：血常规：WBC $19.7 \times 10^9$/L，L 65.3%，HGB 105g/L，PLT $114 \times 10^9$/L。PT 24.1秒，Fib 1.11g/L，肝功：A/G 26.35/51.65g/L（0.51），TB/DB 168.6/79μmol/L（2.13），ALT/AST 74/171IU/L（0.43），GGT 42IU/L，TBA 242.1μmol/L，CHO 3.31mmol/L。B超：肝实质慢性损害伴明显纤维化改变，门脉12mm，胆囊壁水肿增厚，脾大132mm×51mm，脾门静脉增宽8mm，少量腹水63mm×27mm。

诊断：肝炎，肝硬化失代偿期。臌胀，湿热蕴结，气滞血瘀证。

处方：臌胀方合田琥散加减。半边莲30g，白毛藤20g，七寸金30g，地胆草15g，猫须草20g，栀子根30g，玉米须20g，上已菜20g，黄郁金12g，茯苓皮30g，猪泽各15g，绵茵陈24g，厚朴10g，打白蔻仁5g，广木香5g，煎汤。三七粉3g，琥珀粉3g，分两次早晚药汤送服。

复诊：前方加减服用2月余，症状改善，病情稳定。

按语：患者症见腹胀、B超示有腹水，面色暗黄，口唇紫暗，舌质暗，肌肤暗为脉络瘀阻之候，并见有身、目黄，小便短赤之湿热蕴积肝脾下流膀胱之候，此由湿热与瘀浊互结，隧道壅塞而成臌胀。"痰郁能成癖，血郁能成痕"，痰凝血瘀不仅能瘀塞脉络，而且能阻滞胆道，则导致黄疸、臌胀并成。正如吴鞠通所指"黄疸失治，转成臌胀"。治疗选用臌胀方合田琥散加减。方用半边莲、田七粉、琥珀粉、郁金活血化瘀消肿，配宣肺利尿之上已菜合利水消肿泄热渗湿的猪、泽、苓皮、玉米须、猫须草，伍清湿热、利胆消水之栀子根、地胆草、绵茵陈，共奏理气、活血、化瘀、行水、清热、利湿之功效。

### 案例8（湿热内蕴，肝气郁结证）

赖某，男，42岁。2006年2月8日初诊。

初诊：2000年发病，今肝功异常，乙肝"大三阳"，HBV DNA 2.1×10⁵copies/mL，自觉易怒心烦，神疲乏力，不寐少寐，小便色黄赤，唇燥，大便调。望其面色较暗，巩膜黄，舌质淡红晦暗，苔微黄白腻，脉细弦缓。实验室检查：肝功：A/G 36/36g/L（1），TB/DB 36.1/6.3μmol/L（5.7），ALT/AST 71/58IU/L（1.22），GGT 103IU/L，GLU 6.58mmol/L，CHO 6.7mmol/L，乙肝大三阳，HBV DNA 2.1×10⁵ copies/mL。B超：弥漫性肝实质损害，肝右叶低回声结节，胆囊壁厚，脾肿大，116mm×42mm，胰、双肾未见明确异常。肝纤维化指标：HA 968.85ng/mL，LN 103.29ng/mL，PC-Ⅲ 260.85ng/mL，PC-Ⅳ 101.06ng/mL。

诊断：肝炎，肝硬化。辨为肝积湿热内蕴，肝气郁结证。

治法：理气和血，疏肝利胆。

处方：白毛藤20g，绵茵陈20g，七寸金30g，丹参10g，赤芍12g，醋鳖甲12g，青皮6g，栀子根30g，郁金10g，金线莲6g，夜交藤30g，合欢10g，丹皮6g，甘草2g。

按语：本例患者肝病日久，现症见神疲乏力，心烦易怒，不寐少寐，唇燥，目黄，尿黄，舌黯淡红，苔微黄白腻，脉细弦缓，检查发现白球蛋白比倒置，总胆红素升高，肝功轻度异常，B超示脾大，纤维化指标升高，当属中医肝积，西医之肝炎肝硬化，患者邪气尚盛，正气不虚，辨证为湿热内蕴肝胆，气滞血瘀，治疗以祛邪为主，配伍上以栀子根、绵茵陈、白毛藤、金线莲、七寸金清热利湿退黄，合丹参、赤芍、丹皮、郁金行气解郁，凉血活血化瘀，鳖甲、女贞益肝肾且软坚散结，青皮散结行气，佐以夜交藤、合欢安神助眠，全方共奏清热利湿，行气活血，软坚散结之功。

### 案例9（肝气郁结，痰凝血瘀）

谢某，男，38岁。2006年2月8日初诊。

初诊：停诊2年7个月，乙肝五项"小三阳"，DNA（-），B超：肝表面欠光滑，门脉12mm，自觉易疲乏，时肝区痛。观其面色偏黄，舌淡红，苔薄白微黄，脉弦缓。

诊断：病毒性肝炎。肝著病，辨为肝气郁结，痰凝血瘀证。患者感受湿热疫毒（乙肝病毒）日久，疫毒内著肝脏，壅遏气机，伤及肝体，肝郁日久横逆伤脾导致脾气虚弱，运化失健，气病日久入血，瘀血内停而为肝纤维化甚至肝硬化。且见"肝之病，知肝传脾，当先实脾"。

治法：当以疏肝活血，清热利湿，益气健脾，消瘀软坚立法治疗肝纤维化。

处方：康氏抗纤颗粒冲剂。

复诊：前方服用 1 个月，自觉症状改善，纤维化指标：LN 135.2ng/mL，PC－Ⅲ（－），HA（－），PC－Ⅳ 146ng/mL。

按语：患者感受湿热疫毒（乙肝病毒）日久，疫毒内著肝脏，壅遏气机，伤及肝体，肝郁日久横逆伤脾导致脾气虚弱，运化失健，气病日久入血，瘀血内停而为肝纤维化甚至肝硬化。且见"肝之病，知肝传脾，当先实脾"，当以疏肝活血，清热利湿，益气健脾，消瘀软坚立法治疗。本例患者肝病日久，伴见疲乏，肝区时痛，舌淡红，苔薄白微黄，脉搏弦缓。B 超示肝表面欠光滑，门脉 12mm，治疗上予康氏抗纤颗粒。方中重用茵陈、板蓝根等清热利湿解毒之品，除疫毒所致湿热之邪，用柴胡、佛手以疏肝理气，配以太子参、黄芪益气健脾生津，先安未受邪之地，丹参、田七等活血化瘀、通络解郁以除肝经之瘀血，醋鳖甲入肝经软坚散结，用于消散痞积，全方用于肝纤维化患者效果良好，再配合以逍遥丸以疏肝健脾活血。

### 案例 10（黄疸/热浊停聚）

陈某，男，50 岁。2006 年 3 月 22 日初诊。

初诊：前年发现肝炎由狗肉饮酒而发，现 DNA（－），肝功 A/G 倒置 34.28/41.72g/L（0.82），TB 34.9μmol/L，TBA 79.7μmol/L，GGT 78IU/L，AKP 227IU/L，CHO 2.92mmol/L。肝门脉增宽，停用白蛋白则足肿。现用贺普丁抗病毒治疗。查其巩膜黄染，足肿，舌体黯红，苔黄厚腻，脉弦。

诊为：乙型肝炎，肝硬化，失代偿期。黄疸，辨为热浊停聚证。肝硬化"病在于肝，不止于肝"，其致病因素持久地损伤肝脏，不断地损伤肝与脾之间的疏泄与运化，肝与肾之间的滋长和相濡的生理关系，致使肝、脾、肾脏功能严重失调。肝硬化的治疗贵在早治，要抓住肝纤维化这一可逆期，须着手于肝放眼于脾肾。本例患者肝病黄疸日久，症见有目黄、身黄、小便黄，肝脾肿大，下肢肿，舌晦苔黄腻，脉弦。

治法：清热化瘀，淡渗利水。

处方：加减疸胀汤化裁醋鳖甲 10g，青皮 6g，赤芍 10g，苓皮 30g，玉米须 30g，半边莲 20g，蛇舌草 15g，败酱草 15g 茵陈 15g，黄连 3g，炒白术 10g，郁金 10g，菜豆壳 10g，猪苓 15g，泽泻 15g，金线草 15g。

复诊：前方服用 14 剂后，肝功能改善 A/G 35/41g/L（0.85），TB 28.9μmol/L，TBA 59μmol/L，GGT 73IU/L，CHO 2.98mmol/L。尚有腹胀，加白豆蔻、厚朴。续服用 2 月余，水肿好转，肝功能复查：TB 46.9μmol/L 间接胆红素高，A/G 42/45g/L（0.93），TBA 21.3μmol/L。

按语：肝硬化"病在于肝，不止于肝"，其致病因素持久地损伤肝脏，不断地损伤肝与脾之间的疏泄与运化，肝与肾之间的滋长和相濡的生理关系，致使肝、脾、肾脏功能严重失调。肝硬化的治疗贵在早治，要抓住肝纤维化这一可逆期，须着手于肝放眼于脾肾。本例患者肝病黄疸日久，症见有目黄、身黄、小便黄，肝脾肿大，下肢肿，舌晦苔黄腻，脉弦。方用加减疸胀汤化裁，以清热化瘀，淡渗利水，方中以善于清热利湿的茵陈，辅泄热渗湿利水消肿的猪、泽、苓皮、玉米须。患者黄疸日久加赤芍、金钱草、半边莲、败酱草、蛇舌草以助清热活血、散瘀行水配青皮、醋鳖甲、郁金、三七条达肝气、疏通血脉、散结化瘀，并用白术健脾补中，以达四旁。全方共奏清热化瘀、淡渗利水之功。

**案例 11（黄疸/热浊停聚）**

林某，女，51 岁。2006 年 2 月 11 日初诊。

初诊：患者多年前发现乙肝病毒携带，未在意，未行任何治疗。近年来无明显诱因反复出现乏力、口干口苦、纳差、尿黄，伴双下肢浮肿。多次就诊当地医院，当时查乙肝五项示"小三阳"，HBV DNA 低复制，现用拉米夫定口服抗病毒治疗。近日患者症状再次发作，时感腹胀，下肢浮肿，复查肝功示：A/G 30/43g/L（0.70），TB 52.33μmol/L，GGT 81IU/L。腹部彩超示：肝门脉增宽，脾大。HBV DNA（−）。巩膜轻度黄染，足肿，舌体黯红，苔黄厚腻，脉弦，尿黄赤，大便日1 次。

诊断：乙型肝炎，肝硬化失代偿期。黄疸，辨为热浊停聚证。

治法：清热化瘀，淡渗利水。

处方：加减疸胀汤化裁。醋鳖甲 10g，青皮 6g，赤芍 10g，苓皮 30g，玉米须30g，半边莲 20g，蛇舌草 15g，败酱草 15g，茵陈 15g，炒白术 10g，郁金 10g，菜豆壳 10g，猪苓 15g，泽泻 15g，金线草 15g。

二诊：前方服用 2 周后，患者复查肝功能较前改善，蛋白较前回升，黄疸较前减退，下肢浮肿基本消失，但诉大便干结，时有便秘，加草决明 15g，厚朴 6g，枳壳6g 以行气通腑、清热润肠。

处方：醋鳖甲 10g，青皮 6g，赤芍 10g，苓皮 30g，玉米须 30g，半边莲 20g，蛇舌草 15g，败酱草 15g，茵陈 15g，炒白术 10g，厚朴 6g，枳壳 6g，郁金 10g，菜豆壳10g，猪苓 15g，泽泻 15g，金线草 15g，草决明 15g。

三诊：前方再服 6 周后，患者症状均消失，复查肝功能蛋白稳定，黄疸减退，续用 2 周后痊愈。

按语：肝硬化"病在于肝，不止于肝"，其致病因素持续作用于肝脏，不断损伤肝与脾之间的疏泄与运化、肝与肾之间的滋长和相濡关系，致使肝、脾、肾脏功能严重失调。肝硬化的治疗贵在早治，要抓住肝纤维化这一可逆期，需着手于肝放眼于脾肾。本例患者肝病黄疸日久，症见目黄、身黄、小便黄，肝脾肿大，下肢肿，舌黯苔黄腻，脉弦。方用加减疸胀汤化裁，以清热化瘀，淡渗利水，方中以善于清热利湿的茵陈，辅泄热渗湿利水消肿的猪、泽、苓皮、玉米须。患者黄疸日久加赤芍、金钱草、半边莲、败酱草、蛇舌草以助清热活血、散瘀行水配青皮、醋鳖甲、郁金、三七条达肝气、疏通血脉、散结化瘀，并用白术健脾补中，以达四旁，加草决明、厚朴、枳壳以行气通腑、清热润肠，全方共奏清热化瘀、淡渗利水之功。

### 案例12（肝肾阴虚证）

李某，男，43岁。2004年11月25日初诊。

初诊：患者慢乙肝病史多年，近日诉右胁隐隐胀痛，偶感刺痛，心烦易怒，口干口苦，咽干不适，腰膝酸软，疲乏无力，尿黄赤，大便干结，性机能减退，爪甲不荣，舌黯，苔少薄黄，脉细数无力。查肝功能示：A/G 31.3/45.1g/L（0.69），TB 72.32μmol/L，DB 52.54μmol/L，ALT 67IU/L，AST 78IU/L。腹部彩超示肝硬化，门脉增宽。诊为：肝著/肝肾阴虚证证（肝炎肝硬化）。本例患者肝病日久，现症见有右胁隐隐胀痛、刺痛，心烦易怒，口干口苦，咽干不适，腰膝酸软，疲乏无力，性机能减退，尿黄赤，大便干结，检查发现白球蛋白比倒置，总胆红素升高，肝功轻度异常。

诊断：肝炎，肝硬化。肝著，辨为肝肾阴虚证。

治法：滋养肝肾，清火化瘀。

处方：加减左归饮。熟地黄12g，枸杞12g，石斛12g，山茱萸10g，女贞10g，五味子6g，夜交藤30g，炙龟板10g，醋鳖甲10g，丹参12g，郁金10g，丹皮6g。

二诊：服用4周后，症状稍改善，诉时有口鼻出血，血出不止，今予加用阿胶10g，紫珠草15g，旱莲草15g同煎，以养阴凉血，收敛止血。

处方：熟地黄12g，枸杞12g，石斛12g，山茱萸10g，女贞10g，五味子6g，夜交藤30g，炙龟板10g，醋鳖甲10g，丹参12g，郁金10g，丹皮6g，阿胶10g（另烊化），紫珠草15g，旱莲草15g。

三诊：前方服用8周后，患者症状均消失，再服用2周后停药。停药后予石斛10g，熟地10g，茯苓10g，芡实10g，莲子肉10g，山药10g，食物调养。

按语：本例患者肝病日久，现症见右胁隐隐胀痛、刺痛，心烦易怒，口干口苦，咽干不适，腰膝酸软，疲乏无力，性机能减退，尿黄赤，大便干结，检查发现白球蛋白比倒置，总胆红素升高，肝功轻度异常，当属中医肝著肝肾阴虚证。方中熟地、枸杞滋肾阴、益肾精，配龟板、石斛、女贞滋阴潜阳，软坚散结，补养肝肾；用入肝经之丹皮、郁金、丹参清热降火，行气解郁，活血化瘀；合山茱萸、五味子不仅滋养肝肾、益精生血，且能发挥育阴扶阳、收敛固涩的作用，再加阿胶、紫珠、旱莲养阴凉血，收敛止血，药后予石斛、熟地、茯苓、芡实、莲子肉和食物调养，全方滋养肝肾，清火化瘀，养阴凉血，共奏奇效。

## 第七节　肝癌

### 案例1（毒瘀肝脾证）

陈某，女，58岁。

初诊：右胁隐痛已1月余就诊。患者慢性肝炎多年，近反复出现沉困惰怠，纳谷欠香，脘腹痞满，大便溏而不爽；伴口渴多饮，睡眠欠佳。眩晕时作，关节酸痛，筋脉拘急。观其面色晦暗，精神抑郁，眦赤，舌质黯晦，苔浊腻，脉弦滑，肝上界位于第 5 肋间，右胁下可扪及癥积，质地较硬而表面不平，经 CT 检查提示右叶巨块型肿瘤。血压 24/12kPa，肝功能无殊，甲胎蛋白定量 800ng/mL，空腹血糖 150mg/dL，尿酸 8.2mg/dL。

诊断：肝炎后肝硬化癌变，伴高血压、糖尿病、风湿性关节炎。先按毒瘀肝脾辨治。

处方：清癥疏肝汤加山药 30g，花粉 10g，北沙参 15g；血压偏高或眩晕发作时，加钩藤 15g，再加龙葵 30g；关节酸痛明显时，加灵仙 10g，再加薏苡仁 15g 同煎。每日 1 剂，后 2～3 日一剂。

患者每 3～6 个月复诊一次，并化验检查，观察 5 年，胁痛显轻，脘腹胀满改善，食睡如常，眩晕少发且轻，关节酸痛、筋脉拘急显著好转，口渴多饮明显减少，能料理家务。其舌质偏黯红，舌苔黄腻，右胁下尚可扪及癥积，质尚偏硬不平，触痛轻，脉细弦。CT 几次复查提示肿块有所缩小。仍带瘤生存。血压 24/15kPa，肝功能无特殊，甲胎蛋白定量 78ng/mL，空腹血糖在 130～150ng/dL 之间，尿酸尚偏高。续行观察治疗。

**案例 2（毒瘀肝脾证）**

吴某，男，52 岁。

初诊：右胁胀闷时如针刺、饥时脘痛已 1 月余就诊。患者乙型肝炎已多年，并有溃疡病史，自觉沉困怠惰，纳谷欠香，嗳气吞酸，脘腹胀满，小便黄赤。昆仲四人，皆染肝病，一为肝炎后肝硬化，一是肝癌而逝。观其唇舌晦暗淡红，夹瘀斑，苔黄腻，肝脾未扪及，CT 提示右叶占位性病变（约 2.0cm×2.0cm），实验室检查：甲胎蛋白定量 730μg/L，谷丙转氨酶 96IU/L，白/球蛋白比值 4.6/2.8g/dL（1.64），表面抗原阳性。

诊断：乙型肝炎癌变不能排除。按毒瘀肝脾辨治。

处方：消癥疏肝汤再加黄芪、女贞、石斛各 10g 同煎。先每日 1 剂，后 2～3 日一剂。

患者每 1～2 个月复诊一次，并复查甲胎蛋白定量。观察 1 个月，症状好转，甲胎蛋白定量降至 320μg/L，但第 2 个月又上升至 460μg/L，第 4 个月下降至 120μg/L，第 8 个月降至 5.4μg/L，谷丙转氨酶降至 31IU/L，初诊时的症状明显改善，舌转淡红，尚夹瘀斑，苔薄白腻，脉弦缓，恢复原来工作。又继续观察随访 2 年，病情稳定，化验复查无特殊变化。

按语：上述 2 例，一是多兼证的癌变，一是肝炎后血清甲胎蛋白持续增高，癌变不能排除者，经化验检查发现后，按中医辨证同属毒瘀肝脾证，治以化瘀解毒，调理肝脾。观察结果，例一带瘤生存已 5 年，且瘤体渐见缩小，其他兼证亦趋稳定；例二治后 2 年，症状有所改善，甲胎回降至正常，其他化验未见特殊，恢复工作，说明中医中药有近期控制癌变的苗头。

**案例3（肝癌术后毒瘀肝脾证）**

吴某，男，54岁。2006年2月24日初诊。

初诊：前年发现携带HBV，可见实性占位不予处理，去年12月23日行手术摘除，病理示肝细胞癌，次年1月17日行介入治疗（术后AFP转阴），经中药治后现大便不成形。观其面色晦暗，舌质淡红有瘀斑，舌苔黄少津，脉弦。

诊断：肝癌术后，正虚余毒未清。

治法：以扶正为主，兼以解毒。

处方：黄芪12g，女贞12g，茯苓15g，灵芝12g，金霍斛6g，柴胡6g，郁金6g，鸡内金10g，甘草2g。

0.2g天然牛黄3支，1/3支，2次/日；吉林长春肝宁片2盒，3片，3次/日。

二诊：前方服用14剂后，症状有好转，复查肝功：A/G 43.3/41.2g/L（1.05），TB/DB 12.3/3.7μmol/L（3.32），ALT/AST 88/57IU/L（1.17），GGT 110IU/L，AFP（－），血常规、便常规、尿常规均（－），B超：右肝癌症术后，门脉10mm，余肝实质光点稍增粗。考虑湿热仍重，加清热利湿药物。

服药3个月，症状消失。肝功正常：A/G 46.4/35.6g/L（1.30），ALT 39IU/L，AFP（－）。

按语：患者为肝癌患者已经过手术及介入治疗，AFP（－），症见舌淡红有瘀斑，大便溏，面色晦暗，脉细，肝癌日久，加之手术后有正气不足的表现，兼有余毒未清，治疗当以扶正为主，兼以解毒，方用黄芪、女贞、茯苓、灵芝、金霍斛滋补肝肾，柴胡、郁金疏肝解郁，配以中成药天然牛黄、吉林肝宁以共奏扶正祛邪的功效。

**案例4（毒瘀肝脾，水停胸胁）**

陈某，男，46岁。2006年3月27日初诊。

初诊：3月前发现肝尾有一3.2cm的赘生物，切除后病理示中分化肝细胞癌，未药物治疗，近查甲胎蛋白53ng/mL，血常规、肝功均（－），CT：右肺胸积液，胸膜肥厚，胸水W（++），R（+）。查其舌体紫黯，舌苔黄厚腻，脉弦细。

诊断：原发性肝癌术后伴胸腔积液。肝癌毒瘀肝脾，水停胸胁证。

治法：化瘀解毒，调理肝脾，泻肺行水。

处方：消癥疏肝汤加减。半边莲20g，半枝莲18g，桑白皮10g，葶苈子6g，薏苡仁30g，猪苓15g，蛇舌草18g，九节茶20g，郁金10g，莱菔子10g，苏子10g，栀子根20g，甘草3g。

0.2g天然牛黄3支，1/3支，2次/日；吉林长春肝宁片，3片，3次/日；冬凌草片4片，3次/日。

按语：本例患者为肝癌患者并伴有胸腔积液，方中用九节茶、郁金清热解毒、疏肝行气、活血散瘀，配以蛇舌草、半枝莲、半边莲增强清热解毒抗肿瘤之功效，合桑白皮、葶苈子泻肺行水，正所谓"上窍一通，下窍泻"，胸水可自上而下排出，合栀子根以清热利湿，薏苡仁、猪苓健脾利水，全方既可抗肿瘤，又可治疗胸水。

**案例 5（毒瘀肝脾，阴亏阳亢）**

陈某，女，63 岁。2006 年 3 月 16 日初诊。

初诊：肝癌切除术后 5 个月，并介入治疗 3 次，伴有高血压病及 2 型糖尿病，动则出汗。观其舌质淡红晦暗，舌苔腻，脉弦细。

诊断：原发性肝癌术后伴高血压病及 2 型糖尿病。肝癌，毒瘀肝脾，阴亏阳亢证。

治法：当标本兼顾，予化瘀解毒，平肝潜阳，滋阴健脾。

处方：山药 20g，天花粉 10g，葛根 10g，九节茶 20g，半边莲 20g，牛膝 10g，半枝莲 18g，蛇舌草 20g，女贞子 10g，龙牡各 10g。

服药后汗出症状改善。继续治疗。

按语：本例患者为多兼证的癌变患者，除肝癌之外，还有高血压、2 型糖尿病。由病程来看，患者应先有糖尿病及高血压，后发现肝癌，2 型糖尿病属中医"消渴病"范畴，多属肺胃燥热，日久伤津，津亏阴伤，进一步则导致肝肾阴亏，渐为阴虚阳亢，血压亦高，渐热毒瘀积而成肝癌。治疗当标本兼顾。方用九节茶、蛇舌草、半枝莲、半边莲清热解毒抗肿瘤，合杜仲、牛膝、女贞、龙牡滋补肝肾、平肝潜阳，并可扶正固本，增强机体免疫力，再合山药、葛根、天花粉滋阴健脾升胃气，治疗消渴。全方对肝癌及其高血压、糖尿病起到标本兼治之功效。

**案例 6（毒瘀肝脾，肝肾不足）**

叶某，男，46 岁。2006 年 4 月 2 日初诊。

初诊：20 天前肝癌手术，病理示早期肝硬化、原发性肝细胞癌，术后查乙肝五项示"小三阳"，术后肝功 GGT 79IU/L，尿酸 555μmol/L，甲胎蛋白（－），A/G 41.1/35.4g/L（1.16），目前症无特殊。观其面色尚可，舌体黯淡红，舌苔黄，脉弦。

诊断：原发性肝癌术后，肝癌，毒瘀肝脾，肝肾不足证。

治法：化瘀解毒，滋补肝肾。

处方：半枝莲 20g，蛇舌草 20g，炙龟板 10g，醋鳖甲 10g，郁金 10g，半枝莲 18g，金霍斛 6g，丹参 10g，黄芪 10g，女贞子 12g，赤芍 10g，菝葜 10g，甘草 2g。

0.2g 天然牛黄 1/4 支，2 次/日；吉林长春肝宁片 3 片，3 次/日；冬凌草 4 片，3 次/日。

药后症无特殊，继续治疗观察。

按语：患者宿感疫邪，疫毒内著于肝，致使肝、脾、肾功能失调，日久脏气伤损，痰浊瘀毒重杳，正不胜邪而癌变，手术病理提示肝癌并早期肝硬化，方药中半边莲、半枝莲、蛇舌草、菝葜清热利湿解毒抗肿瘤，合丹参、赤芍、郁金行气解郁、活血化瘀，龟板、鳖甲、石斛、女贞、黄芪益肝脾肾且软坚散结，一方面扶正固本，一方面用活血化瘀清热利湿解毒，使肝脾肾亏虚与痰凝血瘀的情况不会影响。全方既可抗肿瘤又可抗肝纤维化。

### 案例7（毒瘀肝脾）

颜某，男，49岁。2005年9月24日初诊。

初诊：患者近日无明显诱因出现消瘦，体重减轻10余斤，乏力、口干、尿黄，胸胁闷痛不适，遂就诊当地医院，当地医院查肝功能示：ALT 232IU/L，AST 147IU/L，GGT 211IU/L，余正常；AFP 766ng/mL；CT示肝右叶原发性肿瘤、胆囊结石，脾稍大。查其面色晦暗，舌体晦暗，舌苔厚腻，脉弦重按无力。

诊断：原发性肝癌。肝癌，辨为毒瘀肝脾证。

治法：扶正固本、化解瘀毒。

处方：消癥疏肝汤加减。九节茶30g，龙葵草30g，半边莲30g，蛇舌草30g，半枝莲20g，菝葜根30g，薏苡仁30g，郁金10g，莪术10g，黄芪10g，女贞10g，石斛10g，丹皮10g，佛手10g，田七粉3g。

0.2g天然牛黄1/3支，2次/日；吉林长春肝宁片3片，3次/日；冬凌草片4片，3次/日。

复诊：前方服用8周后，患者症状稍好转，但胸胁不适仍旧，复查AFP测定下降至645ng/mL；肝功能示：ALT 156IU/L，AST 78IU/L，GGT 142IU/L，余正常。今予加用川楝10g，延胡索10g，以行气活血止痛。

处方：九节茶30g，龙葵草30g，半边莲30g，蛇舌草30g，半枝莲20g，菝葜根30g，薏苡仁30g，郁金10g，莪术10g，黄芪10g，川楝10g，延胡索10g，女贞10g，石斛10g，丹皮10g，佛手10g，田七粉3g。

0.2g天然牛黄1/3支，2次/日；吉林长春肝宁片3片，3次/日；冬凌草片4片，3次/日。

续服前方4周后，复查AFP测定无特殊变化，肝功能基本正常。

按语：本例患者临床特点为肝癌伴消瘦，是癥积恶候与正气虚损之象皆明显存在的癌症晚期患者，应当用中药扶正固本与化解瘀毒之剂控制。方选用消癥疏肝汤加减，方中用龟板、鳖甲、薏苡仁、女贞健脾补肾，滋阴降火，增强机体抗肿瘤，抑制肿瘤和软坚散结，合能使肿瘤缩小、症状减轻、延长缓解期的九节茶、蛇舌草、半边莲、半枝莲、两面针、徐长卿共奏扶正祛邪之功。胸胁闷痛不适为气滞血瘀之征，加用川楝、延胡索行气活血，以缓解肝气不适，气滞血停之证。

### 案例8（毒瘀肝脾，肝肾不足）

叶某，男，55岁。2006年6月1日初诊。

初诊：患者乙肝携带多年，曾就诊当地医院并诊断为"乙肝肝硬化"。半年前复查腹部彩超示肝脏内结节，AFP升高，遂就诊上海医院并诊断"原发性肝癌"。于该院行肝癌手术，术后病理示乙肝肝硬化、原发性肝细胞癌。术后恢复较好，乙肝五项"小三阳"，HBV DNA阴性；肝功能基本正常；甲胎正常。现诉无不适，舌体晦红，舌苔薄黄，脉弦。

诊断：原发性肝癌术后，肝癌，辨为毒瘀肝脾，肝肾不足证。

治法：化瘀解毒，滋补肝肾。

处方：半枝莲 30g，蛇舌草 30g，炙龟板 10g，醋鳖甲 10g，郁金 10g，半边莲 20g，金霍斛 6g，丹参 10g，黄芪 15g，女贞子 12g，赤芍 10g，菝葜 10g，甘草 3g。

0.2g 天然牛黄 1/3 支，2 次/日；吉林长春肝宁片 3 片，3 次/日；冬凌草片 4 片，3 次/日。

二诊：药后症无特殊，舌体晦红，舌苔黄腻，脉弦。患者舌苔腻，湿热仍重，加茵陈 30g，七寸金 30g，增加清热利湿效果。

处方：半边莲 30g，蛇舌草 30g，茵陈 30g，七寸金 30g，炙龟板 10g，醋鳖甲 10g，郁金 10g，半枝莲 20g，金霍斛 6g，丹参 10g，黄芪 15g，女贞子 12g，赤芍 10g，菝葜 10g，甘草 3g

0.2g 天然牛黄 1/3 支，2 次/日；吉林长春肝宁片 3 片，3 次/日；冬凌草片 4 片，3 次/日。

前方服用 8 周后，患者病情稳定。

按语：患者宿感疫邪，疫毒内著于肝，致使肝、脾、肾功能失调，日久脏气伤损，痰浊瘀毒重沓，正不胜邪而癌变，手术病理提示：肝癌并肝硬化，治疗上汤药中茵陈、七寸金、半边莲、半枝莲、蛇舌草、菝葜清热利湿解毒抗肿瘤，合丹参、赤芍、郁金行气解郁、活血化瘀，龟板、鳖甲、石斛、女贞、黄芪益肝脾肾且软坚散结，一方面用扶正固本，一方面用活血化瘀清热利湿解毒，使肝脾肾亏虚与痰凝血瘀的情况不会互相促进发展。全方既可抗肿瘤又可抗肝纤维化。

**案例 9（瘀毒伤损）**

陈某，男，65 岁。

初诊：右胁腹胀痛时如针刺，日益消瘦已 2 月余就诊。患者罹患慢性肝炎、早期肝硬化伴糖尿病已 2～3 年。近神思困倦，纳减腹胀、恶心呕吐，便溏泄泻。观其形瘦羸弱、面色少华，舌质晦暗，舌体胖嫩、齿印，苔白厚腻，右耳下后方可扪及结核，腹部膨隆，心窝下癥块质地坚硬，表面凹凸不平，肝掌，脉弦而涩；经 B 超、CT 提示左叶肝巨块型肿瘤 6.0cm×4.0cm，压迫胃、胰；实验室检查：肝功能轻度损害，甲胎蛋白定量 780ng/mL，血糖 160mg/dL。

诊断：慢性肝炎、肝硬化癌变、糖尿病。按瘀毒伤损辨治。

处方：参芪三甲汤，每日 1 剂，后 2～3 天一剂。

患者每隔 3～6 个月复诊 1 次，治疗中曾再次发生脘腹胀满，大便溏泄日数次，伴恶心或呕吐，临时应用调和脾胃药物，药后上述症状缓解，用原方继续观察。

观察三年，食睡如常，恢复日常生活；舌苔尚厚腻，右耳下后方尚见结核，手掌红，脉弦滑；实验室检查：肝功能恢复正常，甲胎蛋白回降至 80～120ng/mL。血糖 140～160mg/dL；CT 提示：肝左叶巨块肿瘤无变化；X 光钡餐透视：肝左叶大，压迫胃、胰；带瘤生存。

按语：患者的临床特点是癥积恶候与正气虚损之象皆明显存在的癌变晚期者，中医辨证为痰血搏结于内、瘀而不化，阴阳气血伤损，元气衰败，然以中药扶正固本合化解瘀毒之剂控制，能够恢复日常生活能力，带瘤生存，提示应用中医中药治疗早期或晚期肝炎后肝硬化癌变，确有延长生命、减轻痛苦的作用。

**案例 10（瘀毒伤损）**

郑某，男，58 岁。

初诊：患者右胁胀痛，腹水、全身水肿 20 余日，自觉全身无力，气短懒言，恶心、呃逆，纳减食后脘腹胀满，入暮更甚，饥饱皆隐隐刺痛，大便溏薄，小便短少，原有慢性肝炎、早期肝硬化、糖尿病家族史，伴足趾脉管炎。观其面浮萎黄，唇色晦暗，舌质淡晦胖嫩有齿痕、苔白腻，腹部膨隆，下肢水肿，脉沉细，左反关；CT 提示肝右前叶占位性病变（8.0cm×8.0cm）。实验室检查：肝功能重度损害，甲胎蛋白定性阳性。

诊断：肝炎后肝硬化、癌变，糖尿病，按瘀毒损伤辨治。

处方：参芪三甲汤加猫须草、地胆草、玉米须各 30g，香橼、莱菔子、橘皮各 10g。每日 1 剂，后 2~3 日一剂。

患者每隔 2~3 个月复诊一次，并行实验室检查检查。治后胁痛逐渐减轻，小便增长，腹水及水肿消退，恶心、呃逆及脘腹胀满明显改善，食睡如常，日常生活恢复。观察治疗三年，肿瘤有所缩小，但尚带瘤生存，CT 复查肝右前叶占位性病变（6.6cm×6.5cm），肝功能有所改善，甲胎蛋白仍呈阳性。

按语：患者的临床特点是癥积恶候与正气虚损之象皆明显存在，中医辨证为痰血搏结于内、瘀而不化，阴阳气血伤损，元气衰败，然以中药扶正固本合化解瘀毒之剂控制，能够恢复日常生活恢复，带瘤生存三年未见转移，提示应用中医中药治疗肝炎后肝硬化癌变，确有延长生命、减轻痛苦的作用。

# 第八节　肝移植术后

**案例（肝移植术后湿热蕴积证）**

黄某，男，36 岁。2005 年 2 月 15 日初诊。

初诊：患者于 2004 年 6 月行肝移植术，术后查 ALT 升高（具体不详），住院治疗后肝功能恢复正常。出院后复查仍反复。近来患者出现皮肤黄染瘙痒，复查肝功能：A 35g/L，G 39g/L，ALT 251IU/L，AST 120IU/L，TB 271.5μmol/L，GGT 638IU/L，余基本正常；病理未见排斥及肝实质变性。舌体晦红，苔黄，脉细弱。

诊断：肝移植术后，肝著湿热内蕴。

治法：清热利湿。

处方：栀子根汤加味。栀子根 30g，郁金 10g，金线莲 6g，蝉蜕 3g，白蒺藜 10g，白芍 15g，玉米须 20g，金钱草 20g，七寸金 20g，沙参 15g，茯苓 10g，甘草 3g。

复诊：前方服用 10 剂后，复查肝功示：A 31.3g/L，TB 246μmol/L，AKP 105IU/L，余基本正常；AFP 59ng/mL；症状较前稍改善。续用前方并加用石斛 6g，白毛藤 20g 加强滋阴清热效果。

处方：栀子根 36g，郁金 10g，金线莲 6g，蝉蜕 3g，白蒺藜 10g，白芍 15g，玉米须 20g，金钱草 20g，七寸金 20g，沙参 15g，茯苓 10g，甘草 3g，石斛 6g，白毛藤 20g。

0.2 天然牛黄 1/3 支，3 次/日；八宝丹胶囊 2 粒，3 次/日。

按语：患者宿感疫邪，疫毒内著于肝，致使肝、脾、肾功能失调，日久脏气伤损，痰浊瘀毒重杳，舌体红，脉细弱，皆湿热蕴结之象。栀子根汤由栀子根、郁金、蛇舌草、七寸金、玉米须、绵茵陈六味药组成，方中用既可治气分之邪，又能疗血分之疾，善泻三焦清肝胃，利胆，利膀胱湿热的栀子根、郁金、蛇舌草、绵茵陈，合行气通滞，疏肝解郁的七寸金、郁金解除蕴结之湿热，减免肝体之受损，共奏清热利湿、疏肝解郁之效。

# 第九节　乙肝病毒携带者

### 案例 1（伏邪不溃）

黄某，女，43 岁。2006 年 1 月 16 日初诊。

发现乙肝小三阳多年，现查 HBV DNA 7.25×10³copies/mL，肝功能正常。自觉肢冷寐差，察其目胞色暗，舌黯红，苔薄白，脉弦。

诊断：肝著病，伏邪不溃（乙肝病毒携带者）。

治法：益气养阴，清热解毒，扶正祛邪。

处方：方用芪蒌合剂加减。夜交藤 30g，合欢 10g，金线莲 5g，黄芪 10g，栀子根 30g，郁金 6g，七叶一枝花 6g，柴胡 5g，葛根 10g，玄参 10g，甘草 2g。

按语：临床所见的无症状（健康）乙肝病毒携带者虽无夹症，亦不发病而携带多年尚不见转阴，类似《瘟疫论》中："伏邪不溃，则不能传，不传则邪不出，邪不出而病不疗。"当属伏邪不溃，邪留于肝，治疗当扶正固本，助生抗体，方用芪蒌合剂加减，方用黄芪、葛根、玄参益气养阴，金线莲、七叶一枝花、拔葜、栀子根清热利湿解毒祛邪，配合柴胡引药入肝经。

### 案例 2（伏邪不溃）

林某，男，33 岁。2006 年 1 月 26 日初诊。

初诊：去年被诊为乙肝，今 HBV DNA 2.3×10⁸copies/mL，乙肝五项检查示大三阳，肝功（-），尿酸 450μmol/L，胆固醇 5.72mmol/L，大便不畅，先由泄泻而致已数年。察其舌质淡红，苔白，脉数。

诊断：肝著病，伏邪不溃（乙肝病毒携带者）。

治法：益气养阴，清热解毒，佐以健脾利湿。

处方：芪葜合剂加减。金线莲 6g，七寸金 20g，蛇舌草 20g，栀子根 30g，郁金 6g，七叶一枝花 6g，柴胡 5g，黄芪 10g，菝葜 10g，葛根 10g，茯苓 10g，玄参 10g，甘草 3g。

复诊：前方服用 1 周后，患者大便尚黏，属肝胆湿热未罢，改用虎贯汤加减。

处方：金线莲 6g，七寸金 20g，蛇舌草 20g，虎杖 10g，贯众 10g，栀子根 30g，郁金 6g，七叶一枝花 6g，柴胡 5g，葛根 10g，茯苓 10g，甘草 3g。

后症状消失。

按语：本例患者为乙肝病毒携带者，开始用芪葜合剂益气养阴、扶正祛邪，后见患者大便黏滞不畅，且舌苔黄腻，血脂亦高，提示肝胆湿热未罢，改用虎贯汤加减。方中以虎杖、贯众清热解毒，合栀子根、金线莲、蛇舌草、七叶一枝花清热利湿解毒，柴胡引药入肝经，配合莲叶、焦楂化食消积。

### 案例 3（肝脾不和）

张某，男，43 岁。2006 年 3 月 7 日初诊。

两胁时痛，左重于右，延已数年，痛时便解，泻下则解，但痛未缓。察其面色尚可，唇色偏暗。舌胖齿痕晦暗，苔灰腻而厚，脉弦数。

诊断：胁痛，辨为肝脾不和，湿热内蕴证。

治法：疏肝健脾，活血止痛。

处方：消风合剂。菜豆壳 10g，打川楝 10g，延胡索 10g，马蹄金 10g，凤凰衣 10g，四香附 10g，广木香 5g，甘草 3g。

前方服用 14 剂后，症状改善，后加减续服。

按语：本证胁痛责之于肝，而泻下责之于脾，属肝郁脾滞，肝经布于两胁，肝气郁结，气血失调，脉络痹阻不通则痛，故见胁痛。方用柴胡、郁金、枳壳疏肝气，合芍药、甘草平肝缓急，川楝、延胡索疏肝活血止痛，脾土虚弱，脾不升清，胃不降浊，运化失司则见泄泻，方用菜豆壳、凤凰衣、木香理脾气，甘草健中，共奏疏肝理脾的作用。

### 案例 4（伏邪不溃）

周某，男，17 岁。2004 年 7 月 25 日初诊。

初诊：自幼儿园至今乙肝五项检查示"大三阳"，体检肝功能均正常；HBV DNA $3.52 \times 10^9$ copies/mL。自觉无特殊不适。察其舌质淡红，苔白腻，脉弦。

诊断：肝著病，伏邪不溃（乙肝病毒携带者）。

治法：益气养阴，清热解毒，佐以健脾利湿。

处方：芪葜合剂加减。金线莲 5g，七寸金 20g，蛇舌草 20g，栀子根 30g，郁金 6g，七叶一枝花 6g，柴胡 5g，黄芪 10g，菝葜 10g，葛根 10g，茯苓 10g，玄参 10g，甘草 3g。

天然灵芝胶囊 2 盒，2 粒，3 次/日；新一代香菇菌多糖片 2 盒，1 片，2 次/日。

复诊：前方服用 12 周后，患者无诉不适，大便成形，复查肝功能（－），HBV DNA 降至 $9.1 \times 10^6$ copies/mL，续予前方治疗并加用中成药至灵胶囊及中药剂量以加强益气养阴、扶正祛邪之功效。

处方：金线莲 7g，七寸金 30g，蛇舌草 30g，栀子根 45g，郁金 10g，七叶一枝花 12g，柴胡 8g，黄芪 18g，菝葜 15g，葛根 15g，茯苓 18g，玄参 15g，甘草 3g。

按语：本例患者为乙肝病毒携带者，方用芪葜合剂，再合以中成药灵芝胶囊、香菇菌多糖扶正固本、清热利湿解毒，共奏扶正祛邪之功效。

**案例 5（伏邪不溃）**

谢某，男，36 岁。2004 年 10 月 13 日初诊。

初诊：自觉腹胀 3～4 个月，诊为慢性胃炎，体检肝功能（－）；乙肝五项检查示"大三阳"，HBV DNA $1.81 \times 10^8$ copies/mL。饥时疼痛，进食即可缓解。察其舌质红，苔黄腻，脉细弦。

诊断：肝著病，伏邪不溃（乙肝病毒携带者）。

治法：益气养阴，清热解毒，佐以消食理气。

处方：芪葜合剂加减。黄精 10g，炒白芍 15g，郁金 10g，凤凰衣 10g，木香 5g，黄芪 10g，菝葜 10g，柴胡 8g，茯苓 10g，砂仁 5g，甘草 3g。

胃得安 4 盒，4 片，3 次／日，饭后。

二诊：前方服用 4 周后，患者诉腹胀消而未愈，右胁胀闷，大便成形而干，续予前方加减治疗。上方加用莱菔子 10g、川朴 10g、枳壳 5g 以加强行气导滞，清利湿热之功。中成药加用藿香正气片。

藿香正气片 126 片，3 片，3 次／日；上海猴菇菌片 2 瓶，4 片，2 次／日；胃散 1 瓶，4 小勺，必要时。

三诊：前方服用 12 周后，患者诉腹胀消食，消化正常，右胁偶有胀痛，大便成形，复查肝功能（－），HBV DNA $7.3 \times 10^6$ copies/mL。续予前方治疗，中药加用灵芝 10g，茯苓 12g，女贞 12g，延胡索 10g 以加强益气扶正养阴，健脾行气利湿止痛之功。

处方：黄精 10g，炒白芍 15g，郁金 10g，凤凰衣 10g，木香 5g，黄芪 10g，菝葜 10g，柴胡 8g，茯苓 10g，砂仁 5g，甘草 3g，莱菔子 10g，川朴 10g，枳壳 5g，灵芝 10g，茯苓 12g，女贞 12g，延胡索 10g。

按语：本例患者为乙肝病毒携带者，方用芪葜合剂。患者胃部胀闷不适，为脾虚气滞所致，前方予白芍、凤凰衣、木香加强健脾行气之功效，后方加用灵芝、茯苓、女贞加强扶正养阴之作用，再合以中成药上海猴菇菌片、藿香正气扶正固本，清利湿热，共奏扶正祛邪之功效。

**案例 6（伏邪不溃）**

陈某，女，17 岁。2002 年 4 月 2 日初诊。

初诊：携带 HBV10 余年，今查乙肝五项检查示"大三阳"；肝功能正常；HBV

DNA $5.4 \times 10^6$ copies/mL。不寐少寐。察其舌质红，苔黄，脉弦。

诊断：肝著病，伏邪不溃（乙肝病毒携带者）。

治法：益气养阴，清热解毒为主。

处方：芪�合剂加减。栀子根30g，郁金6g，七叶一枝花6g，柴胡5g，黄芪10g，菝葜10g，葛根10g，茯苓10g，甘草3g，威灵仙10g，风陈10g。

牛黄清心丸14颗，1丸，2次/日；天然灵芝胶囊2瓶，2粒，3次/日。

复诊：前方服用12周后，患者脸部偶生痤疮，大便成形，复查肝功能（-），HBV DNA 降至 $6.32 \times 10^4$ copies/mL，续予前方治疗并加用沙参18g，香附10g，合欢皮10g，夜交藤30g，白芍18g以加强益气养阴、清热利湿解毒之功效。中成药加天然熊胆胶囊。

处方：栀子根30g，郁金6g，七叶一枝花6g，柴胡5g，黄芪10g，菝葜10g，葛根10g，茯苓10g，甘草3g，风陈10g，沙参18g，香附10g，合欢皮10g，夜交藤30g，白芍18g。

天然熊胆胶囊56粒，4粒，2次/日；天然灵芝胶囊2瓶，3粒，3次/日。

按语：临床所见的无症状（健康）乙肝病毒携带者虽无夹症，亦不发病而携带多年尚不见转阴，当属伏邪不溃，邪留于肝，治疗当扶正固本，助生抗体，方用芪菝葜合剂，再合以中成药灵芝胶囊扶正固本，天然熊胆胶囊清热利湿解毒，共奏扶正祛邪之功效。

### 案例7（伏邪不溃）

康某，女，24岁。2001年9月28日初诊。

初诊：发现乙肝"大三阳"多年，HBV DNA 未查，肝功能正常。自觉疲劳，月经失调，时有停经，伴全身轻度浮肿，舌淡胖，苔薄白，脉弦。

诊断：肝著病伏邪不溃（乙肝病毒携带者）。

治法：益气养阴，扶正固本，清热解毒，行气解郁，助生抗体。

处方：芪菝葜合剂加减。走经草10g，黄芪10g，菝葜根10g，郁金6g，七叶一枝花6g，茯苓10g，柴胡5g，栀子根30g，玄参10g，葛根10g，甘草2g。

天然灵芝胶囊2瓶，2粒，3次/日；上海猴菇菌片2瓶，4片，3次/日。

二诊：前方服用6周，今日患者诉疲乏感较前改善，但月经仍不调，痛经，停经已2周，舌淡胖，苔薄白，脉弦。续用前方加量并加用当归4g增强理气活血效果。

处方：走经草10g，黄芪14g，菝葜根14g，郁金9g，七叶一枝花10g，茯苓14g，柴胡8g，栀子根36g，玄参12g，葛根12g，当归4g，甘草2g。

天然灵芝胶囊3瓶，3粒，3次/日；上海猴菇菌片3瓶，4片，3次/日。

三诊：前方服用12周，复查HBV DNA 示 $2.47 \times 10^4$ copies/mL，乙肝五项检查示"小三阳"，肝功能：TB $39.8 \mu mol/L$，余均正常。舌淡红，苔薄白，脉弦。月经尚调。改用第二方案，加强益气养阴、清热利湿、扶正祛邪效果。

处方：冬虫夏草2g（另服），虎杖8g，贯众8g，生黄芪10g，女贞10g，沙参

10g，茯苓 10g，石斛 5g，白芍 10g，麦冬 10g，甘草 3g。

天然灵芝胶囊 3 瓶，3 粒，3 次／日；上海猴菇菌片 3 瓶，4 片，3 次／日；至灵胶囊 4 盒，4 粒，3 次／日。

四诊：服药 18 周，肝功能：TB 27.5μmol/L，余均正常。

按语：临床所见的无症状（健康）乙肝病毒携带者虽无夹症，亦不发病而携带多年尚不见转阴，当属伏邪不溃，邪留于肝，肝藏血，肝气郁结，肝气不舒，气不行血，则见月经不调。治疗当扶正固本，助生抗体，方用芪葜合剂加减，加入灵芝及香菇多糖共扶正气，促使正气日旺，邪不伤正之效，同时配入当归等理气活血调经。

**案例 8（伏邪不溃）**

吴某，女，36 岁。2005 年 4 月 2 日初诊。

初诊：患者既往曾有乙肝肝炎病史，已治愈，近日复查肝功能（－）；HBV DNA 3.3×10⁴copies/mL；甲胎蛋白偏高。有乳腺增生病史，偶感乳房胀痛，睡眠较差，月经尚调。察其舌质黯红，苔黄，脉弦。

诊断：肝著病，伏邪不溃（乙肝病毒携带者）。

治法：益气养阴，清热解毒，佐以养心安神、行气散结。

处方：芪葜合剂加减。七寸金 20g，蛇舌草 20g，金线莲 5g，黄芪 10g，菝葜 10g，栀子根 30g，郁金 6g，七叶一枝花 6g，柴胡 5g，茯苓 10g，穿山甲 3g，赤芍 10g，甘草 2g。

牛黄清心丸 7 粒，1 粒，1 次／日；天然灵芝胶囊，2 粒，3 次／日。

二诊：前方服用 4 周后，患者诉症状改善，乳房胀痛较前缓解，但尚不寐，二便自调，苔薄黄，脉稳定，续予前方治疗，加用合欢皮 10g，夜交藤 30g 以养心安神，帮助睡眠。成药改用上海猴菇菌片扶正固本。

处方：七寸金 20g，蛇舌草 20g，金线莲 5g，黄芪 10g，菝葜 10g，栀子根 30g，郁金 6g，七叶一枝花 6g，柴胡 5g，茯苓 10g，穿山甲 3g，赤芍 10g，合欢皮 10g，夜交藤 30g，甘草 2g。

上海猴菇菌片 2 瓶，4 片，2 次／日；天然灵芝胶囊 3 盒 2 粒，3 次／日。

三诊：前方服用 12 周后，患者诉症状消失，睡眠尚可，月经量少，复查肝功能（－），HBV DNA 转阴，甲胎蛋白正常。续予前方治疗 4 周后停药。

按语：本例患者为乙肝病毒携带者，方用芪葜合剂、扶正祛邪，清热利湿解毒。患者既往有乳腺增生病史，时感乳房胀痛，用穿山甲、赤芍活血行气，患者自诉睡眠不佳，加用合欢皮、夜交藤养心安神，再合以中成药上海猴菇菌片、天然灵芝胶囊扶正固本，共奏扶正祛邪之功效。

**案例 9（伏邪不溃）**

林某，男，14 岁。2005 年 9 月 10 日初诊。

初诊：患者自幼体检发现携带乙肝病毒，多年复查肝功能均正常，乙肝五项示

"大三阳"，HBV DNA $1.42 \times 10^8$ copies/mL，其舌质淡红，苔厚腻，脉弦滑。

诊断：肝著病，伏邪不溃（乙肝病毒携带者）。

治法：益气养阴，清热解毒，佐以健脾利湿。

处方：芪萸合剂加减。金线莲5g，七寸金20g，蛇舌草20g，栀子根30g，郁金6g，七叶一枝花6g，柴胡5g，黄芪10g，菝葜10g，葛根10g，茯苓10g，玄参10g，甘草3g。

天然灵芝胶囊3盒，2粒，3次/日；新一代香菇菌多糖片2盒，1粒，2次/日。

二诊：前方服用6周后，患者诉肝区偶感闷胀不适，复查HBV DNA较前下降，，肝功能正常，续予前方治疗并加用延胡索10g，川楝10g行气解郁止痛。

处方：金线莲5g，七寸金20g，蛇舌草20g，栀子根30g，郁金6g，七叶一枝花6g，柴胡5g，黄芪10g，菝葜10g，葛根10g，茯苓10g，玄参10g，川楝10g，延胡索10g，甘草3g。

三诊：前方服用10周后，患者复查HBV DNA $3.45 \times 10^5$ copies/mL，肝功能仍正常，肝区闷胀缓解，续服4周后停药。

按语：本例患者为乙肝病毒携带者，方用芪萸合剂益气养阴、扶正祛邪，川楝、延胡索行气解郁止痛，再合以中成药灵芝胶囊、香菇菌多糖扶正固本，清热利湿解毒，共奏扶正祛邪之功效。

第六章

# 辨证护理

　　辨证论治是中医独特的理论体系，它不仅指导治疗，也同样指导着护理工作的实践。对于肝病患者来说，其临床表现有殊，在辨证理论的指导下，护理原则也就有所不同，这是中医护理的最大特点。

　　在中医护理方法中，有与"七情"相关的精神护理；与"四气""五味"有关的饮食护理；与治法有关的服药方法及"食疗"护理等，大大丰富了中医护理的内容。

　　根据疫郁理论分型辨证的治疗方法，在护理方面除严格执行门诊、病房的隔离、消毒制度、防止交叉感染及按病情分级护理等一般护理措施外，还必须根据临床实际，结合中医的特点，制定出与辨证论治相得益彰的中医随证施护，更好地提高医疗质量。

## 第一节　急重症护理

### 一、高热护理

　　以体温骤升、身灼热、烦渴、脉数为特征，凡急性肝炎、重型肝炎、肝硬化腹水或癌变，重染疫毒或外邪再侵，体温在39℃以上者，可按高热护理。

　　1. 绝对卧床休息，病室温度勿过高，保持空气流通。

　　2. 中药可凉服，有解表退热中药不宜久煎，煎后温服，必要时每日服2剂，分3~4次。服药后观察体温、神志、面色、瞳孔、呼吸、汗出情况、尿量、出血及黄疸体征的变化，并做好记录。黄疸迅速加深者、有轻度性格改变和行为异常者、有嗜睡状态者，及时报告医生，并合急黄、神昏护理。

高热口渴者，可用芦根15g，麦冬、石斛各10g水煎代茶；津液灼损者，可酌情给予葡萄糖盐水静滴，以补充津液。

高热腹胀、烦而便秘者，可给予紫雪丹，每次6g，每日3次；或番泻叶10g，开水冲泡代茶；或针刺支沟（腕背横纹上3寸），以清热通便。

高热痉厥者，可先给予牛黄丸或至宝丹，每日1~2粒，开水送下，及时报告医生，并转脱厥护理。

高热不退者，除采用温水或50%酒精擦浴等物理降温外，可针刺风池（胸锁乳突肌与斜方肌之间，平风府穴位）、合谷（手背第一、二掌骨之间，约平第二掌骨中点处，孕妇不宜针）、曲池（屈肘，当肘横纹外端凹陷中）行强刺激手法；或刺大椎（第七颈椎棘突下），或少商（拇指桡侧指甲旁约0.1寸）、商阳（食指桡侧指甲角旁约0.1寸）交替点刺放血，每日1~2次。或推拿合谷、内关（腕横纹上2寸掌长肌腱与桡侧腕屈肌腱之间）、肩井（大椎穴与肩峰连线的中点）至微汗出。

3. 服药或针刺、推拿后，以微汗出、体温回降为佳；无汗者，可服热饮或稍加衣服以助汗，汗出不宜当风，可用干毛巾擦身，更换衣服，避免重感外邪；发汗过多者，应暂停服发汗、解表退热药，并报告医生，以防虚脱。

4. 饮食以清淡素净偏凉性为宜，可给予流质、半流质，如米汤、藕粉羹、西谷米或清粥、线面等，并用金针菜当汤、空心菜佐餐，或用果汁为饮。禁酒，忌辛辣、燥热、肥甘、油腻。

## 二、急黄护理

以起病急骤，黄疸迅速加深、极度疲惫。或恶心呕吐频繁，很快出现神昏、膨胀前兆及出血倾向为主要特征，凡急性黄疸型肝炎、慢性肝炎者病情骤变，总胆红素每日增加17μmol/L以上者，可按急黄护理。

1. 急黄高热烦渴者，须并高热护理。

2. 急黄初成者，中药汤剂可以每日服2剂，每剂分数次缓服，服药后观察主要症状，黄疸、神情、腹部情况及出血倾向，并详细记录。

3. 呕吐频繁，暂时禁食，可酌情给予葡萄糖溶液静滴补充津液，并按压或针刺内关，留针30分钟。

4. 黄疸较深者，亦可采用外治法，如用鲜毛茛叶捣烂，每次1~2g，贴阳溪穴（腕背横纹桡侧端，拇指伸肌腱与拇长伸肌腱之间的凹陷中）2~4小时，至皮肤发红为度，起泡后用消毒纱布包扎以免感染。

5. 服药、针刺、外治后，一般以舌紫绛、灰黄糙苔退化，黄疸不再加深而日减，小便清长，大便通畅为佳。

6. 饮食宜清淡、营养丰富、容易消化偏凉性为宜，除参照高热护理的饮食宜忌外；可加用蛤蜊煮汤；或芹菜汁调蜜口服，以助退黄；或用绿豆汤、扁豆粥以利小便。

7. 有轻度性格改变和行为异常或有嗜睡状态者，须报告医生，以便及早防治，并转神昏护理，若出现狂躁不安，须加床栏防护，取下假牙、发夹避免发生意外。

急黄患者主诉脘腹胀满，小便短少者，测量体重、腹围有骤增趋向须报告医生及早防治，并转臌胀护理。

如若骤然脘腹胀甚，烦躁不安或解黑色大便，且化验大便隐血阳性，可给予复方紫珠散（即紫珠草粉、田七粉、云南白药），及时报告医生及早防治，并转血证护理。

## 三、臌胀护理

以腹大如鼓，腹部青筋毕露为主要特征，凡重型肝炎、慢性肝炎、早期肝硬化、肝炎后活动性肝硬化或癌变者出现腹水，可按臌胀护理。

1. 保持病室清洁卫生，寒暖适宜，注意气候变化，防止外邪再侵。

2. 中药汤剂要浓煎，宜于鸡鸣至早上分次温服，药后记录出入量、量腹围，称体重，观察患者的神色、腹部及二便的变化。有神志异常或嗜睡、烦躁等神昏前兆及出血倾向者，应报告医生，并转神昏或血证护理。

病情重者，应加强口腔和皮肤护理，防止褥疮。皮肤瘙痒者，可用温水擦拭，或局部涂2%冰硼散水以止痒。

3. 腹胀难堪者，临时可给予散剂口服，针灸或熨贴。

（1）气滞湿阻者，可用宽膨消胀散（蛤蟆入砂仁、黄泥包煅后研末），每次2g，开水送下；或外用鲜地胆草、鲜葱、鲜薄荷等量，梅片1g，共烤成饼状，贴脐热敷后隔姜灸中脘（脐上4寸）、关元（脐下3寸），天枢（脐旁2寸），隔盐灸神阙（脐中），每日1~2次，每次5~7壮，或灸至患者有舒适感，以消胀利水。但须防烫伤。

（2）瘀浊并阻者，可用蝼蛄散（蝼蛄于新瓦焙干研末），每次1~2g，开水送下。或在饭后2小时，外用消臌熨法（香附、黑丑、白丑、槟榔、椒目各30g，木香、草果、芫花、大戟、甘遂各15g，研末，每次30g，配米糠或麦麸120g，炒热喷醋少许，布包，温度适宜时外敷），先熨脘腹，由上而下，熨至患者有舒适感，乘温贴脐1小时。或针刺足三里（犊鼻穴下3寸，胫骨前嵴外一横指处），脾俞（第十一胸椎棘突下，旁开1.5寸），肾俞（第二腰椎棘突下，旁开1.5寸），配阳陵泉、阴陵泉（胫骨内侧踝下缘凹陷中），中刺激手法；腹部可用艾条灸中脘、气海（脐下1.5寸）、水道（脐下3寸，旁开2寸）、神阙（填盐），灸至患者有舒适感，以通络逐水。须防治烫伤。

（3）热浊停聚者，可用2‰薄荷水5mL，口服，或田螺贴脐（螺肉适量，梅片1g同捣烂），每次贴4小时，或针刺（穴位参照气滞湿阻、瘀浊并阻）。

4. 患者应用十枣散、舟车丸等逐水药时，护理应注意：①早晨空腹服药，服药后取半卧位安静休息，勿洗冷水，隔2～3小时方可进食。②注意观察药后有无呕吐、腹痛、腹泻等情况，并做好记录，如发现呕吐、腹痛剧烈，或腹泻频多，或心悸、乏力、汗出、脉沉细，可先给予生脉散或人参注射液4mL肌注，或加用葡萄糖注射液静滴，补充津液，并及时报告医生。③绝对卧床，如确需上厕所，应有人陪伴，防止患者在大便时因体力衰竭而晕倒。腹泻较多者，可口服柑橘或橘子汁，以防低钾。

5. 患者发热，臌胀加剧或黄疸加深，须并高热护理。

6. 饮食宜低盐、无盐，营养丰富，易于消化，进食勿过饱，少尿者可限制饮水量，禁酒、忌油腻炸煿、辛辣刺激、粗糙及过硬之食物。

佐餐可选黄翅鱼或鲨鱼、鲤鱼肉适量（气滞湿阻者可放大蒜7瓣；瘀浊并阻者，可放赤小豆15g，桑白10g，鲜葱适量）清蒸，以利水化浊。

可用蛤蜊浓煎代茶，咽干可用大红豆适量煮成豆沙代茶，以利湿清热。

正气虚损者可加"食疗"，如用茯苓、芡实、山药、莲肉各10g炖猪胰；或何首乌15g炖瘦肉；或枸杞、石斛各15g炖甲鱼。

## 四、血证护理

凡急、慢性或重型肝炎，肝炎后肝硬化或癌变者，血液不循常道，上溢于口鼻诸窍，下出于二阴或渗于肌肤，按血证护理。

1. 对于出血量较大者，应安定患者情绪，消除紧张、恐惧或灰心、思虑、愤怒等心理，避免各种不良精神刺激，使病人心平气和，保持安静，树立战胜疾病的信心。

2. 出血期间，重者绝对卧床休息，避免不必要的移动与检查，以免耗气动血；轻者或血止以后，可适当活动，以保持气血畅通，以免留瘀。

3. 病室要冷暖适宜，不宜过暖，以免血得热而流溢不止。但体虚怕冷、四肢不温者，应注意保暖。

4. 严密观察病情变化，注意患者出血量、精神、意识、面色、四肢温度、汗出情况、脉搏、血压等变化，并做好记录。若患者出现面色苍白、四肢厥冷、大汗出、脉微欲绝、血压下降者，立即报告医生，并转厥脱护理。

5. 衄血（包括鼻衄、齿衄及紫斑）的护理

（1）鼻衄时患者宜坐位，仰头，前额局部冷敷；或用温水浸双脚；并对准出血点，用手指压迫鼻翼；较重者用紫珠粉或荆槐炭末（牡荆根炭、槐花炭等分研末），消毒棉花蘸塞出血点并加压迫；或大蒜捣如泥贴涌泉（足底中，足趾跖屈时呈凹陷处），每次2小时；或点刺少商放血。止后勿挖鼻孔，防止反复。

（2）齿衄时宜安静休息，较重者可用紫珠粉或荆槐炭末拭压牙龈出血点，一般可针刺合谷、内庭（足背第二、三趾间的缝纹端），或素髎（鼻尖正中）、迎香（鼻翼旁0.5寸），2组交替，采用泻法，直至衄止，止后嘱勿剔牙，或用硬牙刷刷牙，

防止反复。

淡盐水漱口，并及时处理瘀血，保持口腔卫生。

（3）紫斑，常伴齿衄，除参照齿衄针刺止血外，可用大枣 15 枚，花生膜 15g，水煎代茶，辅助止血。

衄血者，中药汤剂宜凉服，饮食不宜过烫，禁酒，忌辛热、炸煿、粗糙、坚硬食物。

血热妄行者，宜食清热凉血之品，如绿豆、百合、藕粉汤等，或鲜藕、梨、西瓜、橘子汁等，并可用茅花 15～30g 水煎放适量冰糖代茶，防止复发。肝脾虚不藏血、统血者，饮食宜滋阴降火，如甲鱼、海参、银耳、红枣汤等，并时佐用高丽参 3～6g，水煎入童便 1 盅代茶；或加商阳麦粒灸。

6. 吐血、便血的护理

（1）吐血患者宜平卧，取头低脚高位，头侧向一边，防止出血流入气道引起窒息。肝硬化、上消化道所致的暴吐便血，多由门脉高压引起，首先应用三腔两囊管控制出血，同时中西医结合抢救护理，及时输血、输液。

（2）吐血可针内关、合谷、足三里。快进针，急速捻转强刺激；亦可用仙鹤草注射液，每穴 0.5mL，穴位封闭；便血加针涌泉，手法相同；并加用艾条灸脾俞、梁门（脐上 4 寸，旁开 2 寸），每穴每次 5 分钟。

（3）气虚、血虚反复吐、便血者，上述穴位改用艾条灸法、每穴每次 3～5 分钟，穴位封闭水针可改用人参注射液，每穴 0.5mL。

（4）吐、便血期间，应备有痰盂或坐盆存储排泄物，观察出血量。并减少患者活动，有利止血；吐血后及时给患者盐水漱口，保持口腔清洁。

（5）吐血亦需进食，或从静脉输液、输血，以保证供应营养。血止后宜无刺激性、容易消化的流质饮食，少量多餐，不宜过烫，可食米汤、牛奶之类。饮食禁忌参照衄血。

（6）若因气火上逆、迫血妄行者，勿过早进温补食物，如公鸡汤、猪肝汤之类，防止复发。

7. 崩漏的护理

（1）崩漏时宜抬高双足，卧床休息，保持外阴清洁，不可坐浴及淋浴，可针刺血海（髌骨内上方 2 寸）、大敦（踇趾外侧趾甲角旁约 0.1 寸）、三阴交（内踝上 3 寸，胫骨内侧面后缘），强刺激手法，或加隐白（踇趾内侧趾甲角旁约 0.1 寸），麦粒灸。

（2）任阴受损者饮食禁酒、辣，忌辛热、炸煿及温补，宜瓜果如梨汁、橘子汁；亦可用银耳 6g，浸泡发透，红枣 14 枚，开水炖服。

（3）冲任俱损者并忌生冷瓜果。可用桂圆肉 60g，水煎代茶，或单用大枣 120g，水浓煎代茶；或食高丽参 3～6g，炖瘦肉。

## 五、昏迷护理

以神志不清为特征，凡重型肝炎、肝炎后活动性肝硬化或癌变而不省人事者，按昏迷护理。

1. 及时给予氧气吸入，保持气道通畅，注意眼、鼻、口腔、皮肤护理，以防褥疮。

2. 汤剂鼻饲须温凉适宜，丸剂要研细溶化，饮食宜清淡低盐、富有营养的流质，忌油腻、辛辣、燥热等刺激性食物；神昏初成，可暂停进食，静滴葡萄糖溶液以供营养。

3. 服药后除定时测体温、脉搏、呼吸、血压外，注意观察神昏、发热、抽搐、黄疸、呕吐、出血及二便等变化。

4. 烦躁不安者，应加床栏，取下假牙、发卡，防止碰伤、坠伤。抽搐者齿间插入开口器或裹纱布的压舌板，防舌被咬伤。

5. 急黄热毒内陷昏迷者，须并急黄处理。湿浊内陷昏迷者，药物、食物勿过寒凉，忌生冷瓜果；可针刺水沟（人中沟近鼻孔处）、合谷、劳宫（手掌心横纹中，第二、三掌骨之间）、涌泉，强刺激不留针；或十宣（手十指尖端，距指甲 0.1 寸）点刺放血，以助醒神开窍；若喉间痰鸣，随时吸痰，或加针刺天突（胸骨上窝正中）、丰隆（外踝上 8 寸，条口穴外 1 寸）、内关，强刺激不留针。

6. 癃闭者，先予膀胱热敷，按摩或针刺水道、膀胱俞（第二骶椎棘突下，旁开 1.5 寸）、长强（尾骨尖下 0.5 寸）等穴，仍不通者，行导尿术，导尿时，要注意无菌操作，保持尿道畅通，并定期更换导尿管，预防感染。

## 六、厥脱护理

凡重型肝炎、肝炎后活动性肝硬化及癌变患者，骤见体温不升，气促息微，神志淡漠或烦躁不宁，面㿠唇紫；或面色潮红，大汗出，或嗜睡蜷卧，脉微欲绝等特征，先按厥脱护理。

1. 患者取平卧位，头转一侧，立即大流量给氧；四肢厥冷者，须注意保暖；面赤身热者，宜通风阴凉，勿直接吹风。可先针刺或指掐水沟、十宣等穴位（强刺激不留针），立即报告医生进行抢救。

2. 严密观察病情，包括形态、神色、汗出情况、声音、气味、呕吐物、二便、舌苔、脉象、体温、呼吸、血压及瞳孔，并做好记录。

3. 口噤者，用乌梅肉擦齿龈，令化软松开，并先用至宝丹 1 粒温开水溶化灌服（或鼻饲），以促苏醒，小便失禁者，尿湿后及时更换，保持局部皮肤干燥清洁。

4. 昏迷厥脱者，须并昏迷护理。高热、急黄厥脱者，除并高热、急黄护理外，若面色潮红，皮肤干燥，伴谵语者，取攒竹（眉头凹陷中）、太阳（眉梢与目外眦之间向后约 1 寸凹陷处）、曲泽（肘横纹中，肱二头肌腱尺侧缘）、委中（腘窝横纹中央）放血。

5. 血证、臌胀厥脱者，须并血证、臌胀护理。对于面色苍白、口唇无华、呼吸微弱，四肢震颤，汗出肢冷患者，首先取头低脚高位，注意保暖，提高室温，多加衣被，必要时给予热水袋；可灸百会（后发际上 7 寸）、气海、关元、神阙（填盐）至汗收厥回为度，并予独参汤（人参 3~5g 煎汤），或参附汤（人参 10~15g，熟附子 3~5g 煎汤）灌服（或鼻饲），或人参注射液或生脉散注射液 8mL，肌注或静注。

面色苍白、口唇无华、呼吸微弱，四肢震颤，汗出肢冷患者，首先取头低脚高位，注意保暖，提高室温，多加衣被，必要时给予热水袋；可灸百会（后发际上 7 寸）、气海、关元、神阙（填盐）至汗收厥回为度；并给独参汤或参附汤灌服（或鼻饲）；或人参注射液或生脉散注射液 8mL，肌注或静注。

# 第二节　常见症护理

凡急、慢性及淤胆型肝炎者，呈现无其他原因可解释的乏力、纳呆、恶心、呕吐、厌油、腹胀、便溏、胁痛或胁下积块等征象，可按常见症护理。

## 一、气郁里证护理

症见胁胀窜痛，胸脘痞闷，神色抑郁，舌边偏红，苔薄黄或薄白，脉弦者，可按气郁里证护理。

1. 注意卧床休息，病室宜安静、冷暖适宜。

2. 在护理上态度要和蔼，做到解说耐心，治疗细心，让病人有舒畅心情，良好的感觉；帮助患者建立乐观心态，避免怒气、忧郁。

3. 饮食宜清淡，可用红菇汤或扁豆粥适量佐餐；禁酒、忌辛辣、燥热动火之品和不容易消化食物。

4. 服药后观察患者神情、舌苔、脉象、症状、体征及二便的变化。

5. 胁胀窜痛者，可针刺或艾条灸期门（乳头直下第六肋间）、日月（期门穴直下一肋）、中脘、阳陵泉或肝俞（第九胸椎脊突下，旁开 1.5 寸）、胆俞（第十胸椎脊突下，旁开 1.5 寸）、足三里，2 组交替，每日 1 次，14 日为一疗程；或金先膏每贴 20g，每次贴右胁 12 小时，隔日一次，以理气止痛。贴后皮肤瘙痒者应暂停，撒止痒粉（炉甘石、煅石膏、滑石、黄柏各等分为末），痒止再贴。

金先膏：药用苍术 150g，白术、滑石、红凤仙、白凤仙各 120g，羌活、川乌、姜黄、生半夏、乌药、川芎、青皮、生大黄各 90g，生香附、炒香附、生五灵脂、炒五灵脂、生延胡索、炒延胡索、枳实、黄连、厚朴、当归、威灵仙、黑丑、巴豆、石菖蒲、莱菔子、干姜各 60g，枯芩、黄柏、生蒲黄、黑山栀、郁金、莪术、三棱、槟榔、陈皮、山楂、麦芽、神曲、南星、白丑、葶苈、苏梗、藿梗、薄荷、草乌、独活、柴胡、前胡、细辛、白芷、芥穗、防风、连翘、葛根、桔梗、知母、浙贝、甘遂、大戟、芫花、防己、瓜蒌仁、大腹皮、天花粉、赤芍、白芍、枳壳、茵陈、川楝、木通、泽泻、车前、猪苓、木瓜、皂角、苦杏仁、桃仁、苏子、益智仁、高良姜、草果、吴茱萸、红花、木鳖仁、草麻仁、僵蚕、全蝎、蜈蚣、蝉蜕、穿山甲、甘草、佛手、小茴、艾叶各30g，生姜、葱白、韭白、薤白、大蒜头、槐枝、柳枝、桑枝各500g，榆枝、桃枝各240g。上药先用油40斤熬焦回收，再入净松香、生胶、生石膏粉各120g，陈壁土粉、明矾粉各60g，雄黄粉、轻粉、砂仁粉、白芥子末、花椒粉、木香粉、檀香粉、肉桂粉、制乳香、没药粉各30g，调匀成膏。

6. 胁下积块者，可用消痞狗皮膏，用时烘软，贴右胁上，每次贴24小时，隔日1次，以消积软坚。

消痞狗皮膏：药用三棱、莪术、薏苡仁、山栀、秦艽各45g，大黄、当归各10g，黄连12g，穿山甲40片，全蝎40只，木鳖20个，巴豆10粒，上麻油2000mL，炸枯去渣，后下黄丹1600g为膏，再入阿胶、芦荟、乳香、没药各10g，麝香、阿魏各3g，调入膏内，每贴20g，摊狗皮上。

7. 心烦不寐者，可先针刺神门（腕横纹尺端，尺侧腕屈肌腱的桡侧凹陷中）、安眠（翳风与风池穴连线的中点），每日1次，后继续按摩或磁贴以巩固；或耳针肝、胆、交感，神门穴埋针交替，以解郁安神。

8. 梅核气，喉间不舒者，可加用越鞠丸，每次3g，每日3次，开水送下。

9. 肥胖或脘腹胀闷不舒，可加用盐余甘子，每次2粒，或仙楂丸每次1丸，每日3次，用莲叶适量开水送下。

10. 并外感发热者，先按高热护理。

## 二、湿热里证护理

症见恶心、呕吐，小便黄赤或如浓茶，大便秘溏交加，或黄疸鲜明如橘子色，苔黄腻或厚腻，脉弦滑或弦数者，可按湿热里证护理。

1. 生活起居、饮食禁忌及精神护理参照气郁里证。

2. 服药后观察主要症状如黄疸及二便的变化，一般以小便清长、大便通畅、黄疸见退为佳。

3. 呕吐较重者可暂时禁食，酌情给予葡萄糖溶液静滴，补充水液及热量；并按压或针刺内关穴（留针30分钟）以助止吐。

4. 能进食者，宜选空心菜、芜菁丝炒菜，金针菜当汤，或绿豆粥佐餐，以利湿清热。黄疸者，可选蛤蜊煮汤，或芹菜汁调蜂蜜口服，以助退黄。

5. 黄疸者，亦可辅用外治法，如南瓜蒂研粉，每次0.3g，每日1次，连续3天；或用鲜毛茛叶捣烂，每次1~2g贴阳溪穴2~4小时，或至皮肤发红为度。

6. 胁痛外治法，可用琥珀膏（大黄粉15g，朴硝粉15g，大蒜2瓣捣成绒，调开水适量成膏状），每次30g，厚布摊匀，外贴左胁，每次12小时，隔日1次，以利湿清热止痛。

7. 便秘者,可加用黄连上清丸,每次 3g,每日 2~3 次;或番泻叶 10g,开水冲服代茶,每日 1 次,连续 2~3 天;小便短少者,可加用茅根、车前草各 30g 水煎代茶,以助利尿。

## 三、热毒（包括化火）里证护理

症见胁痛拒按,腹中灼热,口渴喜饮,口臭便干,小便短赤或黄疸较深色鲜明,舌红苔黄糙,脉弦滑数者,可按热毒里证护理。

1. 生活起居、饮食禁忌及精神护理参照气郁里证;食物选择参照湿热里证。

2. 兼发热者,须并高热护理。

3. 中药汤剂可每日 2 剂,分 3~4 次凉服,服药后观察主要症状、体征及二便变化,一般以小便清长、大便畅通或黄疸见退为佳;若黄疸迅速加深者,应密切注意患者神情、腹部及出血倾向并报告医生。

4. 黄疸外治法,参照湿热里证。

5. 胁痛拒按者,可用硝黄膏（大黄粉 20g,朴硝粉 7g,大蒜 1 个,麝香少许,蜂蜜适量,共捣为膏）每贴 20g,厚布摊匀,凉贴右胁,每次 12 小时,1~2 日一次,以助散热止痛。针灸法参照气郁里证。

6. 口干咽燥者,可用北沙参、麦冬、石斛各 15g,水煎代茶;或酌情给予葡萄糖溶液静滴以保阴津。

7. 大便秘结者,可用生大黄粉 20g,调开水保留灌肠以通便泄热;肠热泄泻者,可针刺中脘、天枢、足三里;或加用葛根芩连片,每次 4 片,每日 3 次,开水送下。

## 四、湿浊里证护理

症见口淡黏腻,脘腹胀满,便溏时泄,关节酸痛,黄疸不鲜,面色萎黄或面浮足肿,舌淡红,胖嫩,苔白腻或厚腻,脉濡或滑等,可按湿浊里证护理。

1. 生活起居、精神护理参照气郁里证。

2. 饮食不宜偏凉,尽量减少生冷瓜果以及容易饱胀食物,如糯米、地瓜粉制品及米粉,蛏、蠔、蛤等腥凉海鲜。

3. 中药汤剂宜温服,服药后观察胁痛或黄疸等症状及二便变化,尤其是脾阳不振、形寒肢冷患者,要注意保暖,避免受寒。

4. 黄疸者,可酌情加用外治法,参照湿热里证;胁下积块加用贴法,参照气郁里证。

5. 脘腹胀满,便溏泄泻者,加用艾条灸中脘、关元、气海、天枢,每日 1~2 次,灸至患者有舒适感为宜,14 天为一疗程,继用磁贴,巩固疗效。

6. 关节酸痛或轻度浮肿者,可每日或隔日一次艾条灸肩髃（三角肌上部,肩峰与肱骨大结节之间,上臂外展平举时肩前凹陷处）、尺泽（肘横纹中,肱二头肌腱桡侧）、环跳（股骨大转子与骶管裂孔连线的外 1/3 处）、足三里或外关（桡骨与尺骨之间，腕背横纹上2寸）、合谷、三阴交，2组交替，14次为一疗程。

## 五、瘀证护理

症见胁刺痛有定位，肌肤甲错，爪甲不荣，蜘蛛痣或血丝（丝缕），红手掌，胁下积块质地偏硬，舌质晦红或紫暗或夹瘀斑，脉涩者，可按瘀证护理。

1. 生活起居、饮食禁忌及精神护理，除参照气郁里证外，并宜软质饮食，忌过烫、粗糙、坚硬及刺激性食物。

2. 瘀证因里证不同，须合并原发证护理，例如由热毒（包括化火）里证所致，须并热毒里证护理。

3. 中药汤剂宜温服，不宜过烫，口服丸剂须先研细或溶化，服药后观察神志、气色、胁痛、肿胀及积块的变化。若患者骤然刺痛剧烈，脘腹奇胀难忍，注意观察血压、肠鸣音及大便色泽，并报告医生。

4. 患者若小便短少，腹胀不适，且腹围及体重突然增加；或有轻度性格改变和行为异常者，须注意观察是否有臌胀或昏迷的发生，并及时报告医生。

## 六、虚证护理

症见胁痛隐隐，或坠痛喜按喜揉；并神倦乏力，多愁善虑，视物模糊；或心虚胆怯；或耳鸣健忘，腰酸腿软，早泄、遗精，或月经失调等症，可按虚证护理。

1. 生活起居、饮食禁忌及精神护理，除参照瘀证护理外，并忌萝卜、白菜等，避免影响滋补效果，且须重视食物疗法，药膳结合，以扶正固本。

2. 虚证与不同里证虚实夹杂，或与瘀证虚滞相兼者，须按不同里证或瘀证护理。例如由气郁里证，并见瘀证，且有虚证者，须并瘀证、气郁里证护理。

3. 服药后观察患者的神色、体力、食欲、睡眠变化，并注意应用补气、扶阳药后有无口干咽燥；或滋阴、补血药后有否有纳少、腹胀，及时报告医生。

4. 指导患者每日早晚练好静养保健功及简化太极拳，增强抗病能力；每日一次在饭后2小时自我按摩中脘（揉100圈）、双期门、日月及肾俞（左右各揉100圈）、双足三里、太冲（用同侧拇指各按100次），具有肝、脾、肾保健之功。

5. 肝脾虚证的药膳

（1）见食少腹胀、泄泻便溏，或饥时脘痛，得食得暖可缓，舌胖嫩、齿印，脉弱或虚者，属肝脾气虚。可加用四白饴糖膏（茯苓、芡实、莲肉、山药各30g，研末溶于500g饴糖中），每次10g，每日3次。或食四白猪胰汤（即上述四味药各12g，和猪胰1条同炖，放盐少许）。

（2）见惊悸、恍惚、不寐少寐，头晕眼花，面色少华或无华，舌淡白，脉细数或芤，属肝脾血虚。可加用首乌赤肉汤（将首乌、太子参、茯苓、生黄芪各10g，水煎，药汤和赤肉60g切片同煮，放盐适量）以养肝脾益气血。或四物猪肝汤（当归5g，川芎3g，熟地15g，酒芍10g，水煎，药汤和猪肝60g同煮，放盐适量），以补血养肝。或红枣薏苡仁粥（红枣 30g，薏苡仁 60g 水煮为粥）以补脾益胃。

6. 肝肾虚证的药膳

（1）见五心烦热，或低热盗汗，口眼干涩，少寐眩晕，消渴或胸乳小腹胀痛，月经前期量多，舌红，少或无苔，脉细数或两尺无力者，属肝肾阴虚。可加用蜂乳浆口服液，每次 5mL，每日 2 次，早晚开水送下，以滋养肝肾。或银耳汤（银耳 6g，浸泡发透，开水适量炖烂，加适量冰糖）以平肝降火，益阴生津。或食杞斛甲鱼汤、杞斛水鸭母汤（即适量甲鱼或水鸭母肉，同甘杞、石斛各 15g，开水炖熟，放盐少许），以滋养肝肾之阴。

（2）见精神萎靡，畏寒怕冷，动则气促汗出，五更肾泻或完谷不化，四肢不温或面浮足肿，舌胖偏淡，苔薄白，脉沉迟或尺弱者，属阴阳俱虚。可加用雪蛤红枣汤（雪蛤 3g，水洗净浸泡发透，同红枣 3～5 枚，用水炖熟，加入适量冰糖），以益肝肾补脾胃。或加用虫草胎盘汤（新鲜胎盘 1 个水洗净，同虫草 6g，石斛 12g，开水炖熟，放盐适量），以填补精血，温养肝肾。

# 下篇

论文集锦

本篇分为 3 个主题，选取专题论文 59 篇，用以全方位展示康老的学术思想和临床经验。

读书札记和论文选读是康老从吴瑞甫、陈修园、吴真人的著作、药签中汲取的论治经验与科研思路，从《丹溪心法》《医贯》《审视瑶函》《校注妇人良方》《傅青主男科》《外科正宗》《外科证治全生集》中总结出的老年病防治经验，以及康老对肝病的认识、思考，临床辨证论治总结。

相关研究是康老的传人、学生对康氏"疫郁理论"、康氏常用方和系列方的临床研究。

康老饱读医书，临证善于思辨，平时笔耕不辍，故其撰写的文章不但引经据典，又颇多个人体会，读之深有启发。

第七章

# 康良石教授读书札记

## 一 浅谈仲景病与证相结合的辨证观

当前，辨病与辨证相结合，是中西医结合在临床工作中的一个重要途径，然而在这个问题上，各方却有各种不同的看法，有的认为西医辨病，中医辨证，是为了更好地从疾病的现象去认识疾病的本质，提出正确的治疗，达到缩短疗程、提高疗效的目的，有的认为，乃因西医长于辨病，中医长于辨证，所以辨病与辨证相结合，甚至也有认为中医辨证不辨病，西医辨病不辨证，故需中西医结合等等。

中医学术的形成和发展所处的条件虽然与西医学不同，但其诊断疾病的思维方法和手段，是否单纯从辨证着眼，或者是辨病与辨证相结合呢？这是关系到对中医学术的研究和探讨。

温习仲景的《伤寒论》《金匮要略》，该书对外感热病，乃根据《素问·热论》的六经辨证基本理论，创造性地把错综复杂的证候总结成切合实际的辨证纲领和具体的治疗措施，对杂病也发挥《内经》经旨，以整体观念为指导思想，脏腑经络学说为理论根据，提出了脏腑经络病机结合八纲进行病与证相结合的辨证观，值得我们继承和发扬。

**（一）仲景在辨证的同时，尤为注重辨病**

明代名医李仲梓说："病不辨则无以治。"指出辨病与辨证相结合的重要性，如仲景所著《伤寒论》，虽是对外感热病错综复杂的证候进行辨证论治，但亦注重辨病。

### 1. 在外感热病的辨证中辨霍乱病

《伤寒论·辨太阴病脉证篇》云："太阴之为病，腹满而吐，食不下，自利益甚。"辨明上吐下利为太阴病的纲领。《伤寒论·辨太阳病脉证篇》又云："太阳之为病，脉浮、头项强痛而恶寒。"分析发热、恶寒、头痛为太阳病的纲领。

但是仲景善于发挥《内经》经旨，能够在外感热病的辨证中，将出现上吐下利、汗出、四肢拘急、手足厥冷、或伴有发热、恶寒、头痛等既似太阴而非太阴，又类太阳并非太阳的证候辨为霍乱病是颇有见地的。

后代医家如巢元方、朱丹溪、张景岳、徐灵胎、叶天士等辨霍乱病均渊源于此，并随着医学的发展不断加以发挥，尤其是清·王孟英参古审今，旁搜博采，更亲历临床，错综其间，见解极为精辟。临床上分为热霍乱、寒霍乱及干霍乱等类型。现代医学由于病源学的发展，在本病患者粪便中培养出霍乱菌，证实此病是一种烈性传染病。对于仲景所创拟的四逆汤、理中汤及通脉四逆汤等方剂，近世医家应用治疗寒霍乱，仍不失为疗效较佳的良方。

### 2. 在外感热病的辨证中辨疟疾病

《伤寒论·辨少阳病脉证篇》云："本太阳病，不解、转少阳者，胁下硬满，干呕不能食，往来寒热。"辨明伤寒由太阳病转入少阳，其热型为寒热往来。《金匮要略·疟病脉证并治第四》亦云："疟脉自弦，弦数者多热，弦迟者多寒。"列举疟疾病的热型同样是寒热往来。

仲景根据《内经》的基本理论，通过临床观察，在外感热病的辨证中，把与少阳热型类似的，往来寒热有一定时间的，每次发作症状相同的见症辨为疟疾病，并且一病成篇专题论述，是有深刻见解的。

历来如《丹溪心法》《类证治裁》《医学入门》及《景岳全书》等医学著作，对疟疾病的脉因证治均有所发挥，并按脉证和寒热多少的不同分瘅疟、温疟、牝疟、疟母的基础上进一步说明造成本病的"疟邪""瘴毒"同是一种时行疫气，有很大的传染性，亦多发生于岭南山岚瘴气地区等等。现代医学在本病患者末梢血中可找到"疟原虫"，证实是一种独立的病种。仲景所应用的蜀漆或常山、鳖甲煎丸等方药，以及注意饮食调理辅助治疗，迄今仍为治疟的有效方法。

## （二）仲景既诊病再据证提出方治，或辨证又力求明确病的定义

仲景《金匮要略》书中每篇皆是病脉证治一起论述，体现其所提出脏腑经络病机结合八纲进行病与证相结合的辨证方法，这种病与证有机结合的方法，既能抓住主要矛盾，又不忽视次要矛盾；既注意局部的变化，又重视全身情况。

### 1. 从疮痛中辨阑尾炎，又据阑尾炎证提出方治

《金匮要略·疮痈肠痈浸淫病脉证并治第十八》云："肠痈之为病，其身甲错，腹皮急，按之濡，如肿状，腹无积聚，身无热、脉数，此为肠内有痈脓，薏苡仁附子败酱散主之。"

肠痈，从现代医学看来，主要是指阑尾炎，还包括阑尾脓肿、腹部脓疡、腹膜

炎等病的部分症状。说明仲景在当时的医疗条件下，就能从疮痛的病脉证治中辨明阑尾炎，同时有了行之有效的治疗方法。而且还详细地观察阑尾炎，根据有否化脓而论治，云："欲知有脓无脓，以手掩肿上，热者为有脓，不热者为无脓。"并结合患者的全身症状，"少腹肿痞，按之即痛如淋，小便自调，时时发热，汗自出，复恶寒，其脉迟紧者，脓未成，可下之。"采用大黄牡丹汤治之。

从现代中西医结合研究出来的一些成果来看，也从仲景病与证结合辨证的学术思想中吸取了不少有益的经验，如目前国内中西医结合治疗阑尾炎所用的方药，大多脱胎于大黄牡丹汤，在其方剂上加减，体现了清热解毒、活血化瘀、攻里通下的作用，它能直接影响阑尾炎的感染、梗阻和血运障碍三个基本病理环节，使本病的非手术率达百分八十以上，取得较好的药物治疗效果。

**2. 从悬饮、支饮辨证中明确渗出性胸膜炎、胸腔积液、哮喘及喘息性支气管炎等病**

《金匮要略·痰饮咳嗽病脉证并治第十二》曰："夫饮有四。"乃根据水饮停留的部位表现出各种不同的主证，辨为痰饮、悬饮、溢饮、支饮。举如悬饮，仲景认为是"饮后水流在胁下，咳唾引痛"；而水饮停留于胸膈，阻碍肺气的宣降，导致"咳逆倚息，短气不得卧"，或喘而不能卧，谓之支饮。悬饮，从现代医学看来，主要指渗出性胸膜炎或胸腔积液，而支饮则包括胸腔积液、支气管炎哮喘、喘息型支气管炎等病的共同表现。说明仲景既辨证，又力求明确病的意义，辨病与辨证相结合。所以对支饮一证科学地据证提出方治，辨属于内饮外寒的支饮用小青龙汤，辨属于膈间的支饮用木防己汤，辨属于痰涎壅塞的支饮用葶苈大枣泻肺汤。近世医家采用上述方剂治疗胸腔积液、支气管哮喘及喘息型支气管炎，均可见效。

如葶苈大枣泻肺汤至今在临床应用治疗支气管哮喘或喘息型支气管炎，仍然能取得满意的疗效，甚至有的患者服用一二剂就可控制。从 1972 年至 1977 年，我们对122 例慢性支气管炎的临床研究发现，喘息型患者原来单用"宣降""敛肺"或"清肺"等平喘方药治疗，控制气喘尚不够理想，后来，加用葶苈大枣泻肺汤，起效时间就加快了。还有小青龙汤，这也是中医公认治疗支气管哮喘寒证较有疗效的方剂。

综上所述，充分说明仲景治学方法业非单纯从辨证着眼，也不是病与证机械的相加，而是二者有机地结合的辨证观。这至今仍然有效地指导着中医临床医疗实践。现代中西医结合研究出的一些成果，从仲景的学术思想中吸取了不少有益的经验，这对于中西医结合的发展，无疑也起到积极的推动作用，具有很大的生命力和发展前途。因此，认真吸取国内外现代科学研究成果，深入研究仲景病与证相结合的辨证观，应该成为挖掘祖国医学宝库的一项重要内容。

# 二 吴瑞甫论治外感热病探讨

吴瑞甫先生为近代著名中医大师，其学术造诣颇深，精于内、妇、儿、喉各科，尤于论治外感热病为其所长。本文仅以有限之认识，探讨如下。

## （一）赅括寒温主要大法

作为温热名家的吴老，所著有关温热名著脍炙人口，视同圭臬，然其所撰《伤寒讲义》《伤寒纲要》《六经病论》《伤寒三阳三阴为医学重要之问题补充》等，溯源《灵》《素》、采撷百家，冶寒温于一炉，详细地阐发了伤寒学说之精义。吴老认为："仲景伤寒一书，乃治六气之书，不止为伤寒言也，真能读《伤寒论》者，以治伤寒也可，以治杂病亦无不可"，"仲景先师特标伤寒二字，以提示六经大纲，而暑湿燥火风，莫不包括其内"，"论阳明而燥症之外感可推，论太阴而湿症之外感悉具，论少阳少阴厥阴，而风火之外感，与从寒化热化之病理，精微曲折，莫不周到"，"仲景之《伤寒论》虽是详寒略温，但治温病之法，实已流括于内"。吴老观点是伤寒与温病可统一而论。如他认为伤寒、温病如有表症均须解表，打破过去温病一概禁用解表之说，提出温病卫证得汗，一可透邪外出，一可消散体内之热，乃向愈佳兆。于临床上，吴老提出之方药法则，如柴芩清膈汤、小柴胡合白虎汤、加味凉膈煎、蠲饮万灵汤、小承气加川连、至宝丹、三仁承气汤加风化硝白蜜、养营承气汤、犀连承气加羚羊、绛雪丹等，皆从《伤寒论》推广衍化而出，实以赅括伤寒、温病最主要之大法，补本论之不足，开后世之法门。

再如"存津液"之意义，他以为不仅仅温病重视存津液，即使伤寒亦须刻刻顾其津液，《伤寒纲要》一书"治阳明表症大法皆以存津液为主"篇写道："热在上焦者，用栀子豉汤吐之；热在中焦，用白虎汤清之；热陷下焦，小便不利，用猪苓汤利之。"皆所以存津液也，须知阳明急防胃燥，而防胃燥，须在胃未燥之先，若邪尚在表，而不刻刻顾其津液，胃津一干，热邪益炽。拙著《中西温热串解》所以云温病忌汗忌利小便，正谓此也。而胃燥原因有四："重发汗，津液外越；利小便，津液内竭；多吐则津液受伤；温燥则津液消烁。治病者一审其外邪甫经化热，便当以存津液为第一要义。""陈修园谓读伤寒书数十年，始悟出存津液三字。陈平伯治温热，谓胃津不克支持，则厥不回而死"，可证存津液，防病于未然，伤寒、温病理无二致。

吴老所遗伤寒、温病著作，溯本穷源与提纲挈领相结合，后学者若能精熟于此，则临症时，纵不能尽愈诸病，亦可见病知源，思过半矣。可见探源《灵》《素》，冶寒温于一炉，亦是吴老学术思想之一大特色。

## （二）精辟辨治四时感证

吴老于《四时感证讲义》序言中云："我国四时杂感，无不发热，辨症纷繁，大率随气候以为施治，而方土次之，就诊察论，南北尚且异治，何论其他？故春温、夏热、秋暑、冬温，有确定之认识，即有确定之治疗，成效彰彰可记。"书中吴老列举四时六气为病之多种见症，及时疫传染病，分门别类达二十七章之多。如《温症论治》篇中，讨论了春温与风温，吴老提出：春温"因时令温暖，腠理开泄，或新邪引动伏邪，或乍感而即发"，此邪"大都由内达外，最忌发汗"，但"若不开表，时感从何出路？若不透汗，里热何从外溃？故温病虽不宜辛温以发汗，而亦不可不用辛凉以解表"。风温"治法亦有在表在里之辨"，邪在表，则凉解表邪；热在肺胃，则凉泄里热；温热热邪郁在肺胃，无处可宣，奔走大肠，咳嗽烦冤，下利日数十行，则以清肺为主，清肠为辅；风温热毒深入阳明营分，为温邪灼烁胃肠，营阴大伤之重症，神犀丹加入紫雪丹，频频灌之，多可得生。对于温热湿热，以先生之见，湿温四时皆有，无论温夹湿、暑夹湿，皆宜宣透清泄，以分开其湿。湿热一节，"湿为天之六气，感湿化热，即六淫皆从火化之义"。吴老并提出西医所谓小肠热，"盖小肠热即我国之湿热症也，我国但分开其湿，每每获效"。至于诸疟，吴老亦一一详尽分类，尔后于疟痢交作者有段精湛论述："余尝以小柴胡汤加花粉，每每治愈。若疟后痢，非治其疟痢，无必愈期。市医见痢治痢，缠绵不愈，病人更医而求治于余，愈者不少，故此等方可为疟痢并治之方，而断不可为湿热下痢之方。

吴老临证谨慎，治有法度，运筹灵活，用药如用兵，加减出入，无不恰到病处。如对白虎汤，吴老评道："白虎汤用处尽多，随症加减，俱效。血虚加生地，精虚加枸杞，有痰加半夏，推之下利发热舌黄，可合白头翁汤，营阴亏损，舌绛热渴，可合犀角地黄汤，大汗脉盛，不热不渴，可合生脉饮，倘大汗小便短而热，舌苔黄绛，可加生地、玄参，虽厥冷亦不禁用。"香薷一药，"为伤暑表实者而设，伤暑之用香薷，犹伤寒之用麻黄也，均属发汗之剂"，而自汗者，"则香薷殊不宜用"。

### （三）探幽索微，删芜存菁

吴老对祖国医学理论有雄厚的知识基础和深邃的思想境界，在长期临床实践中，深感祖国医学"精粹者虽多，纰缪者亦复不少"，决心加以整理，他早年就曾对《圣济总录》《三因方》等进行整理、校对、删订、补正、评点和注解工作，使二书实用价值进一步提高。在《四时感证讲义》一书中，将邪入心包与邪入胃腑从舌诊、辨汗、辨神识及辨治方法一一细微道出，以理服人，支持叶天士"邪逆传心包"学说，并与现代医学所谓传染病经呼吸道传染联系起来，"我国人言传入心包，即西医言侵袭延髓也"，认为均须有阴虚内热之内因为先决条件。笔者于临床中所见"流脑""乙脑"等症。应用吴老辨证施治观点，深有体会。吴老说："医者遇此，尤当心细如发，胆大于身……辨在气，忌用血药，辨在营，须清热育阴。又恐秽浊，蒙蔽神明，以舌望之若干，手扪之原有津液，为浊邪害清窍，先事先预防之播告。际此时机，尤须于当用药中芳香开窍诸品、以泄秽毒，而展神明。于中医治疗急症，无不神益。"

治温热湿热病，吴老极推崇何廉臣、薛生白，自身亦恒有创见，其云："治湿热证，当分湿重于热、热重于湿二种。湿重于热者，宜化湿为先，佐以清降；热重于湿者，宜清热内先，佐以开降。"临床上应用吴老学术观点治疗急性黄疸型肝炎，每每奏效。吴老从何氏枳实栀豉合小陷胸汤化裁，加苦杏、薄荷、绿豆衣等类，以透汗外出，并去木通而加车前子、滑石等，实谓万举万当，且寓有双解之意，取效尤捷。吴老寓医星洲，当地多病"毛丹"，皆以九味羌活汤、柴葛解肌汤等杂药乱投，百无效，而先生依薛生白湿热治法加减，每治必愈。然于薛氏之"十湿热证，初当即胸闷不知人，瞀乱大狂叫。湿热阻闭中上二焦，宜草果、槟榔、菖蒲、芫荽、六一散各重用，或加犀角，地浆水煎"，却以为不妥，认为"此疾别有开泄验方，非煎剂所能奏效，并有忌热饮者，灵验痧方及紫金锭可用，凡药中含有鸦片质樟脑质均效"。

又如伏邪病因学说，由于明清之后新感致病几乎一锤定音，后学者大都不敢正面肯定伏邪致病的存在，吴老却能大胆支持何廉臣伏气温病辨治理论，以其渊博知识和丰富的经验明新感与伏邪的同时存在。

此外，《素问·八正神明论》之"八正虚风"，吴老认为"语近支离附会，此乃时代性之言论，殊不必拘"，于当时历史条件下，注敢破经，勇抒己见，嘱后学者不必拘束于前人之说，实一大胆创见。对于外感热病还提出我国东南沿海，在气候环境、地理条件等方面区别于其他地区，由此病的种类、发病规律以及治疗方法等亦都应有变异，例如产后患湿热者恒见，方书谓慎用苦寒伤已亡之阴，吴老则认为："宜按症施治，盖阴血素亏，温邪易于感受也。""又如春末夏初阳气鸥张，湿盛为热而见洪脉、面赤恶热，大汗者用白虎汤。"吴老认为只要有汗、热、渴、苔黄即可白虎汤。不必以脉之浮弦而细为顾忌。吴老坚持独立思考，敢以突破故常，闯出一条本地区治疗热性病之路，为我们留下许多宝贵经验。本文仅能撮其一端，实难窥其全貌，愿今后在学习、研讨中，有新的认识与发现。

## 三　论吴瑞甫先生的治学修身观

吴锡璜先生（1872—1952），字瑞甫，号黼堂，又字以行，福建同安人，近代名中医。吴老幼承家学，天资颖悟，才识敏明，寝馈《内经》《难经》《伤寒论》及《金匮要略》等经典著作，旁及诸家，靡不穷原竟委，别有会通，所批阅者以数百部计。早岁行医故里银同，后悬壶申、厦、星等地，临证殚精熟虑，辨析入微，审证用方，殊多奇效，尤以治温热病见长，声冠医林。吴老数十年中手不释卷，著书立说，删芜存精，评注古今医书达千余卷。其一生心血之结晶，不仅给后人留下珍贵的遗产，也丰富了祖国医药学宝库。晚年时为培植后进，先后于鹭岛、星洲创设中医学校，竭尽全力负树人之责。曾为医校编纂讲义十余种，尤脍炙人口。嘉定张山雷最为钦佩，曾谕其门人："诸生勿以读学校讲义而自满，吴先生之书不可不看。"在欧西医学东渐时代，吴老能率先接受西学知识，并于沟通中西医理、倡导中西医结合作出了有益的探索。同时，吴老品节望重，爱国忧民，堪称楷模。有鉴于此，维艰斯著，愿以吴老治学、修身进行初步探讨与评价。

### （一）学识渊博释新义

在长期钻研祖国医学理论以及临床实践过程中，吴老洞察到"我国医学精粹者虽多，而纰谬者亦复不少"，古今医书汗牛充栋，或繁篇累牍，虽议论详尽，而失之汗漫，或短歌叶韵，便于记诵，而多缺略；其而"沿讹袭谬，印在脑髓中，而不知救正"。为此，遂汇集诸家学说，删其芜杂，摘其精要，凡前人未及者，自将经验补入，编纂成书，先后著有《校正圣济总录》六十册、《评注陈无择三因方》八册、《中西脉学讲义》二册、《中西温热串解》六册、《删补中风论》二册、《新订奇验喉症明辨》二册等。吴老提倡："如欲振兴医学，当先取古今医籍，摘其纰谬，摄其精华，以所试必效之力，阐发其所以然之故。庶轩歧绝学，得发挥而昌明之，以为我国光。"

吴老早年研读《圣济总录》及陈言《三因极一病证方论》，感到两部医籍"精谬并存"，"尚未尽意"，决心加以整理。他数年中寒暑无间、伏案不已，收集整理了大量的资料，在原著基础上，溯源《内经》，博采诸家，逐条梳栉，进行整理、校对、删定、补正、评点、注解，"务期病理学理，阐发精当，俾习医者不至徒事理想，为世鄙夷"。经整订后之两书，基本上保存了精华部分，剔除其诸如符禁、神仙服饵等糟粕部分，从而实用价值进一步提高。这是吴老整理祖国医学之起步，虽不尽完善，然足见吴老为中医事业而呕心沥血。

外感症顾其证候不一，初非伤寒所能概括，吴老则以四时感证赅之，实深有见地。吴老所著《四时感证讲义》一书，先就《内》《难》二经之涉及者阐述，继据仲景及中西各大家学说，且以近代吴鞠通、叶香岩、薛生白、柳宝诒、张山雷及日人志贺氏诸说，融汇各家，抉择谨严，而折衷至当，故能发人之所未发，言人之所未言。例如《灵枢·论疾诊尺》"瘅热"一词，二千余年，诸医家未能悟出，而吴老则见地独到，云："是瘅热者，必兼湿热、劳热二义，方能因到。"又如《素问·八正神明论》中"虚风"说，吴老注敢破经，认为"八正虚风，语近支离附会，此乃时代性之言论，殊不必拘"。再如喻昌、陆九芝等人，所论精确者则存之，纰谬之处则据理力辨，务求其真。吴老师古训而不拘泥固执，虽立据《内经》，主张以伏邪立论，但并不排斥新感发病之说，指出"伏气随时外发，亦必兼夹时令之邪，如春令兼风、夏令兼暑，理所必致"。

吴老论及医家之弊时曾说："仅能读灵素伤寒、玉函金匮，及汉唐以下诸书，尚未能变通尽利，矧别医者并此等书而不能读，对症茫然，徒凭理想，其临病也，徒取通套之方，勉强塞责，欲求其临床辨析，举天下之病确有切实把握，难乎其难。"为此其讲义十余部，诸如《伤寒纲要》《诊断学讲义》《儿科学讲义》等，均能引注诸家，自出新义，务使"学者见病知源，临症时可无炫惑之虑"。

（二）师承古训不拘泥

吴老精于医道，声名远扬。证于七世家学渊源，以及个人长期临床实践经验，故在厦在申在星，每能疗中西医所不能治之症。在研究吴老医疗经验中，我们体会到，他虽师承古训，但从不墨守成规。吴老喜读《伤寒》，因其书脉络贯通，每读一经，而六经传变，俱有言在此，而意在彼之妙。然于临床中，他却大胆提出，中原地区与闽南方土气候尤殊，且仲师距今千余年，亟需不断加以发扬。他在《四时感证讲义》中论道："我国四时杂感，无不发热，辨证纷繁，大率随气候以为施治，而方土次之。就诊察论，南北尚且异治，何论其他。""伤寒初起，分在营在卫，温病初起，辨在气在血，其实一理也。但治法有辛温辛凉之异耳……盖伤寒之邪，留恋在表，然后化热入里。温邪则化热最速，未传心包，邪尚在肺，肺合皮毛而主气，故云在表。"肯定温热伤寒同出一轨，但温病学发展补充了伤寒之不足，一语而中其要，不废自己数十年临床之心得。四时感证四时流行，病情不一，诊而下药对症，固着手成春，倘一有疏忽，轻则延久，重或不起，吴老一再告诫同道亟须审慎。其临症向来谨慎入微，治有法度，运筹灵活，用药如用兵，加减出入，无不恰到病处。诸如治疗营气俱热甚者，前人虽有白虎加地黄汤，吴老认为尚可用犀角地黄合白虎法，若津枯甚者，必加生梨汁、生蔗浆同服，尤为速效。又如吴老居星洲时，南洋湿热病，较之上海、厦门为多，而当地治疗常不得法，吴老依薛生白治法加减，每治必愈。产后患温热者恒见，方书谓慎用苦寒恐伤其已亡之阴，吴老则认为："宜按症施治，盖阴血素亏，温邪易于感受也。"

　　吴老对于疑难杂症，殊有特长。如神户华侨李某六十八岁患中风，偏瘫发热，昏不知人，英、日、美三院长断为不治之症，吴老投以玉女煎重加牛膝服之而愈。又洪本部黄某患偏瘫昏冒，舌白厚多涎，则投以四逆汤重加白术、黄芪，三十余剂而复。安溪人叶某，素鄙中医，患肋膜炎，以一万八千元延德医，锯肋骨致坏，其膜一痛，则疮口咽喉俱出血，被断为死症，后吴老用止痛护膜法，令痛止血止，再以西洋参、青蛙、猪肉燉服以生肌，十五日而收口全愈。星洲一老妪患肿瘤，西医诊决三月内必死，吴老投药二剂，而寒热大作，病家骇然，吴老曰："此病毒之出路也。"调治二月，竟全愈。其后十余年，病复发，时吴老已逝六载，病人临危叹道："使吴先生在，吾疾当不致若是剧也。"

## （三）衷中参西用医理

　　吴老体会到："我国医籍，如柯韵伯、徐灵胎、魏荔彤、陈修园辈，皆明于理法，卓卓可传。顾脏腑未经剖验，血液未经细核，于疾病原因未由推勘入微、确有印证，虽悟性过人，仍不有惝恍难凭之处。则其书虽存，谓之心思灵敏，所试辄效则可，谓之确知病源之所在，则断乎未可也。""近以西人医术日新月异，从师访道，弥益勤劬，凡有译本，不惜善价购求，朝夕考稽"，互相对照，如是者十余年，"必求得其所以然之故而后已"。及至晚年，尚孜孜不倦学习西医知识。一位中医名师，能摒弃门户之见，吸取新知，在当时历史条件下，其精神是十分难能可贵的。

　　于由西医学优劣处，吴老了如指掌，读其所著各书，可知大概，他认为："乃知中西医学，有宗旨悬歧者，有名词不同，而理法并无差别者"，"学无论中西，唯其实效而已。中西医治病均有试验特效各方法，西药固速而失之剧烈，用偶不当，害亦随之，中药固失之和缓而加减配合果有法度，也能起危病于顷刻"。西医诊断自较中医精确，其器具之测量，化学之检查，亦可补中法所不及，而观神察色，问声审脉，辨证看舌，为中医诊断之特长。所以，"固不愿徒学西法者，有鄙夷中法之思；尤不愿专习中医者，有尊中抑西之见"，不必有分门别户之见，亦不必有尊中抑西之心，德无常师，取善为师。他主张中西并重，力行实践中西医学"于微妙中益参微妙，于精致中更求精致"。正如《中西温热串解》一书序言中自云："锡璜才浅愿宏，每欲镕铸中西学说，冶为一炉。三十年来，手不释卷，评选诸书，动则盈尺。"在他的不少著作中，俱以中西学说相互参证，在临床实践中既用西医之诊断，又结合中医之辨证论治，以有实效为依归，获效后又研得其理。

《中西温热串解》《四时感证讲义》等书，均繁征博引中西治热各书，互为推勘，说取其长，理取其足，方取其效，利用近代医学知识扩充了温热学说的内容。如释叶天士《温热论》邪陷心包时，吴老认为"即西医所谓神经中枢，被细菌侵害之症也。"风温、湿温、伏暑热病，牝疟者其多，"以近世新学考之，乃由肉叉蚊有寄生体，因刺蜇人体传染而来。此寄生体从患疟人之血液中，或赤血球内，检查而出。其寄生体生殖时期，则为疟疾发作时期……此项论说，为今盛行，东西医学家，甚为注意，附录于此，以告于我国医界"。《中西脉学讲义》在《内经》《难经》《脉经》《入门脉诀》《四言脉诀》等基础上，荟萃中外学说，参与吴老本身临床阅历，进行了有益的探讨，如应用西医学说解释"心主血脉"等等，《诊断学讲义》提出二十五种诊断方法，既聚集祖国医学之大成，又吸收近代医学的诊断方法。此外，吴老在《删补中风论》《麻疹专科》《新订奇验喉症明辨》《伤寒纲要》《脑髓病学》以及许多教学讲义中，均对祖国医学与近代医学结合进行了大胆的尝试。吴老尝云："世界至今，医学进步，一日千里，倘墨守旧诀，不旁通而博考之，与赵括读父书何异？故今日之医术，乃革新之医术，非抱残守缺之医术，亦新旧互参之医术，非舍国粹至精之微之学而不用，徒为弃旧迎新之医术也"。一位处于半封建、半殖民地社会的学者，能有这种严谨的治学态度以及高瞻远瞩的视野，不愧为今天后学者之榜样。

### （四）修身自洁气节高

吴老少习举子业，年十五，即通十三经，以此有声儒林。他曾中清末科举，但视功名如草芥，奉其父命，以其家自明迄今，世代皆以医名，毅然辞去广西候补知县一职，秉承先业济世寿人，献身岐黄。

辛亥革命前夕，吴老目睹清廷腐败无能，外侮频仍，国势日蹙，经深思熟虑，选择了自己的道路，加入同盟会，积极参与资产阶级民主革命，并曾到广州会晤孙中山先生等人。革命军兵临同安城下，吴老率众绅开北门亲迎，并亲自主持摘下龙旗，升上五色共和旗。一九一九年，吴老获悉当时同安县长柳某贪污一案，义愤填膺，大胆揭露其丑闻并公诸于众，后屡遭迫害，被迫流亡上海。

一九二九年"三·一七"国医运动之后，吴老在厦热烈响应，以所主办中医杂志为阵地，猛烈抨击伪当局及汪精卫企图扼杀中医事业之阴谋，如吴老亲自撰写的"国医旬刊发刊词"以及发表曾觉叟等人文章，声讨伪当局践踏中医药事业的罪行，并以独创福建省中医专门学校之实际行动向反动当局抗争。

暴日侵厦，威逼吴老出任伪厦门市维持会长、海军秘书、伪市长等职，吴老严拒之，力辞十余次。日寇恼羞成怒，决意拿办，为避敌伪纠缠，不顾年逾古稀，毅然南下新加坡。吴老身在星洲，仍时刻怀念祖国故土，大量家书多次问及厦门情况，并关心人民疾苦。一九四〇年四月廿八日信中写道："同安救济委员会来书，以吐泻、鼠疫、脑膜炎三疫疠盛行，死者不少。刀兵未已，继以疫疠，殊堪浩叹！"并付防疫疠药方。

吴老为人谦虚谨慎，虚心好学。早年习医时，对麻痘两科，因未得要领，闻大田杨氏在同安以专科名，尤长于痘科，乃不耻下问，亲自登门求教。同安吕余仙，俗呼之"乞丐尤仙"，擅长外科一门，吴老不因其位卑，千方百计搜集有关尤仙验方秘本，及至自己年逾古稀尚孜孜不倦校对其他善本，为吕本进行整订编辑，留下《外科理法》手稿二卷。所撰《中西温热串解》一书，在晚年重阅时道："有错误处，因版已刊行，无法删改"，引以自谦。他于厦门行医时，医所曰"退补斋"，取尚书"进思尽忠，退思补过"之义。吴老经常感叹："习医须本慈善性质，不宜作营业性质，奉命以来，自愧未能履行，每念及此，潸然涕下。"

旧中国社会风气劣下，吴老对子侄管束甚严，明令不准吃、喝、嫖、赌，不准吸鸦片烟，并谆谆诱导他们要"出于污泥而不染"，要学会一门手艺，即使不承家学，亦应谋生自立。其三子树潭俊秀好学，正直无私，卓然有父风，早年与方毅同志一道参加地下党活动，宣传苏维埃政权，敌人四处搜捕。吴老为支持爱子革命，多次掩护避居各处。后树潭因参加抗日，星洲沦陷时被俘，壮烈牺牲。新加坡人们赞叹："盖先生平日精神教育使然也。父子高风亮节，彪炳寰宇。而树潭求仁得仁，亦是为世所钦式矣。"

吴老还曾主持撰修嘉庆年时所版《同安县志》。该志多年失修，动多畏难，吴老独力肩之，日夜勤劬，增删精谬，旁搜博采，并亲自署题书名，编成十二大册，成为一部宝贵的历史文献。吴老家族为同安大家，他本人亦声誉卓著，但在他主修的县志中，从不言及本身或本家。该志还对郑成功开府思明，收复台湾之功绩予以肯定，纠正旧志对郑氏之贬的评价。

吴老的一生，是一位中医先辈为祖国医学事业而奋斗的一生，无论治学或者修身，都堪称人杰。星洲医界誉他为"全国医学大家"，称赞他"有先生之学，未必有先生之勤，有先生之勤，未必有先生之寿，而先生能兼之，宜其阅历愈多，而治验愈多，治验愈多，而医名愈噪也"。海外华侨称颂他"因闻先生绪论，而医学益进，是不仅同人之幸，而也华侨之幸也"。所有褒奖，吴老先生受之无愧。

一代中医名师，对祖国医学和本地区中医事业的发展，作出了杰出的贡献，他遗留下来的医著以及学术经验在省内外与东南亚各地继续发扬光大，这是中医界之骄傲。今日重温吴老著作和学习他治学修身的精神，无不裨益。

# 四 《丹溪心法》在老年医学的实践意义

《丹溪心法》（上海科技出版社），经 3 次修订，共五卷，分一百门，成于 1358 年，是承传丹溪学派比较重要的著作。

作者系元末医学家朱震亨（1281—1358），字彦修，金华人（今浙江义乌县），世居丹溪，后学者尊之为丹溪者。朱氏系金元四大家最晚出的一家，得刘完素再传，旁通张子和、李东垣的学说，根据其探讨"相火"的经验创"阳常有余，阴常不足"论，谆谆示人勿妄劫相火，注重保存阴精，临床重视因时因地因人禀赋，疗疾善于从火热辨证论治，为老年人的养生保健、防病治病提出重要论据。本书与老年病有关的章节有中风的病因病机、辨证治疗及预后判断，消渴病的治法等等，具有独特观点。

## （一）阳有余阴不足论

朱氏在养老论中说："人生至六十、七十以后，精血俱耗，百不如意，怒火勿炽。"故而提出应节饮食，戒色欲，不使邪火妄动，阴精疏泄而保持阴平阳秘，但他所谓的"阳常有余"并非指人身真阳之气有余，而旨在保持阴精。所称阴阳亦指气血，故其谓"天之阳气为气，地之阴气为血，故气常有余，血常不足"。又曰："人自有生以后，即需哺乳，水谷以养，始能增长阴气，而与阳气相配。"从自然现象及人体的生理特征两方面入手，创立了"阳常有余，阴常不足"论。此说在老年医学中具有实际意义。

朱氏从阳动阴静中悟出动气即是火的道理。他曰："火内阴而外阳，主乎动者也，故凡动皆属火，以名而言，形气相生，配与五行，故谓之君，生于虚无，守位禀命，故其动而可见，故谓之相。"又说："天主生物，故恒于动，人有此生亦恒于动，其所恒于动，皆相火之为也。"认为体内本无可供燃之火，往往在于生理、病理复化时，皆能见到火热之征象，诸如面红目赤、烦躁失眠等等。正是"动而可见"的征验。所以，人富有生命力，无不根源于相火一气的运动。可见丹溪所谓相火即指人体生生不息的机能活动而言，而此种活动主要发源于肝肾，相火由肝肾两脏专司，复分属于心包络，膀胱、三焦、胆诸腑，后世所言相火都以此为依据。相火既与人体生生不息的机能活动密切相关，为此它与心火一上一下，一君一相，都是生理之常，特别强调"相火有裨益造化"为人身动气。朱氏认为："相火易起，五性厥阳之火相扇则妄动矣。火起于妄，变化莫测，无时不有，煎熬真阴，阴虚则病，阴绝则死。君火之气，经以暑与湿言之，相火之气，经以火言之，盖表其暴悍酷烈，有甚于君火者也，故曰相火元气之贼。"朱氏既云"相火为人身动气""人非此火不能有"，为何又言"为元气之贼"？其实，相火虽一，有常有变，所指"有裨补造化，以为生生不息之运用"，的相乃言其常，系从生理功能运动正常，就有了健全生命力，如果因为种种原因，促使反常而妄动，则病变丛生，就成为危害人体元气的贼邪了，这种妄动的贼邪，亦则如后人张介宾所执"凡火之贼伤人者，非相之真火，无论在内在外，皆邪火耳"。

## （二）创立火热证治

丹溪虽再传于刘完素，而刘氏对于火热证者着重于外来火热邪气，故常用汗、吐、下三法攻之。丹溪却侧重内在火热的化生，临证辨治有许多独到的见解。其云："阴虚火动难治，火郁当发，看在何经，轻者可降，重者从其性而升之，实火可泻，黄连解毒汤之类，虚火可补，小便降火最速。"辨证分实火虚火，看在何经，立法有升火、降火、泻火、补火等等。对于邪火亢盛，阴精不足者，反对泛用辛燥；虚火盛旺者注意一味冰水，寒凉妄投。同时还发掘不少新的方药，补前人之所未及，对后世内科学有较深远的影响。

其所谓"阴虚火动难治和阴虚证本难治"者，用四物汤加炒黄柏、龟板降火补阴，对于阴虚的治疗尚不及后世完备。但后世的养阴救津、填精等法正是受其影响而发展起来的。然他在临床上不唯补阴，也擅用温补法。有人认为丹溪只知养阴不知扶阳实属偏见。

## （三）文献节选

### 1. 从虚从痰从热论治中风

【原文】素《内经》已下，皆谓外中风。然地有南北之殊，不可一途而论，唯列守真作将息火宜，水不济火极是。

东南之人，多是湿土生痰、痰生热、热生风也，邪之所凑，其气必虚。

治风之法，初得之当顺气，及日久即当活血，此万古不变之至理；当顺时令而调阴阳，安脏腑而和营卫，治须少许，亦宜少下，多汗则虚其卫，多下则损其常。

若先不顺气化痰，遂用乌、附，又不活血，徒用防风、天麻、独活辈，吾未见能治也。又见风中于肤腠，辄用脑、麝治之者，是引风入骨髓也，尤为难治，深可戒哉。（《丹溪心法·卷一·中风一》）

按：中风之证，多见于年过半百之人，属老年人常见病之一，对喘证丹溪善于治气治血治痰，而对于中风亦不例外。当时对于中风，其说纷争，较多认为顾名思义，既为中风，必须是风从外来，而丹溪却宗刘氏："将息火宜，水不制火"的病机学说而主张"因湿土生痰，痰生热，热生风，因气虚而发生也"，具有实际的临床意义。

所提的一些治疗方法，如初得当顺气化痰而清热，日久即当活血，力求顺时令而用药，重视调和人体阴阳，按脏腑合营卫的法则，至今仍有应用价值。

对于中风病人，虽有六经表证，必须汗者少汗，里有便游之阻，必须下者宜少下，或润下，以防营卫受损；并提示勿遽用乌头、附子等大辛大热，防风、天麻、羌活等祛风之配，以及对虚弱体质者不可应用吐法，风中肤腠的轻症不可妄用龙脑、麝香等辛窜之禁戒，诚可借鉴。

## 2. 消渴病的分型辨证及治疗宜忌

【原文】消渴，养肺、降火、生血为主。分上中下治。若泄泻，先用白术、白芍药炒为末，调服后，却服前药。内伤病退后，燥渴不解，此有余热在肺经，可用参、苓、甘草少许，生姜汁调，冷服，或以茶匙挑姜汁与之，虚者可用人参、天花粉，消渴神药也。三消皆禁用半夏，血虚亦忌用，口干、咽痛、肠燥大便难者，亦不宜用，汗多者不可用，不已，必以姜监制。

按：消渴病也即今之糖尿病，属老年人常见之病，丹溪对于此病分上、中、下三消辨证施治，上消肺也，多饮水而少食，大小便如常；中消者胃也，多饮食而小便赤黄；下消者肾也，小便浊淋如膏之状。一般治疗亦不外养肺、降火、生血三法为主，但遣方用药有其独到之处，虽消渴主火，治则降火理所当然，但丹溪却主张清补兼行，盛凉并施，黄芩清五志之火，而配甘温补气之人参，并引以辛热之姜汁；白芍药甘酸化阴而降火，又配苦温的白术；以为寒凉的天花粉，为消渴的神药，但又结合甘温的人参汤，思其续东垣治消渴应用白虎汤加人参汤。丹溪对消渴的用药禁忌，亦积累不少临床经验，例如对半夏一味，三消皆在禁用之列，尤其更为明确指出，不论血虚或阴津不足，卫气不固者均应禁用。

## 3. 延寿、益寿方

【原文】延寿丹：天门冬（去心）、远志（去心）、山药、巴戟各二两，赤石脂、车前子、菖蒲、柏子仁、泽泻、川椒（面炒）、熟地黄、生地黄、枸杞、茯苓、覆盆子各一两，牛膝（酒浸）、杜仲（炒）、菟丝子（酒浸）、苁蓉四两，当归（酒洗）、地骨皮、人参、五味各一两。上为末，蜜丸梧子大，服七十丸。

益寿地仙丹：甘菊三两，枸杞二两，巴戟三两（去心），肉苁蓉四两（酒浸）。上为末，蜜丸子梧子大；服三十丸，空心盐汤下，温酒亦得。

按：丹溪重视延年益寿的保健方法，在补损一门中，就采取五十三方，从上述代表方的组成药物看，其对延寿、益寿，重在补肾，佐以活血化瘀之品。老年病从临症所观，不少疾患的迁延不愈，与老年肾气虚惫有密切相关，不少报道认为老年人补肾有却病延年的作用。尤以当前老年人常见、多发的动脉硬化、冠心病、慢性支气管炎、肺炎气肿等等，适当佐用一些活血化瘀药物，往往可收到满意的疗效，这说明丹溪对延寿、益寿的保健方法，也是十分精确的。

# 五 《医贯》对老年医学的杰出贡献

《医贯》（人民卫生出版社），计六卷，作者赵献可（生卒年未详），明末医学家，字养葵，自号医巫闾子，祁县（今属浙江）人。

赵氏医学继承于薛立斋，而理论上有其独特的见解，突出发挥了"命门"学说，临床上有中风预防法、内障病因防治、辨久聋、固齿方、六味和八味治消渴等，对老年医学有卓越贡献。

## （一）命门学说的发挥

赵献可在探讨《素问·灵兰秘典论》十二官时提出质疑，认为《内经》虽云："心者，君主之官。"但下文又明言"主不明，则十二官危"。由此推理，心已包括在十二官之内，则"主不明"之主，不是心主，如系心主，则当云十一官矣。作为十二官之主的既不是心，便当为《素问·刺禁论》所指的"七节之傍，中有小心"的命门了，只是《内经》不称为命门，而名之曰"小心"，首倡肾间命门，为人身十二官的"真君""真主"的学说，同时解释《内经》所叙的"七节之傍"即两肾所在部位，其对脐附脊骨，自上数下则为十四椎，自下数上则为七椎，命门即在两肾各一寸五分之间，当一身之中。认为人之所以有生，生命之所以能持续，实源于火，火为阳之体，造化以阳为生之根，故人身亦以火为生之门，命门所以称为生命之本，即因其中有火的存在，这火即为人生理机能之所系，火强则生机由之而壮，火衰则生机由之而弱，火灭则生机由之而死，叙明命门之火，乃具有生机之火，非常淫之邪火可比，乃人身之至宝。因此提出，养身治病必明其火，如若养身者不知保养命门，而日夜伐贼此火，则易生病；治病者不知温养此火，而日用寒凉直灭此火，则更易伤人之生气。阐明温养命门无形之火，在养生、治病的重要性。

## （二）老年疾病的防治

### 1. 预防中风方法

【原文】凡人有手足渐觉不遂，或臂膊及前股指节麻痹不仁，或口眼歪斜，或胸膈迷闷，吐痰相续，或六脉弦滑而虚软无力。虽未至倒扑，其中风晕厥之候，可指目而决矣。须预防之，愚谓预防之理，当节饮食，戒七情，远房事，此主要者也。（《医贯·卷之二·中风论》）

按：中医临床，每见中风之人，必中年之后或肥盛之躯，认为仆击偏枯，肥贵人则膏粱之疾也。赵氏指出：中风之人，予未中之先，往往有诸多隐微之症状可见，尤其是于将近中风之前，常见有肢体渐觉不遂，或臂、股、指节麻痹不仁，或有喎斜、语謇等症，重视中风先兆之预防，主张"当节饮食，戒七情，远房事"，乃预防中风卒发的重要方法，从中风患者之回顾，有卒仆于暴饮，有发于暴喜或暴怒，诸如嗜色好色、勤劳而忘身等等之后。说明赵氏方法，诚为未病先防之至理。

### 2. 内障病因防治

【原文】内障之病，其病无眵、泪、痛、痒、羞明、紧涩之症，初但昏如雾露中行，渐而空中有黑花，又渐暗，物成二体，久则光不收①，遂为废疾。患者皆宜培养先天根本，乘其初时而治之，况此病最难疗，服药必积岁月，绝酒色淫欲，毋饥倦劳役，驱七情、五贼②，庶几有效。（《医贯·卷之四·眼目论》）

---

① 光不收：失光感。

② 五贼：五种病邪的总称，有指风、寒、湿、雾、饮食；有指中风、伤暑、饮食劳倦、伤寒、中湿等。此处当指前者。

按：内障多见于老年。关于内障病变的论点有二，一为虚，一为实。虚多责之于肾水之不足，认为瞳子即水轮，为肾中真精，真水之所灌注，故瞳神之病变，即肾水病变的反应，而且往往都以水亏火旺者居多；实多责之于痰火的蔓延，若因怒动火生痰，痰火阻隔肝胆脉道，则通光之窍遂蔽，而发生内障。

赵氏主张此疾乃阴精不足，阳光有余，为病于水，阴弱不能配阳。倡导在目昏无病初时，必须重视早防早治。防治原则为"补水以配火"，即一面在日常生活中"绝酒色、节饥饱、勿劳甚、驱七情、避五贼"，以免重耗阴精；一面在治疗上需"壮水之主，以镇阳光"，不能直曰热致，一味寒凉，凉药伤胃，久而伤肝，终使内障加重，致成废疾而不能恢复，实有其独到之处。

### 3. 固齿方

【原文】雄鼠骨、当归、没石子、熟地、榆皮、青盐、细辛各等分，共研为细末，棉布裹成条，抹牙床上，则永固不落矣。（《医贯·卷之五·齿论》）

按：牙齿动摇不固，多见于老年，《素问》言："五八则齿槁"，"八八而齿去"。赵氏认为"盖肾主骨，齿者骨之标，髓之养也"，凡齿属肾，临床特为老年人制备"固齿方"，每日抹牙床上，能使牙齿永固不落，诚为老年人预防齿落、牙齿松动之佳音。

### 4. 辨久聋

【原文】若夫久聋者，于肾亦有虚实之异，左肾为阴主精，右肾为阳主气。精不足气有余，则聋为虚；若其人瘦而色黑，筋骨健壮，此精、气俱有余，固藏闭塞，是聋为实，乃高寿之兆也。二者皆禀所致，不须治之。

又有乍聋者，经曰：不知调和七损八益之道，早衰之节也。其年未五十，体重耳目不聪明矣，是可畏也。其证耳聋而面颊黑者，为脱精肾惫，安肾丸、八味丸、苁蓉丸、薯芋丸选而用之，此论阴虚者也。至于阳虚者，亦有耳聋，经曰：清阳出上窍，胃气者，清气元气春升之气也，同出而异名也。今人饮食劳倦，脾胃之气易虚，不能上升，而下流于肾肝，故阳气者闭塞，地气者冒明，邪害空窍，今人耳目不明，此阳虚耳聋。须用东垣补中益气汤主之，有能调养得所，气血和平，则其耳聋渐轻，若不知自节，日就烦劳，即为久聋之证矣。（《医贯·卷之五·耳论》）

按：中医认为，耳者，肾之窍，耳之失聪与肾有关，肾精足则听力聪灵，肾精虚则两耳失聪，特别是老年人由于生理上肾的功能渐衰，所以多见耳聋之疾。而赵氏辨久聋，有其独到之处，从理论上阐述久聋有高寿之兆，有早衰之节。高寿之兆为肾精、肾气俱有余，多见于形体结实不胖，肤色黝黑，筋骨壮健的老年人，其聋为实，这无须治疗。早衰之节乃由肾阴虚或脾阳虚所致，往往年未五十之时而耳聋，赵氏辨为乍聋，强调由于不懂调和"七损八益"之道，亦即保养元阴的养生方法，临床表现不仅乍聋，而且伴有视力减退，动作肢体沉重不灵活。病机有二，一为肾精不足，肾气有余；一为脾胃气虚，清阳不升，下流肾肝。提示早衰耳聋，病情可能继续进展，并提出乍聋防治方法，须重视节欲，避免饮食劳倦，药物预防，可辨明脱精肾惫或痰热内盛或阳虚，分别选用八味丸、六味丸、补中益气丸调理。赵氏认为老年人乍聋，若疗养得法，耳聋程度可由重转轻，甚至有转愈的希望。如若失却治理，继续伐贼脾肾之精气，则由乍聋发展为久聋。

### 5. 六味、八味丸治消渴

【原文】上消者，舌上赤裂，大渴引饮，《逆调论》云：心移热于肺，传于膈消者是也，以白虎汤加人参治之。中消者，善食而瘦，自汗，大便硬，小便数。叔和云：口干饮水，多食肌肤瘦，成消中者是也，以调胃承气汤治之。下消者，烦躁引饮，耳轮焦干，小便如膏。叔和云：焦烦水汤亏，此肾消也，六味丸治之。古人治三消之法，详别如此。余又有一说焉，人之水火得其平，气血得其养，何消之有？其间摄养失宜，水火偏胜，津液枯槁，以致龙雷之火上炎，熬煎既久，肠胃合消，五脏干燥，令人四肢瘦削，精神倦怠，故治消之法，无分上中下，先治肾为急，惟六味、八味及加减八味丸，随证而服，降其心火，滋其肾水，则渴自止矣，白虎与承气，皆非所治也。（《医贯·卷之五·消渴论》）

按：消渴病亦是老年人常见的顽固疾患。现代医学所谓的糖尿病，即属于消渴病的范畴。自《内经》之后，历代医家，皆重视消渴病的防治，而赵氏却提出对消渴一病的防治，无须分上消、中消、下消，先治肾为急，选用六味丸、八味丸随证加减而服，降心火，滋肾水，则消渴可获得改善。并认为白虎汤加人参、调胃承气汤皆非所治。其阐述消渴的病因病机，乃因水火、阴阳之偏胜，由于肾水不足，命门火衰，火衰不能腐熟水谷，水谷之气不能熏蒸上润于肺，犹如釜底无薪，锅盖干燥。肺燥不能四布水精，并行五经，其所引之水，未经火化，直入膀胱。采用六味、八味防治消渴是补肾救肺，其方是"六味可滋少阴肾水，又加附子、肉桂，壮其少火，灶底加薪，枯笼蒸溽，槁禾得雨，生意维新"。

赵氏探讨发展了六味、八味丸的剂型、剂量及服法，使后学者应用六味、八味丸有所变通。治上消宜饮片水煎成汤剂，适合用小剂量，如其所说："上消在心肺位近，宜制小其服。"治中焦宜用丸剂，其云："中消可以制丸缓而治之。治下焦宜汤剂，剂量须加大，服法为水煎候冷频服，其认为下消在肾肝位远，宜制大其服。如下消已极，大渴大燥，须丸粉一斤，纳肉桂一两，水煎六七杯，恣意水冷饮之，熟睡而渴病如失矣。"

# 六 《审视瑶函》有关老年眼科学防治保健的记叙

《审视瑶函》又名《眼科大全》。作者傅仁宇（生卒年不详），明末医学家，字允科，江苏人氏。祖传眼科，行医三十余年，善于采集各家文献，并总结家传及个人临床经验撰写而成。本书先以脏腑学说论述目疾的病因病机；次论目疾症状、诊断及治疗方剂，全书共举一百零八症的辨证论治，载方三百余首，并论针灸治眼、针拨内障术等，内容颇为丰富详尽。关于老年眼科学防治保健的记叙，有卷首的动功六字延寿诀，卷一的眼疾预防法，卷五的目昏、内障治验以及老年眼疾医案等等，可供临床参考。

## （一）在眼科学上的成就

### 1. 立眼科辨治纲领

傅氏治疗眼病，不泥于当时"目病非热不发，非寒不止"，"单以火治"之说，认为"目病各有其症，内有阴虚、冷淡昏渺、脱阳等症，岂可独言是火"。"识症立法，不可不详"，于《识病辨证详明金玉赋》一篇中，阐明各疾病因、病机与脏腑的关系，叙述目病诸症的发生发展规律，合病并病与坏病，以及如何防治其微。使后学者"知病症之虚实阴阳，熟药性之温凉寒热"，"悉经络之通塞，辨形式之进退"。其云：若"虚候不清，似愚人迷路，经络不明，如盲子夜行"，可不慎哉，不可一见目病。即一味责之非热不发，不辨气血虚实寒热，唯用寒凉治之"。而寒热补泻之间，又宜谅人禀受之厚清，体力之盛衰，受病之轻重，牟目之远近，勿使太过不及。其论治要领："大抵燥赤者清凉之，火秘者寒凉之，阴虚者滋补之，阳脱者温热之……外障者养血去障，内障者滋胆开郁。实关节备隙，奥妙尽哉。"傅氏虽也使用针灸、金针治眼，但他希望"吾辈能以药代刀针，则技之精妙，更入乎神"。用药虽宗前人"药之生熟，补泻在焉"的理论，重视"生药性悍而味重，其攻急也，其性也刚，主乎泻，熟者性纯而味轻，其攻也缓，其性也柔，主乎补"，"补泻一差，毫厘千里，利害在焉"。但他认为目病由肝肾之本虚，而标病始发于目者居多，对于用药生熟、补泻、寒热，有其独特的见解，讲究"补药之用制熟者，欲得气醇厚，所以成其资助之功，泻药制熟者，欲去其悍烈，所以成其攻伐之力"，用生用熟各有其宜，如其治火虽芩连知柏诸寒药，皆以酒炒，避免寒润泄泻发生等等，具有临床的实际意义。

### 2. 叙点眼服药大要

斯时眼病治疗方法，有主张点眼而不服药者，有主张服药而不点眼者，前者观点，言诸种目疾，仅是局部外症，点药则可愈；后者认为，病系内发，点之无益，唯有内服之法，究应外点，究应内服，莫衷一是。傅氏以"识病辨证"，分析"病有内外，治各不同，内疾已成，外症若无，不必点之，点之无益，惟以内服药为主；若外有红丝赤脉，如系初发，不过微邪，邪退之后，又有余邪，点固可消，服药夹攻犹愈；倘内病始发，而不服药内治，拘泥外点者，不惟徒点无益。"提出"内病既发，非服药不愈"，"外若有翳，不点不去"的点眼服药大要，至今仍为眼科临床所采用。

尝观点眼之药不下数十剂，有散，有膏，诸多应用片脑（即冰片）。傅氏谓片脑味凉而性热，为眼科劫药，"利害兼有，功过相伴"。利害虽在片脑之性味，功过则由医者用之当不当耳。虽可作为凝脂赤肿、天行暴风、蟹睛赤虬、风烛涩痛等症点眼之药，实乃反功之法，是假其性以引火邪从窍而出，籍其味以润之，舒其涩痛，不过暂用其劫，得效后宜少用勿用，内服补养调治，庶不损于瞳神。对于后世眼科医家应用片脑点眼提供宝贵的经验。

### 3. 记拔治、开导针术

傅氏对于内障，尤其是瞳神中的白内障，认为"年未过六旬，血气稍盛者，治之皆可能复明"，大有"一拨光开胜于仙"之势。他编纂歌诀，详细论述内障根源、金针拨内障法，并阐明制造、装藏金针的方法，规定内障针拨的适应证、煮针法、用水法，施针前须知，施针手法，针后封眼法及针后护理等等，开当今眼外科之先导。此法虽在早年《千金》《外台》皆有提及，然而傅氏论述较为详细，可为后学者规矩准绳。其言："内障由来十六般，学医济世要细看，分明一一知形状，施针方可得相安。"若患者有呕逆、咳嗽、梦惊须暂停，候症状消失之后施治。

关于凝脂赤肿、天行暴风等标证的治疗，傅氏又设针刺开导一法，而"开守之要穴有六，谓迎香、内脾、上星、耳际、左右太阳穴也"，适用于"阴虚火盛，炎炽错乱，不逆经络而来，郁滞不能通畅，开滞导郁以泄其瘀，使无胀溃损目之害"。对于开导之功，傅氏建议"与其闭门捉贼，不如开门待去"之法。医人若能识病之轻重，审病之虚实，宜开导而开导之，随则补之，使目病患者气血无伤害之弊，可称通权达变之良医。

针拔术后护理，傅氏也作明确规定，"卧眠头枕须安稳，仰卧三朝莫厌迟，七朝豉粥混混食，震动牙关事不宜，大小便时须缓缓，高声呼唤是所忌，一日不须临洗面，夫妇分床百日期，五腥涸面周年断，服药消除病本基"。

### （二）有关眼科防治保健

### 1. 动功六利延寿诀

【原文】春嘘明目本持肝，夏至呵心火自闲，秋咽定知全肺润，冬吹唯要坎中安，三焦嘻却除烦热，四季长呼脾化食，切忌出声闻口哂，其动尤甚保神丹。（《审视瑶函·卷首》）

按：延寿诀为傅氏家传保健气功，其以运使为效，吞吐为功，以听气静虚为转及，属于"引导吐纳"，其特点为练气行功，结合季节五味宜忌，如练"呵"养心，清心火，守心安神；"嘘"养肺气，治肺疾；"呼"养脾气，健运化；"嘻"使胆气清爽，持之以恒，不仅为眼科保健，而且可以达到抗疾疗病、保身养生益寿延年之效果。

### 2. 眼疾预防方法

【原文】欲无其患，先制其微，盖言疾之初起，即当疗治也制之以法，岂独药哉，内则清心寡欲，外则惜视缄光盖心清则火息，欲寡则水生，惜视则不劳，缄光则膏常润，脏腑之疾不起，眼目之患即不生，何目疾之有哉。（《审视瑶函·卷一·目为宝论》）

按：目疾之生，究其因皆从耽酒恋色，嗜欲无穷；或痰火、头风、思虑过度，哭泣太伤，风沙烟障不治避戒，竭视劳瞻，而不知养息；或五味四气、六欲七情不节所致。傅氏认为眼病在初起即当治疗，谨防由微至著，其法不单是用药，而清心寡欲、惜视缄光也属重要。心清则神不弛，寡欲则肾精充，惜视缄光则目不劳膏常润。不但目之无病，而寿亦延纪。

### 3. 瞻视昏渺症四验方

【原文】明目地黄丸　治肾虚目暗不明。熟地黄（焙干）四两，生地黄（酒洗）、山药、泽泻、山茱萸（去核酒洗）、牡丹皮（酒洗）柴胡、茯苓、当归身（酒洗）、五味子（烘干）各二两）。上为细末，炼蜜为丸，如桐子大。每服三钱，空心淡盐汤送下。忌萝卜。

龟鹿二仙膏　此膏最治虚损，梦泄遗精，瘦削少气，目视不明等症，久服大补精髓。益鹿角二斤，龟板一斤，枸杞子六两，人参三两。上将鹿角截碎，龟板打碎，长流水浸三日，刮去垢，入沙锅，用河水，慢火鱼眼沸，添滚水，不可添冷水，至三日，取出晒干，碾为末，另用河水将初服一钱五分，渐加至三钱，空心无精气神，人身之三宝也。

三仁五子丸　治肝肾不足，体弱眼昏，内障生花，不计近远。柏子仁、肉苁蓉（酒浸制）、车前（酒浸炒）、苡仁、酸枣仁（去壳炒）、枸杞子（酒蒸，焙干）、当归（酒洗，炒）、覆盆子（酒蒸焙干）、白茯苓（乳拌蒸，晒干）各一两，熟地黄（酒水煮烂浓捣膏）三两。上除沉香末，熟地膏另入，余为细末，炼蜜为丸，如桐子大。每服五十丸，空心青盐汤。

地黄丸（一名菊花丸）　治用力劳心，肝虚风热攻眼，赤肿羞明，渐生翳膜，兼肝肾风毒视伤血，血主肝，故勤书则伤肝而目昏，肝伤则木生风而热气上凑，目矣。熟地黄一两半，防风、川羌活、桂心、白菊花、没药、明朱砂各五钱，黄连、决明子。上为细末，炼蜜为丸，如桐子大。每服三钱，食后沸汤送下，每日三次。（《审视瑶函·卷五·运气原证》）

按：瞻视昏渺一症，目内外无证候，但目视昏渺朦昧不清也。其因有血少，有元气气弱，有元精亏而致。若人年过五十以外而目昏者，虽治不复光明。然而有因目病渐渐生，痛损经络，血液涩少，故光华亏耗而昏；有因目病失治，其中寒热过伤，及开导针烙炮熨失当。而且耗伤其血气，耗其精华而昏者，以上皆培养根本，乘其初时而治之。傅氏拟出治肾精虚，目暗不明的明目地黄丸；治虚损目视不明的龟鹿二仙胶；治肝肾不足而眼昏的三仁五子丸；治肝伤目昏的菊花丸。对于老年人目视昏渺有一定效果，至今仍为眼科临床所应用。

### 4. 神水散而不聚症四系列方

【原文】其病无眵泪痛痒羞明紧涩之症，初但昏如雾露中行，渐空中有黑花，又渐者见物成二体，久则光不收，遂成废疾。盖其神水渐散，而又散，终而尽散故也。初渐之次，宜以千金磁朱丸主之，镇坠药也；石斛夜光丸主之，补益药丸；益阴肾气丸主之，壮水药也；有热者，滋阴地黄丸主之。此病最难治，饵服上药，必要积以岁月，必要无饥饱劳役，必要驱七情五贼，必要德性纯粹，庶几易效。（《审视瑶函·卷二·气为怒伤散而不聚之病》）

按：此症亦老年人常见之眼病。傅氏认为乃七情内伤肝脾，伤脾胃则气不聚，伤肝则神水散，故称。对此辨证论治，宜用镇坠心肾的磁朱丸，合滋肝肾阴的夜光丸，令神水不外移，由少血神劳肾虚者，宜养血兼凉血，益之兼泄热的滋阴地黄丸，血虚热炽兼服当归养荣汤，以收神水之散大；由肾阴不足，肝郁化火，气病及血者，宜用壮水之主，以镇阳光兼舒气和血的益阴肾气丸调之。为此，较长时间坚持药饵，结合护理，对老眼昏花之疾，预防内障日渐者，甚有裨益，实可供临床之参考。

### 5. 如银障症验方

【原文】石决明散　石决明（醋）、防风、人参、茺蔚子、车前子、细辛减半，知母、白茯苓、辽五味、玄参、黄芩各等分。上为细末。每服二钱，食前茶清调下。

按：如银障症，专言瞳神中之白色内障也，轻则一点白亮，而为银星一片，重则瞳神中皆雪白而圆亮，状似如今老年多见之白内障。傅氏认为在此症有因郁气伤乎冲和清纯之元气，故阳光精华，为其闭塞而不得发见；有因湿热在脑，脑油点落，而无精损郁闭其光。又方：年过六旬，气血稍盛者，治之皆可复明，宜服石决明散。现代诚可推广应用。

### 6. 前贤医案选

【原文】①丹溪治一老人……夜死。

②汪石山治一妇……各五分而安。

按：傅氏选此两案，提示后学者，对于眼科疾病的诊断，"用药如用兵，补泻寒热之间，安危生死之所系也，可不慎也。"前例为老人大虚证所致之暴盲，前医已用人参汤急救，略见起色。然后医以虚当实，而用峻品青礞石攻，而致之，诚可戒哉。后例亦见脾虚而目昏，医者不加辨证妄投以苦寒而反剧，幸用补脾养血而后安，亦证明眼科识病辨证之重要。

# 七　《校注妇人良方》有关老年医学的探讨

《校注妇人良方》（1528 年），计二十四卷（科技卫生出版社版本）。原著《妇人良方大全》，出自宋代陈自明手，于明代薛立斋校注并附治验而成本书。

陈自明（约 1190—1270），字良甫，宋江西临川县人。在陈氏以前，虽有张仲景《金匮要略》的妇人篇，孙思邈《千金要方》的妇人方，以及昝殷的《经效产宝》，李师圣、郭稽中的《妇人产育宝庆集方》，陆子正的《胎产经验方》等等，但内容都比较简略，且"纲领散漫而无统"，陈氏因感不足，遂以《内经》理论为指导，参考巢元方《诸病源候论》等历代医书三十多种，采撷诸家之言，附于家传经验方，结合本人临证体会，经过整理，于 1237 年著成《妇人良方大全》，不仅对妇产科作了系统全面的总结，反映了宋代医学在妇产科方面的水平，亦探讨有关老年医药的证治。

薛立斋（1488—1558），名己，字新甫，江苏吴县人，明代临床学家，雅好岐黄

《素》《难》之书，尤旁通外科、妇科之术，其间取陈良甫所著《妇人良方大全》篇帙，补注为主，并附以治验，凡妇人症最难识者，皆纳其中。

薛氏的学术思想，实渊源于张元素的脏腑辨证，又以李杲的脾胃论为核心，善于温补脾胃，同时，也接受钱乙、王冰的学术思想，注重肾命水火的研究，习用滋补肾命，并将二法广泛灵活地应用于临床各科有关疾病的治疗，而形成了自己的特点，脾肾并重。常用补中益气、四君子、六君子汤以及六味、八味地黄丸，尤其是补中益气汤与地黄丸合用。与老年医学有关的，如天癸过期、血气心痛、遗尿失禁、老弱风人便秘戒用利药等方论，有其独到之处。

（一）陈氏妇科学的指导思想

陈氏妇科主要以《内经》理论为先导，如他在调经门阐述月经生理时，即以《素问·上古天真论》"女子七岁肾气盛，齿更发长，二七天癸至，经脉通，太冲脉盛，月事以时下"之说为依据，畅发冲任二脉对月经的重大关系。并以十二经脉为基础，论释妇人的各种疾病，根于妇人的生理、病理特点，特别强调冲任二脉及脾、肝、肾三经于疾病中的重要性。其曰："妇人病有三十六种，皆由冲任劳损而致。盖冲任之脉，为十二经之会海，其病皆见于少阴太阳之经，当于此候也。"

《妇人良方大全·论妇人血风攻脾不食》说："夫脾为中州，意智之脏也。诸经皆赖共养，与胃为表里。"胃主司纳，脾主腐化，若劳伤其气，外邪乘之，诸症生焉。《妇人良方大全·论妇人虚风头目眩晕》说："下虚者肾虚也，故肾厥则头痛。上虚者肝虚也，故肝虚则晕。"《妇人良方大全·论妇人风邪脚气》说："乃肝脾肾三经，或胞络气虚，为风毒所搏而患。"

又受《诸病源候论》的影响，论病十九归诸风冷，如其论带下，总因经行产后，风邪入胞门，传于脏腑所致；论妇人阴肿，因胞络素虚，风邪客之，乘于阴部，血气相搏之故；论妇人阴挺下脱，或因胞络损伤，或因子脏虚冷；论妇人阴冷，因劳伤子脏，风冷客之。但由于过分强调风冷病因，故其用药难免有偏狂热。

临证重在提纲挈领，例如提出论及月经不通证，他说："妇人月经不通，或因醉饱入房，或因劳损过度，或因吐血失血伤损肝脾，但滋其化源，其经自通。"（《月经不通方论第六》）的确，肝脾两经是月经的化源，益脾裹血，肝藏血，如肝脾受伤，不裹不藏，月经自然不得通利，尤其是营血化生于中焦，脾受伤而失生化之权，则月经化源便绝，更无通利了。实亦有因脾虚而不能生血的，有因郁结伤脾而血不能行的，有因积怒伤肝而血闭的，有因肾水不养肝木而血少的。陈氏以肝脾为纲，虽不能概括无遗，却已抓住了这个病的主要环节。纲领既得，治法从之确立。如因脾虚而不行的，补而行之；脾郁而不行的，解而行之；怒伤肝而血闭的，当行气活血；水不滋木而经闭的，宜滋肾养肝。所有这些，都可归"滋其化源"的范围。

（二）薛氏发挥脾肾学说引为论治妇科

薛立斋私淑李杲，其学术思想以脾胃论为核心，例如据《内经》"妇人之生，有余于气，不足于血，以其数脱血也。"陈氏提出："大率治病，先论其主，男子调其气，女子调其血。"而薛氏则进一步发挥曰："血者，水谷之精气也，和调五脏，洒陈六腑，在男子则为精，在妇人上为乳汁，下为血海。"故虽心主血，肝藏血，亦皆统摄于脾，补脾和胃，血自生矣。（《校注妇人良方·卷一·月经序论》）然妇人经、孕、产、乳均以血为用，而气血同源，凡伤于血，必影响及气，至于经断之后，肾气渐衰，气血皆虚，当益血之源。其为后医对老年妇女的保健与治疗一直有指导作用。

薛氏对肾命水火也有一定的研究，并以脉象确立命火肾水之盛衰，直接指示用药，因而更适于指导临床实践。

对于妇科治学特点乃在于"脾肾并举"，重视脾肾之间的关系。他认为，脾土有赖于命门之火的温煦，而肾水的充盈，又离不开脾土所生，主张"若因脾土虚寒，而不能生血，宣补命门火。"

从其对老年妇女的治风痹手足不遂，也不乏见治脾求肾，或治肾求脾，或脾肾并补之处，如"肝脾血虚，而筋痿痹，用六味丸。"《妇人良方大全·中风自汗方论》中云："若兼盗汗，用补中益气汤送六味丸。"对老年人的虚证治疗或病后调善，往往采用脾肾兼固原则而收功。

## （三）有关老年医学的记载

### 1. 天癸过期的治验

**【原文】**许学士云：妇人经脉过期不及，腰腹疼痛，或七七数尽而月经下者，宜用当归散治之。肝血虚热，四物汤加柴、栀、丹皮。肝火内动，小柴胡加山栀、丹皮。肝火血炽，加味逍遥散。脾经郁火，加味归脾汤。肝脾郁火，归脾、逍遥散兼服。肝肾亏损，归脾、六味兼服。仍与前后月经不调治验同用。（《校注妇人良方·卷一·天癸过期方论第十九》）

按：妇女绝经前后，肾气渐衰，冲任方虚，精血不足，易使虚火内生，因此薛氏强调滋养阴血为主，以镇其失潜之阳，从其主方中不难看到这一点，至于肝火内动之证，每见于素有肝火内郁之人，在肝血不足之际，火证必然显现得突出。对此，陈氏认为宜滋养肝血，佐于清热，而薛氏则主张宜先清火，后续滋养，临证当辨明主次，四诊合参，方能用药适宜，不至偏颇，若一味拘泥滋养或清火为主，可能虚火尤旺，或复伤元阴。

### 2. 血气心痛的治验

**【原文】**妇人血气心痛，由脏腑虚弱，风冷所乘。盖心为诸脏之主，若心受伤，名真心痛，朝发夕死。若心络伤，故痛发乍轻乍甚，而成斯症也，薛氏曰：前症若寒邪所伤，温散之；饮食停滞，消导之；肝火妄动，辛平之；脾气郁结，和解之。（《校注妇人良方·卷七·妇人血气心痛方论第十四》）

按：凡真心痛者，多为虚浮肥胖之体，平素体育运动、劳动锻炼缺乏之人，同时，与情志、饮食也有一定关系，正如王肯堂所说："夫心统性情，始由怵惕思虑则伤神，神伤脏乃应而心虚矣。心虚则邪予之，故乎心主包络受其邪而痛也。"张子和的"高粱之人……淫食所伤，以致……胀闷痞膈醉心"，也说明了饮食不节，内损心脉为病的道理。

中年以后，阳气渐衰，阴气日增，心阴心阳俱损，搏动无力气血运行迟缓，浓浊渣滓沉滞经脉，血脉闭阻，故易发此病，薛氏根据病因病机，将本病分为四型：寒邪所伤、饮食停滞、肝火妄动、脾气郁结，并提出"温散""消导""辛平""和解"等相应治则，这是有一定临床使用价值的。目前，"温阳散寒"仍是治疗本病的主要原则，再者"活血祛瘀"亦是不可忽视的大法。具体用药，寒遏心阳者，宜温通心阳，用栝蒌薤白半夏汤（《金匮要略》）加桂枝、参附之类；气滞血瘀者，宜活血化瘀，通脉舒络，用复原活血汤（《医学发明》）；心气不足者，宜养心益气，用人参黄芪汤（《杂病源流犀烛》）或举元煎（《景岳全书》），心阴不足者，宜养阴除烦，宁心安神，用天王补心丹（《摄生秘剖》）；心阳独亢者，宜清心泄热，潜阳镇静，用珍珠母丸（《本事方》）或清心莲子饮（《和剂局方》），痰浊阻络者，宜除湿化痰，通脉利窍，用附陈杏姜汤（《验方》）或小陷胸汤合千金苇茎汤；若心阳欲脱，则急予回阳救逆，用芪附汤合生脉散。

**3. 遗溺失禁的治验**

【原文】经云：膀胱不利为癃，不约为遗溺。乃心肾之气，失其常变也，故有水道涩而遗者，有失禁不知自遗者……薛氏曰：《内经》曰，胞移热于膀胱，则癃溺血，膀胱不利为癃，不约为遗溺。注曰：膀胱为津液之府，水注由之，然足三焦脉实，约下焦而不通，则不得小便；足三焦脉虚，不约下焦，则遗溺也。《灵枢经》曰：足三焦者，太阳之别也，并太阳之正，入络膀胱，约下焦，实则闭癃，虚则遗溺。窃谓前症，若肝肾虚热，挺孔痿痹，用六味丸，如不应，用加味八味丸；阳气虚怯，膀胱积冷，用鹿茸丸，如不应，用八味丸；若脾气虚弱，不能禁止，用补中益气汤，加山药、山萸、五味；若肺气虚寒，前汤加附、桂。此症遇虚热者多，真寒者少，治宜审察。（《校注妇人良方·卷八·遗尿失禁方论第四》）。

按：肾与膀胱相表里，年事已高之人，肾气不足，命门失衰，则致膀胱气化无权，而尿不能出，即为癃，同此病机，肾阳不足，下元虚寒，使闭藏失职，膀胱不约而出现遗溺，然肾阳不足，"无阴则阳无以化"，亦可产生癃闭，肾阴不足，膀胱开阖失司，也会发生遗溺，此乃异病同根，均责之于肾，临床上根据脉症综参，求得病机，投药方能适宜，正如薛氏所云"此症属虚热者多"，故桂附八味丸引火归原，以温化下元较常用。

**4. 老弱风人便秘的治验**

【原文】初虞世云：肺主气，肺气不降，则大肠不能传送，宜用杏仁、枳壳、诃子等药。若老弱风人，津液短少，大便秘涩，用胡麻、杏仁、麻仁、阿胶、皂角之类，每见用驱利之药，大便虽通，精血复伤，反致他病……薛氏曰：前症若胃强脾弱，津液不得四布，但输膀胱，小便数大便难者，用脾约丸；若阴血枯槁，内火燔灼，脾肺失传，大便秘而小便数者，用润肠丸。（《校注妇人良方·卷八·老弱风人便秘戒用利药方论第七》）。

按：老人每多大便结，常为虚证，或肺气虚弱，不能下肃大肠，或脾胃虚弱，传送无权，或血枯肠燥，津亏失润；或脾肾阳虚，寒凝肠中等，必先辨识，治以益气肃肺，或补脾和胃，或补血滋液，或温通寒凝。总则以润下为用，不可峻下，免复伤元气，常用薛氏所凝之方，屡建奇功。对此《景岳全书·秘结》中云："元气薄弱之人，凡患伤寒杂症，病气不足等病，而有大便不行者，但察其胸腹下焦，若绝无胀实痞塞，急坠欲解等患，此其中本无实邪，即虽十日、二十日不解，亦自无妨，切不可因其不便，强为疏导。盖其胃口未开，食饮未进，则全赖中气以为捍卫之本，但候邪气渐退，胃气渐和，则自然通达，无足虑也。若物脏本无滞碍，而强为通行，以泄胃气，遂至主不能胜客者有之，邪因而陷者有之，此其害受于冥冥之中，而人多不知也，识之慎之。"此乃指老弱风人之便秘而言。

# 八 《傅青主男科》有关老年医学的论述

《傅青主男科》（1866 年），分上下两卷（福建科学技术出版社），作者傅山（1607—1684），明末清初医学家，字青主，一字公侘，山西太原人。傅氏博览经史百家和佛道之学，提倡"经子不分"，兼工诗文、书画、金石，又转医学，尤擅治妇内科杂病，是一位有影响的思想家、杰出的民族志士，明社霞士，身着朱衣，并自号"朱衣道人"，表示不忘朱明，长期隐居乡村，拒绝清廷封聘，唯以医学济世，传有《傅青主妇科》《产后篇》和本书，傅氏传记等史料均未见有其撰写医学著作的记载，因而疑系后人托名之作，但其书流行甚广，有参考价值。

本书内容丰富，计有25门226篇，主要论述内科杂病证治，而尽亦论及部分外、儿科疾病诊治方法，与老年医学有关的章节有火证门的消食病验方，喘证等的虚喘，厥证门的中风不语、半身不遂、口眼歪斜，疼痛门的腰痛等等。

## （一）内容述要

### 1. 治实擅于扶正祛邪

傅氏对于杂病的治则，历来都主张："病由邪生，攻邪驱病"，"正虚邪凑，扶正祛邪"。傅氏《男科》不仅详于虚证，而且治实擅用扶正祛邪，从伤寒门小儿科、外感疾病的诊治经验所见，主张解表发汗药当配白术，认为"人之脾胃健，而后皮毛腠理始得开阖自如"。详识小儿初生之体，阴阳两性，生气未充，感受外邪，常见肺脾肝三脏同时受累。在疏风之中，更重视脾肝之调理及正气之维护，故治小儿发热，外感风寒邪气，疏表之后，必参以健脾化积疹之品。

至于腹胀的治疗，明以前医家，多以逐水利尿去实为主，即使壮土派之东垣也不例外，傅氏虽宗李氏，然对于本书的诊治，颇具胆识，认为：腹胀多乃脾虚之甚，总结出先主攻以破其坚，次用渗湿利水、疏导去其势，终用调补脾胃扶正，复彼生机之三法，补以大剂人参、白术，佐以陈皮、茯苓、苍术之品，补中气行湿，有血虚者，用四物汤行血等，实甚有临床价值。

再如癫狂，治法虽多，总不离化痰、祛实与涤痰。傅氏亦赞同本病的痰因学说，但他认为"生痰之源在于脾胃"，主张"治痰不补气，未有不死者也"，所剂治癫狂五方，均以参术为君，佐以化痰之品，可谓独树一帜。

傅氏还将黄疸病因分为内湿外湿，一由内生，二由外感，外湿所致者，治疗仍以清利湿热为主，内湿的治疗，则健脾理气。认为"内伤之湿，泻水则气消，发汗则精泻"。大胆使用参、术补正，不忌壅滞，值得我们借鉴。

### 2. 治虚善于攻补兼施

傅氏对虚劳之临证，论述最为详细，说明他在这方面积累了丰富的临床经验，辨证以气血阴阳，区别五脏之虚损，攻补兼施是其治疗特点之一。如益杀结合、通补并用等等。

他认为"痨证既成为最难治者，必有虫生之，以食人之气血液，若徒补其血气，而不入杀虫之药，则饮食入胃，祇荫虫而不生气血，若但杀虫而不生气血，则五脏俱受伤，又何有生机哉？唯大补之中，加杀虫之药，则元气既全，其阴未荫，虫死而身安矣，特用地栗粉、鳖甲等杀虫药，结合人参、熟地、山药等扶正药为丸服。"

傅氏治虚劳，通补并用，配制至巧妙，在补气方中，加入陈皮、白芥子等理气化滞；在补血方中，常加茜草等以活血，在养阴方中，多选用柴胡以退虚热，特别主张大虚之人，气血大亏，骤加大补之剂，力重难任，不如缓缓清补之佳也。

其认为腰腿肩臂手足疼痛，与内伤有关，但在治疗上仍然应用攻补兼施的治则，强调益气养阴为主，祛风湿为辅。正如他说："两臂肩时痛，此乎经之痛，肝气之郁也。"治疗用当归、白芍为君，辅以祛风化痰之药。并说："手足心痛，一身皆痛，将治手乎？治肝为主，盖肝气一舒，诸痛皆愈。"以逍遥散加薏苡仁、苍术、栀子、茯苓等药治疗。又方：腰足痛，明系肾虚二气衰，加之以湿。以补肾、补气、止痛、祛风诸药合而治之，此乃傅氏临证之一特点。

## （二）文献节选

### 1. 消食病（消渴证）验方

**【原方】**此火盛之证，大渴引饮，引水自救，朝食既饥，或夜食不止。

方剂：玄参30g，麦冬15g，生地9g，竹茹30g，菊花、白芥子、丹皮各6g，陈皮5g，水煎服。

按：消渴病乃老年人常见病之一，傅氏对本病同样认为是火盛之证，然而处方采用花粉、葛根、山药生津止渴，不尚苦寒直折。自以大剂量的玄参、麦冬、生地甘寒益阴，配合竹叶、菊花、白芥子、丹皮、陈皮诸药理气泻火之品，达补阴火得自降的目的，有其独到之处，具有临床实际意义。

### 2. 手麻木验中风之候于未来

**【原方】**手麻木，此乃气虚而寒湿中之，如其不治，三年后必中大风。

方剂：白术、黄芪各15g，陈皮、桂枝各1.5g，甘草30g，水煎服。

按：傅氏观察到手足麻木为中风之预兆，他说："左右偏枯，皆先由手足大指不用起，盖手太阴肺经行手大指，肺藏气而右降，气分虚则病偏于手。足厥阴肝经行足大指，肝藏血而左升，血分虚则病偏手足。"所以手足麻木必须补气血，且验中风之候于未来也。似可作为中风预防治疗的参考。

### 3. 中风不语验方

【原方】（中风神昏）人有跌倒昏迷或自卧而跌下床者，此皆气虚血瘀邪犯人之也。

方剂：三生饮。人参30g，生南星、生半夏各9g，生附子6g，水煎服之。

（中风不语）此症又有因肾虚而得之者，夫肾主藏精，主下焦地道之生身，冲任二脉系焉，二脉与肾之大络，同出于肾之下，起于胞之中，其冲因称胞络，为经脉之海，遂名海焉，其冲脉之上行者，渗诸阳，灌诸精，下行者，渗诸阴，灌诸络，而温肌肉，别络结于跗，因肾虚而肾络与胞内绝，不通于上则喑，肾脉不上循喉咙挟舌本，则不能言，二络不通于下，则痱厥矣。

方剂：地黄饮子。熟地、巴戟、山萸、茯苓、麦冬、肉苁蓉30g，附子、菖蒲、五味子15g，石斛18g，肉桂9g，薄荷3g，姜3片，枣3枚，水煎服。

按：中风之症，历来为杂病之首，为医家所重视，但众说纷纷，见解各一，分歧很大。唐宋之前，多持外风之说。金元之后，河间之火，东垣之气，丹溪主湿，创立"内风"论。其后各家各执一言，争论不休。傅氏亦主张"内风"论，绝外风。对于中风昏倒抢救方法，傅氏仍宗丹溪应用三生饮，但是此方近代较少为临床所采用。

对于中风不语治疗，傅氏是应用地黄饮子。他反对使用燥热驱风药，认为"若杂投与，附、羌活之类以固其营而耗其卫，如此死者，医杀人也"。像地黄饮子中的附子乃作为引火归原之配，临床往往加减运用。

### 4. 半身不遂，口眼㖞斜验方

【原方】此证宜于心胃而调理之，盖心为天真神机开发之本，胃是谷府，充大真气之标。标本相得，则心膈间膻中、气海所留宗气盈溢，分布五脏三焦，上下中外无不周偏。若标本相失，不能致其气于气海，而宗气散矣。故分布不周于经脉，则偏枯，不周于五脏则喑，即此言之，未有不因真气不固而病者，法宜黄芪为君，参、归、白芍为臣，防风、桂枝，钩藤、竹沥、姜、韭、葛、梨、乳汁为佐，治而不愈。

方剂：人参、当归、白术各15g，黄芪30g，半夏、干葛各9g，甘草、红花6g，桂枝4.5g，水二樽、姜三片、枣二枚煎服。此证人多用风药治之，殊不见功，此药调理气血，故无不效。

按：傅氏提出半身不遂治在心胃，认为"宗气分布不周于脉络则偏枯；不周于五脏则喑"。故治疗常大补胃土，使元气充实，固于血脉，偏瘫方能恢复。偏枯主心胃二经之说，源出《内经》，但后世医家有所忽视，故治疗方法或驱风或通络或调血，忘记气血之根本。清·姜礼所著《四大证治全书》全文抄录了傅氏这段论述及治疗方法，称为"即为诸家偏枯者纲领也"。可见傅氏此论对后世有深刻的影响，也是他对中风后遗症治疗上的一个贡献。

### 5. 虚喘验方

【原方】虚喘，大抵此等病症，气少息，喉无声，肩部抬也。乃肾气大虚，脾气不复将绝，故奔冲而上，欲绝不绝也。

按：治虚有虚实之分，傅氏治喘偏于虚证而略于实证，他认为虚喘者为久病，微微气息，由肾虚（主要是肾阳不足）或气虚导致气不摄纳而上壅于肺，治疗上常温补肾火和补气固脱并用，以甘温敛摄为法。他最突出观点是："凡气喘而上者，认为气有余也。殊不知气盛当作气虚看，有余当做不足看。"强调气喘病机，最重要不是气虚。在施治上主张补气益肾，甘温敛摄。虚喘诸证每方必重用人参，且用量均在一两至三两。他说："肾水大虚，一时不能遂生，非急补其气，则元阳一伐必然断绝。"以人参配熟地、山萸，认为可"同气相求，直入命门"，颇有创见。

### 6. 腰痛辨治三则

【原方】痛而不能俯，湿气也。

方剂：柴胡、泽泻、猪苓、白芥子各3g，防己6g，白术、甘草各15g，肉桂、山药9g，水煎服。

按：此方妙在入肾去湿，不是入肾而补水。初痛者一二剂可奏功，日久必多服为妙。

【原方】痛而不能直，风寒也。

方剂：逍遥散加防己3g，二剂可愈；若日久者，当加杜仲30g，白术6g，酒煎服。十剂而愈。

又方：杜仲（盐炒）30g，破故纸（盐炒）15g，熟地、白术各90g，核桃仁9g，蜜丸。每日空心白水送服15g，服完而愈，如未痊愈，且服一料必愈。

【原方】凡痛而不止者，肾经久病，乃脾湿之故。

方剂：白术120g，苡仁90g，芡实60g，水六碗煎一碗，一气饮之。此方治梦遗之病亦神效。

按：腰痛为老年人常见病、多发病。傅氏认为：腰痛乃先患风寒湿之气，然与肝脾肾相关，临床辨证见痛而不能俯首系肾虚而气寒；以痛而不能直者，不止为肾虚，并有肝气之郁；以痛而不止者，为肾经之病，脾湿之故。此为老年人腰痛提出精简辨证方法。

### 7. 久病心痛，寒热辨治

【原方】久病心痛，心乃神明之君，一毫邪气不可干犯，犯则立死，终年累月而痛者，邪气犯心包络也。但有寒热之辨，如恶寒见水如仇，火焚之则快，此寒气邪也。

方剂：苍术6g，白术15g，当归30g，肉桂、良姜各3g，水煎服。

**【原方】**久病心痛如见水喜悦，手按之而较痛者，热气犯心包络也。

方剂：白芍30g，黑栀子9g，当归9g，生地9g（民国本作90g），甘草、陈皮3g，水煎服。

按：从久病心痛所描述的症状看，似乎接近真心痛，故有犯则立死的危候。此对（老年人）冠心病患者威胁严重。本症傅氏责之于肝，临证以"恶寒见水如仇，火焚之则快"，"与见水喜悦，手按之而较痛者"，辨寒热之证治之。并指出寒证心痛为木衰不能生火，火衰则心包络寒，治以补肝则邪自退；热证由于肝经之热，致心包络热，治以泻肝而火自消也，至今仍有指导作用。

# 九 《外科正宗》在外科学并老年医学的成就

《外科正宗》（人民卫生出版社），作者陈实功（1555—1636），字毓仁，号若虚，明代崇川（今江苏省南通市）人，行医四十余年，临证经验丰富，是著名的外科学家。全书共四卷，卷一总论痈疽的病源、诊断和治疗，卷二至卷四分论各种外科疾病一百多种，首论病理，次叙症象、诊断，再论治法，并附以典型病例，最后又介绍了方剂和炼取诸药法。此书细载病名，条理清楚，十分完备。曾以"列症详，论治精"见称，是一部代表我国明代以前外科学伟大成就的重要文献，对研究传统老年医学也有重要的参考价值。

## （一）对外科学的贡献

### 1. 治学严谨，医德高尚

陈氏的治学方法，主张外科医生"一要先知儒理，然后方知医业，或内或外，勤读先古明医确证之书，须旦夕手不释卷，一一参明融化，机变印之在心，索之在目。凡临证时自无差谬矣。"他认为对待同道应该抱"谦和谨慎"的态度，"年尊者恭敬之，有学者师事之，骄傲者逊让之，不及者荐拔之"。对待病患应一视同仁，因此提出"五戒""十要"作为对外科医生端正学习和服务态度的守规，这足以说明陈氏不愧是个品德高尚的好医生。

### 2. 注意脾胃，倡论食疗

陈氏在外科治疗中，尤其是对老年患者，颇重视脾胃和饮食营养，认为患者气血的盛衰与疮疡预后的善恶，有着密切的关系，其在"诸疮全赖脾土，调理必须端详"的前提下，注意观察外科患者的食欲和营养状况，他提出"饮食何须戒口"，并说："饮食者，人之所赖以生，必要适其时而食之，如人之病中肿痛时，自然痛伤胃气，诸味不喜，且待败毒一出，胃气便回，方欲思食，彼时但所喜者，便可与之，以按补脾胃，如所思之物不与，此为逆其胃气，而反致不能食。"这就说明不适当的戒口可影响食欲，逆害脾气，从而阻碍气血的恢复，据他的意见，只要不是"生冷伤脾，硬物难化，肥腻滑肠"的食物，一般可随病人喜好而不必禁止，如戒口过严，可影响患者的营养而使气血衰退。强调营养、反对无原则禁忌饮食的主张是正确的，应当纠正某些人过度禁止饮食的倾向。

此外，陈氏还反对无原则地使用寒凉攻伐药品以害脏气，他说："凡疮初起，时即高起者，此属阳证，毒发于表，内脏原无染毒，便宜托宣以速其脓，忌用内消攻伐之药以伤脾气，致脓反难成，不能溃敛。"可见外科治疗不当，不论内治、外治，均可损伤脾胃而导致疾病的恶化，所以他在治疗上非常强调脾胃的重要性，特别对溃后气血虚弱者，主张治当大补。他说："盖托里则气血壮而脾胃盛，使脓秽自排，毒气自解，死血自溃，新肉自生，饮食自进，疮口自愈。"从上述观点，我们可以看出，注重脾胃，倡论食疗是陈氏治外科病的主导思想。

**3. 因势利导，施行手术**

陈氏说："凡欲消疮，先断根本，次泄毒气，使毒自衰，无得内攻为妙。"这是外科治疗的基本要求，所以他常用针法开窍泄毒，拔除毒根，畅通脓管，认为因势利导，施行手术较单用内服药物治疗效果快，而不致贻误病情，常用腐蚀药物或刀针清除坏死顽肉，强调扩创引流"使毒外出为第一"之类，在外科学上有杰出的贡献。

（1）外科针法

①开窍发泄：认为"疮根深固，毒气无从出"之时，应用针法早期切开，即用铍针当头点入寸许，开窍发泄，使毒气向外，倘内有脓时，亦可使其便于排出，比喻为"开户逐贼"，避免毒将内攻，后果不良。

②畅通脓管：主张用扩创手术畅通脓管，就是以"针钩正面钩起顽肉，用刀剪于原顶剪开寸余，使脓管得通疏，则疮头无闭塞"。如此则疮自易愈。

（2）吸引法：若因脓在深部，排出不畅，陈氏考虑到"疮久不愈，不作脓者，毒必内陷。"则用煮拔筒方，创用药物煮竹筒法，使吸引法有了新的改进。箸拔筒方，即用铍针品字样在原顶寸许点开三孔（随症之深浅一寸、二寸皆可入之），将药筒预先煮热对孔窍合之良久，候温取下而拔出脓血。

（3）摘除法：陈氏治疗鼻痔，除药物外，还主张用手术摘除。创制摘除鼻痔的工具，采用细铜箸二根，箸端各钻一小孔，用红线穿入，二箸相离五分许，使用时以箸头直入鼻痔根上，将箸线绞紧，向下一拔，其痔自落。

此外，在外治方面还有截肢、气管缝合、咽喉和食道内铁针摘除、下颌骨脱臼复位等大小外科手术，以及用痔赘挂线，枯痔散治疗痔疮，用火针法、枯瘤法治疗瘰疬瘤肿，用绷带缚背疮和棉垫法治疗痈疽内肉不合等外治方法，对后世外科医者都有深远的影响。

**（二）老年医学的外科治验**

《外科正宗》与老年医学有关的章节有卷一的《痈疽门杂感须知第十四·痈疽治验》、卷二的《上部·疽毒门·脑疽治验》、卷三的《下部·痈毒门·附骨疽第二十七·附骨疽治验》等等。兹选注如下。

### 1. 痈疽治验

**【原文】** 老妇年近七旬，背疮已过半月，形势全然可畏，彼家俱置不治，怆惶整备后事，召予看童稚疮恙，见问其故，举家大小箴言待毙朝夕。予强借观可否？视之疮形半背皆肿，疮虽不高，亦不内陷，以手按之外实而内腐，老年内虚，脓毒中隔，不得外发故也。虽饮食不餐，且喜根脚两无混杂，脏腑各无败色，乃有生之症也，病家固执不信，又言签龟命卜，俱断必死，治岂生乎？予嗟可惜也！再三四日不治，内膜穿溃必死，断命陷于天辜矣。次日予心不服，自经讨医，喟然叹曰：予非相强，实见其有生，不忍舍其待死，因欲强之，医后药全分毫不取，直待患者果愈，随其酬补何如？彼众方肯，先用葱艾汤，淋洗疮口，外面尽不腐顽肉，随用铍针利剪正中取其二寸顽肉，放通脓管，以手轻重之间，捺净内蓄脓血，交流不住约有三碗，傍视者无不点头失色，待脓血稍尽，仍换煎汤洗净，用膏药封贴，内用回阳大成汤二服以接补真气，后用人参养荣汤倍参术加香附，早以八仙糕调理，欲其健脾食进，腐脱肌生，况此妇谨慎调理，并未更变，不出百日，疮愈身健而安，自后方信予言无缪也。（《外科正宗·痈疽治验》）

**按：** 此症患者虽年老气血衰微，内虚脓毒中缚，不得外达，但陈氏诊断明确，能明察此疮疡的预后为善，及时以铍针放通脓管，使脓毒排尽，并以调补脾胃而收功，使患者得救，可见陈氏的论治精明、医德高尚，他的针法确有独特之处，其针法手术在外科治疗上具有重大意义。

### 2. 脑疽治验

**【原文】** 女人年过六旬，素衰怯弱，项间患疽，初起头便如栗，谓里可容谷之病也，喜其形体不肥，虽发之后必易于腐溃，此则不妨，前说先用隔蒜灸之，次用蟾酥饼贴灸之，四边以吸毒散敷之，收其根脚不散，内服托里消毒散，数服疮势坚硬，疼苦不止，予曰：到某日方止，况今疮不腐溃，诊其脉细数无力，此内虚之故，不能解毒为脓，以痛为要，岂可得止。次换益气养荣汤加白芷三服，肿亦渐起，外用桑木灸法，其坚渐软，脓出稠而不多，前方去白芷加香附倍用参芪，又服数方得脓溃，溃后痛亦不止，予曰：再之日，午后痛可止也。至期腐肉将脱小半，临午用乳香定痛散一服，午后疼痛顿退，安睡不醒，患家欣悦，予曰：不然，此在用药适其时也。虽半月之言，应于今刻惟信则不失。耳后，当某日腐尽，某日肌平，某日完口，此二者患家以墨绳证候期日，果实并无过与不及也，此法要在眼力精巧，量病难易，新腐尽速，补助有无，用药合适，然后相量日数，可决于前发之必中也。

**按：** 此患者病情变化多端，陈氏能辨明其气血的盛衰，量病的难易，新腐的迟速，依病情的变化，随证适时用药，内治、外治并进，且能预测腐尽、肌平、完口的日数，准确不误，可见陈氏诊病细心，观察仔细，眼力精巧，医术高明也！

### 3. 附骨疽治验

**【原文】** 一老人年六旬，过欲肾虚，致筋挛瘁缩，脚膝无力，不能步履，外贴祛风逐湿膏七日，内服三同胜骏丸，连服半月痊愈。

按：此患者之筋挛痹缩，脚膝无力，不能步履，陈氏分析其病因为饮食、起居不慎、房劳过度、肾气内伤，则风湿之邪乘虚侵袭，陈氏对症下药，内治、外治并进，而见速效也。

# 十 《外科证治全生集》在老年外科医学的实践

《外科证治全生集》（1740年），计六卷（人民卫生出版），作者王维德（1669—1749），字洪绪，别号林星散人，又称安是子，清代医学家，江苏吴县人。

王维德自幼学习，宗其家法，精通外科，并对内、妇、小儿科也有所了解。将祖传医术结合个人四十余年临床经验整理成为本书，主要叙述痈疽疮疡诊治，并介绍外科常用方剂的组成和适应证，常用药物的用法、炮炙和药性，强调外科诸病"以消为贵，以托为畏"，本书分"论证""治法""医方""杂证""制药""医案"六部分。理论上提倡外科详审气血盛衰，邪毒轻重，不仅分经，亦须辨证，尤其强调疗疽用阳和通腠，温补气血，如"流注""起疳"等等，在老年外科疾患实践有深远的影响。

## （一）《外科证治全生集》述要

### 1. 倡外科临床分经辨证

由于当时外科诸证，只重视循经投药，亦即所患部位属于何经，分别处治，存在不分寒温、不辨阴阳虚实的偏向，王氏在外科的成就之一，就是极力提倡外科辨阴阳，别虚实，分寒温，认为"若凭经而不辨证，药虽对经，其实背证也"。以阴阳为纲，把外科诸证分为阳证和阴证两大门，分别对其病机、辨证和治疗加以阐发，正如书中所叙，痈疽二证截然两途，不可混称，痈发于腑，其毒浅，多为火毒气滞，属阳属实，疽发于五脏，其根深，每因于寒痰气滞，阴毒深伏，属阴属虚。其辨证之法，特别注重望诊，指出"凡患色红肿疼痛，根盘寸余者是痈"。患部皮肤色不变，或坚硬难移，或柔软如绵，或痛或不痛，无论平滑大小，毒发五脏，皆曰阴疽。

### 2. 审气血盛衰，邪毒轻重

王氏对外科临床证亦重视审查痈疽形色和脓汁来辨别血气之盛衰、毒邪之轻重，亦有卓识。他说："根红散浸者，气虚不能拘血紧附也；红活光润者，气血驱毒出外也；外红里黑者，毒滞于内也；紫暗不明者，气血不充，不能化毒成脓也；脓色浓厚者，血气旺也；脓色清淡者，气血衰也。"这既有理论，又有经验，且极明晰的外科辨证方法，是很可贵的。

### 3. 疗疽强调阳和通腠，温补气血

王氏在外科诊治方面，提出治痈当清火败毒，消肿痛，已溃者可用托毒之法；疗疽宜以开腠理，散寒凝为主，已溃者当温补排脓，兼通腠理，使毒得外解，忌用内托之法，尤其是对阴疽病机变化的深入研究，强调"阳和通腠，温补气血"，反对"内托"和"清火解毒"，这就是王氏治阴疽"以消为贵，以托为畏"的经验总结，

故认为"诸疽内陷者，非气血虚寒凝滞所致，其初起毒防阴分，非阳和通腠，何能解其寒凝；已溃而阴血干枯，外滋阴温畅，何能厚其脓浆。""世人但知一概清火以解毒，殊不知毒即是寒，解寒而毒自化，清火而毒愈凝。然毒之化必由脓，脓之来必由气血，气血之化必由凝也，岂可凉乎!"并创立了治疗阴疽的有效方剂，如温补气血、开腠逐毒的阳和汤，开腠理散毒凝的阳和丸，温散寒凝、解毒生肌的外用药阳和解凝膏，和通关窍、活血解毒的犀黄丸等，用这些方剂治阴疽，至今临床应用效果很好。

上述王氏这些经验和论点，可以说是他祖孙几世在外科临证理论和经验的总结，无论在当时还是现代外科学，都具有很大的启发和指导作用。

但是也有其不足之处，如过于强调外科的望诊，有忽视切脉的偏向，还有把瘰疬病列入阴疽范畴，夏枯草、昆布、海藻等咸寒之品列入禁忌之列，似仍有不够全面的地方。

## （二）文选节选

### 1. 流注医案

【原文】程氏母年七十，膝下患一阴毒流注，溃经数月，患及下旁，又起硬肿二块，与旧患相连。延一医，以新发之毒，误为旧患旁肿，不识流注，竟以托毒之剂与服。服二剂，致新发者被托发痛，始延余治，余以阳和汤与服三剂，新发二毒皆消。接连服小金丹十丸。后进滋阴温补，以杏仁散敷。半月脓厚，令服保元汤加肉桂，十余剂愈。

按：老人气血本虚，流注阴毒，而前医徒为，旧患未已，转肿又起，而用托毒，不知证属阴寒，阴寒不解，毒即难消，王氏投以阳和汤温补气血，宣阳逐毒，使阴寒得解。新发之患，亦随之而消。又考虑流注阴毒较深，阳通有效，继以小金丹，彻其久蓄之毒，并用滋阴温补，内以壮气血化解毒邪，外敷杏仁散，促毒外散，半月之后脓始厚，最后补元调补气血收功。对于老年人气血衰虚，毒根深沉的流注得以治愈，可见王氏对外科辨证论治之精细，而他的"毒即是寒，解寒而毒自化"的观点是有实践基础的。

### 2. 起肛医案

【原文】宜兴冯悠也，右足背连小腿转弯处，初起不过烫毒而成烂腿，三十余年，四气硬肛，小腿足肿如斗，烂孔可容大拳，有时出血，所流臭浆，满室难闻，自以布包如砖一块，以填孔内，否则空痛，时年七十有四，雍正六年延余治，以老蟾破腹，蟾身刺数孔，以肚杂代包填入孔内，蟾身复盖孔外，每日煎葱椒汤，俟温，早晚各洗一次，以蟾易贴，内服醒消丸，亦早晚二服，三日后取地丁大力鲜草捣烂填孔，外盖乌金膏，仍以醒消日服，其肛口四起硬块，内有皮中渗出清水者，以嫩膏加五灵散敷，内有发痒者以白花膏贴，内有块硬如面者，以生商捣烂涂，因孔内常有血出，先以参三七末撒内，次用地丁、牛蒡叶根捣填，如此二十余日，肿消痒息，其硬块硬肛自平，皮色退黑，内肉鲜红，患口收小平浅，仍以地丁等草填口，以五金散撒上，仍贴乌金膏，因老翁精神不衰，饮食不减，始终不补收功。

按：王氏认为："世无烂久之痈"，故提出"无胶宜消散，有脓勿久留"的格言。此老翁烂腿达三十余年之久而不敛，其肛口四起硬块，属于起肛，乃脓毒、恶血瘀积不散，一旦气化受障而恶化，他处以痈疽内服圣药醒消丸，以消痈毒、败恶血，消肿止痛生肌，并精心结合外治，用入烂孔，贴拔毒生肌的老蟾、地丁、牛蒡草及商陆等等，终使患口收小平浅而收功，此亦王氏"辨证用药、留心救人"的功绩。

### 3. 固齿散

【原文】取老鼠头骨牙，同盐煅存性，研细以擦动，牙即收上不摇。

按：牙齿摇动不固，多见于老年，《素问》云："五八则齿槁""八八而齿去"。王氏由于宗其家法，不仅精通外科，而且内科、妇科、小儿科也无不通晓，故本书亦列有不少杂证经验，正如他说："外科之治法并药方，业已和盘托出，尚有杂证亦药到病愈，万无一失。"他为老年人制备了"固齿散"，每日擦动牙齿，牙齿能永固不摇。

### 4. 老年便燥方

【原文】老年人或患痈毒，大便燥结，取杏仁、松子仁、大麻子仁、柏子仁各三钱，捣烂滚水中，盖片刻，当茶即便，如热甚者，加甘蔗汁半杯冲服。

按：肺主一身之气，与大肠相表里，老年人大便燥结，往往由于元气较虚，肺气或并肺津匮乏，而致肺失肃降，大肠干燥，王氏家传此方，民间容易掌握，服用比较方便，具有宣肺、肃降、润肠、通便的作用，对于体虚老年人也甚有裨益，确有实用价值。

### 5. 小便秘方

【原文】此证乃气闭，非大小便不分也，往往医家用泽泻、木通、车前、猪苓等药，全无一效，以归身一两，川芎五钱，柴胡、升麻各二钱半，老人加人参一钱，水二碗煎八分，一服，曾救多人。

按：临床多见老年人由于肾气虚弱（前列腺功能衰退），气闭而小便癃闭者，应用利水通淋之品，往往是"愈欲其利愈不利"。王氏家传此方，具有气行水也行的功用，对老年人颇为实用。

# 十一　陈修园先师中医科研思路的初探

陈修园先师,学识渊博,医理精深,不仅是一位医术超群的临床家,同时也是一位笃识远见的科学家。他为继承、发扬中医学而博取众长，阐发医宗，返博为约，普及大众，是值得今天探讨和学习的。

## （一）取其精华，弃其佟论

中医学之精华是辨证论治。仲景《伤寒论》是辨证论治的大经大法蓝本，一直为后世医家所珍视，历代中医对《伤寒论》的研究，不乏其人，但到金元时还没有形成研究《伤寒论》的学术流派。至明代方有执提出"错简论"驳斥王叔和，讥议成无己，以后喻嘉言、程效情等从之，便形成一派了。

陈老乃医宗长沙，为历代伤寒学派之一，但其摒弃"错简论"的争执，认为孰为旧论？孰为篡集？不是研究《伤寒》的主要问题，主张研究《伤寒论》精力应放在"六经辨证"这一辨证论治的精华上，并采用"分经审证"的方法研究，取得了显著的成果。从其晚年所著的《伤寒医诀串解》即可明显看出，举如将太阳病分为经证、腑证与变证，而经证中又再分虚实；腑证中再分蓄水、蓄血，变证中再分出从阳化与从阴化。发汗分有麻黄汤发皮肤之汗，桂枝汤发经络之汗，葛根汤发肌肉之汗，小青龙汤发心下之汗，大青龙汤发其扰胸中之阳气而为汗等五法。利水又分上中下三焦不同，可谓"综其要、窥其微"，阐发其要旨。

阳明亦有经、腑两证，经证却有未罢太阳和已罢太阳之分，腑证又有太阳阳明、少阳阳明、正阳阳明的不同。少阳经证辨虚火与实火；腑证分痛、痞、利、呕。太阴之邪，区别从阳化、从阴化两个方面。少阴之邪，分从水化而为寒，从火化而为热。厥阴宜无热证，然厥阴主肝，而胆藏于内，胆火内发，故从热化者反多，寒化者则少。

全书以《内经》理论为依据，以经络学说为基础，采取纵贯衍绎的方法，把《伤寒论》各篇条文按不同的内容分成若干段落进行综合分析，既说明了条文之间的相互联系和区别，又指出了辨证论治之要点、理法方药，细致入微。陈老如此分经审证的研究，发挥了六经六气之要旨，开启了学者习研《伤寒论》学有纲目、习有条理之门，具有一定的现实意义。

## （二）博取众长，阐发医宗

历代医家临床无不治杂病的，但皆以《金匮》为治杂病之宗书。尝观《金匮》虽一直为后世医家治杂病的典范，然仅有二十多篇，至宋代时，医籍所列杂病已达数百种。陈老毕生致力于《金匮》的研究，面临这种情况，是泥古不化抑或发扬光大？通过其遗著初步学习的体会，乃是博采各家学者之长，研究阐发《金匮》要旨，正如其在《医学从众录》中言："有能读薛立斋、王金坛、赵养葵、张景岳、张石顽、李时珍、李士材、喻嘉言八家之书，即为不凡之士，尚可与言。盖此八家虽未能合《内经》之旨、仲师之法，而书中独得之妙，亦复不少。"这首先说明其在学术上毫无门户之见，而且对于研究《金匮》，是以严谨的科学态度，撷采诸家理论，进一步阐发医宗，临床对待每一病证，均是一丝不苟，不仅重视病证的概念，而且注意病证的鉴别，并加以自己临证研究的心得，在辨证论治、遣方用药方面不拘一格，采用时方治疗，乃补《金匮》某些方面不足。

在《中风》篇中宗河间"五志过及，动火卒中"学说，分别"真中风"与"类中风"，并说："余从《发明》而订正之，中经外有六经之型证，中腑内有便溺之阻隔……中血脉者，外无六经之型证，内无便溺之阻隔……中脏多滞九窍，有唇缓失音、耳聋、目瞀鼻塞、大小便难之症，卒倒不省人事，有闭脱之别……"将中风分为中经、中腑、中脏、中血脉。博采众长而研究此种分类辨证方法，发展了《金匮》之"中风"。此法一直沿用至现在。不仅如此，他还采风各家有效的时方，加减药物以疗中风，如应用小续命汤加减治中经证，三化汤治中风腑证，防风通圣散治中腑经证，三生饮加人参抢救脱证，天麻、羚羊、钩藤、竹沥、姜汁治中风舌瘖、足废、不能言行等获得良好的效果。这些方、药至今仍被医家所采用。

陈老又在《腹中上下诸痛》篇说："今固《医家真传》部位分析清楚，亦是认证之捷径，故全录之……心脉之上则为胸膈，胸膈痛乃上焦失职，不能如雾露之溉，则胸痹而痛……有中脘之下当阳明胃土之间，时痛时止者，乃中土虚而胃气不和……大腹痛者乃太阴脾土之部……脐旁左右痛者乃冲脉病……两旁季胁痛者，肝气虚也。"说明他以胸腹疼痛部位不同以辨病所，此种胸腹诊查研究为现代腹诊方法提供宝贵经验。

此外，还指出在杂病临床辨证上，应重视辨病证与病证间的主要症状，例如其将痉、厥、癫、狂、痫、瘫痪并于一章叙述，"厥者从下逆上之病也；痉者强直反张之象也；痫者猝然昏仆，筋脉瘈疭，口角流涎或作牛马猪羊鸡之声……癫者或歌，或如醉如痴，其候多静而常昏；狂者，语言狂妄，少卧不饥，其候多躁而常醒；瘫痪者，病在筋骨，左瘫右痪，将成废人。"上述六证，有各自不同的主要症状，启示后学者在临床上对相似的病证必须掌握其主要特点。鉴别清楚，就可避免或减少误诊。

### （三）返博为约，普及大众

陈老一生，费尽苦心，撰有《医学从众录》《医学实在易》《医学三字经》《长沙方歌诀》《金匮方歌诀》《时方歌诀》《时方妙用》等十六种著作。顾名思义，其目的乃是考虑"欲其便诵也"、"简便易知"、"明白易晓"，为使后学或自学者易记、易懂、易于融会贯通，而费尽心机，用尽已验，在文字上通俗精要，在体裁上用当时群众喜闻乐见的"三字经"、诗歌等，在内容上深入浅出，从基础到临床，从入门到应用，为普及中医学，促进中医学面向社会做出贡献。

如其在《时方歌诀小引》中说："经方尚矣，唐宋以后，始有通行之时方……余向者汇集经方而韵注之，名为真方歌诀……每值公余检阅时方不下三千首……择其切当精纯……仅收一百零八首而韵之，分为十二剂。"又说："时方固不逮于经方，而以古法行之，即与经方相表里，亦在手用之妙而已。"由此可看出，陈师既推崇《伤寒》《金匮》的经方，又重视采用有效时方，在精研中医学基础理论的同时重视临床应用，所以他所著之书，都是为学者着想，使学者既能适时使用，又能懂得妙用，治病而活人，尤其是在经方的基础上，灵活地结合时方加减化裁，有其独到之处，如在《时方妙用·眩晕》篇中说："眩晕脉弦发热或寒热往来者，宜逍遥散加半夏、天麻、钩藤主之……眩晕脉涩，乃精气不足……宜六味地黄汤倍地黄去丹皮、泽泻加细辛、炙草……脉弦而滑，眩晕而呕逆为痰饮，宜泽泻、白术水煎服，或用二陈汤加天麻，合此二味……虚眩诸药不效，宜鹿茸酒煎去滓入麝香少许服。"再如对于理中丸、汤的加减法，谓："若脐上筑者去术加桂；吐多者去术加生姜；下多者还用术；悸者加干姜；腹满者去术加附子。"可见陈老重视临床应用，其应明之妙，方剂也是其中之一，且贵在灵活，不是一成不变，乃对各种不同病证，在于按不同证型进行选方治疗，若遇到病情不适应方剂或治疗过程病情有变化时，应加减或换方治疗，其撰写《时方妙用》亦意在于此。

### （四）结语

当前，对于什么是中医科研，什么是中医学的科研成果，各抒己见，莫衷一是。综上所述，陈老宗仲景，一生从事《伤寒》《金匮》研究，并不是因循守旧，停滞不前，而是博取众长，加上自己的研究心得，阐发医宗，发展祖国医学辨证论治之精华，并善于将中医学从基础到临床，从理论到应用等内容深入浅出，返博为约，推广普及于大众，这种科研思路，实可作为今后研究中医学的借鉴。

# 十二　吴真人药签研究与深化的刍议

自从纪念吴真人诞辰1010周年来，在保存至今的历史文献得知，真人具有渊博的医理、精湛的医术、舍己为人的道德品质、慈惠济世的高尚医德，为人们所广泛传颂，他于毕生行医中，为千万患者治好内、外、妇、儿各种疾病，无疑积累了丰富的临床经验，但是，至今尚未发现相关写本或刻本。几年来我与各位学者、专家探讨，认为传世的吴真人药签与吴真人的医术有密切关系，有的即是吴真人的处方。在没有掌握吴真人著作及成书处方的情况下，以慈济宫的药签作为研究资料，从治法到方剂归类等方面，取得了很高的成就。

关于治法的研究，从内科药签方理出健脾理气、清热化湿、健脾驱虫、健脾温中、健脾养阴及益气养血等脾胃病六法；疏解利水、清热利水、清肺利水、健脾渗湿、温补脾肾、补肾、补肾利水、祛风利水、活血利水及行气利水等治水肿十一法；又于儿科签方中理出祛风解表、泻肺止嗽、清心化痰、降气化痰、清心通淋、芳香化湿、清热利尿、疏肝益气坚阴、健脾清心祛风及健脾益气消食等调中十一法。

方剂的归类探讨，从内科签方归纳出肺部疾患、心神疾患、脾胃肠道疾患、肾、膀胱、冲任疾患等十类方；外科签方归纳出阳证、阴证、半阴半阳证三类方。既按传统治法处拟，又按藏象辨证归类，这是一个良好的开端。

中医学是一门实践性很强的学科，如何深化吴真人药签的研究，须立足于临床实践，只有在实践中不断探索、不断积累，才能促使这项研究更上一层楼。对于中医中药的实践，离不开中医传统理论，以理论研究来提高医疗实践，通过临床实践丰富发展理论。怎样从医疗实践出发，理论与实践相结合，继续研究吴真人的药签。不揣愚瞽，提出几点不成熟的建议，供作参考。

### 1. 依中医"八纲""藏象"理论深入研究签方

中医"八纲""藏象"是临证理论，其不仅能指导辨识整体状态与脏腑系统功能状态，又可指导药物恢复和重新调整全身阴阳偏盛偏衰和脏腑功能失调的表现。我们可将理出治法的签方，结合"八纲""藏象"理论，再临床实践。例如水肿病，通常分为阳水与阴水两大类，而阳水又分风水相搏与水湿浸渍；阴水有脾阳虚弱与肾阳衰弱等区别。而内科药签 33 方中计有 11 种利水法，其中健脾利湿法有 6 种，可在临床中观察，哪一方对水湿浸渍见效最速？哪一方对脾阳虚弱有效率最高？单方或合方化裁或剂量增减应用，何者为优？

又如麻、痘、惊、疳为儿科四大类症，疳积是小儿后天失调常见慢性病证之一，与脾胃功能有密切关系，较常合并其他病证，初步研究发现真人的 36 首儿科签方，几乎每首都突出益脾健胃，尤其是健脾、益气、消食、调中的方剂最多，也可以通过病例观察，深入探讨到底哪一方疗效最佳。从临床实践来丰富发展理论，以理论研究来提高医疗实践。

### 2. 以中医理、法、方、药理论深入研究签方

中医理、法、方、药是临证的基础，"方"是其中一个重要组成部分，它与治法有十分密切的关系。因此，临证治病，既不能有法无方，也不能有方无法。同时，治法、方剂须按临床证候，辨证求因，审因论治而制定，它要随疾病变化发展的机理作为易方更药的依据。

将整理出来的类方，从医疗实践出发，结合理、法、方、药理论，深化签方的研究。例如肺部疾患，常见咳嗽、哮喘、肺痈、肺胀、肺痿、肺痨、失音及鼻衄等一些病证，将筛选整理出来的肺部疾患 11 个签中的每一个方剂，可予辨证比较明确的患者，通过临床观察，研究哪一方属何治法？是治疗咳嗽病证较好呢？或治疗哮喘病证较优呢？或者观察哪方是治外感咳嗽？哪方是治内伤咳嗽？其效果如何？

中医外科疾患，虽然大都生于体表，易于辨认，但每一外科病证都有它的病因，病因不同，病机亦相异，治法方药也不同。对于初步探讨已理出的外科阳证类方，同样可通过病例，观察哪一方对"痈"阳证，哪一方对"有头疽"阳证效果最好；或治"疔"阳证及治"流注"阳症，哪一方疗效最佳。

### 3. 按中医方剂配伍理论深入研究签方

方剂配伍是中医用药的主要形式，有相须、相使、相畏、相恶、相杀、相反和单行七情。从初步研究分析的治疗所见，真人签方的药物组成不仅有其独到之处，且有采用闽台地方药材的特色。就药签常用药物凤凰衣来说，配风葱、灶心土、灯心诸温药内服，可温中止血、止呕、止泻；伍鳖甲、公石松等凉药内服，能奏滋阴潜阳、清热凉血之功；合金樱子、益母草等收敛、活血诸品内服，则具化痰、止遗、止带、缩尿、止泻之功；辅用蛇蜕、蝉蜕、蜈蚣、山甲祛风通络诸药酒炒外敷，能除湿痹、风疼，并能止痒、止痛、消胀满。提示本品既能滋肺肾之阴，又能益脾胃之气，具有益气养阴的双重药效。真人内、儿科药签 156 首，诸如上述采用具有双重药效的药物，既有原则又灵活的组方，可能不只一方一药，其他方剂配伍的妙用值得进一步探讨，此外，药签药物的初步研究提示不同药物不同品种、药用部位，具

有不同的疗效，单就风葱来说，有大葱、细香葱、火葱、四季葱等品种，药签常用的风葱，是产于台湾岛中的一种，具有较好治风疾的功能，凤凰衣也有鸡蛋膜（凤凰衣、鸡子白皮）及鸡卵壳之分，签方中所用的凤凰衣，为鸡卵孵小鸡后（包括卵壳内的薄白皮）的卵壳，故具有益气养阴的双重药效；麦芽糖系取小麦与糯米精制而成，有"甘能补土，缓可和中"的作用，而当今麦芽糖是用树薯粉加酵母粉所制，其效果就不同了，这说明药物的取材也要有准确的科学概念，有待于继续深入研究。

# 第八章

# 康良石教授论文选读

## 一 病毒性肝炎的防治

### （一）病毒性肝炎的基本知识

#### 1. 什么叫病毒性肝炎？

病毒性肝炎是一种常见传染病，严重危害人民身体健康。这种病毒可以用放大几十万倍的电子显微镜看到，其直径不过几十毫微米。由于传染力很强，人体感染了肝炎病毒就在肝细胞内繁殖，通过一系列免疫反应，导致肝组织损伤，其主要的病理变化为肝细胞变性、坏死及肝脏间质炎性浸润。

#### 2. 肝炎病毒有几种？

病毒性肝炎，在 20 世纪 60 年代以前，只知有肝炎病毒的传染，未明病毒有几种。对于接触而传染的肝炎，称为传染性肝炎；对于通过血液传播的肝炎，称为血清性肝炎。在 60 年代中期（1963～1965），美国人布卢姆伯首先在一名澳大利亚人的血清中发现了一种抗原，暂称为澳大利亚抗原，后来研究发现携带澳大利亚抗原的病毒性肝炎患者多见（21%～41%）。1970 年国际肝炎学术会议便将澳大利亚抗原称为肝炎相关抗原（HAA）。不久，更多国家的学者研究证实这种肝炎相关抗原具有乙型肝炎的特点。1971 年巴黎国际肝炎会议正式将其命名为乙型肝炎抗原（简称 HBsAg）。

自发现乙型肝炎抗原以来，肝炎的病原学研究进展十分迅速，就目前所知，肝炎病毒有甲型、乙型、非甲非乙型、丙型、丁型及戊型五种。这五种病毒，传染给人后，通过一定的潜伏期，在一定的条件下，能发生病毒性肝炎。

### 3. 怎样发现病毒性肝炎？

病毒性肝炎的临床诊断是以接触史、主要症状、体征、肝功能化验阳性作为依据。如曾与确诊病毒性肝炎（特别是急性期）患者同吃、同住、同生活或接触病毒污染物（如血液、粪便、痰唾等）而未采取防护措施者；或在半年内曾输血、注射血液制品及消毒不严格的药物、接种治疗等，须请医师进行病原学、肝功能检测，若病毒抗原阳性或肝功能损害者，应密切观察是否携带病毒，或发生肝炎。如有携带肝炎病毒史，或在近期内感冒发热之后，有不能用其他原因解释的疲乏无力、食欲减退、恶心、厌油腻、腹胀或肝区痛等症状出现者，必须进一步检测病毒抗原和肝功能，并密切观察是否发生肝炎。

总之，确诊病毒性肝炎，必须持谨慎态度，切忌主观片面地只凭一点，如肝脏轻度肿大，或某一次肝功能化验异常就做出诊断。也有患者从携带病毒至发病，始终没有任何肝炎症状，往往是得了其他病经检查才发现的。

### 4. 怎样区分病毒携带者和各型肝炎？

病毒性肝炎有病原学分型与临床分型。由于目前病原学检测技术和试剂的关系，普遍只能明确乙型肝炎表面抗原（HBsAg）阳性与阴性两类。临床分型，常见为急性肝炎（又分无黄疸与黄疸型）、慢性肝炎（又分迁延性与活动性）、重型肝炎（又分急性、亚急性与慢性重型）、淤胆型肝炎。

临床上如何鉴别病毒携带者与肝炎？前者多以病原学检测阳性而肝功能化验无异常，肝炎主要症状及体征阴性或很不明显判断。后者则按肝炎诊断标准定之。至于急性黄疸与无黄疸型，二者同样是初次发病在半年以内，有肝炎接触史，主要症状、体征与肝功能化验，四者当中有二至三项阳性者。前者是以目黄、身黄、小便黄赤如浓茶及血清胆红素 17.1μmol/L 以上，或黄疸指数大于 10 单位，尿胆红素阳性，并排除其他原因引起的黄疸者；后者则不出现黄疸。慢性迁延性与活动性肝炎之别，前者指有确诊或可疑肝炎病史，病程超过半年尚未痊愈，不够条件诊断为慢性活动性者。后者为既往有肝炎史，目前有较明显的肝炎主要症状及体征，如肝脏肿大、质地中等硬度以上，伴有蜘蛛痣或肝病脸容，或肝掌或脾脏肿大而排除其他原因者；血清谷丙转氨酶检查反复或持续增高，伴有麝絮（TFT）、浊度（TTT、ZNTT）试验长期明显损害，或血清蛋白减低，或白/球蛋白比值异常或倒置，或蛋白电泳 γ 球蛋白明显增高者，或凝血酶原时间较正常人明显延长，或血清胆红素长期增高，免疫学检测结果异常者；有肝外器官损害表现，如关节痛、肾炎、脉管炎、皮疹、口眼干燥综合征等。重型肝炎中，急性重型者，或称暴发型肝炎，即急性黄疸型肝炎发病一旬以内，可迅速出现精神、神经症状（嗜睡、烦躁不安，或神志不清、昏迷等）而排除其他原因者。亚急性重型者，即亚急性肝坏死，在急性黄疸型肝炎起病三周后，黄疸指数迅速上升（数日内血清胆红素上升大于 171μmol/L），凝血酶原时间明显延长，极度疲乏，明显食欲减退或严重的恶心呕吐，重度腹胀及腹水，可有明显出血倾向（对无腹水及明显出血倾向者应考虑也有可能为本型的早期)。慢性重型者，即慢性肝炎亚急性坏死，临床表现同亚急性重型者，但有慢性肝炎或肝炎后肝硬化病史、体征或化验异常者。淤胆型肝炎，类似急性黄疸型肝炎，但自觉症状常较轻，其黄疸表现为梗阻性而多持续三周以上，并排除其他肝内外梗阻性（包括药源性等）的黄疸。

**5. 怎样预防病毒性肝炎?**

无论哪一型病毒性肝炎，多数患者是儿童和青壮年，这直接危害整个国家的生产力和人民体质，因此预防是一项十分紧迫的任务。兹将主要措施列后。

（1）管理好传染源：对急性肝炎患者需要做到早诊断、早报告疫情及早期隔离治疗，以杜绝传染源。隔离期从发病日起至少一个月。如是复发，仍按急性期病例处理。病人所用食具、药杯等须煮沸半小时消毒，粪便、尿鼻咽分泌物均需用漂白粉妥善消毒处理。在家隔离者，应采用分住、分用、分洗、分吃四分开的办法。

对从事病房、人工透析或脏器移植、幼儿保育及饮食行业等工作的隐性感染患（e抗原阳性以及"健康"携带者），需做好个人卫生，尽量调整工作，并定期复查。一旦出现表面抗体及（或）e抗体，即可不按肝炎管理。凡曾患肝炎者，肝功能异常，表面抗原阳性者，或有其他可疑肝炎者，一律不能供血。

（2）切断传染途径：食具和日用品（牙刷、毛巾、浴巾、剃刀及刮脸刀等）要专用。保护水源，加氯不能完全杀灭水中的病毒，饮水必须煮沸。加强对饮食业、浴池和理发室的卫生管理。医疗器具坚持实行一人一针一筒和一人一针一用的规定。用品及器械的消毒，可按消毒对象不同，采用不用的消毒方法。

（3）中药预防：绵茵陈是防治病毒性肝炎的有效药物之一，在甲型肝炎暴发流行期间，每服15g，配同剂量的茅根、炒麦芽（儿童减半）水煎，每日一剂，连服七日，停一周后再服一周。经观察对照，有降低发病率的趋势。近来各地临床观察发现，应用板蓝根10g，水煎服，每日一剂；或制成冲剂（每次一小袋或一块，每日3次），开水冲服，服七天停七天，可再续服，有预防肝炎的作用。

（4）预防接种：接种丙种球蛋白和胎盘球蛋白虽可减少甲型肝炎的发病率，但必须在接触病人七日内注射最好，效力能维持2～3个月。丙种球蛋白或胎盘球蛋白，一般为6岁以下儿童肌肉注射1mL，7～14岁2mL，15岁以上3mL。

有两种人体免疫球蛋白可预防乙型肝炎，一种是含有高滴度抗HBV的人体免疫球蛋白，被动血凝滴度有1：10000～1：100000者。一种是低滴度抗HBV的人体免疫球蛋白。两者剂量相同，均按0.05～0.07mL/kg体重计算，肌肉注射，有保护易感人群的效力，用于幼儿、医院化验人员，有效保护期为6个月。对输入带菌血液者无保护作用。一般市售的丙种球蛋白对预防乙型肝炎无效。

还有一种用高度纯化的表面抗原颗粒，以1：2000福尔马林灭活或60℃、10小时加热灭活后加入氢氧化铝吸附剂，并含硫柳汞作为防腐剂，有微量乳白色沉淀的"乙肝疫苗"。注射剂量为1mL，免疫间隔为10日（注射当时）、1月及6月共3针，获得免疫后能够经受活病毒的攻击。但对患有肝炎、发热及急性或慢性严重疾病或有过敏史者有禁忌。

### 6. 怎样正确对待肝功能化验及有关检查?

人体的肝脏好像一个大的化工厂,担负着生产蛋白质、脂肪、糖类、维生素、分泌胆汁及一些催化酶等人体所需的各种物质的重要任务,还具有非常重要的解毒功能。目前化验室常做的肝功能检查,有血清谷丙转氨酶、麝絮试验、浊度试验、血清蛋白定量、胆红素、黄疸指数、凡登白试验、尿三胆等等,以及超声波、肝血流图、肝穿刺等,分别测定肝脏变化情况与功能的好坏。肝炎患者在调治过程中,结合本人的具体情况,在不过多增加痛苦的前提下,可以定期或不定期进行肝功能化验和有关检查,借以消除疑虑。如检查急性肝炎是否被治愈,或者有没有慢性肝炎发生的可能,主要观察谷丙转氨酶、麝絮及浊度。若自疑有黄疸,应观察总胆红素(包括直接和间接胆红素)定量、尿三胆。如考虑是否会转成慢性肝炎时,除了要观察谷丙转氨酶、麝絮、浊度之外,还应了解白/球蛋白比值或蛋白电泳。如疑有早期肝硬化时,除了观察血清蛋白及蛋白电泳之外,还应了解脾的功能,白细胞总数和血小板总数可以助诊。当您怀疑有脂肪肝时,除了检查谷丙转氨酶、麝絮、浊度试验外,还应检查血脂如胆固醇、甘油三酯或脂蛋白电泳。如加做超声波若检查到肝炎波衰减程度,对诊断更有帮助。若疑有肝癌时,除了要定性、定量检查甲胎蛋白和γ-谷氨酰转肽酶之外,还可以做肝扫描、B型超声波及CT,有一定的诊断价值。可疑自己的黄疸是否由肝外梗阻所造成,可以检查直接和间接胆红素、尿三胆,必要时做B型超声波。肝功能正常,但经常肝区疼痛不能缓解,若伴有低热时,可做碱性磷酸酶、总胆固醇测定,十二指肠引流检查胆汁常规及胆汁培养,超声波的脂肪餐检查以及X光的胆囊造影等也有助于排除胆道疾患。

当出现较多肝区症状,而且较长时间不改善,且肝脾肿大,又经多种检查都不能明确诊断时,应下决心做一次肝穿刺活体组织检查。

应当指出,肝功能化验只是作为病毒性肝炎的诊断指标之一,如果单纯只凭肝功能化验就得到完全正确的诊断,往往是不可能的。片面依据肝功能检查,只能给患者带来不必要的思想负担,例如谷丙转氨酶增高的原因,不仅仅是病毒性肝炎,还常见于中毒性肝炎(如药物中毒等)、脂肪肝、肝结核、肝癌、心力衰竭所引起的肝瘀血;胆囊炎胆石症,各种原因所引起的胆道阻塞性黄疸;肝外疾病,如急性风湿热、心肌梗死、某些急性发热性传染病(如血吸虫病、伤寒、流行性出血热、钩端螺旋体病、疟疾)、某些胃肠道疾病(如胃肠炎、溃疡病、胰腺炎、痢疾等),感染性疾病(如肺脓疡、败血症)以及胶原性疾病等。此外,在生理情况下也可出现转氨酶增高,如酗酒、剧烈运动、妊娠等。

另外,从采血到报告转氨酶化验结果,这中间要经过十几个环节,影响结果的因素很多,误差率在5%以上,个别可达20%。所以一次抽血,如果同时去几个医院化验,有时结果并不相同,这不足为怪。

超声波对肝脏情况有一定的分析价值,如测量肝脏、脾脏的大小,包括长短和厚薄，鉴别肝内组织的性质是实质性、液体性、气体性，除外肝肿瘤等其他疾病，了解有没有肝外梗阻和胆囊的大小和收缩功能，超声波的衰减程度可以作为脂肪肝的分析指标之一，但不能作为肝炎的特异性检查手段。

总之，肝功能化验及一些有关检查只是一种间接检查方法，有它的局限性，要正确对待。

**7. 病毒性肝炎患者能不能结婚、生育和喂奶？**

近年来病毒性肝炎的研究证明，乙型肝炎病毒抗原阳性的母亲所生婴儿感染乙型肝炎的危险很高，这种通过母亲传给子女的方式称为垂直传播，是造成乙型肝炎有明显家庭聚集现象的主要原因。有人做过这样的统计对比，如果母亲表面抗原阳性，婴儿感染率约在40%左右；父亲是表面抗原阳性者，传播给婴儿的概率在15%左右；如果母亲血中e抗原也是阳性，婴儿感染率高达95%以上。多数是由于产妇通过产道将病毒传染给新生儿，而新生儿的免疫能力不健全，被感染后约有90%的婴儿在1周岁以内成为乙型肝炎病毒携带者，所以乙型肝炎患者在急性期不宜结婚生育。如果已经结婚的夫妇有一方是乙型肝炎患者，而另一方是健康者，则应注意夫妻间的性生活，因为精液和阴道分泌物中的乙型肝炎病毒可以穿过黏膜表面传给对方。所以提倡性生活时采用避孕套，一是避免夫妻间传染，一是避孕不生孩子，以免给自己的子女带来麻烦。万一生了小孩也最好不喂奶，因为乳汁中也有病毒。如有条件可在婴儿生后24小时之内，肌肉注射高滴度乙型肝炎免疫球蛋白，有一定预防效果。

**（二）病毒性肝炎的中医治疗与护理**

**1. 中医治疗**

根据中医学有关经典的记载和临床实践，病毒性肝炎具温病疫毒之发病规律，有郁证的病机演变。因此，中医治疗一方面要细审疫毒病邪的发病规律；另一方面须详察肝病郁证的病机演变，综合分析，辨证施治，既要看到一种病（或一个型）可以包括几种不同的证，又要看到不同的病（或不同型）在其发展过程中可以出现一个证。为了通俗易懂，按现代临床分型介绍病毒携带者、急性肝炎的常见中医治疗如下。

（1）乙型肝炎病毒携带者：人体感染病毒后，有的潜伏6周，有的可达6个月，甚至有的较长时间才发病，属于疫毒温病"伏邪"的病机，即疫毒舍藏于营、血分之间，邪伏愈久。

①血气阴阳损伤，虽然携带者自觉症状很不明显，但从舌苔、脉象观察，有的表现偏阴虚，有的表现偏气虚，有的还可以兼夹其他病证。

治则：益气养阳，清火解毒。

方剂：乙型肝炎合剂。

服法：每次30mL，每日2次，早晚各1次，开水送下。

辨证加减：① 偏阴虚伏邪者，舌质偏红或夹红，脉弦或弦数，加用万氏清心牛黄丸，每次1粒，每日2次，早晚各1次，开水送下；或用黄连素片，每次0.8g，每日3次，饭后开水送下。素体阴虚者，可酌情加用生脉散注射液，每次4mL，每日1~2次，肌肉注射。② 偏气虚伏邪者，舌质淡红、苔腻、脉弦或弦缓，加用猴菇菌片，每次4片，每日3次，饭后开水送下；或加用灵芝胶囊，每次4粒，每日3次，饭后开水送下。素体气虚者，可酌情加用黄芪注射液，每次4mL，每日1~2次，肌肉注射。③ 呈现其他夹症，可随症处治。

**【病例简介】** 许某，女，20岁。血清中可测出表面抗原阳性持续已久，经中西医结合治疗仍未转阴，症状无特殊。但舌偏红而脉弦数，采用乙型肝炎合剂，配合万氏清心牛黄丸治疗1个半月，苔转淡红，脉弦缓，血清表面抗原转阴。

（2）急性病毒性肝炎：中医认为，发病乃舍藏在营、血之间的伏邪分别透发转气分或一小部分同时既转气分亦转卫分，呈现但里不表及表里分传的发病规律。但里不表者约占90%，表里分传者约占10%。从疫毒温病传变而言，本病邪由里发，但是不表者，既有足厥阴肝，又有足少阳胆、足阳明胃及太阴脾三四经证兼见；表里分传者并见手太阴肺卫分表证，难分三焦传变之界限，从郁证的发病规律理解，为肝胆脾胃受疫毒伏邪之所伤，"因病而至郁"，气郁而湿滞，湿滞而生热，湿热内蕴，气机更为郁结。所以里证见沉困无力，怠惰好卧，纳呆或厌油腻，小便黄赤；或伴口苦咽干；或脘腹胀满，恶心或呕吐；或右胁胀满，右胁下积块，大便秘溏交加；或目黄、身黄。舌红或尖边红；苔腻或黄腻或白厚腻，脉弦或滑或弦滑数。

治则：清热利湿，疏肝解郁。

方剂：肝炎合剂。

服法：每次30mL，每日2次，早晚各1次，开水送下。

辨证加减：①表面抗原阳性者，方剂改用乙型肝炎合剂，每次30mL，每日2次，早晚各1次，开水送下。②目黄、身黄鲜明如橘子色，小便黄赤如浓茶者，为湿热积滞或胆道阻滞，加用黄疸合剂，每次30mL，每日3次，饭后开水送下。③兼发热重，微恶风寒，或汗出，咽肿痛或乳蛾，咳嗽痰黄黏稠等风热表证者，加用强力银翘片，每次3片，每日3次，饭后开水送下；或再加热痰合剂，每次15~30mL，每日3次，饭后开水送下；发热较高者，加用银黄注射液或柴胡注射液，每次4mL，每日1~2次肌肉注射。表解后停止。④兼恶寒重，发热轻，头痛身痛，口不渴、无汗或伴鼻流清涕，咳嗽等风寒表证者，加用香苏散，每次6~9g，每日2~3次，饭后开水冲代茶送下。发热者可酌情加用柴胡注射液，用法同上，表解后停止。⑤兼鼻塞声重，鼻流清涕，多痰或咽痒咳嗽等风邪表证者，加用辛苍合剂，每次30mL，每日2~3次，饭后开水送下。表解后可停。⑥伴见口淡黏腻，脘腹胀满，骨节酸痛，便溏或泄泻，舌淡红胖嫩，苔白腻或厚腻；目黄、身黄者，相对色较不鲜，属湿遏热伏，加用甘露消毒丹，每次10g，每日4次，或藿香正气片，每次4片，每日3次，饭后及睡前开水送下。⑦伴见神烦或躁，少寐或不寐，口苦咽干，舌红少苔或舌红苔黄，脉细数或滑数，属郁滞化火，加用万氏清心牛黄丸，每日3粒，饭后1粒开水送下；

或合龙胆泻肝丸，每次 3~6g，每日 3 次，饭后开水送下；并可加用复方大青叶注射液或板蓝根注射液，每次 4mL，肌肉注射。⑧无论有无黄疸，黄疸已退而未尽，出现胁腹胀痛，胸脘痞闷，苔薄白或薄黄，脉弦者，属肝气郁结，可加丹栀逍遥丸，每次 6~10g，每日 3 次；或合金铃子散，每次 3g，每日 3 次，饭后开水送下。⑨无论有无黄疸，其黄疸退尽，舌苔薄，出现面色少华，或虚浮水肿，舌胖嫩齿痕等气虚证者，可加用黄芪注射液，每次 4mL，每日 1~2 次，肌肉注射。⑩无论有无黄疸，其黄疸退尽，见头晕眼花，两颧潮红，五心烦热，惊悸盗汗，舌红少苔或无苔，脉细数等气阴两虚者，可加用生脉散注射液，每次 4mL，每日 1~2 次，肌肉注射。⑪出现其他兼夹症者，可随证处治。

**【病例介绍】**病例一：肖某，男，29 岁。发黄已半个月，肝脏肿大，肝功能明显损害，表面抗原阳性，目黄，身黄如橘子色，湿热积滞诸状悉具，伴胁胀窜痛，舌偏红、苔腻，脉弦。方用乙型肝炎合剂合黄疸合剂、黄连上清丸。服药后，小便清长，黄疸日益消退，调治 1 个月症状大部分消失，肝功能基本正常。

病例二：刘某，男，31 岁。患者发病数日，湿过热伏证明显，伴睡眠欠佳，舌苔厚腻，脉细弦。采用肝炎合剂合甘露消毒丹治之，观察 12 周，症状消失，舌苔退化，脉弦缓，肝肿大回消，肝功能基本正常。

## 2. 中医护理

根据中医理论指导，病毒性肝炎是"因疫而致郁"，导致肝气郁结、紊乱，影响肝脏的气液宣通，经络通道受阻，进一步发生湿热积滞，或郁滞化火等等。初发之际，部分兼有表证者，可先按风热或风寒表证兼顾护理，表证解后，就按本病辨证施护。对于病型不同而证同者，例如乙型肝炎病毒携带者与急性病毒性肝炎同样存在偏气虚、偏阴虚兼证，仍按同证施护。

（1）清热解毒：对于郁滞化火证者，中医护理以清热解毒为主，重视饮食宜忌，即宜清淡，易消化饮食，可多配合金针菜、空心菜等清热解毒类蔬菜；或用芦根煎水代茶。严禁饮酒，忌食公鸡、鸭、羊肉、狗肉、辣椒、胡椒、葱等大辛大热饮食。

（2）利湿化浊：对于湿过热伏证者，中医护理以利湿化浊为主，即尽量减少生冷瓜果，以及容易引起腹胀的食物，如糯米、地瓜粉以及米粉等制品。

对于湿热相搏、湿热积滞证者，除了清热解毒与利湿化浊联合护理外，并可配合多食蛤蜊、芹菜等，在无腹胀的情况下，鼓励患者多喝开水，保持大小便畅通。

（3）理气解郁：对于肝气郁结证者，中医护理以理气解郁为主，着重于精神护理，避免对患者情志上的不良刺激，减轻患者的思想顾虑，勿使患者"怒气伤肝""忧思郁结"等。

（4）益气健脾：对于兼有偏气虚证者，护理辅以益气健脾，重视配合食疗，如四白散（即茯苓、芡实、莲肉、山药）调饴糖，或上药煎汤炖猪胰（去油）。

（5）养阴滋肾：对于兼有阴虚证者，护理辅以养阴滋肾，亦重视配合食疗，可食金石斛、甘枸杞炖水母鸭（去油）或甲鱼。

总之，病毒性肝炎的中医护理，无论是何型，精神护理，减轻、消除病人的思想顾虑，必须贯穿整个疾病，特别是避免病人"怒气伤肝""忧思郁结"等情绪上不良的刺激，使肝气恢复疏泄、条达的。

**3. 病毒性肝炎验方**

（1）乙型肝炎合剂：生黄芪10g，菝葜根10g，橘子叶20g等，按合剂工艺提炼为水剂60mL，分2次服。

（2）黄疸合剂：七寸金30g，人字草20g，蛤壳草20g等，按合剂工艺提炼为水剂60mL，分2次服。

（3）黄连上清丸：川黄连120g，杭菊花180g，香白芷180g，软防风60g，薄荷叶60g，酒川芎30g，荆芥穗30g，绿子芩300g，双连翘180g，焦栀子60g，生桔梗60g，酒炒大黄360g，共研细末，炼蜜或水泛为丸，每服10g（或水泛丸6g），每日2~3次。

（4）万氏牛黄清心丸：牛黄3g，郁金30g，黄连30g，黄芩30g，栀子30g，飞朱砂15g，雄黄15g，共研细末，炼蜜为丸，每丸重2g。每次服1丸，每日1~3次。

（5）黄连素片：盐酸小檗碱的片剂，每次0.15~0.3g，每日3次。

（6）生脉散注射液：吉林红人参0.7g，麦门冬1.0g，五味子0.3g，每次4mL，每日1~2次，供肌肉注射。

（7）猴菇菌片：猴头菌培养产物的流浸膏片，每次4片，每日3次，饭后开水送下。

（8）灵芝胶囊：灵芝真菌培养产物的流浸膏胶囊，每次4粒，每日3次，饭后开水送下。

（9）黄芪注射液：生黄芪提取制成的灭菌水溶液，每毫升相当于原生药1g，每次4mL，肌肉注射，每日1~2次。

（10）肝炎合剂：栀子根30g，黄郁金10g，蛇舌草30g等，按合剂工艺制成水剂60mL，分2次服。

（11）强力银翘片：金银花、连翘、芦根、桔梗、维生素C、扑热息痛，每次2~3片，每日3次。

（12）热痰合剂：鱼腥草30g，川贝母6g，蒸百部6g等，按合剂工艺制成水剂60g，每次15~30g，每日2~3次。

（13）银黄注射液：金银花提取物、黄芩提取物（黄芩苷）并加1%苯甲醇，每次4mL，每日1~2次，供深部肌肉注射。

（14）柴胡注射液：柴胡提取制成的灭菌水溶液，每毫升相当于原生药1g，每次4mL，肌肉注射，每日1~2次。

（15）香苏散：四香附1.5g，紫苏叶20g，四陈皮1.5g，生甘草0.5g，砂糖适量，每次1包，每日3次。

（16）辛苍合剂：辛夷花6g，苍耳子12g，薄荷叶3g等，按合剂工艺制成水剂

60mL，每次 30mL，每日 2~3 次。

（17）甘露消毒丹：藿香 120g，滑石 450g，绵茵陈 330g，黄芩 300g，石菖蒲 180g，钱木通 150g，川贝母 150g，射干、连翘、薄荷、白蔻仁各 120g，共研细末，水泛为丸，每次 10g，每日 3~4 次。

（18）藿香正气片：藿香 90g，紫苏叶、白芷各 30g，漂白术、陈皮、半夏、川厚朴、甘草各 60g 等，每片 0.3g，每次服 4 片，每日 3 次。

（19）龙胆泻肝丸：龙胆草、栀子、泽泻、生地各 10g，黄芩、木通、车前、当归、柴胡各 6g，甘草 3g，共研细末，水泛为丸，每次 3~6g，每日 2~3 次。

（20）复方大青叶注射液：大青叶 1g，七叶一枝花 1g 等制成的灭菌水溶液，每毫升相当于原生药 1g，每次 4mL，肌肉注射，每日 1~2 次。

（21）板蓝根注射液：板蓝根提取制成的灭菌水溶液，每毫升相当于原生药 1g，每次 4mL，肌肉注射，每日 1~2 次。

（22）丹栀逍遥丸：丹皮、焦栀、柴胡、当归、白芍、白术、茯苓各 10g，甘草 5g，薄荷 3g，生姜 10g（取汁）。上药共研细末，蜂蜜、姜汁为丸，每次 6~10g，每日 3 次。

（23）金铃子散：川楝子 100g，延胡索 100g，共研细末，每次 3~6g，每日 3~4 次。

# 二　中医中药治疗病毒性肝炎的临床总结

对病毒性肝炎，特别是慢性迁延性肝炎（以下简称肝炎）的临床研究，主要途径有二：辨证论治和单方治疗。经多年来的观察对照，初步摸索出一些经验，现总结如下。

## （一）病机认识

肝炎的发病机理，在不同阶段有不同认识。1962 年前主要根据《内经》藏象学说："五脏相通，移皆有次，五脏有病，则各传其所胜"的理论指导，认为本病多由于"情志郁结，内伤于肝，肝气内逆，土失所疏，脾胃困顿"而形成"肝脾失调"。肝为藏血之官，脾为生化之源，肝郁血少，脾运无权，诸脏失其所养，因此，还可见肝肾阴虚，肝肺气虚，肝脾俱虚，气血两亏等复杂转归。

1962 年以后，经过大量病例观察，其发病之初，大多数先见沉困无力、怠惰好卧及不嗜食等脾证，而后胁痛、口苦、咽干等肝证逐渐明显，发现"情志郁结伤肝"虽是肝炎的主要原因，而"湿热困郁肝脾"也是极为重要因素。在前驱期有"湿热"证候者占 50.9%，有"表证"者占 10.7%；而具有"气郁"和"浮肿"之证者共占 32.9%。说明病多起于外因六淫、疫毒之邪，亦有因饮食劳倦、情志郁结之所伤，两者相因发病。因此，依据赵献可"气郁而湿滞，湿滞而成热，热郁而成痰，痰滞而血不行，血不行而食不化，此六者相因为病者也"，并结合伤寒、温病等学说来研究肝炎的演变规律。

初步分析，导致肝脾湿热证之由来虽然有四：①浮肿者素体多湿，其湿热上蒸；②郁者，滞而不通，气郁而湿滞、湿滞而生热；③表证者多外邪挟湿从肤表而进，郁而生热；④湿热者，乃湿热之邪，从口鼻而入侵熏蒸于中。但其发病机理则一，不外水湿不宣，火热怫郁，因湿生热，因热生湿，互为因果，湿热相搏，停滞困郁肝脾，导致肝脾郁滞，气机失调，则肝脾之血行、水津及胆之水精亦随之壅滞而成。若无症状者，与邪之内伏，或体质壮实等有关，故虽胁下积块，或化验检查肝功异常而无所自觉。

临床又发现，患者由于体质、气候之关系，肝脾湿热证能出现从热化、湿化的演变。如病从热化，则病肝胆郁热，病从湿化，则现脾胃痰湿。（图 8－1）

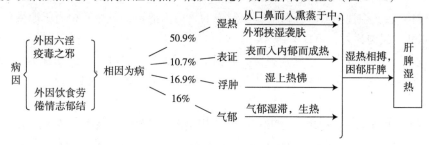

图 8－1　肝脾湿热病机示意图

肝胆郁热，可以出现热蒸胆泄而郁热发黄。若邪盛正衰病情进展，则可呈现血因热沸致血热妄行，热生结痰，形成痰火郁结，阳胜则动能致火热生风，甚致热极生毒，痰火蒙蔽清窍，或逆传心包等危重转归。若病情迁延，可以因热而气郁，引起肝气郁结，然亦有因脾胃不和，肝气郁结，气郁化火，且反转为肝胆郁热等复杂变化。此后，热郁经久，热搏成瘀，可以发展为肝经因热而血郁。（图 8－2）

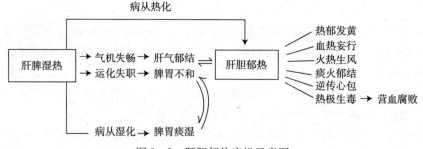

图 8－2　肝胆郁热病机示意图

脾胃痰湿，若湿阻胆郁，可以发为黄疸，湿郁停聚，可以形成痰饮。如湿阻气机，而成脾胃不和，脾湿肝郁，亦可以出现肝气郁结，然亦有因气逆于胃，或气逆于脾，或食积所伤，导致健运失司，留湿生痰，转成脾胃痰湿等迁延、反复过程，此后，痰结而血不行，血不行而瘀积，可以演变为肝经因痰血郁。

病至后期，不论是因热或因瘀的肝经血郁，均可逐渐瘀阻脉络，久而影响肝之本能。导致肝不藏血，有失凝血之本。进一步演变为营血腐败而发黄色暗（营血腐败，另一方面也有由热极生毒所致），若脉络有损伤，则吐血便血，若气随血脱，出现脱证，或产生厥证，或血虚气滞，若脾失所疏，合并土败水崩，则病单腹臌胀（其臌胀亦可由营血腐败而来），若湿浊蒙蔽清窍而神昏。总的看来，因热而血郁者，病变发展迅速，因瘀而血郁者，病变进展较缓。（图 8-3）

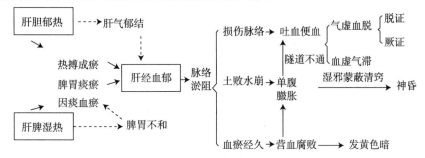

图 8-3 肝经血郁病机示意图

在病情的发生、发展和康复以及慢性预后（如肝硬化等）过程中，尚可看到久郁致虚。临床常见有四个类型：损及气、损及血、肝脾俱虚、肝肾俱虚。

长期肝肺气郁，能致气虚，或上气不足、中气下陷，或肾气不充，不一而足。肝郁血少、与血热妄行者，皆可发展成为血虚，或进一步呈现血虚生热，或血虚生风，视机体不同情况而定。况"气为血之帅，血为气之根"。因此，气虚可以及血，血虚可以及气，甚至气血皆虚。

经久脾胃不和者，可以形成肝脾俱虚，其或肝阴胃汁不足；肝气久郁，可以造成肝肾俱虚，其或肝肾阴盛。且精血化源来自脾胃，脾胃运化得之真火，所以，后天病及先天，先天病及后天，而两者皆虚。（图 8-4）

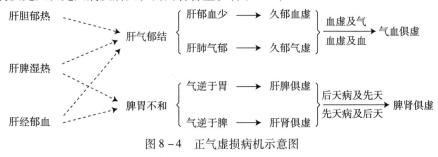

图 8-4 正气虚损病机示意图

## （二）临床特征

现代医学对本病是以接触史、临床症状与体征，以及化验、病理等作为诊断的依据。中医学是以"四诊""八纲"为辨证依据，辨病的寒热虚实，乃根据其临床特征，今扼要略叙如下。

### 1. 神志

经云："肝者将军之官"，"肝主怒"，"肝实者……善怒"。故易怒易烦，病在于肝，属实证。又云："肝虚者，如人将欲捕之。"凡多愁善虑，病属肝虚。

### 2. 色泽

经云："肝为牝脏，其色青。"又云："在色为苍。"凡面色青苍者，其病在肝。若眼胞（眼胞属脾土）青苍，又为水来克土。

### 3. 眼睛

经云："肝开窍于目。"从眼睛的变化，可征肝之病变。经云："肝实者眦赤"，"肝虚者，则目䀮䀮无所见"。前人云："疾黄者不及于目"，"目赤乃肝经湿热"。总之，从眦赤辨出肝实，视弱识别肝虚，睛白黄染，知湿热困郁肝脾而发黄。

### 4. 爪甲

经云："肝者，其华在爪。"时珍云："爪甲者，筋之余，胆之外候也……爪坚色青者胆急，爪软色赤者胆缓，爪直色白者胆直，爪恶缘厚者胆结。"从指甲的润枯、滑粗辨肝胆病之有无与浅深。

### 5. 筋腱

经云："肝主筋"，"肝者罢极之本"。故筋腱之拘紧松弛，可辨肝之缓急；宗筋之弛缓，能征肝气之虚惫。

### 6. 胁肋

经云："肝脉布胁肋。"凡胁肋胀痛，说明病在于肝。

### 7. 募穴

期门为肝募，日月为胆募，期门、日月按痛，可知肝胆有病。

### 8. 血证

经云："肝主藏血。"前人云："肝者凝血之本"，"肝为他脏移热则血妄行于口鼻便溺"。故无其他原因的衄血、吐血、便血，说明肝病有热。

### 9. 舌苔

舌苔由薄白转黄厚者，或薄腻转厚腻者，病邪由表入里；舌质由红转见紫斑、瘀者，病由气及血。

### 10. 脉象

肝脉主弦。脉弦者，其病多在肝。又浮脉主表、沉脉主里，如病脉先浮后沉，其邪由表入里。

## （三）治疗方法

### 1. 辨证论治

在上述病机认识的基础上辨证论治，不同时期也有不同的方向。1962 年前康良石教授辨治本病是以藏象生克为辨证依据，临床分肝郁脾滞、肝郁劳损、肝肾亏损、心脾血亏四证，立实脾、疏肝、滋肾、补血四法，用逍遥散、三香汤、石斛汤、归脾饮、六味地黄丸五个主方随证加减。以后进一步划分为肝胃不和、肝气抑郁、肝肾失调，以及混合型等，立通络理气、肝胃同治、肝肾同治等法，用柴芍异功散、平胃散、逍遥散、金铃子散、六味地黄丸等五个主方随证施治。

1962 年以后，康教授进一步结合赵氏"六郁相因"理论，临床辨证立法发展，应用肝脾湿热等十一类证、立利湿清热等三十九法、藿积汤等六十一方论治。这一辨证法则虽较细致，但过于烦琐，难于掌握，不易普及。多年来，临床应用八十个方剂，一百多种药物间，发现有湿热证候，不离栀子根或栀子、茵陈蒿、藿香、蛇舌草、玉米须、车前子；有气郁或血郁证，用丹参、郁金、丹皮、鳖甲、枳实、佛手、橘叶；虚损证用石斛、沙参、白芍、女贞、首乌、茯苓、白术。配合得当，常获良效。因此，采取辨病与辨证相结合，综合上述药物组成基本处方，按以下四种不同脉证，分别加减论治。

（1）肝脾燥热

主要症状：具有疲乏无力，肝区胀痛，食欲不振，脘腹胀满，或心烦喜呕，小便黄赤，大便先硬后溏，或全身发黄，舌淡红、苔腻，色白或黄，脉弦或细弦或弦滑等。

治法：利湿清热。

药用：藿香、枳实、茵陈、白术、茯苓、车前子、玉米须、丹皮、焦栀、白芍、甘草。

加减法：黄疸者，以苍术易白术，苓皮易茯苓，通草易甘草，加郁金、猪苓、滑石等；脘腹胀满、便溏、浮肿等脾胃疾湿较明显者，去茵陈、栀子、甘草，加栀子根、佛手、川朴、薏苡仁等。

（2）肝胆郁热

主要症状：具有胁痛拒按，头痛身热，口苦烦渴，或腹中灼热，不寐少寐，溲赤便干，全身发黄，朱砂掌，或有蜘蛛痣，眦赤，舌红、苔黄厚腻或干或糙，脉弦数，或弦滑数等。

治法：清热解毒。

药用：蛇舌草、败酱草、蒲公英、大青叶、茵陈、栀子、玉米须、川楝子、延胡索、郁金、蚕沙。

加减法：黄疸者，重用茵陈、栀子；血证者，去败酱草、郁金、延胡索，加紫珠、小蓟、旱莲、茅花等；头痛、头胀、胸闷、气短或有痰者，去滑石、川楝、延胡索、郁金，加夏枯草、地龙、胆草、竹茹。

（3）肝经血郁

主要症状：具有胁痛如针刺，胸中烦闷，指甲色暗、腹露青筋，舌紫或夹紫斑、蓝斑，或有瘀点，舌下静脉曲张，脉涩或沉弦等。

治法：解郁活血。

药用：佛手、橘叶、鳖甲、丹参、丹皮、赤芍、郁金、川楝、延胡索、田七粉、琥珀粉。

加减法：素有痰饮，颧颊状如烟熏，积块日益坚硬者，去川楝、丹皮，加海藻、牡蛎、橘红或白金丸；并衄血者，去鳖甲、延胡索、赤芍，加紫珠、旱莲、茅花等。

（4）正气虚损

主要症状：具有体质日形衰弱，神疲力倦，头晕目眩或宗筋弛缓，且视物模糊，脸色苍黄，舌体胖嫩、横裂或龟裂、齿痕，舌质淡红或淡白，脉细弱等。

治法：扶正养虚。

药用：石斛、女贞、首乌、白芍、枣仁、薏苡仁、扁豆、白术、茯苓、甘草。

加减法：并见面㿠少华、神怯、口淡无味，或大便完谷不化、脉虚或濡者，再加党参、莲肉、山药、芡实、内金；如五心烦热或午后潮热、颧赤、舌红，脉细速者，再加北沙参、麦冬、枸杞、熟地。

## 2. 具体应用

肝脾湿热与肝胆郁热并见者，先清热解毒，后利湿清热；肝胆郁热与肝经血郁并见者，先清热解毒，后解郁活血；肝经血郁与正气虚损并见者，先解郁活血，后扶正养虚；肝经血郁重于肝脾湿热者，解郁活血兼利湿清热；正气虚损多于肝经血郁者，扶正养虚兼解郁活血；正气虚损重于肝脾湿热、肝胆郁热者养虚兼清邪。

若本病与他病合并者，即权衡轻重，且分主次先后或合治。对于发病前驱期和较少出现的痰火蒙蔽、逆传心包，以及肝硬化所见的脉络瘀阻和营血腐败、单腹臌胀、吐血便血、昏迷不醒等病症，另采用其他疗法。

## 3. 单方疗法

在辨证论治的同时还收集民间有效单方验方，用于临床。其主要有：①水边黄栀子根治疗黄疸型肝炎，每用三两或配郁金三钱，和赤肉少许煮服。②野葡萄藤七钱，土三七二钱，水煎。治疗肝经血郁之慢性迁延性肝炎。③四季橘叶一两，玄参三钱，葛根三钱，甘草一钱，水煎。治疗慢性迁延性无黄疸型肝炎。均有不同程度效果，从而补充辨证论治疗法之不足。

## （四）疗效分析

在临床实践中，对各种疗法进行对照观察，初步认为，1962 年以后采用的辨证论治方法效果较佳，有效率达 96.07%，基本治愈率 72.53%。但因疗效、诊断标准不断修改，观察时间也未一致。尚难加以最后肯定。现据历年来各种疗法的总结疗效分析对比如下。（表 8 - 1）

**表 8 - 1 各种疗法的疗效比较**

| 疗法 | 辨治方法 | 年度 | 总例数 | 基本治愈(治愈) | | 显效(近愈) | | 有效(好转) | | 无效 | | 备注 |
|---|---|---|---|---|---|---|---|---|---|---|---|---|
| | | | | 例数 | (%) | 例数 | (%) | 例数 | (%) | 例数 | (%) | |
| 辨证论治 | 藏象辨证 | 1959 | 217 | 55 | 25.34 | 68 | 31.35 | 80 | 36.96 | 14 | 6.45 | 参考文献:《217例迁延、慢性肝炎的辨证施治》(内部资料) |
| | 藏象辨证 | 1962 | 50 | 4 | 8 | 11 | 22 | 34 | 68 | 1 | 2.0 | 参考文献:《无黄疸型传染性肝炎辨证分型与治疗的初步总结》(内部资料) |
| | 藏象结合六郁 | 1965 | 102 | 74 | 72.53 | – | – | 24 | 23.53 | 4 | 3.93 | 参考文献:《以中医为主综合治疗102例传染性肝炎的临床报告》(内部资料) |
| 民间单方 | 水边黄栀子根 | 1960 | 30 | 20 | 66.66 | – | – | 10 | 33.33 | – | – | 参考文献:《水边黄栀子根治疗传染肝炎的初步观察》(《福建中医》) |
| | 野菊葡萄藤土三七 | 1963 | 10 | – | – | 6 | 60 | 3 | 30 | 1 | 10 | 参考文献:《炸药七藤汤治疗无黄疸型传染性肝炎的初步观察》(内部资料) |
| | 橘叶汤 | 1965 | 15 | 10 | 66.66 | – | – | 3 | 20 | 2 | 13.34 | 参考文献:《橘叶汤治疗肝郁型肝炎的临床观察》(内部资料) |

### (五) 临床体会

1. 本病的好转、向愈或恶化，与病情轻重、治疗是否得当，以及年龄、体质有密切的关系。因此，我们体会，临床辨证与治疗，必须掌握以下要点:

（1）辨轻重:①同一发黄程度，肝脾湿热发黄、肝胆郁热发黄较轻，营血腐败发黄较重。②同为肝郁，初期在气为轻，久病及血者重。

（2）分虚实:①肝脾湿热，多属实证。②肝胆郁热，属实属热者多，若经转化，病情复杂，有轻有重。③肝经血郁，为虚中夹邪，病多较重。④正气虚损，多邪去正虚，病每缠绵，且易变化。⑤同为生风，火热生风、痰火生风与血虚生风，自有虚实之不同。

（3）明预后:①肝经血郁，如热清痰蠲而瘀化，转为肝气郁结，属好转。②肝脾湿热，若热清湿化则向愈;肝胆郁热见郁解热清，亦是转愈。③肝经血郁，脉络瘀阻，转成单腹臌胀，是病情转重。④出现逆传心包，腹胀，大出血而昏迷不醒者，多见恶化，甚至造成死亡。

（4）善择法:中医治疗有汗、吐、下、和、温、清、补、消八法。治疗本病采用清、和、补、温最多，但对四法的运用，却有各自的特点。

①清邪务求出路。本病以湿热居多，而"治湿热者，不利小便，非其治也"，清

湿热之邪，从小便而出，能加速向愈。参见所附病例一。

②和在调理肝脾。本病有肝郁之证，前人治肝郁之法，和解居多，但有的主张疏肝，有的主张实脾。据亲身体会，治本病用和法，宜肝脾兼顾。参见所附病例二。

③补以甘平。肝属木，易动火，故肝病者不宜补火。但虚损者需要补，如何补？可按《金匮要略》所说："见肝之病，知肝传脾，当先实脾。"而补脾最好以甘平为主，盖甘味入脾，甘缓肝之急，性平以补，不刚不燥，用之最宜。参见所附病例三。

④温必带润。水病迁延，有些肝病腹水必须温运健脾利水，使用温药必温中带润，效果才好。参见所附病例四。

2. 大量实践说明，病人如能善于调节起居饮食，适应四时气候变化，是有助于提高药物疗效的。反之，不但会使病情加重，甚至导致不良后果，主要注意下列几个方面。

（1）戒劳怒、节房欲：古云："善养肝者，莫切于戒暴怒。"病人在患病过程中，每劳怒过度，立即诸症丛生；尤其是病后初瘥者，过于劳怒，病即再发，如古人所谓"劳复"。亦每见色欲所伤的本病患者，其病多迁延或难解，无论病之已愈未愈，有的病人房室后，则胁痛或诸候加重，无异于古称之"房室复"。故本病须戒劳怒，节房欲。

（2）重视饮食宜忌：中医认为"酒性辛热"，多见患者病中饮酒辄胁痛、腹胀，病之复发者，亦有因瘥后饮酒之致。《肝部食忌》也指出肝有病"勿食葱""勿食蒜子""禁辛味"等。临床观察"肝脾湿热""肝胆郁热"或"肝经因热血郁"者，多食性属辛热的辣椒、羊肉、狗肉、大葱、蒜等物，则病情加重，中医谓之嗜辛热者多生热；"脾胃痰湿""肝经因痰血郁"者，多吃生冷瓜菜，如苦寒之瓜类、凉冷之水果，则症状更为明显，所训"喜生冷者多生湿"；又依病人的经验，油腻、炙煿往往引致胃肠消化不良，而甘味之品，食后觉腹中舒畅。由此可见，本病宜甘食，忌油腻、大辛大热及生冷瓜菜。

（3）防范气候因素之影响：临床所见，患者处于夏暑酷热时令，较多病从热化；在雨湿季节之中，病较多从湿化。故平素体瘦多火之人，或阴虚内热者，在暑热之际，须避免暑热熏迫；气虚体胖，或脾虚痰湿内留者，于潮雨之季，谨防湿气的侵袭，以免使病情变化或加剧。

附：病例四则

**病例一：张某，男，48 岁。干部。**

病起于 1964 年 7 月，沉困无力，体重减轻，肝脾肿大。诊断为病毒性肝炎，于 10 月 4 日就诊。当时症见困倦乏力，身酸痛，两胁作痛，头晕，腹胀，肠鸣，晨起口苦，小便黄，便溏里急，形瘦面黄，目下略苍，眦赤，舌紫、苔白，脉弦细，肝上界位于第六肋间，下界于右肋下顺肋缘 1 厘米多，脾于左肋下侧位 2 厘米，质皆充实，有触痛。

辨证：肝脾湿热，兼气滞血郁。

治法：利湿清热，兼解郁活血。

二法交替服用，历时两月，自觉症状明显改善，面色转润，体重增加7公斤，舌质紫斑隐约，苔净，脉左大于右，肝脾回消，刚可扪及，质软，触痛轻。

**病例二：王某，男，44岁。干部。**

1977年6月，初有外感腹泻，继见沉困怠情，不嗜食，溲短赤，右胁痛，肝脾肿大，谷丙转氨酶130活力单位，2个月后正常。诊断为病毒性肝炎，于9月26日就诊。症见身困懒动，口苦，纳滞，齿衄，溲赤，胸满太息；面色偏红，两颧晦暗，舌质紫兰，苔白微黄，脉左细，右关尺弦，肝脾于肋下1.5厘米可扪及，下肢按之有陷迹。

辨证：肝气郁结。

治法：和解舒郁。

经治两月，症状基本消失，肝脾未明显扪及，下肢按之无陷迹。

**病例三：胡某，男，47岁。干部。**

患者浮肿，呕吐，泄泻，沉困，厌食，溺黄，谷丙转氨酶270活力单位。诊断为病毒性肝炎。前年经治症状消失。去年曾一度反复，出现烦躁好急，纳食欠佳，便溏浮肿，迁延至今。于10月4日就诊。观其面色苍黄，舌横裂，脉涩两尺偏细。谷丙转氨酶180活力单位，肝脾未扪及。

辨证：肝脾俱虚。

治法：扶正养虚。

经治三月，症状基本消失。谷丙转氨酶30活力单位。

**病例四：武某，男，43岁。干部。**

1976年8月间右胁痛、腹胀、恶心、腰酸、疲劳、尿黄。肝肿大2~3厘米，肝功能轻度损害，麝絮试验10单位。诊断为慢性肝炎。入夏来腹日胀大，于10月29日就诊。脘腹膨胀，且胁痛如针刺并烧灼感，口苦咽干，不欲饮水，喜太息，头晕腰酸，小便短少。观其面部虚浮，目下色苍，舌质淡红，有紫斑，苔厚腻，两脉寸弱，两尺沉弦。肝脾肋下未明显扪及，腹部膨胀，移动性浊音可疑。麝絮试验16单位。

辨证：肝经血郁，欲成臌胀，肝脾俱虚。

治则：扶正养虚，兼解郁活血。

经治两月，腹胀消失，小便增多，面转实，舌紫斑已消失，薄白苔，脉细缓，按之沉弦。腹部平软，可疑之移动性浊音消失，麝絮试验6单位。

《临床资料选编》1978年1月

# 三　按疫毒内陷急黄拟相应措施中西结合防治重型肝炎

## （一）邪毒内陷

邪毒内陷一证的发生乃邪盛正虚，正不胜邪，而致邪毒很快扩散、入里的一种病理观象。这种现象征示病情转变急剧，病势险恶，可危及生命。

### 1. 中医"邪"与"正"的概念

中医学的"邪"是致病因素，是发生疾病的重要条件；"正"是人体的机能活动和抗病以及康复能力，正气不足或相对不足，是发病的内在依据。在疾病过程中，邪气与正气的相互作用，其具体表现：一是邪气对正气的损伤，一是正气抗御邪气的反应。若正气虚损，抗御邪气的能力低下，而邪气炽盛，正不胜邪，则病邪将很快入内或扩散，则出现邪毒内陷，病情急剧转变、病势险恶，可危及生命。

不同疾病的邪毒内陷有它各自的临床表现，麻毒内陷，多在小儿麻疹暴发的情况下出现；疡毒内陷，多在痈疽疮疡毒气扩散的情况下出现；温邪内陷，多在外感温热邪不外解，深入营分的情况下出现；疫毒内陷急黄，多在疫毒炽盛，黄疸迅速加深的情况下出现。

举如小儿麻疹麻毒内陷。小儿麻疹，按一定的次序发病。发热 3 ~ 4 天，皮疹出现，先见于发鬓，顺耳后、颈部、头面，渐渐至胸、背、腹部、四肢、手心、足心。其疹色由鲜红，渐渐转暗红，分布均匀，疹透完毕，渐渐隐退。若疹出不畅，或出没先后无次序，甚至收没太速，壮热不退，气喘，神昏，均是麻毒炽盛，正不胜邪，不能透毒外出而麻毒内陷的表现。

又如外科疮疡疡毒内陷。外科疮疡的临床过程是红→肿→热→痛→溃脓、功能障碍。若疮疡发病不按一定程序，而疮形平塌，肿势不能局限，难溃、难腐，乃固正不胜邪，不能透毒外达，致使邪毒扩散，毒气内攻，出现神昏、谵语、汗出、肢冷等疡毒内陷证。

再如外感温热邪陷营血。外感温热，临床传变顺序是从卫传气，从气传营；或从上焦到中焦到下焦。若不按一定的顺度传变，卫分之邪，既不外解，又不从气分下行，则传入营分、血分，出现神昏、谵语、痉厥等内陷为逆的表现。

### 2. 关于疫毒内陷急黄

《瘟疫论》指出：瘟疫"伏邪里发，方有传变"。其传变顺序，或从外解，或从内陷。从外解者，则病情顺序发展，而外解的次序，有传表出现表证；有传里出现里证；有表里分传，既出现表证，又出现里证。若正虚邪实，抗御邪气的能力低下，而疫毒炽盛，上不得越，下不得泄，充斥肆逆于一身上下内外，则黄疸迅速加深，很快出现神昏谵语，或臌胀等毒从内陷诸逆证。

### （二）重型肝炎

#### 1. 发病原因

我国对于病情严重、预后不良的病毒性肝炎，常称为重型（或重症）肝炎。其发病原因，以病毒为多，少数为非病毒性的。

从临床上看，甲、乙、丙、丁、戊型病毒均能引起重型肝炎，其中以乙型肝炎病毒为最常见，占全部病例的 70% ~ 90%，亦可由呼吸道病毒、肠道病毒、单纯疱疹病毒、EB 病毒、巨细胞病毒、柯萨奇病毒引起。而非病毒因素，有药物性损害、毒蕈中毒、四氯化碳中毒等等。

#### 2. 诱发因素

以肝为例，主要与免疫反应有关；双重感染或重叠感染也是重要因素；微循环障碍、肿瘤坏死因子也有一定的关系；酗酒、妊娠等等也可以诱发。

（1）免疫反应：最近研究认为，肝炎病毒进入肝细胞后，能在其中复制、繁殖和逸出，但不明显引起肝细胞病变，只有当人体免疫系统在消灭肝炎病毒时也损害了肝细胞，表现为肝细胞的炎症与坏死，提示肝脏病变的发生、发展主要与人体的免疫状态有关。如果侵入人体的病毒量大，人体的体液免疫反应过强，短时间内肝细胞表面形成大量抗原抗体复合物，可引起大量肝组织坏死，出现重型肝炎。

（2）不同型病毒的双重或重叠感染：还有认为，各型肝炎病毒之间，并无交叉免疫现象，某一个病例，在感染了某一型肝炎病毒后，导致肝细胞一定程度的损害，当他再感染另一种肝炎病毒时，更容易发生重型肝炎。因此，病毒的双重感染或叠加感染，也是引起重型肝炎的一个主要因素。

（3）微循环障碍、肿瘤坏死因子引起的肝损害：临床及实验室还证实，微循环障碍和肝细胞坏死有一定关系；还有报道从小鼠半乳糖胺中毒性肝坏死和内毒素的关系可以看出，内毒素作用于巨噬细胞诱生的肿瘤细胞坏死因子，也是引起肝损害的介质。

（4）其他诱因：如酗酒、妊娠、分娩、感染、劳累与应用对肝脏损害的药物等，也是重型肝炎的诱因。

#### 3. 诊断

从临床与病理，本病可分为急性重型肝炎、亚急性重型肝炎和慢性重型肝炎。这三种类型的重型肝炎均可发生肝衰竭。

根据 1995 年北京全国病毒性肝炎会议修定的标准，这三种类型重型肝炎的诊断要点如下。

（1）急性重型肝炎：急性黄疸型肝炎，起病后 10 天内迅速出现精神神经症状（按 V 度分，指肝性脑病 II 度以上），凝血酶原活动度低于 40% 而排除其他原因者，同时患者常有肝浊音界进行性缩小，黄疸急剧加深，肝功能明显异常（特别是血清总胆红素大于 171μmol/L）。应重视昏迷前驱症状，如行为反常、性情改变、意识障碍、精神异常，以便作出早期诊断。急性黄疸型肝炎患者如有严重的消化道症状

（如食欲缺乏、频频呕吐、腹胀或呃逆）、极度乏力，同时出现昏迷前驱症状者，即应考虑本病，黄疸很轻，甚至还未出现黄疸，而具有上述症状者，亦应考虑本病。

（2）亚急性重型肝炎：急性黄疸型肝炎，起病后 10 天以上，凝血酶原时间明显延长（凝血酶原活动度低于 40%），同时具备以下指征之一者：①出现Ⅱ度以上肝性脑病症状；②黄疸迅速加重（数日内血清总胆红素上升至 171μmol/L），肝功能严重损害（血清 ALT 升高或酶胆分离，A/G 倒置，丙种球蛋白升高）；③极度乏力及明显食欲减退或恶心呕吐，重度腹胀或腹水，可有明显出血现象（对无腹水及明显出血现象者，应注意是否为本类型的早期）。

（3）慢性重型肝炎：临床表现同亚急性重型肝炎，但有慢性肝炎、肝硬化或乙型肝炎表面抗原携带史、体征及严重肝功能损害，或虽无上述病史，但影像学、腹腔镜检或肝穿检查支持慢性肝炎者。

### 4. 中医对重型肝炎的认识

根据祖国医学有关文献的学习与临床之所见，疫毒内陷急黄是重型肝炎发生的主要病机，急性、亚急性重型肝炎多由邪盛正衰，邪毒化火，热极生毒而发生；慢性重型肝炎多由邪气留恋，正不胜邪，痰瘀生毒所致。

（1）急性和亚急性重型肝炎常见由阳黄疫毒内陷出现急黄。对于起病 10 天左右，出现黄疸急剧加深，身黄如金的急性和亚急性重型肝炎，早期类似身目黄色鲜明的阳黄，从病毒性肝炎辨证，多属热毒里证或湿热里证。患者一旦邪盛正衰，则热极生毒，正不胜邪而热毒不从外解而内陷，充斥肆逆于一身上下内外，黄疸迅速加深出现急黄。

（2）慢性重型肝炎常见由瘀黄疫毒内陷出现急黄。对于慢性重型肝炎，乃肝郁经久，涉及全身，正气虚损，邪气留恋，较长时间存在。与阳黄有所不同，其疸色晦滞不深，类似阴黄的瘀黄，痰瘀久滞未能化解，终至正不胜邪而痰瘀生毒，瘀毒不从外解而内陷，充斥肆逆于一身上下内外，黄疸迅速加深出现急黄。

（3）急黄则病情急剧发展。热毒或瘀毒内陷的急黄，急速燔烁人体脏腑津气营血，证情大有一日数变之势，很快内陷心包、营血、脾肾、三焦，若全身功能气化障碍，则迅速发生动风痉厥等凶险逆证。

①毒陷心包、营血：若疫毒内陷心包、营血，则蒙蔽神明，造成人体气血阴阳逆乱，出现神志异常或神昏、谵语，速予动血导致妄行，出现牙宣、紫斑、鼻衄或崩漏，重则呕吐便血，销铄血液而成瘀。

②毒陷脾肾、三焦：若毒陷脾肾、三焦，则壅闭络道，痹阻气门，较快发生隧道瘀塞，水泉干涸的壅闭、臌胀。

③邪毒动风痉厥：若邪毒耗气损阴，则易于生风，风动则并发筋脉拘急，手足蠕动；若全身气化功能障碍者，一旦阴阳之气不能相接，则可骤见汗出如油或大汗淋漓，四肢冰冷，面色苍白，口唇无华，脉沉细欲绝的厥脱证。

## （三）防治措施

### 1. 抢救措施

重型肝炎是病毒性肝炎的危重型，迄今尚无特效治法，治疗仍采用综合疗法，以纠正由于肝坏死导致危及生命的病理改变，维持其性命，为肝细胞再生创造有利条件。抢救措施包括抗病毒疗法的早期应用；促进肝细胞再生，抗肝细胞坏死；调整微循环障碍；纠正内毒素血症；免疫调控疗法及处理严重合并症，控制肝昏迷、感染、大出血及肝肾综合征等。且综合和多途径给药，如口服、静滴、肌注、灌肠和外敷等，以顿挫病势，维护正气。

（1）抗病毒疗法：对肝炎病毒复制标志物阳性患者，应早期进行抗病毒疗法，尤其是对混合感染的病例，采用干扰素、病毒唑、拉米夫定、强力宁、茵栀黄注射液等。

（2）防止肝细胞坏死：采用人胎肝细胞悬液、促肝细胞生长素、胰岛素、胰高糖素（双胰）疗法、人血白蛋白等和氨基酸等，防止肝细胞坏死，促进肝细胞再生。

（3）调整微循环障碍：采用654－2、东莨菪碱和中药丹参注射液、川芎嗪注射液等以活跃微循环，治疗微循环障碍。

（4）改善内毒素血症：如多次输入新鲜血浆，抗感染，纠正微循环障碍。

（5）免疫调节疗法：包括小剂量氢化可的松静滴或地塞米松足三里穴位注射，胸腺素制剂静滴，对防止继发感染有好处。

（6）危重合并症的处理：包括肝性脑病（肝昏迷）的随症处治；出现脑水肿征象时应用脱水剂；根据不同感染情况，选用有效抗生素；出血的防治以及肝肾综合征的处理等等。

### 2. 中西医结合治疗要点

应用中医未病先防或既病防变的优点，采取阳黄、瘀黄两重视，急黄三及早的防治措施。"两重视"即在病毒性肝炎阳黄时，重视清里驱邪；在慢性肝炎瘀黄过程中，重视扶正祛邪。"三及早"即当重型肝炎急黄时，及早凉血救阴，泻火解毒；有轻度神志异常时，及早并用开窍安神；稍觉有腹胀、尿少时，及早并用化瘀逐水。

（1）"两重视"指导临床的意义：重视清里驱邪防内陷。急性和亚急性重型肝炎急黄，因热毒猖獗，邪盛正气难复而发生，主要矛盾在于邪盛，依疫郁理论分析，本病由急性病毒性肝炎热毒里证或湿热里证阳黄转变而来者居多。即是由疫毒伏邪里发，湿热相因，因热化火，热极生毒，正不胜邪而内陷。从寓防于治的角度来说，要防止阳黄向急黄转变，务必在阳黄未发生转变之前重视清里驱邪，即使是疫毒从外解的表证或表里分传，仍然要重视清里。对热毒里证用解毒栀子根汤，对湿热里证用加味栀子根汤，清里驱导肝胆、营血之邪速从小便而去。对表里分传或表证未解者，则并用银翘散、桑菊饮、苍耳子散、葱豉汤之类清里兼解表。使表里之邪皆有出路，避免内陷。

二重视扶正祛邪防内陷。慢性重型肝炎急黄，由正虚邪实、正不胜邪而发生，主要矛盾在于正虚。依疫郁机理分析，本病由慢性病毒性肝炎热浊瘀滞证瘀黄转变而来者居多，即是由正气日益虚损，痰瘀瘀滞肝胆不得化解，一旦正不胜邪而内陷。

因此，在慢性肝炎临证中，须非常注意患者正气虚损、虚证的出现。投以黄芪、西洋参、丹参、龟板、鳖甲、田七、郁金、茜草、败酱草、丹皮、柴胡、栀子根、佛手、白英、茵陈等益气健脾、滋养肝肾、消痰化瘀、利胆退黄的扶正祛邪药物。阻断正虚邪实的恶性循环，延缓、挫制病情的恶化，避免重型肝炎的发生。

（2）"三及早"指导临床的意义：一及早，及早凉血救阴、泻火解毒，防重型肝炎严重并发症的发生。当重型肝炎毒漫三焦，黄疸迅速加深，从疫郁理论分析，乃热毒、瘀毒炽盛，逼灼营阴，营阴受损，热毒、瘀毒愈炽。这须及早速投重剂凉血救阴、泻火解毒药品，以拯受灼的营阴，急泻充斥一身上下内外的热毒，阻断毒炽阴伤的恶性循环，延缓病势的发展，防止严重并发症的发生。

二及早，及早合并开窍醒神，防止神昏凶险证的出现。重型肝炎，当邪势愈盛，毒陷愈深，陷入心包、营血，可致神昏逆证，患者往往先存在轻到重度神志异常先兆，如出现痛苦表情，时由谵妄、躁动等性格改变；或无意识小动作等行为的反常；或目光晦暗、嗜睡等，须及早、连续、重用开窍醒神之剂，是防治神昏凶险逆证的关键。

三及早，及早并用化瘀逐水，防治臌胀凶险证的形成。重型肝炎，由于瘀毒、热毒迅速损伤，损脾、伤肾，肝血瘀阻，脾气阻滞，开阖失常，毒瘀壅裹络道，隧道闭塞不通，导致臌胀形成。患者往往先有腹胀，尿少前兆，须及早采用化瘀逐水药物，即防治重型肝炎凶险逆证臌胀的要领。

### 3. 辨证论治

（1）热毒（瘀毒）内陷证

主症：湿热、热毒里证或热浊瘀滞证者，并发高热，口渴引饮，烦躁不宁，黄疸迅速加深，身目较快呈深金黄色，且极度疲惫困重，胁灼痛或胁腹胀满，不思饮食，恶心，呕吐频繁，小便短赤色深，大便干结，舌质红绛，苔多黄燥，脉弦大或弦滑数。

分析：病毒性黄疸型肝炎湿热、热毒里证或热浊瘀滞证者，黄疸迅速加深，并发高热、烦躁不宁乃热毒内陷，上不得越，下不得泄，充斥肆逆于一身上下内外的现象。其并呕恶频繁，不思饮食，胁腹灼热胀满，为热毒燔肝、损脾，升降之机骤乱；口渴引饮，小便短赤色深，大便干结，为热毒逼灼阴津；液涸口干，舌质红绛，苔黄干燥，脉弦大或弦滑数，皆热毒炽盛之外候。

治法：凉血救阴，泻火解毒。

方药：加减黄连解毒汤合牛黄丸。川黄连10g，绿子芩10g，龙胆草10g，败酱草20g，板蓝根20g，蒲公英30g，水牛角30g，栀子根60g，绵茵陈30g，黄郁金10g，乌玄参15g，七叶一枝花6g，白花蛇舌草30g，水煎。万氏清心牛黄丸4粒。

服法：每日1~2剂，分2~4次温服，每次服万氏牛黄清心丸2粒。

方解：本方既取黄连解毒汤意，通泄三焦火毒，又用疏肝利胆、解毒退黄的栀子根、绵茵陈、白花蛇舌草。七叶一枝花直折肝胆之火并消肿解毒，加入败酱、公英、板蓝根更提高清热解毒、活血化瘀之功，妙在早用凉血养阴的水牛角、玄参、白芍以拯救受邪火逼迫的营阴。

加减法：若高热不退者，可加羚羊角2～3g（磨汁冲服），银花10～15g，连翘10～15g同煎，以清解肝热邪毒。有嗜睡状态或轻度性格改变和行为异常者，清心牛黄丸可改用至宝丹，每次1丸，每日2次冲服，增强开窍醒神，清热解毒。大便秘结者，可加用生大黄粉30g，调开水保留灌肠，以泻火解毒，通腑泄热。口渴不解者，可加金石斛10g，芦根15g，麦冬15g同煎，以存津止渴。出血倾向者，加用紫珠草30g，仙鹤草30g同煎，凉血止血，以防暴衄。有臌胀趋势者，加用半边莲、玉米须各30g，同煎，以清热解毒，利水退黄，消肿，防臌胀日重。

（2）毒陷心包证

主症：热毒瘀毒内陷者，迅速出现喜卧嗜睡，神志不清；或由烦躁不宁继而狂躁不安，出现神昏谵语；舌紫有裂痕，起芒刺，脉弦细数；或伴肝臭。

分析：重型肝炎毒陷心包者，不仅是肝火肆逆，热毒、瘀毒鸱张，燔肝损脾，逼灼津血营阴，而火势愈漫，毒陷心包、营血，故由嗜睡、神志不清或谵妄躁动，进一步出现神昏逆证，其舌紫裂痕、起芒刺，脉弦细数，皆毒陷心包营血之外候，肝病已极，脏腑将败，则发肝臭之气。

治法：开窍醒神，泻火解毒。

方药：至宝开或安宫牛黄丸合加减清宫汤。石菖蒲10g，黄郁金10g，乌玄参15g，莲子心10g，鲜竹心15g，金银花15g，开连翘15g，水牛角30g，麦门冬15g，绵茵陈30g，栀子根60g，水煎。至宝丹或牛黄丸2粒。

服法：每日1剂，分2次温服，每次配1粒至宝丹或安宫牛黄丸。

方解：本方用至宝丹、安宫牛黄丸清心、泄热、凉血、泻火解毒，并辟秽、开闭、豁痰、通窍醒神为主；配清心解毒、养阴生津的清宫汤以泄心包的邪热；合泻三焦、凉肝肾、利膀胱的栀子根、绵茵陈解毒退黄；与菖蒲、郁金配伍，更增芳香宣窍的功能。

加减法：若痰涎壅盛者，再加珍珠母30g，川贝母10g同煎，竹沥汁1杯、猴枣散3瓶调服，以息风化痰。若瘛疭痉厥者，加服羚羊角5g（磨汁），钩藤10g，蝉蜕5g，麦冬15g，生地15g，龟板15g，五味子6g，水煎，每日1剂，与至宝丹或安宫牛黄丸合加减清宫汤交替，以增强凉血息风之功。

（3）毒陷脾肾证

主症：热毒、瘀毒内陷者，迅速出现腹大坚满，脘腹撑急或胀或痛，小便短赤，甚至癃闭，大便秘结或有肝臭；或暴吐便血，或随之出现神昏；舌红绛或紫绛，苔黄腻或灰黑，脉弦数。

分析：重型肝炎热毒、瘀毒内陷，盘踞脾肾，迅速损耗脾阴、肾精，阴精愈涸，热毒、瘀毒更为鸱张，销铄血液，热搏成瘀，是以肝血瘀阻，脾气阻滞，热瘀络道，清浊相混，则臌胀；肾失开阖、热闭气门，水泉干涸，则小便短少，甚至癃闭；血热妄行，络脉损伤则暴吐便血；毒陷心包、营血，亦随之出现清窍蒙蔽的嗜睡、神昏。其舌红绛或紫绛，苔黄腻或灰黑，脉弦数，皆邪毒内陷脾肾的表现。

治法：化瘀逐水，泻火解毒。

方药：清化逐水汤。半边莲 30g，猫须草 20g，黄郁金 10g，葶苈子 12g，玉米须 30g，地胆草 30g，茯苓皮 30g，大腹皮 10g，荠菜 20g，薏苡仁 30g，结猪苓 15g，建泽泻 15g，川厚朴 6g，莱菔子 10g，田七粉 2g，琥珀粉 2g，北茵陈 30g，水煎。

服法：每日 1 剂，分两次调田七、琥珀粉温服。

方解：本方用泻火解毒、化瘀逐水的半边莲，合茵陈、郁金、琥珀、田七、玉米须、猫须草加强清热化湿、化瘀行水、利胆退黄之效；结猪苓、泽泻、薏苡仁、茯苓皮、大腹皮、地胆草、荠菜、葶苈子更能发挥通调水道、渗湿消肿作用，共达行气化瘀，以泄水湿、清热泻火消臌胀。

加减法：若尿癃便秘者，加黑白丑 10g，郁李仁 10g，二味捣如泥同煎，以利水走别道，增强逐水之功。若有轻度性格改变和行为异常或嗜睡者，可加至宝丹或安宫牛黄丸，每日 2 粒，分 2 次服，以开窍醒神、泻火解毒。若有恶心、呕吐频繁或食入则吐和出血倾向者，可参照热毒（瘀毒）内陷证方药加减法。

### （四）病例介绍

患者陈某，男，26 岁。以发烧 1 周伴黄疸住院。进院时实验室检查：肝功能总胆红素 7mg/L，谷丙转氨酶 200U/dL 以上，乙肝表面抗原阳性。

诊断：乙型急性黄疸型肝炎。辨证为湿热里证阳黄。

住院后 5 天，患者发热（37.8℃～38.2℃）持续不退，巩膜黄染迅速加深，不思饮食，恶心呕吐频繁，小便短赤色深，脘腹胀满日益加重。观其极度疲惫困重，伴有鼻衄，牙龈出血，腹部膨胀，舌晦红，苔黄厚，脉弦数。总胆红素升至 18.4mg/L，谷丙转氨酶降至 115IU/L，白蛋白/球蛋白比值 4.6/4.2g/L，总胆固醇降至 90mg/dL，凝血酶原时间 36 秒（对照组 12 秒），末梢白细胞 $1.22×10^{12}$/L，中性 80%，B 型超声波提示肝弥漫性损害，肝前腹水暗区 2.2cm，平卧腹水 5.1cm。诊为亚急性重型肝炎、毒陷脾肾。

急予中西医结合抢救。西医采用促肝细胞再生，抗肝细胞坏死，调整微循环障碍，纠正内毒素血症，免疫调控及处理严重合并症等。中医采用清化逐水汤加安宫牛黄丸、紫珠草内服及外用以化瘀逐水、泻火解毒。

治疗 4～5 周，患者巩膜黄染明显转浅，症状显著改善，衄血消失，腹水大部分消退，食量增加，二便自调。舌苔退化，脉转弦缓。实验室检查：总胆红素降至 4.4μg/L，谷丙转氨酶正常，血蛋白/球蛋白比值 5.4/3.0，总胆固醇升至 210mg/dL，续守原法。

又续观察 1 个月（计住院 90 天），患者症状大部分消失，饮食基本恢复，黄疸亦将退尽，二便正常，舌淡红略带晦，苔退薄微黄，脉弦缓。实验室检查：末梢白细胞无特殊，肝功能基本正常。总胆红素 3μg/L，谷丙转氨酶正常，白蛋白/球蛋白比值 4.8/4.0，总胆固醇 190mg/dL，凝血酶原时间接近对照组；B 型超声波未见腹水，脾脏未见异常声像，按原方药门诊继续调治。

作者：康良石、康俊杰

# 四 羧甲基茯苓多糖注射液扶正固本治病毒性肝炎的初步观察

我应用三明真菌研究所的羧甲基茯苓多糖注射液扶正固本治疗 27 例病毒性肝炎，初步观察临床疗效和治疗前后免疫指标的改变，兹报告如下。

## （一）临床资料

### 1. 病例选择

本文病例均按 1984 年全国病毒性肝炎专题学术会议（南宁）制定的《病毒性肝炎防治方案》诊断标准确诊，治疗组 27 例，对照组 24 例。

（1）性别

治疗组：男性 17 例，女性 10 例。

对照组：男性 17 例，女性 7 例。

两组男女比约 2:1，

（2）年龄

治疗组：<20 岁者 2 例，21~30 岁 9 例，31~40 岁 8 例，41~45 岁 7 例，>50 岁者 1 例，年龄最低者 18 岁，最高者 56 岁。

对照组：<20 岁者 2 例，21~30 岁 6 例，31~40 岁 8 例，41~45 岁 7 例，>50 岁者 1 例，年龄最低者 14 岁，最高者 60 岁。

（3）分型

①临床分型

治疗组：急性 8 例，慢性迁延性 11 例，慢性活动性 8 例。

对照组：急性 10 例，慢性迁延性 10 例，慢性活动性 4 例。

②病理学分型

治疗组：乙型者 11 例，非乙型者 16 例。

对照组：乙型者 11 例，非乙型者 13 例。

两组性别、年龄、分型的分布均相似，有可比性。

### 2. 观察方法

治疗组：本组 27 例均应用羧甲基茯苓多糖注射液，每次 60mg（4mL），每日 2 次，肌肉注射。有标证者配治标中药。平均疗程 46.4 天。

对照组：本组 24 例系采用多剂型中药综合治疗方法，平均疗程 54.8 天。

①煎剂：橘叶汤或栀子根汤或藿枳汤，每日1剂，水煎服。

②注射剂：复方大青叶注射液或板蓝根注射液或柴胡注射液，每次4mL，每日1~2次。

③丸、片剂：逍遥丸每次8g，每日3次，或水飞蓟片每次2片，每月3次，或黄连素片每次0.3g，每日3次。

**3. 疗效对比**

两组疗程结束后，均按南京会议制定的治愈标准考查其近期疗效。（见表8-2）

从表8-2看，羧甲基茯苓多糖扶正固本治疗病毒性肝炎的近期疗效，并不亚于现有综合治疗方法，其临床治愈率为48.15%，好转率为44.44%，总有效率达92.59%，三者均略优于对照组，是具有一定的使用与推广价值的。

表8-2 治疗效果对比

| | 临床治愈<br>例数（%） | 好转<br>例数（%） | 无效<br>例数（%） | 总有效率<br>例数（%） |
|---|---|---|---|---|
| 治疗组 | 13（48.15） | 12（44.44） | 2（7.41） | 25（92.59） |
| 对照组 | 11（45.83） | 10（41.67） | 3（12.5） | 21（87.5） |
| 统计学处理 | | P>0.05 | | |

**4. 副作用**

本注射液对心、肺、肾、造血系统未见任何不良反应，个别病例偶见散在皮疹，停药1~2天后，继续使用，未见复发。

**（二）指标分析**

观察羧甲基茯苓多糖注射液治疗病毒性肝炎的指标，除了主要症状和体征，肝功能试验，包括血清白蛋白/球蛋白比值、麝絮、锌浊、谷丙转氨酶（改良赖氏法）之外，还有测定血清免疫球蛋白IgA、IgG、IgM（单向免疫扩散法），免疫复合物（采用Haskova法），C3补体，以及木糖排泄试验，分析如下。

**1. 主要症状的变化（见表8-3）**

表8-3 羧甲基茯苓多糖注射液治疗前后主要症状的变化

| 主要症状 | 治疗前<br>例数 | 治疗后变化 | | |
|---|---|---|---|---|
| | | 消失例数（%） | 好转例数（%） | 无效例数（%） |
| 肝区胀痛 | 26 | 18（69.23） | 6（23.08） | 2（7.69） |
| 疲乏无力 | 23 | 16（69.56） | 4（17.39） | 3（13.04） |
| 脘腹胀满 | 19 | 11（57.89） | 5（26.32） | 3（15.19） |
| 食欲不振 | 20 | 11（55.00） | 6（30.00） | 3（15.00） |
| 神烦少寐 | 17 | 10（58.80） | 5（29.41） | 2（11.76） |

从表8-3看，55%~69.56%治疗后主症消失，17.39%~30%主症好转，总有效率为87.34%。

## 2. 主要体征的变化（见表 8-4）

18 例肝脏肿大的患者，治疗后回消者 9 例，占 50%，稳定者 8 例，占 44.44%。有不同程度脾脏肿大者 4 例，多见于慢性活动性者，治疗后均见稳定或回消。

表 8-4 羧甲基茯苓多糖注射液治疗前后主要体征的变化

| 主要体征 | | 右肋下肝脏肿大 | | | 脾脏肿大 | | 蜘蛛痣及肝掌 |
|---|---|---|---|---|---|---|---|
| | 刚触及 | 1~1.4cm | 1.5~2cm | >2cm | 刚触及 | 2cm | |
| 治疗前例数 | 6 | 4 | 6 | 2 | 2 | 2 | 6 |
| 治疗后 回消例数 | 3 | 2 | 3 | 1 | 1 | 1 | 0 |
| 稳定例数 | 3 | 2 | 2 | 1 | 1 | 1 | 6 |
| 增大例数 | 0 | 0 | 1 | 0 | 0 | 0 | 0 |

## 3. 各项肝功能的变化（见表 8-5、6、7）

表 8-5 羧甲基茯苓多糖注射液治疗前后谷丙转氨酶、麝絮的变化

| | 谷丙转氨酶 | | | | 麝絮 | | | |
|---|---|---|---|---|---|---|---|---|
| | ≥200U | ≥80U | ≥40U | ≤40U | >+++ | >++ | >+ | ≤+ |
| 治疗前 | 3 例 | 8 例 | 2 例 | 14 例 | 3 例 | 18 例 | 1 例 | 5 例 |
| 治疗后 | 0 例 | 2 例 | 1 例 | 24 例 | 0 例 | 4 例 | 9 例 | 14 例 |

治疗前谷丙转氨酶测验有异常者 13 例，正常者 14 例，治疗后正常者增至 24 例。治疗前麝絮试验异常者 22 例，正常者 5 例，治疗后增至 14 例，好转者 8 例。

表 8-6 羧甲基茯苓多糖注射液治疗前后锌浊、麝浊的变化

| | 锌浊 | | | | 麝浊 | | | |
|---|---|---|---|---|---|---|---|---|
| | ≥20U | ≥13U | ≥8U | ≤8U | ≥20U | ≥15U | ≥6U | ≤6U |
| 治疗前 | 5 例 | 6 例 | 12 例 | 4 例 | 2 例 | 5 例 | 15 例 | 5 例 |
| 治疗后 | 0 例 | 6 例 | 9 例 | 12 例 | 1 例 | 2 例 | 5 例 | 19 例 |

治疗前锌浊测验有异常者 23 例，正常者 4 例，治疗后正常者增至 12 例，好转 5 例；麝浊测验治疗前异常者 22 例，正常者 5 例，治疗后正常者增至 14 例，好转者 8 例。

表 8-7 羧甲基茯苓多糖注射液治疗前后白蛋白/球蛋白的变化

| A/G 比值 | <1:1 | 1~1.2:1 | 1.3~1.4:1 | >1.5:1 |
|---|---|---|---|---|
| 治疗前 | 6 例 | 9 例 | 7 例 | 4 例 |
| 治疗后 | 0 例 | 5 例 | 7 例 | 14 例 |

测定 26 例血清白蛋白/球蛋白比值，从表 8 - 7 看，比值 < 1.4∶1 者有 22 例，治疗后转为 > 1.5∶1 者 10 例，有 8 例比值倒置者可见明显好转。

### 4. 各项免疫指标的变化

（1）治疗前后血清免疫球蛋白的变化（见表 8 - 8）

**表 8 - 8  羧甲基茯苓多糖注射液治疗前后免疫球蛋白的变化**

|  | IgA（g/L） | IgG（g/L） | IgM（g/L） |
| --- | --- | --- | --- |
| 对照组 | 16. 58 ± 5. 413 | 123. 486 ± 34. 731 | 12. 247 ± 4. 181 |
| 治疗前 | 23. 484 | 175. 924 | 18. 214 |
| 治疗后 | 16. 320 | 118. 488 | 13. 255 |
|  | $P > 0.05$ | $P < 0.05$ | $P < 0.05$ |

从表 8 - 8 看，治疗前 IgA、IgG、IgM 三者均值均较健康对照组高，提示病毒性肝炎患者血清免疫球蛋白有亢进趋势，尤其是慢性肝炎者更为显著。治疗后患者血清免疫球蛋白三者的亢进趋势均可获得改善，其以 IgG、IgM 更为显著，治疗前后经统计学处理，$P < 0.05$，有显著性差异，接近对照组，IgA 均值虽有所回降，也接近对照组，但无统计学意义。

（2）治疗前后补体 C5 的变化：本实验有 16 例治疗前进行检测补体 C5，平均为 116.8U，接近或较正常值略低，通过羧甲基茯苓多糖注射液治疗后，补体 C5 平均达到 131.28U，较治疗前有升高的趋势。

（3）治疗前后免疫复合物阳性率的变化：我们曾对 18 位健康人测定免疫复合物，发现 3 例阳性，阳性率为 16.67%，本实验慢性肝炎患者中治疗前有 13 例测定免疫复合物，发现 6 例阳性，阳性率为 46.15%，较健康组为高。此 6 例治疗前阳性患者，治疗后转阴 4 例。

（4）治疗前后木糖排泄率：正常值为 21.83%，本实验病例治疗前有 23 例进行木糖排泄率测定，平均为 18.1%，明显低于正常值。治疗后复查，木糖排泄率平均提高至 81.33%，接近正常值。

### （三）病例简介

患者谢某，男，44 岁，工人。

主诉：经久自觉肝区不舒，近两个月脘腹胀满，于 1983 年 5 月 12 日收住院。

平素嗜酒，经常肝区不舒已久，但尚坚持工作，于 3 月 28 日酒后脘腹胀满，伴纳呆，乏力，头晕口苦，不寐腰酸，小便黄赤，迁延至今。

诊查：其他系统从略。观其神烦，面色暗红，舌偏红，中裂痕，苔薄黄腻，脉弦。腹部平软，肝上界在第六肋间，肝下界位于剑突下 3.5cm，质中等以上，边缘钝，叩触痛明显，脾于左肋下刚触及，质软。

B 超：肝波密集低中小波。

肝功能：A2.7g、G3.5g，比值 0.77，麝浊 15U，麝絮（+++），锌浊 19U，谷丙

转氨酶 74U，HBsAg 阴性。

免疫测定：IgA43g/L，IgG198.2g/L，IgM27.4g/L，T 淋巴细胞转化实验 40%，E 玫瑰花环实验 51%，CIC 阳性，木糖排泄试验 10%。

诊断：慢性活动性肝炎。

辨证：肝郁，湿热未罢，痰凝血瘀，正气虚损。

治疗：前期西医综合治疗，后期中西医结合治疗。

1983 年 11 月 20 日复查：临床症状时有反复，肝下界于剑突下 5cm 可扪及，质地中等，触痛，脾刚触及。肝功能多次复查未改善，A/G 比值 0.87，麝浊 16U，麝絮（+++），锌浊 28U，谷丙转氨酶 <40U。

治疗改用羧甲基茯苓多糖注射液，每次 4mL，每日 2 次，肌注，配合营养食疗，其他对症治疗。

治后自觉症状悉有改善，除了时有疲乏、头晕外，余无特殊。面色转较清朗，舌苔薄白，舌质略清红。肝于剑突下 5cm 可扪及，质中，叩触痛（±），脾左肋下刚及。A/G 比值 1.13，麝浊 11U，麝絮（++），锌浊 15U，谷丙转氨酶 <40U。淋巴细胞转化实验 50%，玫瑰花环试验 59%，木糖排泄率 23.5%。

于 1983 年 12 月 15 日好转出院，出院后随访病情稳定。

（四）讨论

1. 本实验报告应用羧甲基茯苓多糖注射液扶正固本治疗 27 例急、慢性、迁延活动性病毒性肝炎，平均疗程 46.4 天，临床治愈率 48.15%，好转率 44.44%，近期总有效率达 92.59%，与对照组对比，略优于对照组，具有一定的使用与推广价值。

本注射液系从茯苓中提取，经化学结构改造而得糖。中医药理论认为茯苓具有利水渗湿、健脾补中、宁心安神之功，其所以能治肝病，可能依据"见肝之病，知肝传脾，当先实脾"，以达扶正祛邪的作用。从探讨中医脾虚较常用的生化指标木糖排泄试验看，患者治疗前平均排泄 18.10%，明显低于正常值（21.83%），治疗后提高到 21.33%，似可支持这种说法。由于病例不多，有待今后进一步验证。

2. 现代医学认为病毒性肝炎，尤其是慢性肝炎的发病机理，肝炎病毒是始动因素，自身免疫反应则系继发因素。根据全国各地临床研究的结果来看，中药扶正固本，尤其是应用补脾、补肾药物，具有调节中枢神经及内分泌功能，改善物质代谢及心血管功能，特别是调节免疫作用。根据临床客观指标分析，本实验病例治疗前补体 C3 测定的平均值接近或较正常值略低，治疗后可见有升高趋势。从免疫球蛋白 IgA、IgG、IgM 的测定结果可以看出，治疗前三者测定值皆较健康对照组为高，治疗后均有明显回落，尤以 IgG、IgM 明显，治疗前后经统计学处理，有显著性差异。还有治疗前免疫复合物测定的阳性率为 46.15%，较健康人对照组增高将近 3 倍，治疗后复查 6 例，有 4 例转阴。

虽然病例不多，初步似可看出羧甲基茯苓多糖注射液扶正固本治疗病毒性肝炎，其调节免疫功能的作用，与其通过降低多种免疫球蛋白，可补体 C3，阳性免疫复合物转阴有密切关系。这种类似免疫调节作用,可保护或避免肝组织的受损,使肝功能得到恢复,病情好转和稳定。

3. 初步看来,本注射液对人体心、肺、肾、造血系统未见明显不良反应,是一种扶正固本治疗病毒性肝炎比较理想的新药,可推广使用。

作者:康良石、康俊杰

《厦门医药》1987 年第 3 期

# 五 乙型肝炎100 例分型论治

自1979 年7 月以来,我院运用中医辨证方法对收治的 100 例乙型肝炎患者进行临床观察,分析病机多为肝郁,用于指导临床治疗收到良好效果。

## (一) 临床资料

### 1. 病例选择

本实验病例按中华医学会 1978 年杭州会议制订的诊断标准选择,血清学检测 HBsAg 阳性,其中急性黄疸型肝炎(包括一例重症者)20 例,急性无黄疸型肝炎 11 例,慢性迁延性肝炎 44 例,慢性活动性肝炎 25 例。

### 2. 性别与年龄

男 72 例,女 28 例,<10 岁 7 例,10～20 岁 7 例,20～30 岁 19 例,30～40 岁 35 例,40 岁以上 32 例。

### 3. 兼夹症与既往肝病史

有 48 例伴有不同程度的慢性胆囊炎,胆石症,胃、十二指肠溃疡,慢性结肠炎,高血压,冠心病,高脂血症,贫血,慢性支气管炎,肺结核,肾炎,肾盂肾炎,风湿性关节炎,糖尿病,月经失调等病,其中 28 例既往有肝炎病史。

### 4. 主要症状 (详见表 8 – 9)

表 8 – 9 主要症状

| 分类 | 胁胀胁痛 | 痛如针刺 | 痛有定处 | 胸脘痞闷 | 呃逆泛酸 | 食欲不振 | 疲乏身困 | 脘腹胀满 | 小便黄赤 | 不寐或少寐 | 口苦咽干 | 神烦或躁 | 咽痛咽红 | 鼻衄 | 口渴喜饮 | 痰多 | 神思困倦 | 食少腹胀 | 便溏不化 | 自汗怕冷 | 头晕眼花 | 腰膝酸软 | 五心烦热 | 低热盗汗 | 心悸征忡 |
|---|---|---|---|---|---|---|---|---|---|---|---|---|---|---|---|---|---|---|---|---|---|---|---|---|---|
| 急性黄疸型（20 例) | 13 | – | | 11 | 8 | 16 | 8 | 20 | 9 | 6 | 6 | 3 | 3 | 6 | 1 | 1 | – | | | | 3 | | | | 1 |
| 急性无黄疸型（11例) | 7 | 1 | | 6 | 4 | 8 | 8 | 4 | 8 | 9 | 2 | 3 | 2 | 1 | 1 | 1 | 2 | | | | 8 | | | | 1 |
| 慢性迁延性（44 例) | 33 | 5 | | 25 | 10 | 17 | 11 | 15 | 30 | 23 | 9 | 6 | 3 | 8 | 2 | 11 | 10 | | | | 21 | | | | 5 |
| 慢性活动性（25 例) | 14 | 5 | | 10 | 10 | 6 | 8 | 7 | 14 | 15 | 7 | 4 | 3 | 5 | – | 9 | 7 | | | | 7 | | | | 2 |
| 总例数（100 例) | 67 | 11 | | 52 | 32 | 47 | 35 | 46 | 61 | 53 | 24 | 16 | 11 | 20 | 4 | 22 | 19 | | | | 39 | | | | 9 |

100 病例中有胁胀胁痛者 78 例，无论有无黄疸均多伴有胸脘痞闷、呃逆泛酸、食欲不振等症。将近半数具有疲乏身困、小便黄赤，大部分伴有脘腹胀满，或呕吐恶心，半数以上有口苦咽干、不寐或少寐，大部分伴有咽痛咽红、鼻衄及神烦或躁，此症无黄疸型则比黄疸型多。还有 22 例兼见神思困倦，食少腹胀、便溏或完谷不化或自汗怕冷；尚有 39 例兼见头晕眼花、腰膝酸软，其中 9 例伴五心烦热、低热盗汗、心悸怔忡，对于这些慢性症状，迁延性显然高于急性者。

5. **主要体征**（见表 8－10）

肝脏肿大者 85 例，约 2/3 质地有改变，充实与偏硬比例为 2.7∶1，面色苍黄、晦暗者有 38 例。肝大偏硬、脾大及面色苍黄、晦暗症状 90% 以上出现于慢性病例中，尤其是慢性活动性者更为多见。

表 8－10　主要体征

| 分类 | 肝脏肿大 | | | | | 脾脏肿大 | 黄疸 | 面色 | | | 蜘蛛痣/肝掌 | 腹水 | 水肿 |
|---|---|---|---|---|---|---|---|---|---|---|---|---|---|
| | 右肋下 | | | 质地 | | | | 面红赤 | 苍黄/萎黄 | 晦暗 | | | |
| | <1.4cm | 1.5～2.9cm | >3.0cm | 充实 | 偏硬 | | | | | | | | |
| 急性黄疸型（20 例） | 8 | 9 | 1 | 12 | – | 2 | 20 | – | 1 | 2 | 6 | 1 | 2 |
| 急性无黄疸型（11 例） | 4 | 2 | 1 | – | – | – | – | – | – | – | – | – | – |
| 慢性迁延性（44 例） | 28 | 7 | 4 | 30 | 7 | 6 | 1 | 3 | 7 | 13 | 3 | – | 3 |
| 慢性活动性（25 例） | 9 | 9 | 3 | 9 | 12 | 7 | 5 | 3 | 2 | 13 | 9 | 2 | 4 |
| 总例数（100 例） | 49 | 27 | 9 | 51 | 19 | 15 | 26 | 6 | 10 | 28 | 18 | 3 | 9 |

6. **舌苔、脉象**（见表 8－11）

本组有 95 例诊得弦脉，凡有弦脉者多数有胁胀胁痛，弦滑与弦滑数相兼则急性黄疸型者比较突出；细弦并见则急性无黄疸与慢性迁延者较为多。

舌质的变化以舌红为多，舌暗或夹瘀斑次之。舌红患者多兼见面红眦赤，口苦咽干，不寐或少寐，神烦或躁等症，舌暗或夹瘀斑病例，多并见面色晦暗、苍黄，肝大质地偏硬，脾肿大，胁痛如针刺有定处等征象。60% 患者有腻苔，结合具体患者所见，苔薄、舌淡红或边红多见于病程较短的患者；若厚、舌红或夹瘀斑多见于病程较长的病人。

表 8 – 11　舌苔、脉象

| 分类 | 舌质 | | | | 舌苔 | | | | | | | 脉象 | | | | |
|---|---|---|---|---|---|---|---|---|---|---|---|---|---|---|---|---|
| | 淡红/边红 | 淡白 | 红 | 色暗/夹瘀斑 | 白 | 黄 | 白腻 | 黄腻 | 薄 | 厚 | 少苔/无苔 | 弦 | 弦滑 | 弦细 | 弦数/细弦数 | 细/滑数 |
| 急性黄疸型（20 例） | 16 | – | 4 | 4 | 2 | 1 | 5 | 12 | 18 | 2 | – | 7 | 5 | 2 | 5 | 1 |
| 急性无黄疸型（11 例） | 7 | – | 4 | 2 | 3 | 1 | 1 | 4 | 9 | – | 2 | 4 | 1 | 5 | 1 | – |
| 慢性迁延性（44 例） | 12 | 2 | 30 | 16 | 2 | 3 | 3 | 23 | 23 | 8 | 13 | 17 | 4 | 17 | 3 | 2 |
| 慢性活动性（25 例） | 6 | 2 | 17 | 15 | 2 | 1 | 3 | 9 | 11 | 4 | 10 | 13 | 1 | 7 | 2 | 2 |
| 总例数（100 例） | 41 | 4 | 55 | 37 | 9 | 6 | 12 | 48 | 61 | 14 | 25 | 21 | 11 | 31 | 12 | 5 |

## （二）病机分析

医学认为："肝气自郁本经，两胁气胀或痛者"，"邪在肝则两胁痛"，"弦脉主肝病、痰饮、气滞"。从本实验病例所见，胁胀胁痛、脉弦者占78%～95%，说明乙型肝炎的病机是肝郁，气郁而湿滞，湿滞而生热，热生而成痰，痰结而血不行，血不行而食不化，此六者相因为病也，在这相互关联，相互影响，相互转化的情况下，造成脏腑的气液留滞不通和体内之生化失衡，脏腑的气机结聚不得发越，而升降失常。临证所见，本病常见证是气机郁结、湿热积滞及郁滞化火，变证有正气虚损与痰凝血瘀，少数还有逆证的出现。

### 1. 乙型肝炎的常见证

（1）气机郁结：急性无黄疸型病例病程较短，有胁胀痛、胸脘痞闷，舌淡红或边红，苔薄白或薄黄，脉弦等症出现。

病案：患者许某，女，20 岁。血清 HBsAg，经治仍持续不转阴，肝功能损害，伴口苦，嗳气，纳差，呈现气机郁结脉证。

处方：鲜橘叶、丹皮、焦栀子、生黄芪、葛根、半夏、当归、白芍、玄参、茯苓、生甘草。

治疗半个月诸证减轻，尚有口干、梦寐，再加石斛、川楝。计用 33 剂，病症明显改善，舌转淡红，脉细弦，肝功能基本恢复正常，HBsAg 也转阴。

按：此例主要是邪在于肝，首先是人体气机运行紊乱，造成郁结，血行失畅，故应用疏肝行气、清热和营方法而获效。

（2）湿热积滞：症见疲乏身困，食欲不振，恶心或呕吐，脘腹胀满，小便黄赤，苔腻或厚腻，脉弦或滑或数等。临床有湿热相搏与湿遏热伏之分。

①湿热相搏：常见于急性黄疸型。

病案：肖某，男，29 岁。肝脏肿大，肝功能明显损害，HBsAg 阳性，发现阳黄已半个月，症见湿热积滞，伴胁胀窜痛，咽痛，便溏不爽，舌红苔黄腻。证属湿热相搏，法宜行气通滞、清热利湿。

处方：栀子根、郁金、白花蛇舌草、七寸金、人字草、鬼针草、绵茵陈、大青叶。

服药后，小便清长，黄疸日益消退，经治 30 天，症状大部分好转，HBsAg 转阴，肝功能基本恢复正常。

②湿遏热伏：多见于急性无黄疸型。

病案：刘某，男，31 岁。发病数天，肝脏肿大，肝功能异常，HBsAg 阳性，除可见湿热积滞主症外，伴面色萎黄、舌苔白腻，骨节酸痛，口黏不渴，便溏时腹泻，脉弦滑。证属湿遏热伏，法宜分清湿浊，疏肝行气。

处方：栀子根、郁金、杏仁、薏苡仁、白蔻、川朴、半夏、通草。

观察 12 周，症状消失，舌苔退化，脉弦缓，肝肿大回消，HBsAg 转阴，肝功能基本恢复正常。

按：此证系因气机郁结造成积滞，阻塞经络或各种通道，导致湿浊停积，邪热稽留，湿热交蒸不得泄越，熏蒸肝胆，反转过来更阻碍气机的正常运行。

（3）郁滞化火：症见不寐或少寐，神烦或躁，口苦咽干或咽痛，眦赤，咽红，舌红，少苔或无苔，脉细弦或弦数等。慢性迁延、病程较长者均可出现，从肝郁病机分析：①有从气机郁结或湿热积滞，湿热有所泄越演变而来，机体在郁滞病机的影响下，致使能长元气的"少火"转化为能消耗元气的"壮火"，呈现出机能亢奋的状态，谓之气逆动火。②有从湿热积滞较长时间不得泄越转成者，乃一方面机体机能亢奋，一方面湿热积滞化火，致邪火亢盛，谓之湿热化火。其区别要点在于，前者多见于无黄疸型，后者多见于黄疸型。

病案 1：患者施某，男，28 岁。肝肿大，肝功异常，HBsAg 阳性，具郁滞化火征候，小便虽黄色较浅，舌红少苔且少津，脉细弦数。属气逆动火为主，应用解郁清火、益气养阴法。

处方：鲜橘叶、生黄芪、菝葜、栀子根、郁金、玄参、葛根、菜豆壳、藿香、板蓝根、甘草，清心牛黄丸 1 粒。

治疗 4 周，症状明显改善，肝肿大回消，肝功基本恢复正常，HBsAg 转阴。

病案 2：林某，男，37 岁。病情迁延 7 个月，肝功能重度损害，肝肿大，经保肝等治疗，郁滞化火征候仍明显，黄疸未退尽，小便黄赤色深，舌红，苔黄厚腻，脉弦滑数。证属湿热化火，应用清热解毒、凉血降火法。

处方：黄连、黄芩、胆草、蚤休、败酱草、板蓝根、蒲公英、水牛角、玄参、白芍。清心牛黄丸 3 粒。

服药 4 周，诸症明显改善，肝功能转好，HBsAg 转阴。原方去芩、连、胆草加栀子根、郁金、石斛。计 12 周，脉症悉明显好转，肝肿大回消，肝功能恢复正常，HBsAg 转阴。

### 2. 乙型肝炎的变证

从肝郁病机分析，气郁积滞及化火为乙型肝炎变证，逆证之源。病机：①因气机失畅，气化不行，水液积滞，在一定条件下凝聚为痰，进一步发展则"痰结而血不行"。②因气机郁结，血行不畅，精血积滞久而成瘀，结痰聚瘀是病理产物，造成机体损伤，导致正气虚损。③因"壮火"不断地损耗元气，"邪火"亢盛逼灼营阴，势必耗伤正气，导致肝脾与肝肾俱虚，"脾为生痰之源""肝虚血少气滞"，是以正气虚损反过来更易结痰聚瘀。

（1）正气虚损：往往夹杂于实证之中，且有耗气伤阴之别，临床须细审详，有的兼见神思困倦，胁胀喜按，食少腹胀，大便溏薄或泄泻，完谷不化，或自汗，怕冷，或虚浮水肿，面色萎黄，舌淡白，脉细。有的兼见头晕眼花，腰膝酸软，或五心烦热或低热盗汗，或心悸怔忡，或鼻衄崩漏，两颧潮红，舌红少苔或无苔，脉细数。两证俱有者为气阴两伤。

病案：患者高某，女，35岁。慢性迁延性肝炎，就诊时，肝肿大，肝功中度损害，持续 HBsAg 阳性，郁滞化火与气阴两伤两证起伏并见，按气阴兼顾治则。

处方：桑椹、夜交藤、黄精、白蔻、白芍、黄芪、菝葜、橘叶、玄参、甘草。

治疗6周，症状、体征明显改善，肝肿大回消，肝功基本恢复正常，HBsAg 转阴。

（2）痰凝血瘀：多夹杂于虚滞相兼证候中，症见胁痛隐约，时痛如针刺，痛有定处，或者痰多，面色晦暗，舌暗或挟瘀斑，舌苔白腻或厚腻，胸壁出现蜘蛛痣、血丝缕或红手掌，指甲色暗，或肌肤甲错，肝脾肿大质地偏硬，脉弦滑或细涩。

病案：患者陈某，男，48岁。嗜酒已30年，既往有肝炎史，本次发病已1年余，肝肿大，右肋下7cm，质偏硬，脾亦肿大，肝功严重损害，HBsAg 阳性，辨为痰凝血瘀证，按消痰化瘀、调气和血为治法。

处方：黄芪、茯苓、白术、鳖甲、菝葜、砂仁、首乌、黄精、白芍、橘叶、郁金、丹参、三七粉。

经治4周，HBsAg 转阴，观察12周，症状改善，肝缩小2cm，脾刚触及，肝功基本正常，HBsAg 仍转阴。

### 3. 乙型肝炎逆证

中医认为："元气发源于肾""肾为水脏"，由于邪火炽盛，肝肾阴虚，精血不足，肾水亏反过来促使邪火更旺，可造成"火旺而水亏，水越亏而火越旺"。临床极少数病例，元气、营阴衰损与邪火热毒互相影响，一旦机体气化功能障碍，热毒游行三焦，充斥一身表里上下，则呈现黄疸迅予加深，极度疲惫，烦躁不宁，或上下血溢，或癃闭臌胀，或狂躁惊厥，或神昏谵语等逆证。

病案：患者王某，男，44岁。肝炎已3年，这次发病，血清黄疸指数上升至140U，胆红素14mg/L，肝功严重损害，HBsAg 阳性，患者烦躁不安，难以入寐，鼻衄眼衄，口苦，渴而喜饮，呕吐恶心，纳差，腹胀，小便短赤，大便干结，面色晦暗深黄，舌绛而夹瘀斑，苔厚焦黄，腹大膨急如鼓，下肢水肿，脉弦滑数，采用中西医结合抢救。

处方：水牛角、生地、黄连、胆草、丹参、公英、败酱、板蓝根、玄参、七寸金、茵陈、大青叶，每日 1 ~ 2 剂。安宫牛黄丸每日 3 ~ 4 丸。

经治脱险后，按常见分型方法辨治，观察 12 周，症状明显改善，黄疸退尽，腹水消失，肝功能好转。

### （三）小结

乙型肝炎在外邪（肝炎病毒）侵犯与情志（精神、情绪受外界事物的刺激）所伤两种因素的共同作用下，随着机体内正气与邪气相争，肝郁病机有不同的演变，大致上有如下三种情况：①先有气机郁结，促使湿热积滞的形成，而积滞使气郁更加剧，形成恶性循环。②当郁滞进一步化火，持续耗灼元气和营阴，从而损伤机体正气，在元气和营阴耗伤情况下，邪火越盛炽，形成恶性循环，病情加剧。一旦气化受阻，热毒充斥一身则聚水、动血或逆传心包。③如果郁滞造成痰凝血瘀等病理产物损伤机体，则正气渐虚，当脾虚生痰，肝虚血滞，更导致结痰聚瘀，又是恶性循环的表现，使疾病迁延不愈。概括地说，本病是气郁与积滞、火旺与水亏、痰瘀与正虚相因而成。分析其相因两方面的轻重缓急，临证运用"疏肝行气、清热和营"，"行气通滞、利湿清热"，"解郁清火、益气养阴"，"清热解毒、凉血降火"，"消痰化瘀、调气和血"等方法可收到良好的疗效，所以对病机方面进行探讨，对正确地进行辨证论治具有重要意义。

作者：康良石

《福建中医药》1981 年第 1 期

# 六　乙型肝炎合剂治疗120例乙型肝炎临床观察

1981 年以来，在应用中药橘叶汤治疗乙型肝炎表面抗原转阴取得明显疗效的基础上，又将其研制成乙型肝炎合剂，再观察治疗 120 例乙肝患者，并与 48 例综合疗法组对照，近期疗效满意，兹报告如下。

### （一）临床资料

#### 1. 对象

选择按中华医学会 1978 年杭州会议制定的诊断标准确诊的乙型肝炎患者。

性别：治疗组：男 82 例，女 38 例；对照组：男 32 例，女 16 例。年龄：治疗组：20 岁以下者 21 例，21 ~ 40 岁者 77 例，41 岁以上者 22 例；对照组：20 岁以下者 8 例，21 ~ 40 岁者 30 例，41 岁以上者 10 例。临床分型：治疗组：急性黄疸型 20 例，急性无黄疸型 26 例，慢性迁延性 51 例，慢性活动性 23 例；对照组：急性黄疸型 8 例，急性无黄疸型 12 例，慢性迁延性 18 例，慢性活动性 10 例。

**2. 治疗**

治疗组：应用乙型肝炎合剂，药用鲜橘叶、黄芪、菝葜、栀子根、菜豆壳、葛根、郁金、甘草等，每日2次，每次30mL，早晚服。

对照组：采取综合疗法。橘叶汤或栀子根汤或霍枳汤，每日1剂；复方大青叶注射液或板蓝根注射液或复方九节茶注射液或柴胡注射液，肌注，每日1~2次，每次2~4mL；逍遥丸6g或水飞蓟片2片或黄连素片0.3g，每日3次，饭后服用。

疗程：最长3个月，最短1个月。治疗组平均60.1天，对照组平均66.8天。疗程结束时，按中华医学会1978年杭州会议制定的疗效判断标准判定疗效。

### （二）乙型肝炎合剂的疗效分析

**1. 疗效比较**

治疗组：临床治愈72例，占60%，有效36例，占30%，无效12例，占10%，总有效率为90%。对照组：临床治愈30例，占62.5%，有效15例，占31.25%，无效3例，占6.25%，总有效率为93.75%。两组近期疗效经统计学处理（$P > 0.05$），无显著性差异，说明乙型肝炎合剂是一种治疗乙型肝炎比较有效的方剂。

**2. 临床分型与疗效**

在应用乙型肝炎合剂治疗的120例乙型肝炎患者中，急性者（包括黄疸与无黄疸型）46例，临床治愈29例，占63.04%，近期全部有效；慢性者（包括迁延与活动性）74例，临床治愈43例，占58.11%，有效者8例，占9.45%，近期总有效率83.45%。

**3. 主要症状的变化**

肝区胀痛109例，治后消失44例，好转59例，疲乏无力77例，治后消失53例，好转21例，脘腹胀满64例，治后消失29例，好转14例；神烦不寐88例，治后消失60例，好转19例；咽红咽痛24例，治后消失13例，好转11例。从以上6个主要症状看，治后40.37%~68.83%症状消失，21.57%~54.13%，总有效率平均为91.40%。

**4. 主要体征的变化**

治疗前有不同程度的黄疸者22例，治疗后黄疸绝大部分退净，其中有2例持续1个月，有2例黄疸痕迹（黄疸指数分别为3~10单位）3个月尚未退净。

治疗前肝脏肿大小于1.5cm者49例，大于1.5cm者71例。治后稳定者21例，占29.58%，回消者45例，占63.63%，增大者5例，占7.04%。治前脾脏肿大者10例，治后稳定、回消者9例，增大者1例。

**5. 肝功能及乙型肝炎表面抗原的变化**

（1）肝功能：治疗前肝功能重度损害者［即麝絮 >（+++），锌浊 >20单位，谷丙转氨酶 >200单位］16例；中度损害者［即麝絮 >（++），锌浊 >13单位，谷丙转氨酶 >80单位］65例；轻度损害者［即麝絮 >（+），锌浊 >8单位，谷丙转氨酶 >40单位］39例。治疗后转为基本正常者［即麝絮 ≤（+），锌浊 ≤8单位，谷丙转氨酶≤40 单位〕79 例，占 65.84%；尚有轻度损害者 27 例，占 23.5%，中度损害者 13 例，占 10.83%，肝功能损害有明显改善。

（2）乙型肝炎表面抗原（琼脂扩散法）：治疗前阳性者 116 例，治疗后转阴者 88 例，转阴率为 75.86%。

### 6. 血清白蛋白/球蛋白比值的变化

对慢性者及一些病程较长的急性者，有 94 例治疗前后测定血清白蛋白/球蛋白的比值。治疗前白/球比值在 1.4∶1 以下者 58 例（其中 1.4～1.0∶1 者 44 例，<0.9∶1 者 14 例），治疗后转为 1.5∶1 以上者 22 例。

### 7. 免疫球蛋白均值的变化

有 24 例慢性患者在治疗前后采用湖南医学院第二附属医院检验科所编《临床生化检验》一书介绍的单向免疫扩散法测定免疫球蛋白。治疗前测定 IgA 均值为 20.275g/L，IgM 均值 13.740g/L，IgG 均值 171.455g/L。三者均较健康对照组（IgA 均值 16.58g/L，IgM 均值 12.247g/L，IgG 均值 123.436g/L）为高。治疗后均有明显回落，IgA 均值 17.838g/L，IgG 均值 114.979g/L，二者接近健康对照组，治疗前后经统计学处理（$0.01 < P < 0.05$）有显著性差异；而 IgM 均值治后虽有所回落（12.388g/L），但无统计学意义。

### （三）临床体会

本文报告临床观察乙型肝炎合剂治疗 120 例乙型肝炎患者，平均疗程 60.1 天，临床治愈率 60%，有效率 30%，近期总有效率为 90%，与综合疗法相比，疗效接近，说明乙肝合剂是一个治疗乙型肝炎比较有效的方剂，值得推广应用。

中医认为本病病机是气机郁结与湿热积滞、郁滞化火与营阴灼伤、痰凝血瘀与正气虚损相因，在一定条件下，彼此消长、转化。乙肝合剂方中的橘叶，疏肝行气，又消肿解毒，葛根善升发胃气，清热生津；菜豆壳主宽中理气，降逆散结；并以益气扶正的生黄芪协助橘叶、葛根、菜豆壳以司健肝气、升胃气、降逆气，增强清热解毒，以防气郁化火伤阴。配栀子根、郁金使气机畅利，湿化热清；黄芪合菝葜、甘草补中和胃，这样攻不伤正，补不滞邪。

治疗后，观察一些主要客观指标，如肝肿大、肝功能损害有明显改善等，似可说明乙肝合剂具有抗肝损害作用。

有的认为，乙型肝炎的肝组织损伤，并不是肝炎病毒在肝细胞内复制、转录的直接结果，而是通过一系列免疫反应而产生的。本文病例治疗后，乙型肝炎表面抗原转阴率达 75.86%，又从 24 例慢性患者血清免疫球蛋白的测定可以看出，治疗前病人 IgA、IgM、IgG 较健康对照组为高，治疗后均有显著回落，尤其是 IgA、IgG 均值接近健康对照组，似可提示，乙肝合剂具有抑制、清除乙型肝炎病毒和直接或间接调节病人机体免疫机制的作用，值得进一步研究。

作者：康良石、林永发、康俊杰等

《山西中医》1987 年第 3 卷第 6 期

# 七 橘叶汤治乙型肝炎 HBsAg 的转阴疗效

自1979年7月以来，用中草药"橘叶汤"为主，按中医肝郁辨证方法加减治疗67例乙型肝炎，和综合治疗组对照观察血清中 HBsAg 的转阴疗效及转阴时间，并分析橘叶汤治疗转阴后患者为主要症状、体征及肝功能的变化，兹报告如下。

### 1. 一般资料

（1）病例对象：按中华医学会1978年杭州会议制定的诊断标准诊为乙型肝炎者。两组的临床分型、性别及年龄组分布如下（见表 8 – 12）。

表 8 – 12　两组临床分型、性别及年龄组分布表

| 组别 | 临床分型 | | | | 性别 | | 年龄组 | | | | | 合计 |
|---|---|---|---|---|---|---|---|---|---|---|---|---|
| | 急黄 | 急无黄 | 慢迁 | 慢活 | 男 | 女 | <10 岁 | 11 ~ 20 岁 | 21 ~ 30 岁 | 31 ~ 40 岁 | >40 岁 | |
| 橘叶汤组 | 14 例 | 10 例 | 25 例 | 18 例 | 49 例 | 18 例 | 4 例 | 6 例 | 21 例 | 18 例 | 18 例 | 67 例 |
| 对照组 | 5 例 | 2 例 | 5 例 | 4 例 | 11 例 | 5 例 | 2 例 | 1 例 | 6 例 | 3 例 | 4 例 | 16 例 |

（2）治疗方法

①橘叶汤组：用自拟橘叶汤治疗，药用鲜橘叶20g（干者10g），生黄芪15g，菝葜15g，栀子根60g，郁金6g，玄参10g，葛根10g，生甘草3g，水煎服，每日1剂。

加减法：气郁加菜豆壳15g，鳖甲15g，川楝子10g。热郁加板蓝根15g，蚤休5g，清心牛黄丸1~2粒；湿郁加藿香5g，枳实5g，无根草35g；血郁加丹参15g，丹皮6g，三七粉2g；气虚加扁豆10g，茯苓10g，黄精10g；阴虚加女贞子10g，旱莲草10g，牡蛎15g。

部分病例并用肝泰乐、维生素等保肝药物，2例用转移因子，2例用强的松。

②对照组：综合应用转移因子或麻疹疫苗，胎盘组织液或黄芪注射液，吗林呱或黄连注射液，清热解毒中药或复方大青叶注射液，并用一些保肝药。

（3）疗程及疗效标准：以上2组，疗程为12周。服药期间每4周检测1次血清 HBsAg，连续3次转阴为有效，超过12周未转阴者为无效。

### 2. 疗效

（1）转阴时间：橘叶汤组治疗67例乙型肝炎患者，有效者56例，占88.58%，无效者11例，占16.41%。两组转阴时间见表 8 – 13。

**表 8 - 13　两组血清 HBsAg 转阴时间分布表**

| 组别 | <4 周累计 例数（%） | 5~8 周累计 例数（%） | 9~12 周 例数（%） | 无效 例数（%） |
|---|---|---|---|---|
| 橘叶汤组（67 例） | 25（37.31） | 46（6.65） | 56（83.58） | 11（16.41） |
| 对照组（16 例） | 6（37.5） | 10（62.5） | 12（75.0） | 4（25.0） |
| 统计学处理 | $\chi^2 = 1.65$，$0.10 < P < 0.25$ | | | |

从表 8 - 13 两组的有效率看，橘叶汤组为 85.58%，对照组为 75.0%，经统计学处理（$P > 0.10$）无明显差异，两组 HBsAg 的转阴时间，大部分集中在 8 周以内。

（2）主要症状：体征及肝功能变化：橘叶汤组 56 例 HBsAg 转阴后患者主要症状、体征及肝功能的变化见表 8 - 14。

**表 8 - 14　HBsAg 转阴后患者主要症状的变化**

| 主要症状 | HBsAg 阳性时 （例数） | HBsAg 转阴后 | | |
|---|---|---|---|---|
| | | 消失例数（%） | 好转例数（%） | 无效例数（%） |
| 肝区疼痛 | 50 | 20（40.0） | 27（54.0） | 3（6.0） |
| 疲劳乏力 | 36 | 25（69.44） | 10（27.77） | 1（2.22） |
| 脘腹胀满 | 28 | 16（57.14） | 10（35.71） | 2（7.14） |
| 食欲不振 | 26 | 17（65.28） | 6（23.07） | 3（1.53） |
| 神烦不寐 | 41 | 18（68.29） | 9（21.95） | 4（9.75） |
| 咽红咽痛 | 9 | 5（55.55） | 4（44.44） | |

**表 8 - 15　HBsAg 转阴后患者主要体征及肝功能的变化**

| 项目 | 指标 | HBsAg 阳性时（56 例） | | | HBsAg 转阴后（56 例） | | |
|---|---|---|---|---|---|---|---|
| | | 急性 例数（%） | 慢性 例数（%） | 小计 例数（%） | 急性 例数（%） | 慢性 例数（%） | 小计 例数（%） |
| 肝脏肿大（右肋下） | 未扪及 | 4（15.04） | 4（11.42） | 8（14.28） | 7（33.33） | 2（22.84） | 15（26.78） |
| | <1.5cm | 10（37.92） | 18（51.42） | 28（50.0） | 14（65.66） | 24（68.57） | 38（67.85） |
| | 1.6~2.5cm | 7（33.33） | （22.85） | 15（26.78） | - | - | - |
| | 2.6~4.0cm | - | 7（5.71） | 7（12.5） | | 2（5.72） | 2（3.57） |
| | >4.1cm | - | 3（8.57） | 3（5.55） | | 1（2.86） | 1（1.78） |

续　表

| 项目 | 指标 | HBsAg 阳性时(56 例) | | | HBsAg 转阴后(56 例) | | |
|---|---|---|---|---|---|---|---|
| | | 急性 | 慢性 | 小计 | 急性 | 慢性 | 小计 |
| | | 例数(%) | 例数(%) | 例数(%) | 例数(%) | 例数(%) | 例数(%) |
| 肝功能（麝絮） | − | 4(19.04) | 4(11.42) | 8(14.28) | 12(57.14) | 18(51.42) | 30(53.57) |
| | + | 4(19.04) | 3(8.57) | 7(12.57) | 3(14.28) | 5(14.28) | 8(14.28) |
| | ++ | 3(14.28) | 15(42.85) | 18(32.14) | 4(19.04) | 8(22.85) | 12(21.42) |
| | +++ | 10(47.62) | 13(37.14) | 23(41.0) | 2(9.52) | 4(11.42) | 6(10.71) |
| 肝功能（麝浊） | <6U | 5(23.80) | 8(22.85) | 13(23.21) | 12(57.14) | 25(71.42) | 37(65.07) |
| | 6~10U | 5(23.80) | 14(40.0) | 19(33.92) | 7(33.33) | 5(14.28) | 12(21.42) |
| | 11~20U | 10(47.62) | 11(31.42) | 21(37.5) | 2(9.52) | 5(24.28) | 7(12.5) |
| | >20U | 1(4.76) | 2(5.71) | 3(5.35) | − | − | − |
| 肝功能（GPT） | <40U | 5(23.80) | 8(22.85) | 13(23.21) | 17(80.95) | 26(74.28) | 43(76.78) |
| | 41~80U | 5(23.80) | 7(20.0) | 12(21.42) | 2(9.52) | 5(14.28) | 7(12.50) |
| | 81~290U | 4(19.50) | 15(42.85) | 19(33.21) | 1(4.76) | 4(11.42) | 5(8.92) |
| | >266U | 7(33.33) | 5(14.28) | 12(21.42) | 1(4.76) | − | 1(1.76) |

从表 8-14 可以看出，橘叶汤组 56 例 HBsAg 转阴后患者 40% ~69.44% 主要症状消失，21.95% ~54% 好转，总有效率平均为 93.20%。

在表 8-15 中可见，HBsAg 转阴后患者主要体征、肝功能均见相应改善，肝脏肿大在肋下 1.5cm 以上者，从 44.83% 减少至 5.35%，1.5cm 以下者 64.28% 增加至 94.63%；肝功能麝絮实验（−）~（+）者由 26.78% 增加至 67.85%，（++）~（+++）者从 73.14% 减少至 32.13%；麝浊实验 <6 单位者从 23.21% 提升至 66.07%，6 单位以上者由 78.77% 回降到 33.92%；GPT <40 单位者由 23.21% 上升至 76.78%，>40 单位者从 76.79% 下降至 23.22%。

3. **体会**

（1）本文报告用中药橘叶汤为主，按中医肝郁辨证加减治疗 67 例 HBsAg 阳性的乙型肝炎患者，观察 12 周，HBsAg 转阴率为 83.58%。这与无锡市传染病医院用云芝浆治疗，转阴率为 40%；解放军 109 医院用艾叶注射液治疗，转阴率为 62%；湖南医学院附属第二医院用三草汤针剂，转阴率为 62.5%；肇庆地区用板蓝根治疗，转阴率为 25% ~76%；北京中医医院用扶正补虚、调理气血、清热利湿治疗，转阴率（包括转阴又转阳者 40.54% 在内）为 83.7% 的疗效相近或较高，也是一个治疗乙型肝炎 HBsAg 阳性者比较有效的方法，值得推广应用。

（2）现在认为 HBsAg 在血清中的存在，意味着乙型肝炎病毒正在体内进行复制。

因此，HBsAg 的转阴是乙型肝炎治疗上的一个根本问题，橘叶汤治疗组 HBsAg 的转阴率、转阴时间均略高于综合应用免疫、抗病毒药物的对照组，说明中医肝郁病机指导临床实践治疗乙型肝炎是可行的。关于橘叶汤的疗效机制需进一步探讨。

（3）有学者认为病毒性肝炎的组织损伤，并不是肝炎病毒在肝细胞繁殖复制的直接结果，而是通过一系列免疫反应而产生的。从本文 56 例病人在 HBsAg 转阴后，主要症状好转者达 93.20%，肝肿大右肋下 1.5cm 以上者从 44.83% 减少至 5.35%，肝功能三项主要指标正常分别占 66.07% ~ 76.78%，初步体会橘叶汤治疗乙型肝炎，可能具有调节机体免疫反应、恢复受损害的肝细胞作用，这有待于今后临床继续验证。

# 八 乙型病毒性肝炎综合治疗法的初步观察

为探讨中医治乙型病毒肝炎（以下简称乙肝），我科以中医药理论为指导制订乙肝综合疗法，通过观察 113 例急、慢性乙肝住院患者，初见成效，兹汇报如下。

## （一）一般情况

### 1. 病例对象

113 例均系按 1987 年中华中医药学会杭州会议制定的诊断标准确诊为乙肝。

（1）性别：男 72 例，女 41 例，男女比例 1.7∶1。

（2）年龄：＜10 岁 4 例，11 ~ 20 岁者 19 例，21 ~ 30 岁者 40 例，31 ~ 40 岁者 37 例，＞40 岁者 13 例。

（3）临床分型：急性黄疸型 13 例，急性无黄疸型 32 例，慢性迁延性 55 例，慢性活动性 13 例。

（4）证型：实证：热郁为主者 42 例，湿阻为主者 10 例，气滞为主者 32 例；虚实夹杂：兼血瘀证者 5 例，兼脾虚证者 18 例，兼肾虚证者 6 例。

### 2. 综合疗法

按上述证型，亦根据病情"急则治标，缓则治本"或"标本兼顾"，分别设计辨证、治则、方药及护理规范。

（1）热郁

辨证：无论急性或慢性乙肝，凡主要表现为口渴喜饮、口苦或口臭，大便干或秘结，舌质红、苔黄、脉旋劲或数。归属热郁为主处治。

治法：清热解毒为主。

汤剂：药用栀子根、蛇舌草、蚤休、蒲公英、茅根等。便秘加大黄、元明粉；腹水加马鞭草。每日 1 剂，煎服。

针剂：复方大青叶注射液或板蓝根注射液，每次 4mL，肌注，每日 1 ~ 2 次，早晚。

丸剂：万氏清心牛黄丸，每次 1 ~ 2 丸。烦躁改用安宫牛黄丸，每次 1 丸。烦躁便秘者改用紫雪丹，每次6g。便秘用黄连上清丸，每次3～6g，或牛黄解毒片，每次2片，每日2～3次，饭后服。

护理：除分级护理外，重视饮食宜忌，即宜清淡、容易消化饮食，可多配合金针菜、空心菜等清热解毒菜类；或用芦根煎水代茶。严禁饮酒、忌公鸡、羊肉、狗肉、辣椒、葱、蒜等大辛大热食物。

（2）湿阻

辨证：凡乙肝患者主要表现为恶心呕吐，口淡黏腻，食欲不振，脘腹胀满，便溏，肢体疲困，苔腻，脉缓或滑。归属湿阻为主处治。

治法：利湿化浊为主。

汤剂：药用藿香、佩兰、茵陈等。肢体疲困加薏苡仁、清风陈；纳呆加谷芽，恶心呕吐加半夏、川朴；腹水加山桔子根。每日1剂，煎服。

针剂：齐墩果注射液，每次2mL，肌注，每日1～2次，早晚。

丸剂：甘露消毒丹，每次3～6g，每日3次，饭后服。

散剂：六一散，每次1包，每日3次，饭后服。

护理：除分级护理外，注意饮食宜忌，即尽量减少食生冷瓜果，以及容易引起腹胀食物如糯米、地瓜粉及米粉条等制品。

湿阻热郁并见者，视二者之轻重合并施治及施护，可配合多食海蛤蜊、芹菜等，在无腹胀的情况下，鼓励患者多饮开水，保持大小便畅通。

（3）气滞

辨证：凡乙肝患者，主要表现为胁胀、胁痛或窜痛，郁闷不舒，大便不爽，舌苔薄白，脉弦。归属气滞处治。

治法：理气解郁为主。

汤剂：药用橘叶、菝葜、佛手、川楝、木香等。每日1剂，煎服。

针剂：柴胡注射液，每次4mL，肌注，每日1～2次。

丸剂：逍遥丸或越鞠丸。每次3～6g，每日3次，饭后服。

散剂：金铃子散。每次2～4g，每日3次或必要时1次。

护理：除分级护理外，着重于精神护理，避免对患者情志上的不良刺激，减轻患者的思想顾虑，勿使患者"怒气伤肝""忧思郁结伤脾"等。

（4）血瘀兼证

辨证：凡乙肝患者，兼有胁肋刺痛有定位，面色晦暗，出现蜘蛛痣、红手掌，肝大质地偏硬或脾大，舌紫暗或夹瘀斑，脉涩。归属血瘀兼证处治。

治法：兼并活血化瘀。

汤剂：药用郁金、延胡索、丹皮、当归等。肿胀再加半边莲，每日1剂，煎服。

针剂：加复方丹参注射液，每次4mL，肌注，每日1～2次。

丸剂：加鳖甲煎丸，每次3～6g；或复方丹参片，每次3片，每日3次，饭后服。

散剂：加三七合琥珀粉，每次 2g，每日 2 次，汤剂冲服。

护理：着重于精神护理，并注意饮食宜忌，避免粗糙、坚硬及刺激性食物，如酒、醋、辣等，勿使患者突然过于用力或剧烈运动。

（5）脾虚兼证

辨证：凡乙肝患者，兼有食减腹胀，便溏或完谷不化，或视力减退，心悸、衄血、崩漏或闭经，神倦乏力，舌胖有齿印，或面色少华，舌嫩淡白，脉弱或细或大而重按无力。

治法：兼顾益气健脾。

汤剂：偏气虚者加黄芪、茯苓、白术、内金等；偏血虚者加当归、白芍、首乌、鸡血藤等。每日 1 剂，煎服。

针剂：偏气虚者加黄芪注射液，每次 4mL，肌注，每日 1 ~ 2 次；偏血虚者当归注射液，每次 4mL，肌注，每日 1 ~ 2 次。

丸剂：偏气虚者加参苓白术丸，每次 3 ~ 6g，每日 2 次；偏血虚者加乌鸡白凤丸，每次 10 丸，或当归丸，每次 1 丸，每日 3 次，饭后服。

护理：除分级护理外，重视配合药膳，如偏气虚者，配合四白散（茯苓、芡实、莲肉、山药研粉）调饴糖代点；或配合四白汤炖猪胰（去油）代肴；如偏血虚者，配合用四物汤（即当归、川芎、白芍、熟地）炖猪肝或瘦肉代肴。

（6）肾虚兼证

辨证：凡乙肝患者，兼有眩晕或耳鸣，失眠或梦寐，口眼干涩，遗精阳痿，腰酸膝软，或五心烦热，或夜尿频多，五更泄泻，神倦或颧红，舌红少苔，脉细数无力，或面浮、舌淡、脉沉或迟或微弱。

治法：兼滋养肝肾。

汤剂：偏阴虚者加五味、熟地、女贞、石斛、黄精、夜交藤等，盗汗再加麻黄根、银柴胡；梦遗再加黄柏。偏阳虚者加甘杞、苁蓉、灵芝、杜仲，浮肿加茯苓、泽泻。每日 1 剂，煎服。

针剂：偏阴虚者加生脉注射液，每次 4mL。偏阳虚者加胎盘组织液，每次 4mL。每日 1 ~ 2 次。

丸剂：偏阴虚者加八仙长寿丸，每次 6g，每日 3 次，饭后服。偏阳虚者加济生肾气丸，每次 6g，每日 3 次，饭后服。

护理：除分级护理外，亦重视配合药膳，可加用金石斛、甘杞炖水母鸭（去油）或甲鱼代肴。

**3. 疗程及疗效**

本文 113 例，疗程最短 28 天，最长 90 天，平均 66.8 天。按统一标准判断疗效，临床治愈、好转率达 64.60%，近期总有效率为 95.57%。

（二）临床体会

1. 本文 113 例住院患者应用综合疗法治疗，疗程 66.8 天，近期总有效率

95.57%，治愈率64.60%，说明这是一个比较理想的治疗方法。当然影响疗效的因素是多方面的，无疑与本疗法在辨证、治则、用药及护理上的合理是有密切关系的。

2. 综合疗法始终贯彻中医"治病必求于本"理论，在治疗中既注意消除感染病毒之标，更重视解决"因疫而致郁"之本。

根据乙肝郁证病机理论，本病虽因疫毒感染，然而"因疫而致郁"，导致肝气郁结、紊乱，影响肝脏气血宣通，而肝脏经络通道受阻，进一步发生湿热蕴积或郁滞化火等。中医认为：肝藏血，主疏泄，性喜条达，疏泄功能正常，气机条达，则血脉得畅，且能协调脾胃气机的升降，胆腑精汁的分泌，辅助三焦的决渎、水湿的通调。因此，在整个疾病过程中，无论是何证的治则，均以疏肝理气解郁药物为主；避免和减轻病人"怒气伤肝""忧思郁结"等情志的不良刺激的精神护理要始终贯彻的。

如一慢性活动性伴肝硬化患者，其人个性比较乐观，但病久治不愈，必然会影响情绪，住院后，除了按本型施治施护，注意兼用疏肝理气药物，着重于精神护理，时时开导，所以病人在甲胎定量检测 >0.7μg/L，重度腹水与轻中度昏迷时，仍能顽强地与疾病作斗争。通过医、护、患通力合作，终于苏醒。后来在虚滞相兼情况下，配合扶正固本药膳，腹水消除，症状、肝功能基本正常而出院。

《素问·脏气法时论》云："毒药攻邪，五谷为养，五果为助，五禽为益，五菜为充，气味合而服之，以补益精气。"提示食物补法包括滋养、资助、补益、充实等扶正固本作用。因此，在治疗中，特别是对于虚实夹杂、虚滞相兼以虚为主的患者，除药物外，配合采用扶正固本药膳，能够较快地取得疗效，这也符合中医"见肝之病，知肝传脾，当先实脾"，"补血养肝"及"滋肾柔肝"理论。根据有关报道，乙肝病毒在体内进行转录、复制，可通过一系列免疫反应损伤肝细胞，中医扶正固本，尤其是补肾、补脾药物有调节中枢神经及内分泌作用，改善物质代谢及心血管功能，特别是调节免疫功能。还有报道，一些扶正固本药具有诱生干扰素作用，产生抗病毒蛋白，防止细胞合成病毒所需的衣壳蛋白质，抑制病毒核酸转录，致使病毒不能成熟，达到抗病毒作用。

3. 临证不拘迁延或活动性，皆以辨证为依据；用药无论汤剂、针剂、丸剂或散剂，均以治法为主导。

从临床所见，迁延或活动二者同样可呈现热郁、湿阻或湿热相搏之证，对于发病类型不同而证型相同者，不应以辨证为依据，坚持辨证论治，终能获得满意的效果。反之，往往出现病情的反复和发展。

举如：一吴姓慢性活动性患者，本无黄疸，但中医辨证发现具有疲乏沉困，纳呆，脘腹胀满，口干口苦，舌偏红、苔黄厚腻、脉弦滑等湿阻热郁见症，由于不重视湿阻热郁证的饮食宜忌，恣食大辛大热诸品，导致黄疸出现，症状加剧，肝功能损害程度加深。这是一个值得注意的教训，亦提示坚持同证施治施护是避免病情反复、发展的关键。

中医认为，血瘀既是病理产物，反过来还可以作为致病因子。尝观乙肝郁证病机的演变规律，"热郁经久，热搏成瘀"，指出热郁或阴虚内热久郁可生血瘀；"肝气郁结，气滞血瘀"，叙明肝郁气滞可致血瘀；"痰结而血不行"，阐述湿阻生痰或脾虚聚湿生痰，痰凝导致血瘀。从临床观察也发现血瘀兼证者，有的原发证属热郁，有的原发证属湿阻。因此，在治疗上对于因热生瘀者，既须按血瘀论治，也要结合热郁施治施护；对于因湿阻痰凝导致血瘀者，除按血瘀施治外，并须兼湿阻痰凝治护，确能提高疗效。

如一郑姓慢性肝炎患者，血瘀证明显，然而唇红、舌紫红，手掌红，苔黄腻，脉弦滑数，口干、口苦、神烦不寐等热郁原发症悉具，按血瘀为主兼热郁施治施护，病情虽重，但较快恢复出院。

又如一王姓慢性肝炎伴肝硬化患者，舌淡红，苔白腻，脉滑伴纳呆、脘腹胀闷，便溏等湿阻原发症，且有血瘀兼证，按湿阻兼血瘀治护，病情日益稳定，较快恢复出院。

综合疗法乃按照李东垣《用药法象》理论，一方面既用一日一剂的汤剂，取其对症明确，然而考虑其持续时间较短，故又每日3次用散剂、丸剂舒缓而治，补汤剂之不足；另一方面为使肝脏的负担减少，而药力保持时间更长，再在早晚采用针剂从不同途径给药。这种多剂型、多途径给药的方法，并非各自为政，而是以治则为主导，辨证施治施护，"集中力量打歼灭战"，有利于调动机体的抗病能力，阻止病情的发展而取得满意疗效。例如治则是清热解毒为主，无论应用那一种剂型，皆要围绕清热解毒而用药，护理也不例外，如热郁、湿阻证重于饮食宜忌，气滞证着重精神护理，血瘀兼证注意二者兼顾等等。

作者：康良石、康俊杰、康素琼<br>厦门市卫生局科技情报室编印，1978年4月

# 九 161例肝病乙型肝炎表面抗原携带者3年复查报告

1982年10月，我们对厦门市蔡塘、杏林区马銮两个大队1979年11月调查发现的检测乙型肝炎携带者161人进行复查，观察转归，报告如下。

## （一）对象及方法

### 1. 检测对象

共计161例，其中男93例，女68例。年龄1~10岁32例，11~20岁60例，21~40岁50例，41~60岁16例，60岁以上者3例。1979年检测前无病史者94例，有肝病（肝炎）病史者17例，伴有消化道溃疡者20例，有慢性支气管炎、肺气肿者12例，其他疾病者18例。

### 2. 观察方法

各例均按1978年全国杭州肝炎会议制定的统一标准确诊。用反向间接血凝法

（RPHA）检测表面抗原；用琼脂双向扩散（AGP）检测 e 抗原与 e 抗体；用改良赖氏法检测谷丙转氨酶（SGPT）及麝香草酚絮状试验、硫酸锌浊度试验。

**（二）结果与分析**

复查表面抗原，结果 116 例中转阴者 46 例，滴度下降者 29 例，滴度不变者 21 例，滴度上升者 65 例，转阴率 28.57%。e 抗原检测结果，先（1979 年）后（1982 年）检测到阳性者 71 例，其中先后均阳性 28 例，先阳性后阴性者 30 例，先阴性后阳性者 13 例。分析对比如下。

**1. 年龄与表面抗原复查转阴的关系**

以年龄组分，20 岁以下组 14.13%，21 ~ 40 岁组 38.00%，40 岁以上组 73.68%。转阴率随年龄增长顺序上升，经统计学处理 $\chi^2 = 24.16$，$P < 0.01$，有显著差异（见表 8 - 16）

**表 8 - 16　年龄与表面抗原复查转阴的关系**

| 年龄组 | 转阴 | 未转阴 |
| --- | --- | --- |
| 20 岁以下（32 例） | 13 例（14.13%） | 79 例（84.37%） |
| 21 ~ 40 岁（50 例） | 19 例（38.00%） | 31 例（62.00%） |
| 41 岁以上（19 例） | 14 例（73.68%） | 5 例（26.32%） |

**2. 性别与表面抗原复查转阴的关系**

161 例中男 93 例，复查表面抗原转阴 24 例，转阴率 25.81%，女 68 例，复查表面抗原转阴 22 例，转阴率 32.35%，看来女性的转阴率略高于男性，但无统计学上的意义。

**3. 原表面抗原滴度的高低与复查转阴的关系**

**表 8 - 17　原测表面抗原滴度高低与复查转阴的关系**

| 原测表面抗原滴度 | 转阴（46 例） | 未转阴（115 例） |
| --- | --- | --- |
| < 1 : 64 | 39 例（39.39%） | 60 例（60.61%） |
| 1 : 128 ~ 1 : 512 | 6 例（15.79%） | 32 例（84.31%） |
| 1 : 1024 ~ 1 : 2048 | 1 例（9.17%） | 23 例（90.83%） |

从表 8 - 17 可以看出，原测滴度高者，表面抗原复查转阴率相对较低；原滴度低者，复查转阴率相对较高，经统计学处理 $\chi^2 = 15.73$，$P < 0.01$，有显著性差异。

**4. e 抗原阳性与表面抗原复查转阴的关系**

161 例中，先后出现 e 抗原阳性者 71 例，复查表面抗原转阴 4 例，转阴率 5.63%；e 抗原前后两次均阴性者 90 例，复查表面抗原转阴 42 例，转阴率 46.67%。经统计学处理 $\chi^2 = 32.75$，$P < 0.01$，有显著性差异。（表 8 - 18）

表 8 - 18　e 抗原阳性与表面抗原复查阳转率的关系

| e 抗原检测 | 复查表面抗原转阴者 | 复查表面抗原未转阴者 |
|---|---|---|
| 前后出现阳性（71 例） | 4 例（5.63%） | 67 例（94.37%） |
| 前后两次均阴性（90 例） | 42 例（46.67%） | 48 例（53.33%） |

### 5. e 抗原阳性与表面抗原复查升降转阴的关系

表 8 - 19　e 抗原阳性与表面抗原复查升降转阴的关系

| e 抗原检测 | 表面抗原转阴 | 表面抗原滴度下降 | 小计 | 表面抗原滴度不变 | 表面抗原滴度上升 | 小计 |
|---|---|---|---|---|---|---|
| 先阳性后阴性（30 例） | 4 例（13.33%） | 7 例（23.33%） | 11 例（36.67%） | 7 例（24.44%） | 12 例（40%） | 19 例（63.33%） |
| 先阴性后阳性（13 例） | 0 | 4 例（30.77%） | 4 例（30.77%） | 0 | 9 例（69.23%） | 9 例（69.23%） |
| 先后两次均阳性（28 例） | 0 | 3 例（10.71%） | 3 例（10.71%） | 8 例（29.57%） | 17 例（60.71%） | 25 例（89.28%） |

从表 8 - 19 看，71 例 e 抗原阳性者，复查表面抗原转阴 4 例，全部分布在 e 抗原先阳性后阴性组中；若按表面抗原复查分，转阴、下降率则呈先阳性后阴性 > 先阴性后阳性 > 先后均阳性的顺序，表面抗原滴度不变者上升率反之。

### 6. 三年自然转阴率的统计

161 例携带者，伴有溃疡病、慢性支气管炎计 32 例，复查表面抗原，转阴有 9 例，通过复查，无论是否转阴的携带者，每年冬季发病季节，皆经不同程度的药物治疗；有肝炎与其他病史者 35 例，复查转阴 9 例，均经断续药物治疗，特别是慢性支气管炎、溃疡病者，症状缓解后，均有应用黄芪、茯苓、黄精、党参等扶正固本善后。无病史者复查转阴 28 例，其中 2 例未经治疗。因此统计实际的自然转阴率须加以扣除，扣除后统计，实际自然转阴率为 16.15%。（见表 8 - 20）

表 8 - 20　三年时自然转阴率的统计

| 病史分组 | 总例数 | 复查转阴数 | 扣除经过治疗的例数 | 实际转阴数 | 实际转阴率 |
|---|---|---|---|---|---|
| 无病史者 | 84 | 28 | 2 例经过断续治疗转阴 | 26 | 16.15% |
| 有肝炎病史者 | 17 | 5 | 5 例全部经过断续治疗 | — | — |
| 伴溃疡病者 | 20 | 5 | 5 例每年冬季服药治疗 | — | — |
| 伴慢性支气管炎者 | 12 | 4 | 4 例每年冬季服药治疗 | — | — |
| 伴有其他疾病者 | 18 | 4 | 4 例经断续治疗 | — | — |
| 小计 | 151 | 46 | 20 例经服药治疗 | 26 | 16.15% |

### 7. 三年时乙型肝炎发病率的观察

161 例表面抗原阳性携带者，三年后复查，符合乙型肝炎者诊断标准，确诊为乙肝的 14 例，发病率为 8.70%，其中 3 例表面抗原复查转阴，占全部转阴例数的 6.52%；复查未转阴者 11 例，占 9.56%。初步看来，未转阴者发病率略高于转阴者，但无统计学意义。（见表 8–21）

**表 8–21　三年时乙型肝炎发病率的观察**　　　　　　　　　　　例（%）

| 症状、体征、肝功异常例数 | 表面抗原转阴（46 例） | 表面抗原复查未转阴（115 例） |
| --- | --- | --- |
| 出现临床症状 23 例（14.29%） | 6 例（13.04%） | 17 例（14.78%） |
| 肝脏肿大 11 例（6.85%） | 5 例（10.81%） | 6 例（5.22%） |
| 肝功能异常 15 例（9.32%） | 4 例（8.70%） | 11 例（9.56%） |
| 符合肝病（肝炎）诊断 14 例（8.20%） | 3 例（6.52%） | 11 例（9.56%） |

### （三）讨论与体会

1. 乙型肝炎病毒表面抗原存在自然转阴的可能，也可较长期携带。观察 161 例的复查结果，携带者三年时转阴者 46 例，剔除经过服药治疗的 20 例，自然转阴者 26 例，表明表面抗原存在自然转阴的可能，虽然目前对携带者表面抗原自然转阴的机理尚不十分明确，初步似可改变过去认为乙型肝炎病毒表面抗原不可能转阴的看法。但是不可忽视的是尚有 115 例表面抗原仍持续阳性，除 11 例发病外，携带率达 64.59%，可见大部分携带者长达三年仍处于隐性感染状态，这打破了潜伏期 6 周至 6 个月的说法。

2. 提示控制母婴传播与提高青少年免疫力是防治肝病（乙型肝炎）的重要方法之一。《医学免疫学》认为："人体免疫力是从小到大逐渐生成的，在青壮年时期各种免疫功能最旺盛。"有关文献也指出："母婴传播携带者有 40%～70% 不能转阴，甚至终生携带。"从年龄与表面抗原转阴关系分析，转阴率随着年龄的增高而上升，尤其是 20 岁以下青少年转阴率最低，符合这种提法。从防疫角度提出控制母婴传播与提高青少年的免疫力是防治肝病（乙型肝炎）的重要方法之一。

3. 提供早检查、早防治是提高转阴率、减少发病率的理论依据。从检测表面抗原滴度的高低与转阴率的关系看，≤1∶64 组高于 1∶128 组，高于 1∶1024～1∶2048 组，表明滴度越低，转阴率越高。说明乙型肝炎病毒与其他病毒一样，数量少时，不仅繁殖侵袭力弱，而且有利于机体产生特异性免疫力。尤其是 71 例先后两次均能检测到 e 抗原阳性者，其表面抗原复查只有 4 例转阴，也表明当病毒在肝细胞内繁殖到能产生 e 抗原时，反而不利于免疫力的产生。这为临床提供早检查、早防治、及时控制病毒继续繁殖以达到提高转阴率、减少发病率的理论依据。

4. 可能中药，尤其是一些扶正固本药具有诱生干扰素起抗病毒作用。从自然转阴率的统计中看出，有 20 例伴随其他慢性病患者，每年冬季或平时继续服药治疗它病，尤其是应用扶正固本中药，其转阴率较高。可能中药，尤其是一些扶正固本药具有诱生干扰素的作用，为今后防治肝病（乙型肝炎）指出新途径。

作者：康良石、康俊杰<br>《肝病（肝炎）临床资料选编》1984 年 5 月

# 十 防治肝炎向慢性发展的三大要领

多年来，以"疫郁"理论为指导，治疗病毒性肝脏病，通过临床实践，从中领悟疫毒邪留于肝，脏腑功能失调是急性肝炎向慢性发展的主要病机，而清里解毒、理气通滞、泄热降火三法，是防止发展的要领，兹汇报如下。

1. 当肝炎伏邪里发时，或伏邪不溃，重在清里解毒，导邪从里清利，是防止邪留于肝向慢性发展的要领。

《温疫论》云：温疫发病"先伏而后行"。从临床观察，肝炎病毒感染，也是经过一定潜伏期而后发病，与温疫伏邪类似。温疫伏邪发病有"伏邪中溃"与"伏邪不溃"两种情况。

（1）伏邪中溃，乃疫邪内伏，复因"饥饱劳碌，或焦思气郁，触动伏邪，是触伤故名曰溃"（《温疫论》）。病毒性肝炎发病的临床表现，但见里证者约占 80% ~ 90%，见表里分传者约占 10% ~ 20%，与温疫邪伏中溃发病传变形式相符。

（2）伏邪不溃，即疫邪内伏，既不溃伤，亦不传变，正如《温疫论》所指："伏邪不溃，则不能传，不传则邪不出，邪不出则病不瘳。"临床一些肝炎病毒携带者，虽无临床表现，实则邪留于肝，与温疫伏邪不溃相似。

《温疫论》又云："伏邪既久，血气必伤"，"邪留于肝，久而致虚或再迁他病，或重染疫，能感不能化，则病愈沉愈伏"。认为无论是伏邪中溃，邪留于肝或伏邪不溃，邪伏不出，皆能令病情进一步发展。此与肝炎由急性不愈向慢性发展，及有些携带者，当临床症状出现时，肝脾体征与肝功能化验提示已为慢性的情况相同。

依临床经验，防治病毒性肝炎邪留于肝和携带者邪伏不出的要领，重在清里解毒，及早导邪从里清利。对发病传变为里证者，则处以栀子根汤，药用栀子根、郁金、白花蛇舌草、玉米须、地耳草等，效果显著。

对发病表现为表里分传证者，也要清里为主，并分别不同的表证加银翘散、桑菊饮等，使表里之邪皆有出路，疗效更佳。

对病毒携带者，即按《温疫论》："医必识其伏邪，握机于病象之前"的说法，坚持清里解毒，并依《内经》"邪之所凑，其气必虚"理论，对表现为阴虚的邪伏不溃者，采用加味生脉饮，即生脉饮合栀子根、郁金、七叶一枝花、玄参、板蓝根、黄连、甘草等；对表现为气虚的伏邪不溃者，则处以加味灵芪汤，即灵芝、黄芪、栀子根、郁金、茯苓、扁豆、甘草等。虽然到目前为止，病毒携带者的抗原转阴率

和抗体形成率不很高，已有不少患者治疗12周后，抗原获得转阴或抗体形成。

2. 当肝炎出现肝郁脾滞时，以理气通滞为主，这是防治肝脾疏泄失职、健运失司而停痰致瘀，使疾病向慢性发展的要领。

从临床观察，邪留于肝，固然是病毒性肝炎向慢性发展的重要因素，但与脏腑阴阳、气血失调，也有非常密切的关系，而脏腑失调的演变规律，似与郁证"六郁相因""五行相因"的病机演变相符。

"六郁相因"的演变形式是"气郁而湿滞，湿滞而生热，热郁而生痰，痰结而血不行，血不行而食不化"（《医贯》），揭示郁证是六郁相因为病的。临床所见急性肝炎在发病过程中，就出现湿滞与热郁、气滞与湿热的病机演变；在慢性过程中，除了有气郁、湿、热相因，较多还有结痰与血不行与饮食不化的相互演变现象。

"五行相因"的演变形式，即由肝之脏腑失调，发展及脾，或肝病及肾，或肝病及心肺等等。肝炎向慢性发展的常见证，除本经自病外，有中伤脾胃，下劫肾及冲任，还有少数上冲心肺。如肝郁脾滞证的出现，就是中伤脾胃的先兆。

肝郁脾滞证的临床表现为并见肢体困重，嗳气、呃逆，纳谷欠馨，饭后脘胀，舌胖嫩、苔白腻或厚腻，胁下积块，脉弦缓或弦滑等。此证发展机理乃是肝气郁滞，气滞血瘀，脾气日衰聚湿生痰，停痰致瘀，虚滞相兼向慢性发展。在发展过程中，经常有胃气虚弱，或肝脾失调，或痰气互结，或心肺瘀阻等兼证出现。

依临床经验，防治肝炎肝脾疏泄失职、健运失司而停痰致瘀的要领以理气通滞为主，遣藿枳汤，药用焦栀子、丹皮、茵陈、车前子、藿香、枳实、茯苓、白术、石斛、白芍、甘草等，及早疏肝理脾，开郁化浊，以令肝气条达，脾气健运，无停痰致瘀之患，屡试屡验。

胃气虚弱兼证发生时，可先处以或加用戊己汤；对肝脾失调兼证发生者，可先处以或加用加味痛泻要方；对痰气互结兼证发生者，可先处以或加用加味半夏厚朴汤；对心肺瘀阻兼证发生者，可先处以或加用加味瓜蒌薤白汤。通过临床的观察，及时兼顾或先处治上述兼证，也是防治发展的关键。

3. 当肝炎表现肝郁化火证时，亟须泄热降火，是防治肝火日肆，耗劫营阴，阻断阴虚火旺循环，熬痰铄瘀向慢性发展的要领。

病毒性肝炎出现肝郁化火证居多。其因有二，以功能失调为主者，来自内邪所生，乃由疏泄失司，肝气亢奋，促使少火化为壮火，即气滞化火；以邪留于肝为主者，来自外邪所化，乃由湿热蕴结，难以分清，热郁不泄，久而化火，即湿热而化火。当患者出现此证时，也是向慢性发展的先兆。

二者共同的临床表现为右胁灼痛拒按，易怒心烦，不寐少寐，口苦咽干，或渴饮、咽痛、溲赤、便干，舌红，苔黄少津，或少苔无苔，右胁下积块，脉弦细或弦数或滑数。

二者不同表现：气滞化火证多见于无黄疸型，小便黄赤而色较浅，舌多无苔或少苔，脉多弦细或细数；湿热化火证多见于黄疸型，黄疸退而再发，或退而不尽，小便黄赤色较深，苔厚腻或焦黄，脉弦滑或弦数。

此证发展的机理乃肝火日肆，不断逼灼肝血、胃津、肺阴，而津血、营阴日益亏涸，阴愈亏而火愈旺，是以火热熬津而结痰，销铄血液而成瘀，使病情由实到虚，虚实夹杂向慢性发展。

在发展过程中，也常见郁火逆胃，或火热灼胃；或逼血妄行；或肝火犯肺等兼证的出现。

依临床经验，防治肝炎肝火日炽、耗劫营阴，阻断阴虚火旺恶性循环熬痰铄血的要领，亟须泄热降火。气滞化火者，方用金橘汤，药选丹皮、焦栀、郁金、川楝、长豇豆荚、白芍、玄参、板蓝根、黄芪、橘叶、佛手、葛根、甘草等并解郁养阴，拯救受灼的营阴，其效良好。湿热化火者，方用大芩连汤，药选黄芩、焦栀、胆草、水牛角、紫河车、郁金、茵陈、败酱草、玄参、石斛、茯苓等清利解毒、清除化火之邪热，收效甚佳。

对郁火逆胃兼证发生者，可先处或加用加味左金汤；对火热灼胃兼证发生者，可先处以或加用三草汤；肝火犯肺兼证发生者，可先处以或加用加味咳血汤。通过临证观察，及时兼顾或先处治上述的兼证，也是防治发展的关键。

4. 本文汇报多年来以"疫郁"理论为指导治疗病毒性肝脏七病的经验，通过临床实践，从中领悟疫毒邪留于肝与脏腑功能失调是急性向慢性发展的主要病机。

当肝炎伏郁里发时，或伏邪不溃，重在清里解毒，处以栀子根汤及早导邪从里清利，是防治邪留于肝向慢性发展的要领。若肝炎呈现肝郁脾滞或肝郁化火二证，皆是向慢性发展的先兆。对肝郁脾滞者，理气通滞为主，采用藿枳汤，是防治肝脾疏泄失司、健运失司、停痰致瘀的要领。对肝郁化火者，亟须泄热降火，气滞而化火，方取金橘汤并解郁养阴；湿热而化火，方用大芩连汤并清利解毒，均是防治肝火日肆，耗劫营阴，阻断阴虚火旺恶性循环、熬痰铄瘀的要领。及时兼顾或先处治发展中所发生的一些兼证，也是防治肝炎向慢性发展的关键。

作者：康良石

《碥石集（第十三集）——著名中医学家经验传承》

# 十一　扶正固本治疗44例慢性肝炎虚证疗效观察

扶正固本治疗44例具有慢性肝炎虚证，取得较好的近期疗效，兹将临床验证情况与体会汇报如下。

## （一）临床资料

### 1. 病例选择

按中华医学会1978年杭州会议制定的病毒性肝炎统一诊断标准和中医辨证本虚指标选择44例慢性肝炎，其中慢性迁延性18例（40.91%），慢性活动性26例（59.09%）。44例中，男性32例（占72.73%），女性12例（占27.27%）。年龄

20～29 岁 17 例（占 38.84%），40～52 岁 27 例（占 61.36%），年龄最小者 20 岁，最大者 52 岁。

西医诊为慢性肝炎，按中医辨证，除外合并有肝郁标证者，具有如下本虚指征之一，为观察对象。

（1）神倦乏力，多愁善虑，食减腹胀，便溏或完谷不化，舌胖有齿印，脉弦或大或重按无力。

（2）视力减退，心悸，衄血，齿衄或闭经，面色少华，舌嫩或淡白，脉细或芤。

（3）精神萎靡，怕寒畏冷，夜尿较多，黎明时泄泻，滑精，阳痿，浮肿，舌淡红，脉沉迟微弱。

### 2. 方药组成及服法

鸡血藤、黄芪、红枣、茯苓各等分，每日 1 剂。连续 60～70 天。应用本药过程中，如有标证仍给予相应治疗标证的药物。

### 3. 观察指标

治疗前后皆进行如下检查。

（1）测定血清免疫球蛋白 IgA、IgM、IgG（单向免疫扩散法）。

（2）测定免疫复合物。

（3）E 玫瑰花环试验及测定淋巴转化率。

（4）白蛋白、球蛋白、麝絮、锌浊及谷丙转氨酶等肝功能试验。

### 4. 疗效判断标准

治疗后按本科诊疗常规所制定的慢性肝炎疗效诊断标准判定疗效。

（1）临床治愈：主要症状消失，体征明显好转，肝功能恢复正常或基本正常。

（2）显效：主要症状消失，舌象、脉象恢复正常范围，肝功能明显改善。

（3）好转：主要症状、体征、肝功能均有明显好转。

（4）无效：病情无明显好转或恶化。

## （二）治疗结果

### 1. 疗效统计

临床治愈 21 例（占 47.73%），显效 12 例（占 27.27%），好转 8 例（占 13.13%），无效 8 例（占 6.8%），有效率 93.18%。

### 2. 血清免疫球蛋白

治疗后 IgA、IgM、IgG 平均值均较治疗前降低。其中 IgM 平均值虽然有所下降，但尚高于健康对照组。（见表 8－22）

表 8－22　免疫球蛋白测定

| | IgA（mg/dL） | IgM（mg/dL） | IgG（mg/dL） |
| --- | --- | --- | --- |
| 健康对照组 | 165.8 ± 54.13 | 122.47 ± 41.81 | 1234.38 ± 347.39 |

续 表

|  | IgA（mg/dL） | IgM（mg/dL） | IgG（mg/dL） |
|---|---|---|---|
| 治疗前 | 209.956（44 例） | 173.239（44 例） | 1402.95（42 例） |
| 治疗后 | 268.954（44 例） | 146.09（44 例） | 1171.43（42 例） |
|  | $P<0.01$ | $P>0.05$ | $P<0.05$ |

### 3. 免疫复合物

免疫复合物对照组阳性率为 16.67%，治疗组治疗前的阳性率为 50%，治疗后下降至 13.04%（$P<0.01$），有显著性差异。（见表 8-23）

表 8-23 免疫复合物测定

|  | 测定例数（例） | 阳性例数（例） | 阳性率（%） |
|---|---|---|---|
| 健康对照组 | 18 | 3 | 16.67 |
| 治疗前 | 24 | 12 | 50.00 |
| 治疗后 | 23 | 3 | 13.04 |

### 4. E 玫瑰花环试验、淋巴细胞转化率

（1）E 玫瑰花环试验：治疗前平均值接近健康对照组，治疗后有显著提高（$P<0.01$）。（见表 8-24）

（2）淋巴细胞转化率测定：治疗后虽较治疗前有所提高，但尚未达到对照组的水平，亦无统计学上的意义。（见表 8-24）

表 8-24 E 玫瑰花形成及淋巴细胞转化率测定

|  | E 玫瑰花形成试验（%） | 淋巴细胞转化率测定（%） |
|---|---|---|
| 健康对照组 | 56.2+7.32 | 58.6±7.2 |
| 治疗前 | 55.72（20 例） | 50.73（24 例） |
| 治疗后 | 65.30（20 例） | 55.23（20 例） |
|  | $P<0.01$ | $P>0.00$ |

### 5. 白蛋白、球蛋白

44 例患者白蛋白平均值为 3.57g，治疗后平均值提升至 3.98g，治疗前白蛋白/球蛋白比值失常者 32 例（占 72.72%），其中比值 <1:1 者有 16 例，治疗后上升至 1.1~1.4:1 者 9 例，>1.4:1 者 1 例，治疗后有显著改善（$P<0.01$）。

### 6. 肝功能

44 例中治疗前肝功能试验（包括麝絮、锌浊、谷丙转氨酶）明显异常者 27 例，中度改变者 14 例，基本正常或正常者 8 例，治疗后有显著改善（$P<0.01$）。（见表 8-25）

**表 8 – 25　肝功能试验**

|  | 治疗前（44 例） | 治疗后（44 例） |
| --- | --- | --- |
| 明显异常者 | 27 例（61.39%） | 3 例（6.82%） |
| 中度改变者 | 14 例（31.82%） | 12 例（27.27%） |
| 基本正常或正常 | 3 例（6.82%） | 29 例（65.91%） |
|  | $P > 0.01$ | |

## （三）体会与小结

1. 本文报道应用扶正固本治疗 44 例虚证慢性肝炎，有效率 93.18%，取得较好近期疗效。

从脏腑用药规律论，鸡血藤、大枣常作为养血柔肝的补品，以达补血养肝的目的，配合黄芪符合中医学"气能行血"理论。有报道，采用益气活血法与保肝疗法治疗对比研究慢性肝炎、肝硬化蛋白电泳异常者的结果表明，益气活血组的疗效优于对照组，北京医院报道，黄芪"防止肝精元减少，而有保肝作用"等等。伍用茯苓，从中医病机理论讲，可达"见肝之病，知肝传脾"的效用。近代研究茯苓具有能调节免疫力作用，配合疏肝解郁的柴胡、甘草，抗肝损害的作用最著。由于这四种药物的协同作用，不仅使慢性肝炎的虚证得以改善，阻止了病情的进一步恶化或反复，而且有利于肝脏功能的恢复，获得了较好的效果。

2. 由免疫球蛋白 IgA、IgM、IgG 的测定结果可以看出，治疗前三者测定值皆较健康对照组为高，可见有虚证的慢性肝炎，其体液免疫反应有亢进的趋势。国内多家报道，本病多种免疫球蛋白的升高与肝脏组织的慢性炎症和自身免疫反应有关，故测定免疫球蛋白可以协助临床对肝炎患者病情发展趋向的判断，一般说来，无论哪一类型，在急性或活动阶段免疫球蛋白是活跃的，重症肝炎和慢性活动性肝炎尤其显著，而在恢复或稳定阶段免疫球蛋白多有明显下降。

治疗后三者的测定值皆有下降，其中 IgA、IgG 尤为显著，经统计学处理，$P < 0.05$，提示扶正固本治疗有利于慢性肝炎虚证患者病情的恢复和稳定。

有文献报道，对病毒性肝炎病情的发展起重要作用的是免疫复合物。本实验病例治疗前免疫复合物测定的阳性率为 50%，治疗后下降为 13.04%，而且接近或低于对照组。这种免疫复合物的降低，似可保护或避免肝组织受损，使肝功能得到恢复，病情获得改善。

治疗前 E 玫瑰花环试验与淋巴细胞转化率皆接近或较健康对照组为低，慢性肝炎虚证的细胞免疫接近正常或有降低倾向。治疗后二者皆有明显提高，尤以 E 玫瑰花环试验更为显著（$P < 0.01$），说明本品具有提高细胞免疫功能的作用。

根据全国各地临床研究结果证实，中药扶正固本，尤其是补肾、补脾药物，具有调节中枢神经及内分泌功能，改善物质代谢及心血管功能，特别是调节免疫功能作用。有报道，茯苓多糖等能活化 T 细胞，使免疫系统复活，提高 E 玫瑰花环试验与淋巴细胞转化率。近年来更加引起广泛重视的是扶正固本中药对特异性细胞及体液免疫有明显作用，且常表现为双向调节作用，如上海第二医学院在研究过程中，就发现黄芪具有这种双向调节作用。

我们体会，应用扶正固本治疗慢性肝炎虚证之所以能够获得满意疗效，与辨证准确，及时治疗标证有一定关系，更为重要的可能是因为它既能抑制体液免疫反应，又能提高细胞免疫功能，由于这两种作用，使机体免疫反应相对处于平衡状态，治疗前后免疫指标的检查结果也支持这一看法。

《1984 年第三届中医年会学术资料专辑》

# 十二　辨证综合治疗282 例慢性乙型肝炎的初步观察

为探讨中医药治疗慢性病毒性乙型肝炎（简称慢性乙肝）。我科以中医疫郁理论为指导，辨证综合治疗 282 例慢性乙肝患者。初步观察汇报如下。

## （一）病例对象

### 1. 性别

男 205 例，女 77 例，男女比例 2.7∶1。

### 2. 年龄

<10 岁 4 例，11~20 岁 17 例，21~30 岁 117 例，31~40 岁 80 例，>40 岁者 64 例。最小者 7 岁，最高者 85 岁。

### 3. 职业

工人 132 例，农民 28 例，干部 98 例，学生 13 例，其他 11 例。

### 4. 诊断分型

（1）慢性迁延性：凡有确诊或可疑急性乙肝或丙肝病史，病程超过半年未痊愈，病性较轻，可有肝区痛和乏力，并有轻度肝功能损害或谷丙转氨酶活力升高而不够诊为慢性活动者，254 例。

（2）慢性活动性：①既往有肝炎史，或急性肝炎病程迁延超过半年而目前有较明显的乏力、食欲差、腹胀、便溏等肝炎症状；②肝肿大，质地中等硬度以上，可伴有蜘蛛痣、肝病面容、肝掌或脾肿大，排除其他原因者；③谷丙转氨酶活力反复或持续升高伴有浊度试验长期异常，或血浆白蛋白减低或白/球蛋白比异常，或丙种球蛋白增高，或血清胆红素长期或反复增高；④肝外器官表现如关节炎、肾炎、脉管炎、皮疹或干燥综合征等者，28 例。

## （二）辨证综合治疗

282 例患者，辨属实证者 127 例，其中热郁（包括化火）为主者 60 例，湿阻为主者 28 例，气滞为主者 39 例。辨属虚实夹杂者 155 例，其中血瘀兼证者 55 例，脾虚兼证者 57 例，以偏气虚者占多数，肾虚兼证者 43 例，以偏阴虚者占多数。

### 1. 热郁（包括化火）

辨证：主要表现为心烦不寐，口干或渴饮，口干或咽痛，溲赤便干，眦赤，舌红苔黄，脉弦数或弦劲。

治则：清热降火为主。

汤剂：首选栀子根、蛇舌草、蚤休、蒲公英、白芍、乌玄参。便秘加大黄，臌胀加马鞭草。每日 1～2 剂，煎服。

针剂：复方大青叶注射液，或板蓝根注射液，每次 4mL，肌注，每日 1～2 次，早晚各 1 次。

丸剂：万氏清心牛黄丸，每次 1～2 丸。烦躁改用安宫牛黄丸，每次 1 丸。烦躁、便秘者改用紫雪丹，每次 6g。便秘用黄连上清丸，每次 3～6g，或牛黄解毒片，每次 2 片，每日 2～3 次，饭后服。

护理：除分级护理外，重视饮食宜忌，宜清淡容易消化，可多配合空心菜等清热解毒类蔬菜。严禁饮酒，忌公鸡、番鸭、羊肉、狗肉、辣椒、胡椒、葱、蒜等大辛大热食物。

### 2. 湿阻

辨证：主要表现为恶心呕吐，口淡黏腻，纳呆，脘腹胀满，便溏，肢体疲困，苔腻，脉缓或滑。

治则：利湿化浊为主。

汤剂：首选藿香、佩兰、玉米须、绵茵陈等。肢体疲困加薏苡仁、清风陈；纳呆加谷芽；恶心呕吐加半夏、川朴；肿胀加山桔子根，每日 1 剂，煎服。

针剂：齐墩果酸注射液，每次 4mL，肌注，每日 1～2 次，早晚各 1 次。

丸剂：甘露消毒丹，每次 3～6g，每日 3 次，饭后服。

散剂：六一散，每次 1 包，每日 3 次，饭后服。

护理：除分级护理外，注意饮食宜忌，尽量少吃生冷瓜果以及容易引起腹胀食物，如糯米、地瓜粉及米粉条等制品。

### 3. 气滞

辨证：主要表现为胁胀、胁痛或窜痛，郁闷不舒，大便不爽，舌苔薄白，脉弦。

治则：理气解郁为主。

汤剂：首选橘叶、佛手、川楝、木香、菝葜等。每日 1 剂，煎服。

针剂：柴胡注射液，每次 4mL，肌注，每日 1～2 次，早晚各 1 次。

丸剂：逍遥丸或越鞠丸。每次 3～6g，每日 3 次，饭后服。

散剂：金铃子散，每次 2～4g，每日 3 次，饭后服，或必要时 1 次，顿服。

护理：除分级护理外，着重于精神护理。避免对患者情绪上的不良刺激，减轻患者的思想顾虑，勿使患者"怒气伤肝""忧思郁结伤脾"等等。

临证上有气滞热郁或热郁湿阻并见者，可按证之轻重、分主次综合论治，如热郁、湿阻并见而热郁较重，可清热泻火为主，利湿化浊为辅。

### 4. 兼证

（1）血瘀兼证

辨证：兼有右胁刺痛有定位，面色晦暗，出现蜘蛛痣、红手掌，肝大质地偏硬或脾大，舌紫暗或夹瘀斑，脉涩。

治则：兼并活血化瘀。

汤剂：加郁金、延胡索、茜草、丹皮、当归等。肿胀再加半边莲。每日1剂，煎服。

针剂：加复方丹参注射液，每次4mL，肌注，每日1~2次，早晚各1次。

丸剂：加鳖甲煎丸，每次3~6g。或复方丹参片，每次3片，每日3次，饭后服。

散剂：加三七合琥珀粉，每次2g，每日2次，药汤冲服。

护理：着重于精神护理，并注意饮食宜忌，避免粗糙、坚硬及刺激性食物如酒、醋辣等；勿使患者突然过于用力或剧烈运动。

（2）脾虚兼证

辨证：兼有食泻腹胀，便溏或完谷不化，视力减退，心悸、衄血、崩漏或闭经，面色少泽，神倦乏力，舌胖有齿印，舌嫩淡白，脉弦或细或大而止按无力。

治则：兼顾益气健脾。

汤剂：偏气虚者加黄芪、茯苓、白术、内金等。偏血虚者加当归、白芍、首乌、鸡血藤等。每日1剂，煎服。

针剂：偏气虚者加黄芪注射液，每次4mL。偏血虚者加当归注射液，每次4mL，肌注。每日1~2次，早晚各1次。

丸剂：偏气虚者加参苓白术丸，每次3~6g。偏血虚者加乌鸡白凤丸，每次1粒，或当归丸，每次10丸，每日2~3次，饭后服。

护理：除分级护理外，重视配合药膳，如偏气虚者配合用四白散（即茯苓、芡实、莲肉、山药，研细末）调饴糖代点；或配合四白汤炖猪胰（去脂）代肴；偏血虚者则配合四物汤（即当归、川芎、白芍、熟地）炖猪肝或瘦肉代肴。

（3）肾盛兼证

辨证：兼有眩晕，或耳鸣，失眠或梦寐，口眼干涩，遗精阳痿，腰酸膝软，或五心烦热，或夜尿频多，五更泄泻，神倦或颧红，舌红少苔，脉细数无力或面浮，或舌淡，脉沉或迟或微弱。

治则：兼顾滋养肝肾。

汤剂：偏阴虚者加五味、熟地、女贞、石斛、黄精、夜交藤等，盗汗再加麻黄根、银柴胡，梦遗再加黄柏。偏阳虚者加甘杞、苁蓉、灵芝、杜仲，浮肿再加苓皮、泽泻。每日1剂，煎服。

针剂：偏阴虚者加生脉散注射液，每次4mL。偏阳虚者加胎盘组织液，每次

4mL。肌注，每日1~2次，早晚各1次。

护理：除分级护理外，亦重视配合药膳，可加石斛、甘杞炖水母鸭或甲鱼代肴。

临证亦有血瘀与脾虚或与肾虚虚滞相兼，对此按"攻不伤正，补不滞邪"的原则论处。

### （二）疗效观察

#### 1. 治愈标准

（1）慢性迁延性乙肝

临床治愈：①主要症状消失；②肝恢复正常或明显回缩，肝区无明显压痛或叩痛，肝功能检查恢复正常。

有效：①自觉症状好转；②肝恢复正常或回缩，肝区无明显压痛或叩痛；③肝功能明显好转，但未至正常。

无效：未达到上述标准者。

（2）慢性活动性乙肝

好转：①主要症状消失；②肝脾肿大无变动，且无明显压痛或叩痛；③肝功能检查正常或轻微异常；④病毒复制标志物水平明显降低。

有效：①自觉症状好转或消失；②肝脾肿大无变动，且无明显压痛或叩痛；③肝功能检查谷丙转氨酶恢复正常，蛋白比值固定不变；④病毒复制标志物水平有所降低。

无效：未达到上述标准者。

#### 2. 住院观察时间

慢迁乙肝者平均62.36天；慢活乙肝者平均73.96天，平均63.03天。

#### 3. 观察结果

慢迁乙肝符合临床治愈187例，占73.62%；有效57例，占22.44%；无效者10例，占3.94%。慢性乙肝符合好转者13例，占46.43%；有效者13例，占46.43%；无效者2例，占7.14%。总临床治愈率、好转率70.92%；有效出院率24.82%，总有效率95.74%。

### （四）临床体会

1. 本文初步小结应用中医辨证综合治疗282例慢性乙肝，疗程较以前的66.8天有所缩短，疗效较以前的64.60%有所提高，说明本疗法比较有效。当然影响疗程、疗效的因素是多方面的，无疑与本疗法在辨证、治则、用药上的合理是有密切关系的。

本疗法可按李东垣《用药法象》理论，一方面改用一日1~2剂的汤剂，取其功效较大，然而考虑汤剂持续时间短，故又每日3次用散剂、丸剂舒缓而治，补汤剂之不足；另一方面为减轻肝脏负担，使药力保持时间更长，再在早晚采用针剂从不同途径给药。但是，这种多剂型、多途径给药并非各自为政，均以治则为主导，例如治则是清热降火为主，无论应用哪一种剂型，皆要围绕清热降火用药。护理也不例外，如热郁湿阻证着重饮食宜忌，气滞证重于精神护理，血瘀兼证注意饮食、精神二者兼顾，也均以治则为主导。这样，用药剂型虽多，但多而不乱，施护辨证分有条理，"集中力量打歼灭战"，有利于肝功能的恢复，阻止病情的发展，有利于调动机体的免疫作用，控制病原复制和抗肝细胞损害。

2. 辨证综合疗法始终贯彻中医"治病必求于本"理论，在治疗中既注意消除感染病毒之标，更重视解决"因疫而致郁"之本。

根据乙肝疫郁病机理论，本病虽因疫毒感染，然而"因疫而致郁"，能导致肝气郁结、紊乱，影响肝脏气液的宣通，而肝脏经络通道受阻，进一步发生湿热蕴积或郁滞化火等等。中医认为，肝藏血，主疏泄，性喜条达，疏泄功能正常，气机条达，则血脉得畅，且能协调脾胃气机的升降，胆腑精汁的分泌，辅助三焦的决渎，水道的通调。因此，在整个治疗过程中，无论辨为何证，理气解郁药物在所必用；护理上避免和减轻病人"怒气伤肝""忧思郁结"等情感的不良刺激。这些都是要贯彻始终的。

3. 临证不拘迁延或活动，皆以辨证为依据。如二者同样可呈热郁、湿阻或湿热相搏之证，对于病型不同而证相同者，以辨证为依据，坚持辨证论治，可获满意的效果。

又如血瘀既是病理产物，反过来还可以作为致病因子。尝观疫郁病机演变规律，"热郁经久，热搏成瘀"，指出热郁或化火，阴虚可生血瘀；"肝气郁结，气滞血瘀"，叙明肝郁气滞能致血瘀；"痰结而血不行"，阐述湿能生痰或脾虚聚湿生痰，痰凝导致血瘀。临证也可见血瘀兼证者，有的原发证属热郁，有的原发证属气滞，有的原发证属湿阻。因此，在治疗上对于因热而血瘀者，既须按血瘀为治，也要结合热郁施治施护；对于因湿阻痰凝导致血瘀者，除按血瘀外，并须兼湿阻痰凝治护，确能提高疗效。

4. 《素问·脏气法时论》云："毒药攻邪，五谷为养，五果为助，五禽为益，五菜为充，气味合而服之，以补益精气。"提示食物补法包括滋养、资助、补益及充实等扶正固本作用。因此，在治疗中，特别是对于虚实夹杂、虚滞相兼以虚为主者，除药物外，配合采用扶正固本的药膳，能够取得较好的疗效，这符合中医"见肝之病，知肝传脾，当先实脾""补血即养肝"及"滋肾柔肝"理论。

根据有关报道，乙肝病毒通过转录、复制，导致一系列免疫反应而损伤肝细胞。中医扶正固本，尤其是补脾、补肾药物，经研究证实具有调节中枢神经及内分泌功能、改善物质代谢及心血管功能，特别能调节免疫功能。还有认为：一些扶正固本药，有诱生干扰素效能，产生抗病毒蛋白，防止细胞合成病毒所需的衣壳蛋白质，抑制病毒核酸的转录，致使病毒不能成熟，达到抗病毒作用。

作者：康良石、康俊杰、康素琼
《厦门医药》1992年第21卷第4期

# 十三　水边黄栀子根治疗传染性肝炎30例

水边黄栀子根指于河边或溪边野生的黄栀子根。本品为茜草科常绿灌木，性味苦寒，无毒，具有清胃中热、解五种黄病、利小便、解郁热等功能。其根部苦寒清解之力更强，但少见临床采用。我们用于治疗传染性肝炎 30 例，效果很好，兹将观察结果简介如下。

## 1. 剂量及用法

一般年龄在二岁以下用五钱，三至四岁用八钱，五至七岁用一两，八至十岁用一两五钱，十一至十五岁用二两，十六岁以上用三两，为一日量，一次煎服。

## 2. 疗效观察

本文病例在治疗过程中，平均在 2 天以后，小便量明显增多，症状好转或消失，食欲转佳，腹部胀痛明显改善，呕吐、便泄逐渐减轻，体温下降，平均 2～3 天巩膜黄染开始消退。在 30 例中有 20 例经尿三胆检查发现，16 例尿胆红素或尿胆原呈阳性，治疗后 5 天转为阴性 5 例，6 天转阴者 6 例，7 天转阴者 3 例，8 天和 10 天转阴各 1 例。肝功能：①麝絮：治疗前在（++）以上者 28 例，治疗后均在（++）以下；②麝浊：治疗前在 8 单位以上者 26 例，治疗后均在 8 单位以下；③黄疸指数：治疗前在 7 单位以上者 29 例，治疗后均在 7 单位以下。此外，本药对心脏疾患并无任何反应。本文有 1 例患者原有心脏病，平时体质羸瘦，营养不良，在患病过程中，出现口唇青紫、呼吸迫促等症状，应用本药治疗，同样取得良好效果。

本组病例的近期疗效很好，至于远期疗效，我们经过 3 年以上追踪观察了 20 例，除 1 例在痊愈后 2 年左右，回乡旅行途中曾出现肝区疼痛，食欲不振，神疲，病情波动，但肝功能检查仍在正常范围内，经及时休息治疗迅速恢复正常，作为复发病例，其余 19 例未见再发。

## 3. 典型病例

汤某，女，4 岁，1960 年 1 月 30 日来诊。

代诉：发热数日后，皮肤及巩膜发黄。体检：发育正常，营养中等，急性病容，神志清楚，疲倦乏力，全身皮肤及巩膜发黄。腹软，肝于右肋下一横指可扪及，表面平滑，边缘薄，质中等硬，脾未扪及，其他未见异常。化检：黄疸指数 32 单位，凡登白反应阳性，胆红素 51.3 μmol/L，麝浊 20 单位以上，脑絮（++++），尿胆红素阳性。

诊断：急性传染性肝炎（黄疸型）。

辨证论治：脉象洪大而数，舌苔白厚而腻，面目俱黄，精神困倦，腹胀呕吐，食欲欠佳，小便短赤，大便白色。证属阳黄，乃湿热蕴积肝脾，治宜利湿清热。

处方：水边黄栀子根八钱，水煎服，每日 1 剂。

治疗 6 天后，小便量明显增多，巩膜黄染减退，食欲转佳，腹胀减轻，大便正常，续用上方治疗。至 3 月 3 日复查，症状消失，肝脾触诊及化验均已恢复正常（麝浊 6 单位，锌浊 6 单位，麝絮阴性）。追查 3 年，未见复发。

作者：康良石、康明焜、林庆祥、余志诚

《福建中医药》1964 年第 2 期

# 十四 79 例血清谷丙转氨酶增高的非典型肝炎的治疗

关于无黄疸型传染性肝炎，一般都有密切接触史，临床上的症状、体征、肝功能也常常表现出异常，隐性者可以完全无症状。1961 年至 1965 年 3 月，发现一些仅有临床症状和血清谷丙转氨酶（以下简称谷丙转氨酶）增高的不典型病例，现将诊治的 79 例观察报告如下。

## （一）临床观察

### 1. 发病情况

79 个病例中，男 70 例，女 9 例，男女比例为 7.8 : 1。

（1）病程：3 个月者 14 例，占 17.8%，4 ~ 6 个月者 15 例，占 19%；7 ~ 12 个月者 15 例，占 19%；1 年以上者 35 例，占 44.3%。其中最长为 4 年 4 个月，最短为 3 个月。与典型无黄疸型传染性肝炎（以下简称典型肝炎）病程相接近。

（2）发病年龄：41 ~ 60 岁的发病者最多，有 58 例，30 岁以下者最少，其中未见 11 ~ 20 岁患者，10 岁以内的儿童 3 例。从年龄比较，和典型肝炎的青年及儿童患者较多而中年以后患者较少的现象有差别。

（3）合并症：患者多数合并一种以上慢性疾病，其中最多是心血管病（占 37.9%）和胃肠疾患（占 31.7%），其次是神经官能症（占 15.2%）。

（4）病例接触史：不明显者居多，有 38 例，占 48.2%，可疑者 35 例，占 44.3%，有密切接触史者少，只 6 例，占 7.5%。而典型肝炎一般有密切接触史，与本病略差别。

### 2. 临床表现

在上述 79 病例中，右胁疼痛 66 例，口苦咽干 39 例，脘腹胀满 38 例，沉困怠惰 35 例，便溏腹泻 33 例，胸满善太息 25 例，肠鸣多矢气 24 例，食欲不振 23 例，厌油恶心 8 例，其主要临床症状与典型肝炎大致相同。

79 例中，起病后 3 个月内全部未见肝脏肿大。3 个月后出现的有 4 例（占 5%），6 个月以后出现的有 5 例（占 11.4%），1 年以后出现的有 24 例（占 43%）。典型肝炎在发病时即出现肝脏肿大的病例，均与本病有异。

化验检查：①谷丙转氨酶活力的测定：上述 79 个病例中增高在 Ⅰ、Ⅱ 级者 64 例（占 81%）；Ⅲ、Ⅳ 级者 15 例（占 19%）。持续反复增高时间在 6 ~ 12 个月者 24 例（占 30.3%）；1 年以上者 28 例（占 35.6%）。持续时间最长的为 2 年；反复周期一般间歇 2 ~ 6 个月，最长的 11 个月。与典型肝炎无异。

②二絮（脑磷脂絮状试验和麝香草酚絮状试验）二浊（麝香草酚浊度试验和硫酸锌浊度试验）检查：在上述 79 病例中，绝大部分在起病后几个月内屡查皆阴性，仅有 1 例在起病后 6 个月检查为阳性，起病 1 年后，查出阳性或强阳性的有 10 例，占 12.7%。与典型肝炎主要表现为脑磷脂絮状试验阳性及麝香草酚浊度试验阳性有所不同。

③病理检查：和典型肝炎各类病理所见大体一致。

a. 体征、二絮二浊检查均阴性者，发现有部分胞浆疏松，小灶性坏死，胞浆嗜酸性变，枯否细胞和单核细胞浸润；或发现肝细胞脂肪变，有部分肝细胞排列不齐。

b. 体征、二絮二浊检查均阳性者，除发现上条所述的病理变化外，尚有部分细胞内淤胆。

c. 1 例体征阴性者，后来病情由轻转重出现二絮、二浊强阳性，合并黄疸、腹水和食道静脉曲张破裂出血，病理解剖发现肝的体积缩小，切面的小叶结构不清晰，并有肝纤维组织增多的现象。

**3. 脉证所见**

在 79 个病例中，面色黄或㿠黄、睛浑者 24 例，苍黄者 27 例，红或红润、眦赤或手掌有血丝缕者 28 例。

舌浮胖娇嫩者 35 例，鲜红者 20 例，尖独红者 6 例，偏淡者 5 例，紫或有紫斑者 13 例。苔白腻、厚腻者 34 例，色黄糙者 24 例；薄白如常者 21 例。

细脉者 58 例，其中细弱与细涩者 17 例，细而带弦者 25 例，弦脉者 21 例，其中弦兼数者 7 例，弦兼滑者 5 例。

病例除具有上述临床主要症状外，且分别并见有浮肿、视力模糊、齿衄、潮热、阳痿、腰酸、头晕等症。

注：谷丙转氨酶活力增高的分级，按 King 测定方法是以 131～200 单位为Ⅰ级，201～400单位为"Ⅱ级"，401～600 单位为Ⅲ级，601 单位以上者为Ⅳ级。Karmeh 测定方法是以 51～100 单位为Ⅰ级，101～200 单位"Ⅱ级"，201～300 单位为Ⅲ级，301 单位以上者为Ⅳ级。

## （二）治疗经过

79 个病例中，有 53 是以中医治疗为主，综合休息、营养、护肝等疗法，经过 1 个月以上的治疗者，现列为观察对象。

**1. 辨证论治**

本文病例，依中医学理论，分主证、兼证进行治疗。

（1）主证治法

①肝阴胃汁不足：具有视力模糊、齿衄、潮热、头晕、腰酸、虚烦不寐、咽干津乏，大便干结，面红舌红，舌质胖嫩，脉细或带弦带数。

治法：养肝阴胃汁。

处方：加减叶氏养胃方。金石斛、白茯苓、麦门冬、白扁豆、薏苡仁、北沙参、枇杷叶、生甘草。

②肝气胃阳虚滞：具有视力模糊、齿衄、头晕、嗜卧少食，或脘痛喜按，腹胀泄泻或便溏，或大便完谷不化，面色黄，舌偏淡，舌质胖嫩，或虚浮水肿，脉细，或细弱细涩。

治法：平补肝胃。

处方：加味四白散方。白茯苓、白扁豆、薏苡仁、建莲肉、淮山药、芡实。

③肝胃阴亏气滞。

治法：柔肝养胃。

处方：加减四君子汤。白茯苓、金石斛、杭白芍、漂白术、粉甘草。

（2）兼证治法

①夹气郁：有胁痛口苦，胸满喜太息，且神气抑郁，色苍，脉弦。药用陈香橼、青橘叶、北柴胡、四香附。

②夹血郁：有胁痛如针刺，且面色瘀红，舌紫，瘀点，或紫斑，指甲色瘀，脉沉弦。药用牡丹皮、黄郁金、三七粉、琥珀粉。

③夹痰郁：有咯痰、吐痰，或两胁有积块（肝脏或脾脏肿大），且目下色如烟熏，苔厚腻，脉弦滑。药用化橘红、清半夏、瓜蒌皮、湘枳壳、夏枯草、晚蚕沙。

④夹湿郁：有身困懒动，溲黄或便濡，口干不思饮，胁胀，舌苔黄腻或白腻。药用藿香叶、生枳实、佩兰叶、醋陈皮、茵陈蒿、车前子、莲荷叶、白茅根。

⑤夹热郁：有胁痛拒按，善烦，溲赤便干，且面赤颧红，眦赤，朱砂掌，苔黄糙，脉弦或数。药用焦栀子、川楝子、川黄连、蒲公英。

⑥夹食郁：有恶心嗳腐，或肠鸣多矢气，腹泻先痛，下后即解，且苔厚，脉偏沉或滑。药用鸡内金、建神曲、焦楂肉、炒麦芽。

2. 禁忌

肝阴胃汁不足者，禁酒类、辣椒、胡椒、羊肉、狗肉、生葱、大蒜等食物，和附子、鹿茸诸温热补品。

肝气胃阳虚滞者，禁食生冷瓜果，如香瓜、鱼腥类、蛏、蚝、杨梅、波萝蜜等不易消化食物。

3. 治愈标准

（1）痊愈：通过半年以上的随访观察，谷丙转氨酶、二絮、二浊检查皆阴性，症状、体征无异常。

（2）基本痊愈：谷丙转氨酶连续检查 2 次阴性，二絮、二浊阴性，症状消失，肝脏肿大回消。

（3）有效：谷丙转氨酶连续 2 次阴性，二絮、二浊检查阳性者复检接近正常，肝脏肿大有明显回消但尚未完全正常，症状基本消失。

（4）无效：谷丙转氨酶未见下降或继续增高，症状未见转好或加剧，体征、二絮、二浊检查阳性。

#### 4. 治疗效果

在53个病例中，治愈者28例，占52.8%（53病例只有30例经过半年以上的随访，迁延反复者有2例，占随访病例数6.6%；其中6个月以上者11例，7～12个月者2例，12～24个月者7例，24个月以上者10例，其余23例因故未能随访，或观察未及半年，从近效统计）。基本痊愈者12例，占22.6%，有效者11例，占20.8%。

#### （三）病例摘要介绍

1. 安某，男，50岁。1961年10月6日诊治。

病案摘要：患者于1961年6月下旬腹泻、脘腹胀闷，8～9月几次化验谷丙转氨酶（King法）都在600～800活力单位，诊断为无黄疸型（非典型）肝炎。自觉沉困怠惰，声语低弱，右胁胀闷，口苦咽干，纳谷欠馨，脘腹胀满，肠鸣多矢气，两目干涩，不寐少寐。面色苍黄，睛浑，舌尖干燥，舌苔黄腻。脉象细弱。叩诊腹部有鼓音，肝脾未扪及。

化验及其他检查：二絮、二浊阴性，谷丙转氨酶834单位。

辨证经过：辨证属于肝胃阴亏气滞，兼夹湿热困郁，经治1个月后，症状消失，肝脾未扪及，肝功能二絮、二浊阴性，谷丙转氨酶83单位，经2年10个月随访已经痊愈。

2. 周某，男，50岁。1964年2月30日诊治。

病案摘要：患者于1962年1月化验谷丙转氨酶（King法）180活力单位，二絮二浊阴性，肝脾未扪及，经休息1年4个月，屡查谷丙转氨酶均持续在200活力单位左右（最高350单位，最低140单位），1963年5月降回100单位，半休息半工作5个月后，复上升至220单位，9月复查，虽见回降，但二絮、二浊化验出现强阳性，并发腹水、黄疸，由轻渐重，就诊时，其脘腹胀满，午后更甚，纳食日减，口苦口渴，喜凉食冷饮，胸满善太息，烦而不寐，尿短浑赤灼热，大便干结，前二日便溏后身发壮热，虽汗解而未平，其面容消瘦，浮黄少华，神思困倦，黄疸明显，颧颊有蟹爪纹及蜘蛛痣，舌红绛心光，有分布不均的粗黄苔，红手掌，指甲黄，腹大如鼓腹围104cm，青筋毕露，脐背皆平。短气无力，声语低落，脉弦数而左滑，重按无力，按腹膨急，叩之则痛，肝脾因腹水未能扪及。

化验及其他检查：二絮（+++），二浊20单位以上，黄疸指数40单位，尿胆红素、尿糖阳性，X线食道钡餐透视见食道静脉曲张。

辨治经过：辨证属于黄疸臌胀，经中西结合抢救治疗，中药以扶正存阴，活血化瘀，清热利湿，一旬后，小便转利，诸状见轻，腹围回消至90cm，然黄疸日深，终因内出血致死。

#### （四）讨论

1. 从对病例的初步观察，本病临床特点是发病年龄多在中年以后，患者一般都合并其他慢性病，初期几个月，没有肝脏肿大和肝功能其他项目的阳性反应，与黄疸性传染性肝炎的典型特点不同。但是迁延1年以上的病例，不在于血清谷丙转氨酶增高幅度的大小，而体征、肝功能检查出现阳性，病理检查有合并脂肪肝、肝胆管炎，甚至肝硬化的转归。这是值得我们今后重视和继续观察的。

2. 病例临床脉证的要点：脉细者占73.4%，舌浮胖嫩与鲜红者占79.6%，考方书记载："细弱主病，气血两虚，诸虚劳损。""浮胖娇嫩舌，不论何种苔色，都是虚证。""鲜红色者主阴虚。"同时或分别合并浮肿、视力模糊、腰酸、阳痿等候，属肝、脾、肾虚证。从发病年龄而论，《素问·阴阳应象大论》云："年四十而阴气自半，起居衰矣。"说明本病属性以虚为主，其兼证之出现，有由六淫之外感，即邪乘虚而入；因情志内伤，则肝气郁结。

3. 目前辨治肝炎，主要为休息、营养、药物三方面，本病初期虽不典型，但迁延经久，其临床征象与黄疸型传染性肝炎大致相同，从病例疗效观察，以虚为本，兼邪为标的辨证方向和甘平性味的药物对治疗是起一定作用的，效果最佳。初期病例，如果尚难从其他疾病解释者，从早应用中药治疗还是必要的。至于治则标本主次的掌握是：无兼证者，可以治本；有兼证者，酌其轻重，标本兼治；兼证突出，先治其标，后治其本；有兼证者，务求尽除；无兼证者，切勿伤本。

# 十五 草药七藤汤治疗无黄疸型肝炎的初步观察

对于慢性迁延或复发的活动性传染性肝炎，由于病程较长，肝功能明显损害，肝脏肿大等，应用内服药不能得到预期疗效者为数不少，兹运用七藤汤观察10例（肝郁型8例，混合型1例，肝胃不和型1例），效果尚属满意，初步观察情况如下。

## （一）疗效

### 1. 疗效标准

（1）显著进步：临床症状、肝肿大、肝功能三者均见明显改善，如上述三项中原有一项正常者，其他两项有显著改善者，列为显著进步。

（2）进步：临床症状、肝肿大、肝功能有不同程度改善者。

（3）无变化：临床症状、肝肿大、肝功能变化不大或三者中一项进步，其他无变化者。

### 2. 结果

（1）症状：治疗前的症状，以乏力、胁痛如刺、面色晦滞，其次为食欲减退、腹胀、口干等，在10例中均见胁痛。治疗后胁痛消失者4例，好转6例，胸闷者5例，治疗消失后4例，1例好转。

以上疗效一般在治疗后5～10天，最长30天左右好转，其中以胁痛疗效较好。（其他症从略）脉弦劲者经治疗后均见软且缓或细弦。

（2）体征：治疗前面色晦滞9例，治疗后8例脸部转红润；肝脏肿大8例，治后 6 例不同程度好转。

（3）肝功能：肝功能的检查，包括脑絮、麝絮、麝浊、锌浊、高田反应、转氨酶，治疗前后均经检查，治疗后正常者 2 例，6 例不同程度改善，1 例不明显，1 例转氨酶及高田增加。见表 8 – 26。

**表 8 – 26　七藤汤治疗肝炎之后肝功能变化情况比较表**

| 姓名 | 性别 | 辨证 | | 锌絮 | 麝絮 | 麝浊 | 锌浊 | 高田 | 转氨酶 |
|---|---|---|---|---|---|---|---|---|---|
| 陈*裕 | 男 | 肝郁型 | 治疗前 | + | – | 4 | 7 | – | 18 |
| | | | 治疗后 | ± | ± | 6 | 8 | – | – |
| 吴*宗 | 男 | 肝郁型 | 治疗前 | ++ | – | 5 | 8 | – | 124 |
| | | | 治疗后 | + | | 4 | 8 | | |
| 方*来 | 男 | 肝郁型 | 治疗前 | +++ | +++ | 12 | 15 | ± | 91 |
| | | | 治疗后 | ++ | + | 7 | 12 | – | 124 |
| 刘*根 | 男 | 肝郁型 | 治疗前 | ± | – | 3 | 7 | ± | 68 |
| | | | 治疗后 | – | | 3.5 | 7 | | |
| 谢*章 | 男 | 肝郁型 | 治疗前 | +++ | ++ | 10 | 12 | – | 18 |
| | | | 治疗后 | ++ | ++ | 6 | 9 | – | |
| 许*文 | 男 | 肝郁型 | 治疗前 | ++ | +++ | 13 | 14 | + | 127 |
| | | | 治疗后 | ++ | – | 3 | 8 | | 9 |
| 陈*番 | 男 | 肝郁型 | 治疗前 | ± | ++ | 8 | 6 | ± | 76 |
| | | | 治疗后 | ++ | + | 5 | 9 | ± | |
| 林*波 | 女 | 肝胃不和 | 治疗前 | ++ | ++ | 8 | 11 | – | 55 |
| | | | 治疗后 | ++ | + | 7 | 10 | – | 18 |
| 王*六 | 男 | 肝郁型 | 治疗前 | ++ | ++ | 8 | 11 | – | 36 |
| | | | 治疗后 | ++ | ++ | 10 | 11 | – | |
| 张* | 女 | 混合型（阴虚） | 治疗前 | +++ ± | ++ | 20 以上 | | + | 135 |
| | | | 治疗后 | ++ ++ | ++ ++ | 20 以上 | | ++ | 328 |

**（三）病例介绍**

许某，男，32 岁，龙海市人。

该病员因右胁痛甚拒按，胸满闷、呕恶，沉困无力，苔厚浊，脉弦有力，于 1963 年 2 月 23 日入院，肝功能麝浊 10 单位，锌浊 14 单位，脑絮（++），麝絮（+

++），碘试（±），高田反应（+），GPT 127 单位，查其面部晦滞，肝下界于右肋下扪及 2cm。经以疏肝理气治疗，其症状尚未明显改善，于 6 月 23 日使用七藤汤至 8 月 4 日止，以柔肝益脾为善后。七藤汤治疗 44 天之后，其症状改善，面色晦滞消退，右胁痛未再发作，肝功检查已见明显好转，麝浊 3 单位，锌浊 8 单位，脑絮（±），麝絮（-），碘试（-），高田反应（-），GPT 9 单位，其面色红润，肝下界肋下扪及 1cm，入院前症状均减。

（四）结语

1. 运用草药七藤汤进行治疗时间尚短，病例不多，但治疗 10 例无黄疸型肝炎，通过临床观察初步认为，右胁痛剧，甚者上肢不能上举，面色晦滞，精神抑郁，皮肤不润而燥的肝郁患者，疗效较好，因其药物具有行气活血、祛瘀消毒、散肿止痛之功。肝胃不和型和混合型效果较差，我们认为七藤汤性甘寒，对于脾胃、肝肾虚弱者较为不宜。由于我们的临床经验不足，病例不多，今后须继续研究，并希同道们加以指正。

**2. 药物介绍**

（1）山葡萄藤，又名蘡薁、野葡萄、山红羊。属葡萄科，蔓生草本，状如灌木，茎有卷须，叶大，心脏形三裂，有不整齐的锯齿，表面无毛，下面密布淡褐色绒毛，夏秋间出花轴于茎，总状花序，花小，黄绿色有五瓣，果实浆果球形，色紫黑，似葡萄而小。生于原野、山谷、园地等处。本品味甘微酸，性平，无毒。功能凉血，止血，祛风和湿，消痛解毒，益气利筋骨，利尿消肿。

（2）土三七，又名金刚笋（安溪）。味苦涩，性凉，无毒。功能行气活血，散瘀消毒。

以上两种药物的常用量为山葡萄藤五两，土三七二两或三两，水煎，口服以 1 个月为一疗程。

作者：康良石、盛裁培、蔡再全、邵慧端、涂福音

# 十六 肝硬化论治经验——治疗肝硬化应肝脾肾并重

康良石教授言：肝硬化"病在于肝，不止于肝"，其致病因素持续损伤肝脏，不断破坏肝与脾之间的疏泄与运化、肝与肾之间的滋生和相濡的生理关系，使肝、脾、肾脏腑功能严重失调。常见肝气郁滞，气滞血瘀，脾气日衰，聚湿生痰，虚滞相兼的肝脾俱伤证；肝郁化火，火盛伤阴，劫津炼血，生痰致瘀，虚实夹杂的肝肾俱损证。若正气衰败，传化失常，气道壅塞，隧道不通，则出现臌胀癃闭、暴吐便血；脏气伤损太过，痰浊瘀毒重叠，则正不胜邪而癌变，病情很快恶化。

肝硬化的治疗贵在早，要抓住肝纤维化这一可逆时期。着手于肝，放眼于脾肾。肝脾俱伤、虚滞相兼的肝硬化患者，常用逍遥散化裁，重用漂白术、茯苓、甘草、黄精补中益气，健脾和胃，消除痰饮；以柴胡配郁金、青皮、砂仁、鳖甲条达肝气、

疏通血脉、散结化瘀；配合西洋参、当归、黄芪、三七及鸡血藤增强补气活血之力。曾治此证患者林某，多年来脉证多变、病情反复，方中随证加减：脘腹痞满、纳呆、泄泻加重，去当归、黄精、鸡血藤，加藿香、半夏、凤凰衣、焦山楂调和脾胃；右胁窜痛或如针刺发作更频、或胁下积块增大，增入元胡、香附、佛手、牡蛎，令气血调和而痛缓积软；少寐不寐，口干、心烦、唇舌偏红、脉稍数，减参、芪、归、术，加少量黄连或合用万氏清心牛黄丸，以防气郁化火；反复鼻衄、龈衄及紫斑，减归、芪、鸡血藤，再加仙鹤草、紫珠草、旱莲草收敛止血。嘱患者忌酒、调饮食、勿恼怒烦急。治疗观察半年，脉症显著改善。B超复查肿大脾脏明显回消，肝功能复常，纤维化指标正常。后常用甘平药品石斛、茯苓、芡实、莲肉、淮山调养，随访一年病情稳定。肝肾俱伤、虚实夹杂的肝硬化患者，采用《景岳全书》左归丸加减，轻用熟地合甘杞补养肝肾，以龟板配鳖甲、石斛、女贞子益肝肾且散结软坚；辅以入肝之丹皮、郁金、丹参行气解郁、活血化瘀；而山茱萸合五味子可益精生血、育阴扶阳、收敛固涩。曾治疗此证患者杨某，此方随证增减，低热盗汗，加银柴胡、龙骨、牡蛎；鼻衄、龈衄，添阿胶、紫珠、旱莲草；心烦、不寐，送服万氏清心牛黄丸；大便干结，加草决明粉或枳实、厚朴。治疗观察半年病情稳定，肝功、肝纤维化指标恢复正常，续用甘平药品调养，随访一年，未见复发。

作者：康良石、刘平、张赤志、孙克伟
《中医药通报》2002年第2期

# 十七 "攻""导"二法对40例肝病臌胀的疗效观察

我们应用中医消臌胀的"攻""导"治法，对40例肝病臌胀（门静性肝硬化并发腹水）患者分两组分别观察。

（一）一般情况

性别：男性33例，女性7例。年龄：21～30岁4例，31～40岁16例，41～50岁17例，51岁以上3例。职业：农民15例，工人6例，其他职业者19例。

（二）病例选择

1. 有腹水体征，并见青筋露现，或脾脏肿大，或肝掌，或蜘蛛痣、黄疸、衄血、甲错斑征。

2. 有脘腹胀满，胸闷气促，小便短少，大便溏泄或不爽等症。

3. 肝功能损害，腹水检查为漏出液，部分钡餐透视食道静脉曲张。

（三）治疗方法

40例分Ⅰ、Ⅱ两组进行治疗，3个月为一疗程，腹水者排除腹围回消后再随访观察。

1. Ⅰ组（20例）采用攻法为主，固定方剂综合治疗。

（1）醋制甘遂 3g，醋制菀花 3g，红芽大戟 3g，共研为细末，装胶囊，每次 2.5g，用大枣 10 枚煎汤送下，4 天 1 次。

（2）汞撒利 2mL 肌肉注射，4 天 1 次。

以上两方交替使用，用至腹水明显消退时停止，续服（3）方。

（3）黄芪 18g，党参 15g，砂仁 3g，苓皮 18g，猪苓 9g，陈皮 6g，白术 10g，泽泻 9g，甘草 3g，水煎服每日 1 剂。

2. Ⅱ组（20 例）采用导法，辨证分型综合治疗。

（1）辨证论治

①面色苍黄少泽，舌质偏淡，脉细涩、细弦者，应用茯苓 18g，白术 18g，双白 6g，木瓜 6g，砂仁 5g，腹皮 5g，槟榔 6g，麦冬 18g，紫苏 6g，陈皮 5g，木香 5g，灯心 2g，浓煎，鸡鸣时服，每日 1 剂。

加减：舌体胖嫩，神倦乏力，脉细微或虚大者，加用山葡萄藤 21g，黄芪皮 15g。舌夹紫斑，足甲错斑或肝掌、蜘蛛痣、衄血者，加用三七根 5g，郁金 5g。

②全身黄疸，舌质清红，脉弦滑者，应用茵陈 30g，香橼 9g，青皮 5g，陈皮 5g，腹皮 12g，猪苓 12g，泽泻 12g，通草 3g，焦栀 6g，车前 9g，苓皮 30g，川朴 5g，蕨子 9g，玉米须 45g，三七粉 2g（另冲），水煎服，每日 1 剂。

加减：黄疸合臌胀，疸色鲜明，舌苔厚腻，脉象弦滑、弦数者，去腹皮、青皮、陈皮、蕨子，加郁金 9g，滑石 24g，茅根 30g，焦栀 3g。

先臌后黄，或久黄后臌，疸色黧暗，舌质红或鲜红，苔厚浊或光泽或肝掌、蜘蛛痣、衄血者，去猪苓、通草、蕨子、川朴，加丹皮 6g，地龙 12g，败酱草 20g，公英 15g，郁金 5g。

（2）逐水

①腹部膨急，不论虚实，皆可辅用牵牛子 6g，甘遂 15g，槟榔 60g，香附 60g，共为细末，同酒煮成膏状，用纱布包裹，先熨腹部，候温和敷脐至腹皮觉冷起之，每日 1 剂，可调酒再煮连用 2~3 次。

②体质未至羸弱，大便成形者，可辅用牵牛子粉 4.5~6g。每日 1 次，煎汤服。

（3）利水：小便短少或癃涩者辅用。①牛黄 0.6g，海藻 3g，葶苈 2g，椒目 0.9g，昆布 3g，牵牛子 3g，桂心 3g，共为细末，葶苈另捣为膏，蜂蜜为丸如梧桐子大。每日 2 次，每次 20 丸。②琥珀粉 2g，海金沙 2g，共为细末，每日 1 剂，分 3 次饭前服。以上二方可交替应用。

（4）其他

①肝功能明显损害者，辅用护肝疗法，如葡萄糖，维生素 B、C 等。

②电解质出现紊乱时，酌用补充疗法。

③小便癃闭者，急加轻量双氢克尿噻或安体舒通，以利小便，通后即递减停药。

（四）治疗效果

两组病例治后腹水体征、主要症状及肝功能化验的对比见表 8-27、28、29。

表 8 - 27　治疗前后腹水体征对比

| | | 腹部移动性浊音 | | | 腹围 | | | |
| --- | --- | --- | --- | --- | --- | --- | --- | --- |
| | | 阳性 | 可疑 | 阴性 | 80cm以内 | 81～85cm | 86～90cm | 90cm以上 |
| I 组 | 治前 | 16 | 4 | 0 | 6 | 6 | 5 | 3 |
| (20 例) | 治后 | 9 | 5 | 6 | 10 | 4 | 3 | 3 |
| II 组 | 治前 | 17 | 3 | 0 | 7 | 6 | 5 | 2 |
| (20 例) | 治后 | 5 | 3 | 12 | 13 | 2 | 3 | 2 |

表 8 - 28　治疗前后主要症状对比

| | | | 脘腹胀满（例） | 胸闷气迫（例） | 小便短少（例） | 大便溏泻（例） | 大便不爽（例） |
| --- | --- | --- | --- | --- | --- | --- | --- |
| I 组<br>(20 例) | 治疗前 | | 20 | 17 | 20 | 10 | 8 |
| | 治疗后 | 消失 | 6 | 7 | 7 | 6 | 3 |
| | | 进步 | 7 | 6 | 4 | 2 | 2 |
| | | 不变 | 7 | 4 | 9 | 2 | 3 |
| II 组<br>(20 例) | 治疗前 | | 20 | 16 | 20 | 10 | 8 |
| | 治疗后 | 消失 | 12 | 10 | 13 | 6 | 5 |
| | | 进步 | 5 | 3 | 4 | 2 | 2 |
| | | 不变 | 3 | 3 | 3 | 2 | 1 |

表 8 - 29　治疗前后肝功能麝絮、浊度测验对比

| | | 麝浊 | | | | | 锌浊 | | | | | 麝絮 | | | | |
| --- | --- | --- | --- | --- | --- | --- | --- | --- | --- | --- | --- | --- | --- | --- | --- | --- |
| | | 7单位以下 | 8～10单位 | 11～14单位 | 15～19单位 | 20单位以上 | 7单位以下 | 8～10单位 | 11～14单位 | 15～19单位 | 20单位以上 | (－) | (＋) | (＋＋) | (＋＋＋) | (＋＋＋＋) |
| I 组<br>(20 例) | 治前 | 2 | 2 | 3 | 7 | 6 | | 1 | 3 | 9 | 7 | | 1 | 2 | 11 | 6 |
| | 治后 | 1 | 1 | 3 | 8 | 7 | | 1 | 3 | 8 | 8 | | 1 | 2 | 9 | 8 |
| II 组<br>(20 例) | 治前 | | 1 | 2 | 12 | 5 | | | 3 | 11 | 6 | | | 2 | 12 | 6 |
| | 治后 | 1 | 3 | 4 | 7 | 5 | 1 | 2 | 3 | 8 | 6 | 1 | 2 | 5 | 18 | 4 |

### 1. 疗效标准

（1）显效：腹水排出，腹部叩诊移动性浊音阴性，主要症状消失。

（2）好转：腹围回消，腹部叩诊移动性浊音尚可疑阳性，主要症状基本改善。

（3）无效恶化：腹围回消复增大，或继续增大，主要症状仍存或加剧恶化。

### 2. 疗效统计

Ⅰ组 20 例，显效者 6 例，好转者 4 例，无效恶化者 10 例。Ⅱ组 20 例，显效者 12 例，好转者 3 例，无效恶化者 5 例。

### （五）病例介绍

Ⅰ组：庄某，男，31 岁。工人。

主诉：1 年前曾患腹水，经治消失，再次腹水已 60 天就诊。既往患疟疾。本次病起先少腹胀满，后腹日大，主要症状明显，腹围 105cm，移动性浊音阳性，肝未满意扪及，脾于左肋下 13cm，肝功能：麝絮（++），麝浊 14U，锌浊 20U，腹水化验为漏出液。采用攻法固定方剂治疗为主。

治后 30 天，腹围开始回消，症状日轻，65 天后消失，遂回家疗养。半年后腹水再发，循原法治之，逐步恶化至死亡，病理解剖为门脉性肝硬化基础癌性变。

Ⅱ组：罗某，男，42 岁。农场农民。

主诉：腹水 40 天就诊。病起少腹胀满，后腹日大，主要症状明显，腹围 84cm，移动性浊音阳性，脾于左肋下 5~6cm，肝功能：麝絮（++），麝浊 8U，锌浊 14U，腹水化验为漏出液。采用导法为主，辨证分型综合治疗。

经治 45 天，腹围开始回消，主要症状逐渐减轻，80 天腹水消失，移动性浊音阴性。遂柔肝健脾，调气和血，消质软坚调养半年，腹水未见复发，肝功能逐渐好转。

### （六）临床体会

1. "攻"法，方剂固定，易于掌握，有迅速排除腹水的效力，然其（1）方粉剂，有病例服后发生呕吐、腹部绞痛反应；有病例用药多次后，一旦小便癃闭，大便不通，立即有昏迷至死亡的急变。其所采用药物，据古今药典记叙，毒性较剧，是否因药的剧毒对肝病有影响，有待研究。

2. "导"法经辨证分型，因势利导，"虚则外逐"，"实者内逐"，乃筛选毒力最轻的中药，治疗中无呕吐、腹部绞痛反应，病例继续观察，肝功能有逐步恢复的情况。

3. 两组病例比较观察，"导"的治法为上，虽消除腹水较为缓慢，其有效率较高，恶化率较低，且治疗安全，减少病人的痛苦。

《肝病（肝炎）临床资料选编》1984 年 5 月

# 十八　肝硬化腹水论治要诀

肝硬化腹水,乃由肝、脾、肾功能失调所致。人体造化之道、生杀及传化之气失常,正气虚衰,气道壅塞,隧道不通,水湿、瘀浊或热毒诸邪内阻不能排泄,清浊相混裹于腹中而成腹水。其论治要诀有四。

## 1. 同是腹水须辨证

本病虽同是水裹腹中,但由于肝、脾、肾正气及湿、瘀、热邪气之盛衰轻重不一,则临床表现各有所异。有肝脾虚衰,气滞血瘀,虚滞相兼,升降出入失常,气道壅塞之水湿内阻者,治当益气健脾、化湿利水;有肝虚衰,营阴亏涸,血行失畅,脉络瘀阻,隧道壅塞之瘀浊并阻者,治当理气活血、化瘀行水;有肝脾虚衰,运化无能,湿浊稽留,气滞化热,热搏成瘀,湿浊热瘀互结,隧道壅塞之热浊停聚者,治当清热化瘀、淡渗利水。临床所见,腹水之论治,当先行辨证,尔后立法处方,其效较佳。

## 2. 裹水病位须审详

顾名思义,腹水者是以水裹腹腔居多,亦不少见裹腹水邪通过三焦水道,上则逼膈入胸腔,下则流窜入盆腔者。临证须详审裹水病位,兼疗并治,可提高疗效。曾治水湿内阻患者陈某,考其腹部逐渐膨胀,按之不坚,腹壁静脉显露,腰以下水肿,而肝脾虚衰、痰凝血瘀脉证悉俱,方用加减导水茯苓汤。方中重用茯苓健脾利水渗湿,与黄芪、白术、野葡萄藤同用增强益气行水、升阳益胃、健脾和中之力;合广木香、砂仁、槟榔、紫苏、木瓜、陈皮、大腹皮诸行气之药以疏肝行气,和胃宽中,化湿导滞,分消皮水。初诊方法看似对路,但治疗10天,仍然肿胀膨急,出现不能平卧、胸闷气憋、咳嗽喘息等症。再度详审,实为水邪在腹上胸下,遂仿“上窍通、下窍泄”之治意,加入泻肺行水的桑白皮、葶苈子、灯心草,送服蛇胆陈皮末,辅助通调三焦,导水消臌,而后胸腹裹水日消,病情方获转机。观察两个月,尚时有齿衄、紫斑,酌增西洋参粉、鸡内金、紫珠草、仙鹤草,治疗半年,诸症缓解,B超复查示腹水、胸水阴性,复查肝功能呈轻度损害,再行扶正固本调养,两年未见反复。

## 3. 攻导二法要衡量

肝硬化腹水隶属于中医“臌胀”范畴。古今治臌主要有峻下攻逐及疏导行水两大法,前法代表方有十枣汤等,后法代表方有臌胀方、田琥散等。笔者考证、衡量二法治疗本病的功效与利弊,通过病例观察发现,前法易于掌握,能使大量水分从大小便排出,但常引起剧烈呕吐、腹部剧痛及腹泻等反应,使病人无法接受而拒用;后法须辨证加减,消除腹水亦较为缓慢,但治疗安全,患者无不良反应,且有效率较高。例如,曾治瘀浊并阻患者陈某,其腹大如鼓,按之坚满,腹壁静脉怒张,伴有肝脾肾俱虚、痰凝血瘀脉症。治疗采用导法代表方,药用半边莲、田七粉、琥珀粉、郁金活血化瘀,配宣肺利尿上己菜,合行气利水的佛手、橘皮、大腹皮,伍利湿导水的栀子根、玉米须、地胆草、猫须草、茯苓皮，佐益气养阴、滋养强壮的灵芝。治疗一个月，腹水明显消退，肝功能复查好转。原方茯苓皮易茯苓，加西洋参、鸡内金、白术，再治疗观察两个月，腹水消失，CT复查腹水阴性。续用扶正固本调养，随访四年，腹水未反复，屡次复查肝功能均无异常。

### 4. 内外合邪及时控

本病在治疗过程中由于患者抗病能力低下，常见内邪鸱张，外邪重袭，突然体温上升，腹水增多，腹痛拒按，辨证有继发热邪犯肺、热蕴中焦或热结大肠等，往往并发上消化道出血或肝性脑病，导致病情进一步恶化，对此必须及时控制。例如：患者郑某，方用加减疸胀汤，重用善于清热利湿的茵陈，辅泄热渗湿利水而消膜胀的猪苓、泽泻、车前子、茯苓皮、通草、玉米须，再配活血化瘀的郁金、琥珀，伍疏肝行气的青皮、川朴、陈皮、佛手、大腹皮，共同通泄停聚的热毒浊邪，病情一度改善。然治疗过程中却突然出现发热、汗出不解、烦渴、咳喘、痰黏不爽，伴腹胀膨急、小便短赤，按内外合邪，邪热犯肺论治，先投加味热痰方，重用鱼腥草、蒲公英、银花、连翘，配伍麦冬、瓜蒌、竹茹、莱菔子、葶苈子、桑白皮、百部、甘草，水煎送服片仔癀、羚羊角粉，十天后病势方转缓。续用疸胀汤再治一个月，腹水回消，胁腹回软，脉症及肝功能明显改善。后用扶正固本调养，随访四年，病情稳定。

作者：康素琼、康俊杰、康良石

《中医药通报》2002 年第 6 期

# 十九 门脉性肝硬化引致出血、黄疸、腹水、发热的辨证施治

门脉性肝硬化，经久迁延，未予控制者，往往有严重的合并症出现；如食道静脉曲张破裂出血、黄疸、腹水形成等等，常有致命危险，亦是临床上存在的困难问题，今举例提出对本病的辨证施治，予以介绍。

## (一) 病例介绍

患者池某，男，33 岁。已婚，技术员。

患者于1953 年开始，自觉疲乏消瘦，1955 年发现黄疸，肝脏肿大，右肋下一横指可扪及。1956 年食道钡餐 X 线检查为食道静脉曲张，曾先后在省、市人民医院住院治疗，经治好转出院，照常参加工作。1959 年于协和医院复查钡餐 X 线，仍示食道静脉曲张。1963 年 1 月 5 日见黑便，至 1 月 7 日突感胸部不适，头晕出冷汗，呕血2000 多毫升，住协和医院，经内、外科抢救，并行胃底静脉结扎术，当时病理检查证实为门脉性肝硬化，术后行保肝疗法 2 个月，又住市人民医院继续治疗 3 个月而出院，出院后一般情况尚好。9 月初发现黑便 1 次，服云南白药 1 周后大便颜色恢复正常。10 月 26 日自觉腹部不适，有闷胀感，再次见黑便，并心慌气急，27 日便黑色水样便后，头晕眼花，心慌气急加剧，是晚以烦躁急症入协和医院，大便隐血

（++++），血压 90/60mmHg，当夜复再呕血约 1100mL。

体检摘要：体温 37℃，脉搏 96 次/分，呼吸 24 次/分，血压 90/60mmHg，营养发育一般，急性病容，烦躁不安，轻度脱水外观，神志尚清，表情淡漠，检查不合作，皮肤轻度黄疸，全身浅表淋巴结未触及，眼巩膜轻度黄染，结合膜苍白，口腔有异味，黏膜无出血斑点，咽稍红，扁桃体不肿大，颈静脉怒张不明显，未见异常搏动，胸膨隆，于上腹左正中旁有一长 1.5cm、宽 1cm 暗红色瘢痕，腹壁静脉明显怒张，叩诊鼓音，有移动性浊音，肝脾因腹膨未满意扪及（出血前门诊体检其脾脏肿大，于左肋下侧位三指），似有杆状指，下肢浅表静脉可见，双大腿出现瘀点，小腿皮肤大片暗红色瘢痕，有脱屑。

诊断：门脉性肝硬化伴食道静脉曲张破裂出血，出血性休克。

进院后第十六日，虽经输血、补液、止血，大便仍黑色，鼻腔出血，下肢出现难以计数之瘀点。翌晨，恶心，右上腹部闷痛，脘腹不适，头晕烦躁，呻吟不已，遂又呕吐鲜血，血块伴暗红色，血便，脉搏 104 次/分，血压下降 80/50mmHg，第三次大出血，2 天中吐血约 2000mL，发热，体温 39℃，呕血、下血后稍有嗜睡等轻度肝昏迷现象。

复查：慢性病容，巩膜有轻度黄染，腹部叩诊鼓音，腹水，移动性浊音，腹壁静脉明显怒张，下肢凹陷性水肿。

第三次大出血后，行中医辨证施治，于 11 月 22 日呕血便血完全停止。12 月 14 日黄疸、腹水消失，二便正常。1964 年 1 月 6 日发热已退，食欲良好，能下床行动，体温、脉搏、呼吸、血压正常。至 2 月 23 日体重增加，精神佳良，睡眠安舒，胸腹怒张静脉隐约，肝未满意扪及，脾于左肋下侧位一指，质中等，偏软，无触痛。实验室检查情况见表 8-30。

表 8-30　3 次大出血及辨证施治后的实验室检查

| 项目 | 红细胞 (×10¹²/L) | 血色素(g) | 黄疸指数 | 凡登白试验 | 胆红素 (μmol/L) | 总蛋白(g/L) | 白蛋白 (g/L) | 球蛋白 (g/L) | 脑絮 | 麝絮 | 锌浊(U) | 麝浊(U) | 转氨酶 |
|---|---|---|---|---|---|---|---|---|---|---|---|---|---|
| 第一次出血 (63.01.07) | 2.36 | 7.1g | 1.3 | 阳性 | 20.5 | 46 | 18 | 28 | (+++) | - | 20 | 8 | 150 |
| 第二次出血 (63.10.06) | 2.64 | 7.6 | 1.2 | 阳性 | 22 | | | | (++) | (+++) | 13 | 6 | 40 |
| 第三次出血 (63.11.22) | 1.74 | 5 | | | | 43 | 23 | 25 | (+++) | (+++) | 15 | 12 | |
| 辨证施治后 | 4.46 | 9.4 | | | | 80 | 33 | 47 | (+++) | (+++) | 20 | 13 | |

## （二）辨证施治

素无他疾与烟酒之嗜，家庭人等皆健康，9 年前黄疸，退而胁留积块，形益羸瘦，时时胁痛口苦，年来 3~4 次，相并暴发便血、呕血，今呕血、下血其量更多，烦热口渴，小便短赤。

观其神思困倦似昏，形瘦色苍黄，双颧及额色鬶黑晦暗，舌淡白无苔，胖嫩花裂有芒刺，皮肤湿润，指无血色，全身及睛白发黄，腹胀满，腹筋起，其粗如绳，下肢浮肿，见小红瘀点，肌肤甲错，脉数，寸口无脉，人迎带弦，趺阳脉微，胁下有积块。

按：素既无痰，黄疸退后，胁留积块，此由邪气留止，或情志所伤，气滞血涩而成积聚，长期形瘦色苍，胁痛口苦，有木火之郁，今复全身发黄，腹胀满，溲赤发热，素有火郁肝横，并之湿热困郁肝脾，正如朱丹溪所指：湿热相搏，清浊相混，隧道不通，而成䐜胀，湿热熏蒸能令发黄也，今之呕血下血衄血者，肝之不藏，血可妄行令致也，积聚之成亦有所矣。肝为凝血之本，木火久郁自燔，为他脏移热，血则妄行于口鼻便溲，《灵枢》阐明：积病之人，若卒多饮食，起居不节，则伤络脉，阳络伤则血外溢，血外溢则衄血，阴络伤则血内溢，血内溢则后血。

观其睛有瘀点，肌肤甲错，胁腹刺痛，尚有血瘀之蓄，致目前血之暴出，神思困倦欲似昏，脉数而微，汗出口渴，舌色淡白胖嫩，花裂有芒刺，此乃气血大为伤损，脉绝欲脱之险证，须救急为先。

治则：急则治其标。用紫珠草止血以堵其脉络之伤口，独参扶气生津，救其血脱脉绝，牛黄清热解毒，防营血之腐败，田三七可止血兼化瘀活血。

处方：紫珠草二两，水煎代茶，徐徐进之。紫珠草半钱，田七粉半钱，牛黄四分，共研末，分八包，每2小时服一包。西洋参二钱，切薄片，不时嚼化。

1963年11月22日复诊：呕血便血止后未复再出，大便草绿色，溏薄转干，日解一次，鼻涕尚带少许血丝，舌体偶尔出血，胁复刺痛由缓而止，尚口渴汗出，午后发热，腹胀满，时肠鸣，出虚恭，小便短赤而涩痛，夜寐梦多。

观其精神转佳，安静无力，全身黄疸，唇裂口疮，舌淡无苔，脉搏尚数，血压回升，有腹水无移动性浊音，皮肤尚见瘀点，下肢浮肿仍然。

络脉伤已堵闭，脉绝欲脱之险得化，内之瘀阻，暂得其通，其黄疸伴有唇裂口疮，小便短赤涩痛，发热口渴，诸状为湿热相搏，蕴结熏蒸。

治则：其虽久损，血亏脾虚，至今迁湿热之邪之滞，宜先清湿热，消疸胀。古云：湿热者不利小便非其治也。拟淡渗分消，调理肝脾。

嘱血出初止，慎饮食为第一，宜汤液稀烂，禁干涸坚硬之品，证属湿热，忌过热过湿过补之物与发剂，并行淡食一段时间。

处方：茵陈蒿二两，滑石八钱，猪泽泻各三分，带皮苓八钱，大腹皮三钱，薏苡仁五钱，焦栀子一钱，黄郁金半钱，青陈皮各半钱，香橼干三钱，田七粉八分，白通草八分，水煎。

1963年12月14日复诊：服药后一周，则见纳食增旺，二便正常，小水无涩痛之苦，色淡量多，黄疸开始见退，腹之胀满亦日益减轻，下肢浮肿逐渐回消，至今黄疸退尽，䐜胀消失，时涕夹血丝，肤出瘀点，服阿胶瘀点益多，肠鸣多矢气，胸满口苦，潮热（37.8℃），四周来三发高热（39.5℃～39.9℃），每发则先冷后热，头痛身酸，时时自汗，热解时汗更多，因而前剂暂停，食欲略减，小便又短，续服其尿复长，纳食转佳。

观其舌色转红，其脉数，口中干燥，口疮唇裂，潮热，目眶鼻孔掌心烘热，四肢酸楚，鸡鸣之前，烦而难以入眠。

此本病郁结，血脱阴虚，邪伏阴分，肝经相火之炽。

治则：清肝经相火，解留伏之邪。

处方：银柴胡一钱，西当归一钱，地骨皮三钱，绿子芩一钱，杭白菊二钱，番胡仁一钱，牡丹皮半钱，童便200毫升，西洋参一钱，川秦艽二钱，醋鳖甲二钱，嫩青蒿一钱，肥知母半钱，粉甘草七分。

1964年1月6日复诊：潮热解（体温正常），纳食旺，促起有头晕感，仍口干自汗，觉乏力，服紫河车后，再复鼻衄，鸡鸣后方能入寐。

观其舌质转淡红，胸背皮肤尚见出血瘀点，脉缓。此征郁结舒畅，伏邪渐除，治循前法，加养阴柔肝之品。

处方：上方去青蒿、知母、甘草，加石斛三钱，石决明八钱，泽泻三钱。

1964年1月18日复诊：口无干苦，偶而胸满，其后转为略烦，睡中喜露四肢于被外，目眶鼻孔掌心尚烘。

观其神色佳良，面色褐，舌胖，已长满白苔，质淡红，胸腹毕露之青筋已较平，邪大未尽，治循前法，再加龟板三钱，玄参三钱，辅补水养阴以涵木。

1964年2月3日复诊：1月26日因思上述诸症未除，自拟养阴补肝肾之一贯煎加菟丝子三钱，试滋养培本，至服七剂后，小便短小，诸症略较明显，征邪大未解，尚未可纯补也，原方守服，再加甘杞三钱。

1964年2月23日复诊：鸡鸣之前已能入眠，睡中不露四肢，气候转变时无烦闷之苦，目眶鼻孔掌心无烘热之感，久已未见鼻衄，下床时无头晕足颤，纳食佳良，二便如常。

观其面色转泽，舌苔薄白，质淡红，脉缓，积块化软回消，腹部毕露之青筋由粗转细，青色转紫，郁结得畅，邪大得解，培补肝肾之本。

处方：甘枸杞三钱，生地黄三钱，北沙参二钱，西当归一钱半，川楝子二钱，白茯苓三钱，泉黄实（芡实）三钱，莲肉三钱，淮山药三钱，连泽泻三钱，麦门冬三钱，水煎。

（三）讨论

1. 从病例取得的点滴体会，门静脉肝硬化引致食道静脉曲张破裂出血的患者，查体多有脾脏或肝脏肿大，并见面苍、脉弦、胁痛、口苦咽干、胸满善太息等临床症状，这里值得注意的是，不少门脉性肝硬化者在未出血之前未见任何有关本病的自觉症状的，大出血后，脾脏肿大亦会突然回消，出血止后再复肿大，因此对本病引致大出血的辨证，重点以病史追查和临床切诊、左胁或右胁下积块痞块的存在为主，且结合临床症状。

古代文献有"呕血属肝，吐血属胃"之说，从本病例可见，大出血时，有呕声者比较多，亦有无呕声的，因此关于呕血与吐血，对本病是有一定辨证价值的，但不能作为依据。

本例于1963年1月5日又发现有色大便，即服云南白药，未再大出血，这与其他病例临症之时相似。门脉性肝硬化致静脉曲张破裂出血，往往先有少量出血为前兆，由食道入胃，经肠而出，先见大便黑色，由此可见，患者有黑色大便这一兼证，可作为出血前兆的辨证参考，及时施治，可以降低患者的危险。

关于治疗中药方面，从临床病例的观察看，紫珠草还是较为可靠的，其药理作用经动物试验证实，可收缩血管，产生一系列止血因子，加快凝血时间，然其收缩血营肠管持续时间最长3分钟，考虑粉剂或因吸收较慢，发挥药理作用时间较长，故以小量粉、大量水剂交叉应用，临床收效较好。另本例有胁腹刺痛合并发热，佐西洋参、田七粉、牛黄等益气生脉，化瘀活血，清热解毒。

2. 就本例治疗与临床病例可见，辨证为黄疸、腹水形成的处方，患者服后小便清长，由每日600~700mL，增加至3000mL，一般在1500~2000mL，一个月后，黄疸腹水消退，从药性分析，除青陈皮、香橼干、黄郁金、田七舒气活血、疏肝理脾外，余者皆是上下内外分消淡渗湿热之药。古代关于黄疸与臌胀的因理分类固属不少，主张湿热形成者，如朱丹溪、吴鞠通诸氏，其认为臌胀是"清浊相溷，隧道壅塞，郁而为热，热留为涩，湿热相生，遂成胀满"。而黄疸可以"不分其五，同是湿热"，由此可推测门脉性肝硬化引致出血、发热，其并黄疸、腹水之因理，与朱氏之主张是相似的。

必须指出，本例与临床可见经久迁延的患者一样，可见形瘦色苍、额黑、双颧黑。黄疸者从色黑而辨，非女劳则黑疸也，亦可认为属于阴黄。考先贤学说，如李中梓关于黄疸之辨证，云："湿热相搏，其黄乃成，显然湿与热又自有别，湿家之黄，色暗不明，热家之黄，色光而润。亦有脾肾虚空，脉沉细，畏冷自汗，泻利溺白，此名阴黄。"于此学习得知，关于阴黄之辨别，不能单从色暗黑而定，尚须考虑脉象、形体、二便等等之症状，但不可否认，从临证得知门脉性肝硬化引致的黄疸，其面额变黑是荣血腐败之色，其疸色和黑暗之轻重与病情预后之鉴别有密切关系，正如喻嘉言所指"荣者水谷之气，为湿热所瘀而不行，其光华之色转为晦暗。"

还须说明，门脉性肝硬化引致出血、黄疸、腹水、发热者，应从黄疸臌胀合并辨证，由临床病例所见，往往是虚实相兼的，如本例有日积月累、其来有渐、色悴声短等虚证，然亦有发热口渴、唇裂口疮、小便短赤、人迎脉弦数等实证。总之，属寒者少，属热者多，其治则不可单行温补，不可专守攻下，是以虞天民所主张："治虚宜用清补，遇实夹积则佐消导，以祛其积，挟热者加寒凉以清其热，因瘀血者消瘀，因痰滞者化痰。"

3. 本病出血止后，黄疸退尽，腹水消失，小便清长，重点在于发热汗出，诸症矣。其症有似张景岳所指"必有身热，有烦渴或燥扰不宁或小水热痛涩赤"之湿上热甚等。类同"烦躁失眠，潮热舌燥，咽干，舌质红，或有剥苔，口舌碎痛或生口疮，大便燥结，多见失血"之阴虚诸症。所异者另见胸满口苦，时时自汗，且四周之中，三次壮热，然湿热甚者其黄疸退尽，腹水消失，小便清长畅利，何身热烦渴浊不解？而阴虚者为何四周三发壮热，有先冷后热头痛，全身酸痛，汗出而热方解？且服养阴养血之阿胶反见失血，同时胸满口苦者，肝病之疾也，由此辨证为湿热实邪，虽从小便而出，其血脱阴虚，阴分之邪伏不解，肝为藏血之脏，又相司火，血足则大温而烈，游行三焦，达于腠理，其久病郁结，复脱血阴虚则肝经相火盛炽，大消阴营，阴益虚而邪伏不可解也，故黄疸退尽，小便清长畅利，而湿热之羸状见，有似阴虚之症，但其热高低起伏，虽有胸满口苦，此亦是门脉性肝硬化出血、黄疸、腹水患者最常见之热症，其特点为壮热与潮热交叉并见，湿热、阴虚与郁证三个证候群相兼出现。

关于施治，从病例 1963 年 12 月 14 日处方所见，乃清相火解留伏之邪，佐以解郁破结之剂，必须说明：本病虽属阴虚潮热，但不能单纯滋阴补血，如本病例至体温正常后，自汗口干烦扰难眠诸症未解，服少量紫河车足以引致鼻衄，尽管丝丝余症未了，仍然不可急补，宜继从阴分清火解邪，本例诸状悉消，只有睡中喜露四肢于被外，目眶、鼻孔、掌心有烘热，气候转变，时略见烦躁之感耳，进一贯煎尚有引起小便短小诸证明显之弊。

作者：康良石、陈祖龄

《厦门中医学术资料选》1964 年 7 月

# 二十　山桔根治疗肝硬化腹水一例报告（摘要）

患者张某，男，59 岁，工人，罹患肝炎已 15 年，历经诊治，病情反复。4 个月前，又觉肝区痛，纳呆，倦怠，尿黄，月来加重，并伴腹胀、嗳气，尿如浓茶短少，出现皮肤、巩膜发黄，腹水。复查肝功能明显损害，白球蛋白倒置，入院前一天伴有腹泻，里急后重，黏液便 10 余次，于 1979 年 6 月 23 日住院。

入院检查：T 36.4℃，P 8 次/分，BP 110/80mmHg，慢性病容，皮肤黄染，胸及上肢可见散在蜘蛛痣，左前臂有皮下瘀斑，面部毛细血管扩张，巩膜黄染，舌质红，苔白腻，脉弦，腹部膨隆，上腹部压痛，出现移动性浊音，腹围 75cm，肝于右肋下约 2.5cm，边缘锐，叩触痛，脾未扪及，肝掌阳性，下肢轻度浮肿。

诊断：坏死性肝硬化伴腹水，急性菌痢。

住院后，按常规治疗至 9 月 18 日，患者仍倦怠，腹胀，小便黄赤短少，肝区痛，巩膜黄染消退，腹部膨隆，腹围增大至 80cm，下肢浮肿明显。遂停服双氢克尿塞、安体舒通。改用山桔根每日 30g，和鸡蛋 1 枚共煮服，1 周后腹水未见明显消退，药量增至 45g/d，续服 2 周，腹围回消至 78cm，腹部移动性浊音尚存，药再增至 60g/d，又续服 1 周, 腹胀明显改善, 腹围回消至 75cm, 腹部移动性浊音消失, 下肢浮肿消退。至 10 月 28 日停药, 观察至 12 月 8 日, 病情稳定出院。

1980 年 3 月 6 日随访, 患者症状无特殊, 腹围 73cm, 腹部移动性浊音 (-), 肝右肋下 4cm 可扪及, 质中, 脾 (-), 肝功能、血常规复查均见明显好转。

按: 患者在治疗过程中, 血清胆红素、黄疸指数接近正常, 白蛋白由 1.46g 上升至 2.5g, 球蛋白由 5.63g 下降至 3.4g, 而且拮抗醛固酮和排钠的利尿剂安体舒通、双氢克尿塞还在应用时, 腹围反而由 75cm 增加至 80cm, 腹水继续发展。停服安体舒通、双氢克尿塞, 改用山桔根后腹水不再继续发展而获得消退。停药后 4 个月随访, 病情、体征、肝功能、血尿常规检查均稳定, 可见山桔根是一种消退肝硬化腹水的有效药物, 在强利尿剂无效时应用亦能奏效, 使用中未见不良反应。关于剂量, 每日 30g 和鸡蛋煮服, 腹水未见明显消退, 每日剂量再增至 45g, 腹围虽见回消, 然消除尚不块, 当增加至 60g 时, 效果则较为明显, 初步看来, 服用山桔根, 每日剂量最好不少于 60g。

《厦门医药》1983 年第 4 期

# 二十一 中药 "紫珠草" 治肝硬化、食道静脉曲张破裂出血

## (一) 疗效

紫珠草是民间外用于创伤的草药, 改为内服治疗后给肝硬化、食道静脉破裂带来了新的希望, 以下记录 7 个输血输液未能制止出血、外科认为手术有危险的病例, 用紫珠草治疗获得很好效果。

治疗方法简单又安全, 又应用于胃肠溃疡并发鼻衄、拔牙后齿槽出血和其他出血等, 可以避免消耗贵重药品而减轻病人负担。

在疗效方面, 紫珠草比以前所用中药三七止血片、仙鹤草、十灰散等相比, 是一个可靠又迅速的药品, 如第一例陈某在本省某医院六日内输了六七千毫升的血液, 未能止血, 内科治疗无效, 外科又认为年龄大, 身体弱, 手术本身不安全。服本品第一次后则不呕血, 12 小时后血压由 80/65mmHg 升至 100/60mmHg, 脉搏由 125 次/分降至 105 次/分, 血红蛋白由 4.5g 迅速恢复。

不仅如此, 治胃肠溃疡伴出血 10 例, 2 次可见止血效力; 鼻衄 42 例, 95.23% 是有效的; 拔牙后齿槽出血, 96.9% 迅速见效。(见表 8-31)

**表8－31 紫珠草治肝硬化食道静脉曲张破裂出血疗效**

| 姓名 | 性别 | 年龄 | 治疗前主要情况 | 使用紫珠草剂量 | 治疗后症状转变的情况 | | |
|------|------|------|----------------|----------------|------|------|------|
| | | | | | 呕血 | 便血 | 其他征象 |
| 陈某 | 男 | 50 | 由便血起已呕血5日，输血输液未能制止 | 粉末6g分6次，4小时一次，原叶6g，煎代茶 | 即刻停止 | 第二次粪便黄，第四潜血（－） | 血压、脉搏、血红蛋白、红细胞快速好转 |
| 薛某 | 女 | 52 | 已呕吐4小时，便血 | 粉末6g分6次，4小时一次，原叶6g，煎代茶 | 即刻停止 | 第三次粪便正常 | 血压、脉搏、血红蛋白、红细胞快速好转 |
| 陈某 | 女 | 40 | 已呕吐5小时，便血 | 粉末6g分6次，4小时一次，原叶6g，煎代茶 | 即刻停止 | | 血压、脉搏、血红蛋白、红细胞快速好转 |
| 王某 | 男 | 44 | 由便血起已呕吐一宿，曾服药未止 | 粉末6g分6次，4小时一次，原叶6g，煎代茶 | 即刻停止 | 第三次粪便黄色，潜血（－） | 血压、脉搏、血红蛋白、红细胞快速好转 |
| 张某 | 男 | 48 | 便血1天，呕吐已6小时 | 粉末6g分6次，4小时一次，原叶6g，煎代茶 | 即刻停止 | 第三次粪便黄色，潜血（－） | 血压、脉搏、血红蛋白、红细胞快速好转 |
| 王某 | 男 | 44 | 呕吐3小时，便血 | 粉末6g分6次，4小时一次，原叶6g，煎代茶 | 第二日早方停止呕血 | 第四次大便颜色正常 | 血压、脉搏、血红蛋白、红细胞快速好转 |

本法治疗简单又安全，如陈某在内科不能止血，外科要行剖腹结扎手术，要输血2000～3000mL，花费600～700元，年龄大，手术本身有危险性，但口服紫珠草，只要把饮片煎成汤，送服粉剂就可以，方法简单又安全，花费不过2元，安然转好。再如薛某第一次出血手术结扎花费400～500元，第二次出血采用本品只花费1～2元，减少病人开支。

在血液方面，出血不止，特别是食道静脉曲张破裂出血者耗血量是相当大的，需要大量输血，如果剖腹结扎就要更多，陈某进行外科手术要多用血液2000～3000mL。

过去本院应用的止血内服药是三七止血片，每日6～12g，价格1.24元，采用本品只需0.1～0.2元，平均每日药费要节约1.5元。

（二）病例介绍

兹举两例用紫珠草治肝硬化食道静脉曲张破裂出血患者的治疗过程。

案一：薛某，女，52 岁。患者于 1957 年 1 月 14 日呕血，在厦门市某医院剖腹检查，可见：肝增大呈结节状，质硬，暗褐色；由硬变而致食道出血。诊断为肝硬变，食道静脉曲张出血。于 1 月 29 日出院，半个月后腹水形成，腹部静脉怒张，下肢浮肿，服中药一个月转好，腹水消失，食欲佳良停药。

5 月 24 日上午 7 时再呕吐血，至 11 时约有 1000mL，呈初期休克现象，脸色苍白，皮肤冰冷，额出冷汗，眩晕。检查：肝脾未扪及，腹水阳性，脉搏 120 次/分，细弱难测，呼吸 24 次/分，血压 70/40mmHg。

处方：紫珠草粉末 6g，分 6 次，每 4 小时一次，紫珠草叶 6g，水煎代茶。

服药后即无呕血，于是日 3 时 3 刻送入市某医院。

查体：体温 37.8℃，脉搏 108 次/分，血压 90/55mmHg，血红蛋白 5g，红细胞 $1.93 \times 10^{12}$/L，白细胞 $8.6 \times 10^{9}$/L，中性 70%，淋巴 28%。肝功能测验，麝浊 13 单位，麝絮（++++），脑磷脂絮状试验（++）。

入院后续用紫珠草治疗 5 日，无再出血，第 5 日体温上升，最高 38.5℃，第 18 日正常，血压 100/60mmHg，脉搏 84 次/分，呼吸 20 次/分，出院。

案二：陈某，男，50 岁，已婚。6 年前腹水脚肿，伴黄疸、肝脏肿大，在厦门治疗 4~5 个月转好。最近 1 年来因工作繁忙感觉疲倦无力，消瘦明显，胃纳欠佳，腹部饱胀，偶有腹泻，于 1956 年 8 月 8 日入省某医院。

查体：肝脏左叶肿大，约季肋下二横指；脾脏肿大达 12cm，有压痛及叩击痛。实验室检查：血、尿、便常规无异常，阿米巴原虫未见，血康氏反应（-），幼丝虫未找到，肝功能减退，总蛋白 6.0g，白蛋白 5.0g，球蛋白 1.0g，凡登白试验（-），黄疸指数（-），高田试验（+），麝香草酚浊度试验 20 单位，麝香草酚絮状试验（++），脑磷脂絮状试验（+）。

1957 年 1 月 21 日中午突然多量柏油便，23 日大量呕血，1000mL 左右，发生休克。以输血输液救治，每日输血 1000mL 以上，仍出血不止，至 26 日精神不振，言动无力，舌质白，脉搏 130 次/分，血压 80/55mmHg，体温 40℃，呼吸 26 次/分，血红蛋白 4.5g，红细胞 $1.73 \times 10^{12}$/L。

处方：紫珠草粉末 6g，分为 6 次，4 小时一次，紫珠草叶 6g，水煎代茶送下。

于 1 月 26 日下午 7 时开始服药，至 27 日早未见呕血。到下午 6 时计服紫珠草粉 8g、叶 8g，当日大便有黑块。治疗 10 天，每日少量输血、葡萄糖、维生素 C。至 2 月 6 日体温、脉搏、血压均正常。红细胞 $4.48 \times 10^{12}$/L，血红蛋白 14g，大便潜血试验阴性。

《中医杂志》1958 年第 12 期

# 二十二 从癥、积、癖探讨肝炎后肝硬化癌变的证治

## （一）癥、积、癖名证考略

癥、积、癖三证均指腹内结块、或痛或胀的疾病。考诸方书，常是癥与瘕、积与聚、癖与痃相提并论。这三证在汉唐以前的医学著作，多是区别论述，而明清以来的有关文献，则主张"三者一也"。

### 1. 隋汉以前医学著作的论述

（1）癥与瘕的命名：癥与瘕之名，起源于《内经》，《诸病源候论》在《内经》瘕证的基础上又进一步发挥，分为癥与癥瘕两个类型。

《素问·气厥》云："小肠移热于大肠，为虑瘕。"虑与伏通，意为寒热之气在脏腑之间相移转化，因而发生埋伏在大小肠之间的瘕证。《素问·阴阳类论》又云："阴阳并绝，浮为血瘕。"意为阴气不能达于阳，阳气不能达于阴，阴阳相互隔绝，阳浮于外，病在血分而内发的瘕证。《灵枢·水胀》亦载："石瘕生于胞中，寒气客于子门，子门闭塞，气不得通，恶血当泻不泻，衃以留止，日以益大，状如怀子，月事不以时下。"这是阐述妇人子宫因恶血衃止所结的瘕证。

《诸病源候论》说："癥瘕者，皆由寒温不调，饮食不化，与脏气相搏结所生也，其病不动，直名为癥；若病有结瘕而可推移者，名为癥瘕。"这是根据腹内结块的不同性质，与腹部触诊时结块的形态，给予不同的命名，结块盘牢不随呼吸移动者名为癥，可移动者名为瘕。又说："已积聚于内，重因饮食不节、寒温不调、邪气重沓，牢固盘结者，若久则成癥。"认为积聚病证，如果重因饮食不节、寒温不调、邪气重沓，其结块质地转为牢固盘结不能随呼吸移动者，这是积证经久，恶变成癥。提示癥与积的相互关系，而癥较积证危重。

巢氏对于癥瘕有七癥八瘕之分，在七癥之中，有五条谈到"死"，提出："若积引岁月，人即柴瘦，腹转大遂致死"，"不能饮食久则毙"等存活期较长的癥候。及"本由脏弱，其癥暴生，至于成病，死人最速"等存活期较短的癥候。"腹中有癥，不可转动，必死不治"等不良预后。

假若按后世医家《仁斋直指方·遗后方治》所说"男则多发于腹，女则多发于乳"的癌症发病规律来推测，巢氏所言癥证似指发生于腹中的癌症，这也说明癥证多论毙，与较少谈及死的积、癖等病是有明显区别的。

（2）积与聚的命名：积与聚的病名，亦首见《内经》，《难经》对此作了明确的区别，并确立了五脏积证的病名。

《灵枢·百病始生》云："积之始生，得寒乃生，厥乃成积也。"《灵枢·五变》又云："寒温不次，邪气稍至，蓄积留止，大聚乃起。"阐明积证与聚证是由寒温不次，血脉凝涩，寒气上入肠胃，导致腹部䐜胀，肠外汁沫迫聚不得散，导致六输不通，湿气不行，凝血蕴裹著而不去者为积证；邪气积，留止胃肠者为聚证。

《难经》云："病有积聚，何以别之。"又云："积者五脏所生，聚者六腑所成。"《难经》对于积证与聚证，在《内经》的基础上，首先区别积证多是发生于心、肝、脾、肺；聚证多是发生于小肠、胆、胃、大肠、膀胱、三焦。又指出："积者阴气也，其始发有常处，其痛不离其部，上下有所终始，左右有所穷处。聚者阳气也，其始发无根本，上下无所留止，其痛无常处。"其次从发病的形态、动静，区别积证与聚的发病机制，认为积证之气属阴，阴沉而伏，所以坚硬不移而有形；聚证之气属阳，阳浮而动，所以或散或聚而无形。积证病于血分，血有形而静也；聚证病于气分，气无形而动。此论成为后世医家作为区别积聚的根据。再者，明确提出五脏积证得病名：肥气——肝之积证病名，伏梁——心之积证病名，痞气——脾之积证病名，息贲——肺之积证病名，奔豚——肾之积证病名。

（3）癖与疝的命名：癖与疝的病名，始见于《太平圣惠方》。

《太平圣惠方》说："癖者，侧在两胁之间，有时而痛，故曰癖也。"又说："疝在腹内，近脐左右……因气而成，如弦之扰，名曰疝气。"提出区别发生在两胁之间，有时而痛的结块，谓之癖证。发生在近脐左右，各有一条筋脉急痛，谓之疝证。

后世医家也有主张其所谓疝与癖者，不仅是分别结块的部位，而且是区分结块的深浅，认为位于较浅的，可以见得到的块物，叫做疝；位于较深的，不能见到，需要仔细检查的块物，叫做癖。

## 2. 明清以来有关文献的主张

癥、积、癖三证同是一类的疾病。

《景岳全书》说："积聚之病……诸有形者，或以饮食之滞，或以脓血之留，汁沫凝聚，旋成癥块者，皆积之类；诸无形者，或胀或不胀，或痛或不痛，凡随触随发、时来时往者，皆聚之类。"

明清以来医家，对于癥与积、癖都具备有形结块、坚硬不移的特征；瘕与聚、疝，均可见有聚散无常的特点，认为是同一类疾病。因此，对积聚、疝癖及癥块，按其性质和症状，均可归入癥瘕的范围。如：林佩琴先生主张以癥瘕立门，包括积聚、疝癖。程钟龄先生则主张以积聚立门，包括癥癖、疝癖。

《医宗金鉴》云："癥者，类积类癖也，癖者，类聚类疝也。"主张三证同是一类的疾病。

结合临床，后世医家认为癥证多论毙，积证少谈死的情况，提示胁腹结块是癥重于积，且病情凶多吉少。又从癖证者胁腹结块的质地及胀痛症状而观，似较积证病人为软为轻；积证者则较癖证病人为坚为重。故有"癖为积之新，积为癖之渐，癥为积之变"的说法。指出癥、积、癖三证，可作为衡量胁腹结块病情进退的标志，三证也是胁腹结块临床分期的根据。

程钟龄先生云："治积聚者，当按积中来之三法焉……初期，积块不坚，或痛或不痛，起居饮食，一如常人，脉实有力……中期，积块增大，痛处不移，时有寒热，形体日渐消瘦，大便或结或溏，体倦无力，饮食减少，舌色不华，脉弦滑……末期，积块坚满作痛，有时较剧，肌肉消瘦，而色萎黄或黧黑，饮食更少，舌质淡紫少津，苔灰糙或花剥，脉弦细而数。"这从三期结块的质地来看，由轻到重，初期似癖，中期似积，末期似癥。

### （二）肝炎后肝硬化癌变药物的筛选

在慢性肝炎及肝硬化患者中，有些病例呈进行性消瘦，右胁下积块转为坚硬，质地牢痼盘结，表面凹凸不平，深呼吸时不能推移，而且进行性肿大。又经血清生化检测、B超、CT、MRI或活体组织检查证实是肝炎后肝硬化癌变，与上述由积证变成癥证的临床表现相似。

根据临床病例观察，肝炎后肝硬化癌变常见有三种不同的病因病机：一是由于正气不足，传化失常，毒瘀肝脾。即是由于肝病日久，人体脏腑气液宣通受阻，当升者不得升，当降者不得降，当变化者不得变化，导致体内物质生成变化，新陈代谢失却平衡，升降传化失常，痰阻气滞，血行不畅，血瘀搏结而生毒，毒瘀肝脾，由积恶变而成癥。二是由于湿热化火，湿热瘀毒胶结，正不胜邪，瘀毒搏结。即是肝病日久，湿热蕴结化火，火热至甚则腐，腐则生毒，耗损津血营阴，邪气重沓，热毒不与气血痰瘀胶结，正不胜邪，瘀毒搏结，由积恶变而成癥。三是由于热毒、痰瘀的逼灼，血气衰败，瘀毒伤损。即是肝病日久，痰瘀逼灼，传化失常，瘀毒搏结，肝脾肾阴阳气血衰败，正不胜邪，由积恶变而成癥。

据此情况，筛选肝炎后肝硬化癌变的方药，既应从扶正固本、清热解毒、活血化瘀着手，方药又须经过现代科学实验证明能抗肿瘤或能缩小肿瘤的作用。多年来筛选有如下中草药。

#### 1. 扶正固本中药

肝炎后肝硬化癌变的主要病机是正不胜邪，筛选扶正固本中药的目的有两个：一是增强机体的抗肿瘤能力，尤其是经实验药理证实有提高机体免疫作用，可配合祛邪药物，治疗邪盛正虚的患者，从而达到战胜疾病的目的。二是可用于手术、放疗、介入化疗后正虚患者，改善虚弱症状，使机体早日康复。

（1）人参：为五加科多年生草本植物人参的根，有野生、园参两种，厦门对园参的处方用名为生晒参。味甘性平，大补元气、补脾益肺，为国内外推崇的扶正固本抗癌药。药理实验证实本品能提高肿瘤病人免疫系统的监视功能，抑制肿瘤的发展；能兴奋网状内皮系统机能；对受损伤机体，能促进正常细胞生长，而对肿瘤细胞无促进作用。适用于各种肿瘤气虚证。

（2）黄芪：为豆科多年生草本植物黄芪的根，味甘性微温，功能补中益气、托毒生肌、利水消肿。药理实验证实本品能兴奋中枢神经系统，增强网状内皮系统的吞噬功能，提高抗病能力；具有既能抑制体液免疫反应，又能提高细胞免疫功能的双向调节特征，有保肝及防止肝糖原减少作用。临床常用于气虚体弱、阳虚自汗、脾虚水肿等肿瘤气虚证。

（3）龟板：为龟科动物乌龟的腹甲，性寒味甘咸，功能滋阴降火、益肾健骨，有强壮作用。药理实验证实本品能提高机体抗肿瘤的免疫功能，提取物对癌细胞有抑制作用。临床应用于肝癌、肺癌、肾癌、恶性淋巴瘤等癌症阴虚证。

海龟的龟板的作用和功能亦相似，临床亦应用于肝癌。

（4）鳖甲：为鳖科动物鳖的背甲，性平味咸，功能滋阴降火、软坚散结。往往与龟板同用，但是鳖甲擅于软坚、通血脉；龟板偏于滋阴益肾健骨。药理、药敏试验证实本品对肝癌细胞敏感，并能增强机体免疫能力。临床应用于癥瘕积聚、肝癌及肝脾肿大等肿瘤阴虚证。

（5）薏苡仁：为禾本科薏苡的种仁。性微寒味甘、淡，功能健脾益胃、利湿排脓。药理实验证实本品对癌细胞有抑制作用的。临床应用于消化道癌肿、肺癌、宫颈癌及扁平疣等肿瘤痰湿证。

（6）茯苓：为多孔菌科寄生植物茯苓的菌核。性平味甘淡，功能健脾补中、利水渗湿。药理实验证实本品能促进机体 T 细胞活化，使免疫系统复活，提高 E 玫瑰花环试验与淋巴细胞转化率，保护或避免肝组织受损，对癌细胞有抑制作用。临床应用于消化道肿瘤、癌性腹水及水肿等肿瘤脾湿证。

**2. 清热解毒（或并活血散瘀双重功能）中药**

热毒，是肝炎后肝硬化癌变成因之一，当癌变患者出现热毒亢盛的临床表现，往往提示病情在发展，如口眼干涩，五心烦热，皆赤多形，小便赤黄，大便干褐，舌质晦红，舌苔厚腻，脉滑数或细数等等。热毒亢盛，熬津结痰，烁血成瘀，而热毒与痰瘀胶结，则导致病情加速恶化。清热解毒抗癌药可及时控制病情的发展，并用活血散瘀药能防病情的恶化。

（1）九节茶：又名肿节风、草珊瑚，为金粟兰科多年生草本植物接骨金粟兰的全草，性平味辛、苦，具有清热解毒、活血散瘀的双重功能，并可祛风通络，抗菌消炎。实验药理证实本品对癌细胞有抑制作用，并有较广谱抑菌功能。临床用于肝癌、胰腺癌、食道癌、胃癌、直肠癌等，并可治肺炎、阑尾炎、胃肠炎及风湿性疾患。

（2）半边莲：为桔梗科多年蔓生草本植物半边莲的全草。性平微寒、味甘辛。实验药理证实本品对癌细胞有抑制、并有较强利尿作用。临床用于胃癌、直肠癌、癌性胸腹水及毒蛇咬伤等症。

（3）龙葵：为茄科一年生草本植物龙葵的全草。性寒味苦，具清热解毒、活血散瘀双重功能，且能消肿利尿。药理实验证实本品有抗肿瘤和抗炎作用。临床常用于肝癌、胃癌、乳腺癌、膀胱癌及癌性胸、腹水。

（4）半枝莲：又名狭叶韩倍草，为唇形科多年生草本植物半枝莲的全草。味辛微苦性凉，具有清热解毒、活血散瘀并利尿消肿作用。实验药理证实本品可抑制癌细胞，并有较广谱抑菌和利尿作用。民间广泛用于各种肿瘤，并为癌肿手术后治疗药，临床用于肝癌、肺癌及胃癌。

（5）白花蛇舌草：为茜草科一年生草本白花蛇舌草的全草。性寒味甘淡，功能清热解毒、利水消积。实验药理证实本品对癌细胞有抑制作用，能刺激网状内皮系统，增强白细胞的吞噬能力。临床用于胃癌、食道癌、直肠癌等多种癌症；并用于肠痈、疮疖肿毒、咽喉肿痛、毒蛇咬伤及热淋；对肿瘤压迫引起的尿潴留也有治疗作用。

（6）七叶一枝花：为百合科多年生草本植物华重楼的根茎。性微寒味苦，具有较强的清热解毒作用，并能消肿止痛。实验药理证实本品对癌细胞及实体型肝癌有抑制作用，并有广谱抑菌作用。临床用于肝癌、脑肿瘤、肺癌、白血病、骨肉瘤、肌肉瘤、恶性淋巴瘤及良性肿瘤，并治热毒、疮痈、恶疮、咽肿、毒蛇咬伤、高热惊风。

### 3. 活血化瘀中药

瘀血凝滞，是肝炎后肝硬化癌变又一个成因。瘀血凝滞的临床表现，如癌块质硬如石、盘结难推，痛如针刺、有定处，面色黑，肌肤甲错，瘀紫，舌质青紫或夹瘀斑或舌下静脉充盈，脉细弦或细涩，都是病情迅速恶化的晚期表现。活血化瘀药对于癌变的瘀血凝滞，常见起两种作用：一是流通血脉、消散瘀血，以达到祛瘀生新；一是促进血行通畅，使增生性病变转化或吸收，软坚散结，控制病情恶化。

（1）菝葜：别名金刚藤，为百合科落叶攀援灌木菝葜的根状茎。性平味甘酸，功能解毒消肿，活血祛风。药理作用为抑制癌细胞、金色葡萄球菌、绿脓杆菌等，且能收敛止血。临床常用于肝癌、胰腺癌、胆囊癌、胃癌、肠癌、鼻渊癌，历节风痹，疔疮痈肿。

（2）莪术：别名蓬莪茂，为姜科多年生草本植物郁金的根状茎。性温味辛苦，具有破瘀行气、软坚散结作用。实验药理证实本品对癌细胞有直接杀灭作用，对癌细胞、肝癌实体瘤有抑制作用。临床常用于肝癌、子宫癌、胃癌、肠癌、肺癌、白血病、子宫肌瘤、血管瘤、甲状腺、乳腺的良性肿瘤。与三棱同用可增加疗效，但体弱者宜与扶正固本中药同用。

（3）牡蛎：为牡蛎科动物长牡蛎的贝壳。性微寒味咸涩，具软坚散结、平肝潜阳功能。药敏试验证实本品对肿瘤细胞和脊髓灰质炎病毒有抑制作用。临床常用于肝癌、胃癌、肺癌、甲状腺癌、恶性淋巴瘤、神经系统肿瘤等。

（4）郁金：为姜科多年生草本植物郁金的块根。性寒味辛苦，具有祛瘀利胆、行气止痛、凉血清心作用。实验药理证实本品对癌细胞有抑制作用，促进胆汁分泌和排泄，纠正蛋白倒置而达到保护肝脏作用。临床用于治疗肝癌、胆囊癌、胰头癌、黄疸，并治胁肋刺痛、月经失调等症。

（5）猪苓：为多孔菌科寄生植物猪苓的菌核。性平味甘淡，功能利水渗湿。药理实验证实本品能提高细胞免疫，激活 T 细胞，具抗癌作用及较强利尿作用。临床常用于肝炎后肝硬化及癌变腹水、水肿，小便不利等症。

（6）仙鹤草：为蔷薇科多年生草本植物龙芽草的全草。性平味苦涩，具有收敛止血、解毒疗疮作用。民间每次单用 20～30g 或配合辨证论治治疗肝癌，有减轻痛苦、延长生命的作用；取鲜根30~60g水煎调蜂蜜治食道癌也有一定的疗效。药理实验证实本品有抗癌细胞作用，并能收缩内脏血管，加速凝血时间，增加血小板等。

### （三）肝炎后肝硬化癌变方剂的组合

#### 1. 组合消瘕疏肝汤治疗毒瘀肝脾证

毒瘀肝脾证是肝炎后肝硬化癌变的常见证之一，临床除了具有上述瘕证表现外，还伴有肝胃不和或肝脾失调脉症。选取九节茶等10味中药，配入柴胡、丹皮、佛手、三七粉引药入肝，并疏肝解郁，调和脾胃，协助改善肝脾毒瘀郁滞所发生的症状，组成消瘕疏肝汤。

药物组成：九节茶30g，龙葵草30g，半边莲30g，菝葜根30g，仙鹤草30g，薏苡仁30g，半枝莲20g，黄郁金10g，蓬莪术10g，北柴胡10g，牡丹皮10g，佛手柑10g，白花蛇舌草30g，三七粉（另冲）3g。每日1剂，水煎服。

#### 2. 组合加减茵陈蒿汤治疗湿热瘀毒证

湿热瘀毒证是肝炎后肝硬化癌变的常见证之一，临床除具备上述瘕证表现外，还伴有湿热瘀毒瘀积肝胆的瘀黄脉症。选取七叶一枝花等10味中药，配入清解湿热、疏肝利胆的茵陈蒿、地耳草、三七粉，分解湿热瘀毒，并利胆退黄。

药物组成：七叶一枝花10g，白花蛇舌草30g，九节茶30g，龙葵草30g，半边莲30g，仙鹤草30g，地耳草30g，茵陈蒿30g，菝葜根30g，半枝莲20g，结猪苓20g，黄郁金10g，三七粉（另冲）3g。每日1剂，水煎服。

#### 3. 组合参芪三甲汤治疗瘀毒伤损证

瘀毒伤损证是肝炎后肝硬化癌变的常见证之一，临床除了具备瘕证表现外，还伴有气血肝脾俱虚的脉症。选取生晒参等14味中药，取其益气健脾、滋阴降火而扶正固本，并增强机体抗肿瘤、抑制肝癌和软坚散结能力，配合清热解毒、活血散结双重功能，能使肿瘤缩小、症状减轻及延长缓解期的九节茶等，共奏扶正祛积作用。

药物组成：生晒参5g，生北芪15g，炙龟板15g，醋鳖甲15g，白茯苓15g，生牡蛎15g，薏苡仁30g，九节茶30g，龙葵草30g，半边莲30g，菝葜根30g，仙鹤草30g，半枝莲20g，白花蛇舌草30g。每日1剂，水煎服。

#### 4. 配合随证加减药物

肝炎后肝硬化癌变，由于正不胜邪，抗病能力低下，在发病过程中，容易感染；在病情发展中，会出现一些合并证，常需配合一些药物随证加减。

若伴发热者，可在上述方药中，再加银柴胡10g，淡竹叶、夏枯草各15g，同煎，以助清肝解毒而退热。

若胁痛较频或加剧，可在上述方药中，再加川楝、延胡各10g，犀黄丸10g，布包同煎，以助疏肝理气活血解毒而止痛。

若出现腹水者，可在上述方药中，再加山桔仔根30~60g，猫须草20g，葶苈子10~15g同煎，并加琥珀粉（另冲）3g，以助通调水道，消除臌胀。

若咯血、鼻衄、牙宣、紫斑或妇女月经过多，再加紫珠草、仙鹤草各20g同煎。以助凉血化瘀，收敛止血。

暴吐便血者，须及时中西医结合进行抢救。

若发现患者性格改变或行为失常，甚至神昏者，可再加用菖蒲、莲子心、连翘心各10g同煎，安宫牛黄丸或至宝丹，每日2粒，药汤送下。

### （四）临床体会

肝炎后肝硬化癌变，预后较差，生存期一般不超过半年，病情发展迅速者，甚至一个月左右就出现肝癌危证。

从癥、积、癖三证理论探讨本病，筛选中药和方剂组合，通过肝炎后肝硬化癌变病例的观察，有如下两点体会。

1. 中医药治疗肝炎后肝硬化癌变，不仅症状得到改善，血清甲胎蛋白定量得到恢复，瘤块亦能缩小。

例：患者陈某，女，58岁。主诉右肋隐痛1月余就诊。患者慢性肝炎已多年。近反复出现沉困怠惰，纳谷欠香，痞满，大便溏而不爽；伴口渴多饮，睡眠欠佳，眩晕时出现，关节疼痛，筋脉拘急。

查体：患者面色晦暗，精神抑郁，目赤，舌质晦，苔浊腻，脉弦滑。肝上界位于第五肋间，右肋下可扪及癥块，质地硬，表面不平，经CT检查提示右叶巨块型肿瘤。血压180/90mmHg，肝功能无殊，甲胎蛋白定量800μg/mL，空腹血糖150mg/dL，尿酸8.2mg/dL。诊为肝炎后肝硬化癌变，证为毒瘀肝脾。

处方：消癥疏肝汤加山药30g，花粉10g，北沙参15g。血压偏高或眩晕发作时，加钩藤15g，再加龙葵30g；关节疼痛明显时，加威灵仙10g，薏苡仁10g同煎，先每日1剂，后2~3天一剂。

患者每3~6个月复诊一次，并化验检查，观察5年，肋痛显轻，脘腹胀满改善，食睡如常，眩晕少发且轻，关节酸痛、筋脉拘急显著好转，口渴多饮明显减少，能料理家务。

复诊：观其舌质偏晦红，舌苔黄腻，右肋下尚可扪及肝脏，质尚偏硬不平，触痛轻，脉细弦；几次复查CT，提示肿块有所缩小。血压180/112mmHg，肝功能无殊，甲胎蛋白定量78μg/mL，空腹血糖130~150mg/dL，尿酸尚偏高。续行观察治疗。

2. 中医药治疗肝炎后肝硬化癌变，不仅使不少患者得以延长生命，还能恢复工作。

例：患者陈某，男，65岁。主诉右肋腹胀痛时如针刺，日益消瘦已2月余就诊。患者罹患慢性肝炎、早期肝硬化伴糖尿病已2~3年。近来神思困倦，纳减腹胀，恶心呕吐，便溏泄泻。观其形态羸瘦，面色少华，舌质晦暗，舌体胖嫩、齿印，苔白厚腻，右耳下后方可扪及结核，腹部膨隆，心窝下癥块质地坚硬，表面凹凸不平，肝掌，脉弦而涩；经B超、CT提示左叶肝巨块肿瘤6.0cm×4.0cm，压迫胃胰。实验室检查：肝功能轻度损害，甲胎蛋白定量 780μg/L，血糖 160mg/dL。诊为肝炎后肝硬化癌变伴糖尿病。辨证为瘀毒损伤。

处方：参芪三甲汤，先每日 1 剂，后 2～3 天 1 剂。

患者每隔 3～6 个月复诊一次，治疗中曾再发生脘腹胀满，大便溏泄日数次，伴恶心或呕吐，临时应用调和脾胃药物，缓解以后原方继续观察。观察 3 年，食睡如常，恢复处理日常事务，但舌苔仍厚腻，右耳下后方尚见结块，手掌尚红，脉弦滑。实验室检查：肝功能恢复正常，甲胎蛋白回降至 80～120μg/L，血糖 140～160mg/dL；CT 提示：肝左叶巨块肿瘤无变化。X 光钡餐透视：肝左叶肿大，压迫胃、胰。带瘤生存。

此外，癌变患者，壮热不解、剧烈疼痛的症状也明显减少。

以往癌证病人，经常出现壮热反复不解，应用解热剂，退而又热；也常见肝区剧烈疼痛，应用止痛剂，止而又痛。自应用中医药治疗后，这种壮热，剧痛的发生也明显减少。

作者：康良石、康俊杰

# 二十三 肝源性糖尿病诊治笔谈

多年来，在临证中发现慢性乙型肝炎、肝炎后脂肪肝及肝硬化患者有相当部分伴见糖尿病"三多一少"症状，经生化检测，多空腹血糖＞126mg/dL，餐后两小时血糖＞200mg/dL，有的还伴有一些不同程度的并发症。

纵观历代文献，黄元御《四圣心源》曰："消渴者，足厥阴（肝）之病也。"首次提出消渴与肝的联系，成为消渴从肝论治的理论依据，同时为后学者在肝源性糖尿病的审证求因、辨证论治中提供了有价值的参考。消渴之病责之于肝，乃肝病疏泄太过，肝郁化火，肺胃燥热；火热津亏液耗，肾之固摄失常，津液直趋膀胱，肝肾阴虚；久则阴虚损阳，阴阳两虚，导致消渴并见。

现代医学认为，肝炎病毒、酒精、抗原抗体复合物等可引起胰腺损害或肝病时酶活性降低，糖代谢功能障碍而致糖尿病。

根据临床经验，肝源性糖尿病往往是肝病与消渴病脉症并见，多见肺胃燥热、肝肾阴虚及阴阳两虚三大证。

## 1. 肺胃燥热证

症状：慢性乙型肝炎，肝区灼热或拒按，易怒心烦，不寐或少寐，口苦咽干，眦赤多眵，胁下积块（肝脾肿大）；并见烦渴多饮，消谷善饥（多食），小便频多或大便燥结；舌红苔少或糙黄少津，脉弦、弦滑或弦数。

病机：肝郁化火，木火刑金，肺胃燥热，故烦渴多饮；饮水虽多，不能固摄水液以疏布全身，自趋下泄则尿多，火热重灼，肠胃津枯，致消渴善饥且多食，大便干燥或秘结。所呈舌苔、脉象是肝火、肺胃燥热在外之反应。

论治：适宜平肝解郁、润燥清热并治。自拟清火润燥汤。药用丹皮、焦栀、郁金、川楝、白芍、甘草解郁缓急，平息内炽肝火；又选山药、花粉、知母养阴生津，升发胃气，解除肺胃燥热；大便燥结者，加入厚朴、枳壳，令腑气畅通；并结合应用民间有效方法，如性味甘平的玉米须、蔗鸡以助降血糖。

通过临床观察，患者脉症明显改善，肝功能及血糖也明显回降，收到显著的疗效。

### 2. 肝肾阴虚证

症状：肝病患者肝郁化火、肺胃燥热者，病情迁延，又出现手足心热，口燥咽干，头晕眼花，耳鸣健忘，腰酸膝软，早泄遗精，尿频混浊如脂膏或味甜，面容憔悴，耳轮干枯；舌红少苔或少津，脉细数无力。

病机：肝火燥热灼伤，津枯液耗，导致肝肾阴虚，阴虚内热，故手足心热，口燥咽干；肾主藏精，肝主藏血，肝肾阴虚，精血亏损，不能濡润清窍，则头晕眼花、耳鸣健忘；腰为肾之府，膝为筋之府，肝肾失养，致腰酸膝软；相火妄动，封藏失职，则临房早泄、梦遗滑精；肝之疏泄太过，肾之固摄失常，大量水谷精微下泄，故尿频、混浊如脂膏或味甜；其反映在外的面容、舌苔、脉象皆阴虚内热之候。

论治：滋阴降火、益肾养肝合治。拟方左归饮加减。药用熟地、枸杞滋肾阴、益肝血，配合龟板、鳖甲、石斛、女贞子滋阴潜阳、软坚散结；辅用丹皮、郁金清泄肝火、活血化瘀；合山药、山萸肉养肝肾、补脾阴而固精；滋补不留邪，降泄不伤正；并沿用祝氏治验，加入"黄芪配山药、苍术配元参"两个对药，以助降低血糖、尿糖。通过临床观察，疗效满意。

### 3. 阴阳两虚证

症状：肝火燥热、肝肾阴虚并见者，又见倦怠无力，短气懒言，畏寒怕冷，四肢欠温，小便频数，甚则饮一溲三，颜色黧黑，下肢浮肿；苔白而干，脉沉细无力。

病机：人之阴阳互根，阳为阴之主，阴为阳之根。燥热伤阴、阴虚火旺虽为肝源性糖尿病的基本病机，但病程日久，阴损及阳，或过用寒凉伤阳，终致阴阳两虚参差互见，既有手足心热、咽干、舌燥、面容憔悴、耳轮干枯等阴虚之症，又有倦怠无力、短气懒言、四肢欠温、畏寒怕冷等阳虚之候。

论治：本证阴虚为本，阳虚为标，治宜标本兼顾。当阳虚生寒诸症明显时，宜温阳兼育阴；若寒证有所改善，宜育阴兼扶阳。

育阴，可效左归饮法，以熟地、枸杞为主，合首乌、山药、女贞、甘草，共奏滋阴补血益肝肾之效。扶阳，可仿《金匮》肾气汤意，用熟附子、肉桂（或桂枝）温阳暖肾而祛寒，达肾暖气升而润肺之效，配杜仲温补肝肾，合山萸肉既能补肾滋阴，又能温补肾阳，并沿用黄芪配山药助降血糖。通过观察，本证虽病情较重，标本兼顾却能收到一定的疗效。

作者：康良石

# 二十四 根据温疫理论筛选病毒性肝炎的高效新药

## （一）疫病病气相传的认识

《素问·刺法论》云："五疫之至，皆相染易，无问大小，病状相似。"阐明疫之为病，具有流行性、传染性的特点。《温疫论》指出："其云传染，则病气相传。"

### 1. 毒气相传的疫病

《温病条辨·寒疫论》云："究其病状，则憎寒、壮热，头痛骨节烦疼，虽发热而不甚渴，时行巷里之中，病俱相类，着役者使然，非若温病之不甚头痛而渴甚，故名曰寒疫耳。"《温热经纬·仲景疫病篇》亦说：伤寒有阳毒、阴毒的记叙，二者的共同表现为"咽喉疼痛"，阳毒者，并见"面赤如锦纹，唾脓血"，此疫邪犯于阳分；阴毒者，伴见"面目青，身痛如被仗"，此疫邪犯于阴分。

宋·庞安时《伤寒总病论·天行温病论》指出："天行之病，大则流毒天下，次则一方，次则一乡，次则偏着一家。"庞氏文启示"疫病有寒、温之别……以温毒为最重也"。亦注意到还有发病急骤，来势猛烈、传变迅速等一类"重疫"。

《温病条辨》说："疫者乃无形之毒。"余氏在《条辨》中拟有清瘟败毒散一方，辨证加减治疫病，并总结提出："疫毒发斑，毒之散者也，疫毒发疮，毒之聚者也……脉浮大而数者，其毒发扬……沉而细数者，其毒已深……若隐若现、或全伏者，其毒重矣，其证险矣。"

### 2. 疠气、戾气、杂气相传的疫病

《温疫论·原序》说："夫温疫之为病，非风非寒，非暑非湿。"乃疫气的相互传染。他说尽管其气是"无形可求，无象可见""其来无时，其着无方"，然而流行犹如"天之灾疠"的病气是疠气；"发病暴戾"的病气是戾气；"一气自成一病"的病气是杂气。又说："有某气专入某脏腑、经络，专发为某病"的杂气，"有牛病而羊不病，鸡病而鸭不病，人病而禽兽不病"的杂气。

## （二）病毒性肝炎温疫发病规律的观察

首先通过反复观察，对照急性肝炎、淤胆型肝炎、重型肝炎的发病季节、人群传播、传染途径、发病类型、病情及传变方式等方面，认识到它从感染至发病，具有温疫的发病规律。一是发病季节与人群传播规律相似；二是传染途径类似；三是病情有轻有重类同；四是发病类型相同。

## （三）栀子根汤的筛选

自从认识到病毒性肝炎具有温疫的发病规律，就根据温疫理论，一直在探讨、筛选治疗本病高效的方药。

按温疫病气，感染之后，伏藏于肝胆、营血之间，伏邪发作，方有变证，发病多是里证，表里分传次之，且具有温热性质。因此治疗方药应该既能治气分之邪，

又能疗血分之疾，具有凉血解毒、清泄三焦、疏肝利胆、和胃利膀胱的主要方剂。对但里不表的里证，应及早清导伏藏于肝胆、营血与传变在气分的疫邪，从速由三焦水道而去；对表里分传者，可以兼顾清宣肺气、泄热解毒，驱除传于肌表的疫邪从腠理外解，使表里之邪皆有出路。以达提高疗效，并防疫毒内陷，邪留于肝，向重型或慢性发展。

临证通过对多个方剂的筛选，以栀子根汤为优。

药物组成：栀子根 30～60g，郁金 10g，白花蛇舌草、绵茵陈各 30g，水煎服，每日 1 剂。

栀子根为茜草根植物，其性寒、味淡、无毒，归心、肝、胃、三焦经。本品具有清热利湿、凉血解毒及清火除烦功用，适合治疗疫邪里发的病毒性肝炎，能及时清导伏藏于肝胆、营血与在气分的疫邪从三焦而去，促使邪有出路，避免邪留于肝、疫毒内陷。郁金为姜科宿根草本植物，性寒、味辛苦，入心、肝、胆经。功能活血祛痰，又能行气解郁。茵陈蒿为菊科植物，味苦、性微寒，归肝、胆、膀胱经。白花蛇舌草为茜草科植物，味甘性淡而凉，归经肝、脾、大肠经。四味组成治疗病毒性肝炎的栀子根汤。

### （四）栀子根汤的临床应用

#### 1. 在表里分传证

病毒性肝炎表里分传证常见有两种不同表现，一是先表后里证，一是里胜于表证。

（1）先表后里证

主症：疫毒伏邪者，先有恶风寒、发热；或头疼、咽痛、咳嗽；或鼻塞、浊涕或风疹。舌偏红或尖边红，苔薄黄欠润或黄白相兼，脉弦或弦数、弦滑。表证解后舌脉如恒，而疲乏无力，胁胀胁痛，脘腹痞满，纳呆厌油腻，呕恶便溏诸里证逐渐出现。

治法：解表辛凉，重视清里。

处方：银翘散合栀子根汤化裁。金银花 10g，开连翘 10g，生桔梗 10g，牛蒡子 10g，板蓝根 10g，淡竹叶 10g，淡豆豉 6g，生芦根 15g，薄荷叶 3g，栀子根 30g，黄郁金 6g，生甘草 3g，白花蛇舌草 20g。水煎服，每日 1～2 剂，分 2～4 次温服。

（2）里胜于表证

主症：疫毒伏邪者，有恶寒、发热；或头痛、咽痛、咳嗽；或鼻塞、浊涕；或风疹诸表证；并见疲乏无力，胁胀胁痛，脘腹痞满，纳呆厌油腻，恶呕便溏诸里证。但里证是随表证改善、消失而更加明显，且由轻而重出现目黄、身黄、小便赤黄如浓茶，舌偏红或红，苔黄欠润或黄厚腻，脉弦或弦滑数。

治法：清里为主，兼顾解表。

处方：栀子根汤合银翘散化裁。栀子根 60g，黄郁金 10g，绵茵陈 30g，金银花 10g，开连翘 10g，生桔梗 10g，牛蒡子 10g，淡竹叶 10g，淡豆豉 6g，生芦根 15g，薄荷叶 3g，生甘草 3g，白花蛇舌草 30g。水煎服，每日 1~2 剂，分 2~4 次温服。

注意：须与其他黄疸相鉴别。

加减法：无论是先表后里或里胜于表的表里分传者，若表证呈鼻塞声重，鼻流清涕，多嚏，咳嗽痰白者，栀子根汤可合苍耳子散或葱豉汤化裁以疏风邪。若见皮疹，再加浮萍、蝉蜕、白蒺藜，以助清热透疹。若兼泄泻者，再加葛根、黄芩、黄连，以和胃治泻。若兼关节酸痛，伸屈不利者，再加蚕沙、地龙、威灵仙，并祛风除湿。若发热、汗出不解，口渴引饮者，减豆豉、薄荷，再加石膏、葛根、知母，以清热止渴。若高热不退、大便秘结者，减甘草，加大黄、元明粉，以荡涤积滞。

**2. 在但里不表证**

病毒性肝炎但里不表证，常见有四种不同的表现，一是气郁里证，一是湿热里证，一是热毒里证，一是湿浊里证。

（1）气郁里证

主症：疲乏无力，肢体酸胀，关节窜痛，卧床时反而加重，运动后则较减轻；胁胀窜痛，神气悒郁，善太息，脘腹痞满，饭后较甚，稍矢气则松，大便不爽；舌淡红或边红、苔薄白或薄黄，脉弦或细弦。无黄疸型多见本证。

治法：行气通滞，疏肝解郁。

处方：橘叶栀子根汤。栀子根 30g，黄郁金 10g，生橘叶 15g，佛手柑 10g，北柴胡 6g，绿枳实 5g，生白芍 15g，金石斛 10g，粉甘草 3g，白花蛇舌草 30g。水煎服，每日 1 剂，分 2 次服。

注意：区别情志、酗酒、药物等不同因素引起的肝炎。

加减法：若胁胀窜痛不已者，可加香附、延胡，以助疏肝解郁，调和气血。若脘腹痞满不解者，可加长豇豆荚、莱菔子、凤凰衣，以理气和中消痞满。若睡眠欠佳者，可加夜交藤、合欢皮，以达解郁、安心神。若头目不清者，可加绿萼梅、玫瑰花、杭菊花，以达芳香解郁，平肝息风。若气郁不解，酿生湿热或化热者，要按湿热里证施治。

（2）湿热里证

主症：沉困无力，怠惰好卧，胁腹胀闷，恶呕，纳呆，厌油腻，大便秘溏交加，目黄，身黄，其色鲜明，小便黄赤如浓茶；舌红、苔黄腻或厚腻，脉弦滑或弦数。

治法：利湿清热，行气通滞。

处方：加味栀子根汤。栀子根 30g，黄郁金 10g，绵茵陈 30g，白英 20g，地耳草 20g，生橘叶 10g，佛藿香 5g，绿枳实 5g，生白芍 10g，牡丹皮 10g，乌元参 15g，蒲公英 12g，白花蛇舌草 30g。水煎服，每日 1 剂，分 2 次服。

注意：本证亦称湿热阳黄，临证注意与慢性肝炎的瘀黄和重型肝炎的急黄相鉴别。

加减法：若眦赤、口苦者，可加龙胆草、黄芩，以平肝清火。若恶呕频繁者，可加竹茹、姜半夏，以助和胃降逆。若大便灰白者，可加金钱草、积雪草，以助清热消肿，利胆退黄。若肠鸣泄泻者，可加焦楂、木香、黄连，以清湿热兼消食。

（3）热毒里证

主症：胁痛拒按，脘腹灼热痞满，目黄、身黄，其色鲜明，易怒心烦，疲乏无力，口渴喜饮或口臭，纳呆，腹胀，大便秘结，小便短赤如浓茶，舌红，苔黄糙，脉弦滑数。

治法：清热解毒，疏肝利胆。

处方：解毒栀子根汤。地耳草30g、白英15g、败酱草10g、草河车5g、板蓝根10g、蒲公英15g、乌元参12g、黄郁金10g、栀子根30g、绵茵陈30g、玉米须30g、积雪草30g、白花蛇舌草30g。水煎服，每日1～2剂，分2～4次服。

注意：若出现轻度热毒里证者，须注意劳逸结合，先从本证处治。

加减法：若烦躁不寐者，可加竹茹、珍珠母、合欢皮以助清热、除烦、安神。若口渴不已者，可加天花粉、芦根、茅根以助清胃生津、止渴。若大便干结者，可加元明粉、大黄以泻下邪热，通涤积滞。若胁痛拒按较重者，可加川楝子、延胡以疏肝泄热，调气和血。若脘腹胀甚者，可加藿香、长豇豆荚以芳香化浊、理气宽中。若舌红火苔无苔者，可加北沙参、麦冬、生地以拯救阴津；舌红少苔无苔者，伴胁灼痛悠悠不已者，再加赤芍以和血柔肝，舒痉止痛。伴头胀眩晕者，再加石决、白芍以平肝潜阳。

（4）湿浊里证

主症：疲乏无力，肢体困重，伴头重、骨节酸痛，口淡黏腻，胁胀喜按喜揉，自觉揉之可散，纳呆呕恶，食后脘胀，嗳气或稍矢气方舒，便溏时泄泻，或轻度黄疸，疸色不鲜，面色萎黄，舌胖嫩、淡红，苔白腻或厚腻，脉滑或濡或缓。

治法：宣通三焦，分消湿浊。

处方：栀子根汤合三仁汤化裁。栀子根60g、黄郁金10g、绵茵陈15g、苦杏仁10g、薏苡仁30g、川厚朴10g、煮半夏10g、佛藿香5g、白蔻仁5g、白通草3g。水煎服，每日1剂，分2次温服。

注意：湿性黏滞，变化缓慢，仍须及时清解，以免湿浊留恋，导致病情缠绵。

加减法：若恶心呕吐者，可加紫苏5g、大腹皮10g同煎，以助和胃降逆。若脘痛者，可加砂仁5g、黄精10g同煎，芳香化湿并和中。若尿少浮肿者，可加玉米须20g、猫须草20g，以增强淡渗利湿消肿作用。若疸色暗淡，面色晦滞，神倦乏力，怕冷或四肢不温，此素体阳气不宣，脾胃虚寒，湿从寒化，证属阴黄，可加熟附子3g、干姜3g、甘草3g，以温阳散寒。

例：曾经在肝科病房总结197例应用栀子根汤为主治疗病毒性肝炎，其中男性150例、女性47例；无黄疸型26例，黄疸型171例，平均疗程31.74天，全部有效出院，临床治愈率达91.88%，好转率8.12%，高于其他方法。实践证明，以"疫邪里发，伤肝致郁"理论筛选的栀子根汤，辨证论治病毒性肝炎，确能收到良好的效果。

作者：康良石、康俊杰

# 二十五 福建民间止血药"紫珠"的初步介绍

"紫珠"原名"贼仔草",产于福建永春、南安一带。初始民间每逢创伤出血,急取其叶捣如泥,绑贴创口,可使止血。又农村中拔牙后血出不止,用棉花蘸塞之即止。近来康老遇有胃肠出血、咯血等症,调冷水服之,也见止血作用。但内服时常因叶上茸毛刺激咽喉部感觉不舒,因此对服法加以改进,如治咯血则以生鸡蛋清调服;治鼻衄、呕血、便血则蜂蜜调服。1954 年经厦门市中医师试用,又改用煎剂(阴干后的叶用水煎过滤)亦得疗效。对食道静脉曲张的破裂出血,煎剂与粉剂同时并用,同样收到效果。因此将个人使用经验介绍于后,希望共同作进一步观察。

## (一)药品介绍

经鉴定,本品属马鞭草科,茎圆,高 7 ~ 8 尺。叶对生,表面粗糙,呈椭圆形,边缘有锯齿,布生茸毛。夏初秋末于夜间开花,花序成团,色粉红略带淡紫。花谢结子形圆如珠,深紫色。秋末落叶,春来重发。

5 ~ 7 月间采叶,阴干收贮供用。

清明前后,插枝繁殖,土壤宜肥粪灰土地,忌沙地。

## (二)临床疗效

### 1. 食管静脉曲张出血

食管静脉曲张破裂出血,常甚剧烈,有的可因之致死。作者采用紫珠治疗肝硬化并发食道静脉曲张破裂出血的 7 个病例,6 例见效迅速,只有 1 例(第 2 次出血)见效迟缓,后配合其他止血剂见效。

今将初次出血及第 2 次出血各 1 例的简单情况介绍如下。

案一:患者薛某,女,52 岁,丧偶。

于 1957 年于 10 月 14 日呕血,经本市第一医院剖腹探查证实:①肝增大呈结节状,质硬,暗褐色;②由肝硬化而致食道出血。诊断:肝硬化,食道静脉曲张出血。1958 于 1 月 2 日出院,半个月后腹水形成,腹部静脉怒张,下肢浮肿,服中药 1 个月转好,腹水消失,食欲佳良停药。5 月 24 日上午 7 时再呕血,至 11 时约计有100mL,呈初期休克现象,脸色苍白,皮肤冰冷,额出冷汗,晕眩。

检查:肝脾未扪及,腹水征阳性,脉搏每分 120 次,细弱难测,呼吸每分 24 次,血压 70/40mmHg。

处方:紫珠草粉末每 4 小时 1 次,每次 1.0g;紫珠草叶 6.0g,水煎代茶。

服药后即无呕血,于是日下午 3 时 3 刻送入市某医院,入院后续用紫珠草治疗 5日。结合输血 800mL,注射葡萄糖、维生素 C,无再出血。第 18 日出院。

案二:陈某,男,50 岁,已婚。

6 年前腹水、脚肿,并有黄疸、肝脏肿大,在厦治疗 4、5 个月转好。最近 1 年来因工作繁忙，感觉疲倦无力，消瘦明显，胃纳欠佳，腹部饱胀，偶有腹泻，于1956 年 8 月 8 日入省某医院。查见肝脏左叶有肿大，约季肋下二横指，脾脏肿大达12cm，有压痛及叩击痛。实验室检查：血、尿、便常规无异常，血浆总蛋白 6.0g，白蛋白 5.0g，球蛋白 1.0g，凡登白（－），黄疸指数（－），高田试验（＋），麝香草酚浊度试验 20 单位，麝香草酚絮状试验（＋＋），脑磷脂絮状试验。

　　1957 年 1 月 21 日中午突然排出多量柏油样便，23 日大量呕血有 1000mL 左右，而发生休克，输血输液救治。连续出血不止，至 26 日精神缺乏，言动无力，舌质白，脉搏虚数，每分 130 次，血压 80/65mmHg，体温 40℃，呼吸每分 26 次，血红蛋白 4.5g，红细胞 $1.73 \times 10^{12}$/L。

　　处方：紫珠草粉末每 4 小时 1 次，每次 1.0g；紫珠草叶 6.0g，水煎代茶送下。

　　于 1 月 26 日下午 7 时开始服药，至 27 日早无见呕血，到下午 6 时计服紫珠草粉 8g、叶 8g，当日大便有黑块。治疗 10 天，结合每日输血 400mL，注射葡萄糖、维生素 C。至 2 月 6 日体温、脉搏、血压均正常，红细胞有 $4.48 \times 10^{12}$/L，血红蛋白 14g，大便潜血阴性。

### 2. 胃肠溃疡病并发出血

　　胃肠溃疡病时常并发出血，小量出血只能依靠化验检出大便潜血。大量出血者常见呕血或解黑色柏油便。有溃疡患者出现呕血和黑便症状，应用紫珠草止血效果亦颇佳。作者临床观察 10 个病例，其中 4 例为用紫珠草粉 6g，分 6 次，另用紫珠草叶 6g，水煎调服（甲组）；另 6 例用紫珠草粉 6g，分 3 次，调蜂蜜应用（乙组）。应用结果似甲组疗效速度快，治疗 4 例皆是第 1 次服药后停止呕血。乙组治疗 6 例，4 例第 1 次服药后停止呕血，2 例第 1 次药服后尚有少量，2 次以上而血止。

### 3. 拔牙后齿槽出血

　　最初在同安民间有拔牙后用小棉花球蘸紫珠草粉填塞齿槽，以达止血目的。近年来本市牙科采用，效果佳良。据不完全的统计，128 例拔牙后齿槽出血，应用棉花球蘸紫珠草填塞，其中 106 例 1 分钟内出血停止；18 例 5 分钟内止血；4 例是填塞后停止，但棉花脱落后又出血，以后重新填塞并结合内服药才停止。

### 4. 血小板减少症伴齿龈出血

　　最近内科有 3 例血小板减少症的齿龈出血，外用紫珠草见效迅速。兹举 1 例说明。

　　黄某，男，2 岁。2 年来紫癜由轻而重，夏季剧冬季轻，近来经常发作。曾检查血常规，示贫血、血小板减少。1957 年 12 月下旬，拔牙后，齿槽出血不止，反复使用肾上腺素鞣酸压填止血，止而又出。当时脸色黄，左下牙龈呈肝褐色样肉芽状肿胀，全身皮肤有紫癜。用紫珠草粉末填塞而血止，连用 3 天不复出血。

### 5. 鼻衄

　　使用紫珠草治疗鼻衄常采取内服合并外用的方法。其处方剂量如下。内服：紫珠草粉末 6g，分 3 次，饭后用蜂蜜或生鸡卵清调服，连服 3 日。外用：贼仔草粉末

0.3～0.6g，棉花球蘸粉从鼻孔填塞出血侧鼻孔。临床治例颇多，兹就记录较完整的42例做简要介绍。42例中6例伴有发热，2例有高血压史，3例在夏日远行后，8例是局部原因（1例是反复长期未愈），23例原因不明。治疗后40例见愈，2例止血后复发（均系高血压患者）。兹举1例治疗经过如下。

陈某，女，18岁，未婚。于12岁时，因拍球外伤而左侧鼻衄，经打针服药后而止。于13岁时患流行性感冒，复发鼻衄，从此每1～2个月夜睡中必作衄一次，屡治复发。于1956年5月20日以鼻衄不止就诊。脉数，脸色、口唇白，鼻衄鲜红，头晕而痛，体温正常，全身疲倦，当时月经前期。

治疗：紫珠草6g调生鸡卵清内服，紫珠草0.4g外用填塞鼻孔。

5月21日左鼻孔填塞药，清早脱落，有清涕夹少许血浆状液，感觉头晕，续用内服药。5月22日鼻涕清白，无其他症状，仍用内服药。5月23日起每日观察1次，内服药续用4剂停药而愈，未复发。

**6. 创伤出血**

民间常用紫珠草止创伤出血。使用方法：创伤出血后洗涤创口，紫珠草不拘分量，撒于创口，然后包扎而止血，亦可用新鲜紫珠草叶捣如泥涂于创口包扎。

观察200例静脉与小动脉出血（上肢手掌手指120例，手臂30例，下肢足跗足趾48例，腿部8例，臀部2例，包括刺伤、裂伤、割伤等），全部有效。

（三）结语

1. 内服紫珠草的病例中除少数对本品气味不适而中断外，其他并未发现服药后不良反应。

2. 限于条件，病例的分析不甚详细全面，但止血疗效已可肯定，药理作用尚待研究。

作者：康良石

《福建中医药》第3卷第5期

# 二十六 从小柴胡汤与芍药甘草汤谈中药复方

中医方剂运用于临床，乃是在中医基本理论的指导下，从单味药物开始，经过医疗实践，把几种药物配合起来组成一方，亦称"汤头"，一个方剂再经无数次病例的反复验证，又有两方或数方的合用与化裁，而形成另一个能缩短疗程，提高疗效，甚至可起到不同功效、主治的复方。

尝观前辈对复方的配伍和应用，并不是简单的堆砌，也非盲目地相加，仍然是按中医理、法、方、药理论，针对临床纷繁复杂的病情而制。举如小柴胡、芍药甘草汤，同是先师仲景所创，小柴胡汤主要根据《伤寒论》和解少阳立法遣方，芍药甘草汤乃以和阴治伤寒误表发厥、脚挛的方剂，而小柴胡汤（包括柴胡）与芍药甘草汤合用，其主治与功效又有所发展。

小柴胡汤临床常用于邪在少阳经，长期以来为诸医家所推崇，故有"少阳百病此方良"的说法。后来张子和先生结合自己的临床实践，与芍药甘草汤合用化裁（柴胡、人参、黄芩、姜枣、芍药、甘草、大黄、当归）名柴胡饮子，能治肌热、蒸热、积热、汗后余热、脉洪实弦数的表里俱热证，后喻嘉言先生重复验证，亦奏良效，称赞此方主治"深中肯綮"。笔者在验证中，每遇原因未明的表里俱热证，也采用此方而收到意外的疗效。近年来，中西医结合学者又进一步发展，组复方大柴胡汤（柴胡、芍药、甘草、黄芩、大黄、枳壳、川楝、延胡、木香、蒲公英），主治溃疡病急性穿孔缓解后，症见上腹及右下腹压痛，肠鸣、便燥、身热、脉数、舌苔黄的热病，是一个良效验方。

芍药甘草汤加柴胡、枳实名四逆散，又能治伤寒少阴证，阳邪入里，四逆不温，或咳或悸，或小便不通，或腹中痛或泄痢下重。嗣后《局方》在四逆散的基础上，再扩大组方成逍遥散（芍药、甘草、柴胡、当归、茯苓、白术、薄荷、生姜），用于疏肝解郁，健脾养血，调经屡试皆效。笔者在治疗现代医学确诊的慢性肝炎，右胁疼痛、疲乏、食少、腹胀、便溏等属于肝郁脾虚者，应用本方去生姜、薄荷，加丹皮、焦栀、藿香、佛手、郁金，确能提高治疗效果。近年来有关报道，通过实验研究发现逍遥散有使肝细胞变性、坏死减轻及血清转氨酶活力下降的效能，这充分说明中药复方的研究，不仅能够促进中药方剂学的发展，而且是中西医结合研究中药方剂的重要途径之一。

作者：康良石
《中西医结合杂志》1984 年第 10 期

# 二十七 名医名方

## 1. 藿枳汤

药物组成：藿香 5g（后下），茵陈 12g，车前子 10g（包），茯苓 10g，白术 10g，丹皮 8g，石斛 12g，焦栀子 6g，白芍 10g，枳实 5g，甘草 8g。

适应证：无黄疸型病毒性肝炎的胁痛。

制法：除藿香外，先将药物浸泡 30 分钟，再放火上煎煮 25 分钟，入藿香再煎 10 分钟，第二煎煎 30 分钟，将 2 次煎煮之药液混合。

用法：每日 1 剂，分 2 次温服。

验案举例：林某，男，35 岁，确诊为无黄疸型病毒性肝炎 7 个月，病势迁延不解。发病前有明显病毒性肝炎接触史。触诊：肝于右胁胁下 1.5cm，边缘薄锐，质地中等，有触痛，脾未触及。肝功能检查：麝絮（+++），锌浊 18 单位，麝浊 16 单位，谷丙转氨酶 365 单位。自觉胁痛，疲乏无力，食欲减退，口苦咽干，小便短赤，面色苍黄，舌质深红，苔白厚腻，脉细弦数。证属湿热逗留，肝郁气滞，病延经久，由气及血，肝阴受损。服藿枳汤 2 个月，症状基本消失，神色转佳，舌质淡红，苔薄白，脉细弦，肝于右胁下刚触及，脾未扪及。肝功能复查：麝絮（＋），锌浊 10 单位，麝浊 5 单位，谷丙转氨酶 67 单位。

按：无黄疸型病毒性肝炎，多因感受时邪，湿热郁蒸，脾失健运，迁延日久，由气及血，则肝阴不足。治当凉血通络，调养肝阴。方证合拍，取效较捷。如口苦咽干，小便短赤者为湿热偏重，减白术加七寸金 30g（注：七寸金有两种：①金牛草即小花远志；②地耳草即田基黄。本方当为地耳草，产于长江以南）清热利湿，消肿解毒。如腹胀纳少，大便溏薄或泄泻者，为脾胃湿困，减石斛加川厚朴 6g 行气化湿。服药期间，忌食大辛大热，保持情志舒畅。

### 2. 化瘀散坚散

药物组成：西洋参 0.7g，田三七 0.7g，鸡内金 0.7g。

适应证：慢性肝炎，肝硬化的积证及冠心病的胸痹。

制法：鸡内金先炮制，西洋参、田三七先焙干，共研为细末，分为 3 包。

用法：每日服 3 次，每次 1 包，饭后开水送下。

验案举例：韩某，男，55 岁。患慢性肝炎、早期肝硬化。肝脾肿大，肝功能损伤，胁肋刺痛，纳差腹胀，大便溏薄，齿鼻衄血，形体消瘦，精神倦怠，蟹爪纹络，肝掌，舌质晦暗夹紫斑，属肝郁脾滞，脉络瘀阻之积证，治宜化瘀软坚。以化瘀软坚之鳖肉治疗 3 个月，症状改善，肝脾渐软，肝功能明显恢复。

按：本方系民间验方，有益气活血消积之功，对治疗肝积有良效。若肝脾肿大加等量鳖肉软骨（或用鳖甲焙干代替，共研为末），胸痹心痛加等量元胡焙干共研。积证、胸痹证型颇多，本方只适用于气虚血瘀为主者。

### 3. 加减菝葜橘叶汤

药物组成：生芪 10g，菝葜 10g，橘叶 10g，郁金 10g，玄参 10g，葛根 10g，甘草 3g，栀子根 30g。

适应证：感染疫毒、伏疫未发的无症状乙型肝炎病毒携带者。

组方原理：黄芪益气扶正，且能托毒；甘草益气补中，又清热解毒，协同葛根升发胃气，并清热生津，清热解毒；菝葜散肿消毒。上药伍入行气解郁、凉血化瘀的栀子根、郁金，可引药归经，攻而不伤正，补不滞邪。现代药理研究，黄芪可双向调节细胞免疫、体液免疫，伍强心、解毒、抗过敏及抗炎症的甘草、玄参等，能增强网状内皮系统的吞噬功能，提高抗病能力；又合促进胆汁分泌、排泄与解毒的栀子根、郁金、橘叶等，更加发挥其保护肝脏、防止肝糖原减少的作用。

验案举例：蒋某，男，30 岁。体检发现 HBsAg1：128，e 抗原阳性，然肝功能正常，无任何自觉症状。追溯既往时有鼻中灼热、多涕。观其舌质偏红，舌苔薄白，两胁下未扪及癖块，脉弦。证属感染疫毒、伏邪未发而素体偏阴虚的无症状乙型肝炎病毒携带者。遂药用生黄芪 10g，菝葜 10g，橘叶 10g，郁金 10g，玄参 10g，葛根 10g，甘草 3g，栀子根 30g，并添石斛 10g 加强养阴。每周 5 剂，日 1 剂，水煎饭前服。另用黄连素片每次 0.3g，每日 3 次，饭后服，以防鼻疾复发。1 周后次诊，未见不良反应，原方不更，每周递增黄芪、菝葜至各 15g 为满量。3 个月再复诊，舌淡红，苔薄白，脉弦缓。化验：HBsAg1∶8，e 抗原转阴，e 抗体形成，肝功能无异常。

按：无症状乙型肝炎病毒携带者，目前尚缺理想的疗法。本方以中医"医必识其伏邪，握机于病象之先，方不致见病治病"理论为指导，以补中益气、升发胃气、通达肝气与托毒、解毒、散结消毒兼行，疗程 3 个月，e 抗体形成率、e 抗原或表面抗原转阴率达 60%，似可说明本方有调节人体免疫、促进抗体形成的功效。

### 4. 栀子根汤

药物组成：栀子根 60g，白花蛇舌草 30g，郁金 10g。

适应证：湿热熏蒸，肝失疏泄，胆汁外溢的急性病毒性黄疸型肝炎。

组方原理：栀子根、白花蛇舌草同用能清热利湿，凉血解毒，前者性味甘寒，善于清泄三焦之火，后者性苦寒，专于凉肝胃利膀胱，治湿热阳黄，大量单用均有效；郁金亦属苦寒，归肝胆经，具有行气解郁、利胆退黄、凉血清心、祛瘀止痛的功用。三药配伍，既可清气分之邪，又能搜营血之毒。现代药理研究，栀子根、郁金均有利胆作用，且能促进胆汁分泌与排泄；白花蛇舌草似能通过刺激网状内皮系统增生、促进抗体形成等，使网状细胞、白细胞的吞噬能力增强，达到抑毒消炎的效能。

验案举例：陈某，男，29 岁。身黄、目黄、小便短赤如浓茶已半个月，伴沉困怠惰，纳呆，呕恶，厌油腻，脘腹胀满，右胁胀闷。观其黄疸鲜明如橘子色，舌边偏红，苔黄厚腻，右胁下癖块，叩触痛，脉弦滑。化验：TTT、TFT 均阳性，GOT > 200 单位，黄疸指数 42 单位。确属湿热蕴积、肝失疏泄、胆汁外溢的急性病毒性黄疸型肝炎。遂拟栀子根 60g，白花蛇舌草 30g，郁金 10g，并加姜半夏 6g，生竹茹 12g 以和胃止呕。日 1 剂，水煎服。2 周后复诊：黄疸明显消退（黄疸指数回降至 16 单位），症状显著好转，但尚沉困乏力，右胁胀闷。舌苔间退，脉尚弦滑。减半夏、竹茹续服。1 个月后，黄疸退尽，症状消失，小便清长，舌苔薄白，右胁下癖块尚可扪及，脉弦缓。复查肝功，TTT、TFT 均转阴，GOT 正常，黄疸指数降至 8 单位，属临床治愈。随访 1 年，未见反复。

按：急性病毒性黄疸型肝炎患者邪盛而正气未衰者居多。湿热黄疸证，由于邪扰营血，透发气分，病从里发，所以应重在清邪，本方清邪重视气营双清，且因势利导，导邪从下泄利使邪有出路，达邪去正安的治疗目的。

《中国名医名方》中国医药科技出版社 1991 年 7 月

### 5. 小芩连汤

药物组成：绿子芩 10g，川黄连 3g，蒲公英 12g，绵茵陈 12g，广郁金 10g，威灵仙 10g，菜豆壳 10g，北柴胡 5g，生甘草 3g。

功用：清热利湿，理气解郁，通络止痛，利胆退黄。

适应证：胁痛（慢性胆囊炎急性发作）。

组方原理：胁痛是指患者自觉一侧或两侧胁肋疼痛或有叩触痛而言。《内经》提示：胁痛有因寒、因热、因瘀滞之分。慢性胆囊炎急性发作的胁痛，属热者居多，正如《素问·缪刺论》所叙："邪客于足少阳之络，令人胁痛不已。"即湿热蕴结肝胆，肝络失和，胆滞不通，不通则痛。叶天士《临证指南医案》认为"治胁痛宜疏泄宣瘀，通络缓急"，实颇具巧思。本方的目的为清热利湿、理气解郁并举，以奏通络止痛、利胆退黄之效。方中芩连合用，其力更胜，配茵陈、公英共清肝胆湿热、火毒；伍郁金、灵仙、菜豆壳理气解郁、凉血化瘀、通络止痛；入甘草更助清热解毒、缓急止痛；柴胡疏胆泄热、和解少阳，且引诸药以达肝胆。

加减运用：若胁痛较剧，加川楝子10g，延胡10g；伴有黄疸者，加金钱草30g，栀子根30g；脘腹痞满者，加马蹄金10g。每日1剂，水煎2遍，15剂为一疗程。禁饮酒，忌油腻、羊肉、狗肉、辣椒、胡椒、蒜、葱等大辛大热食物。并发病毒性肝炎者，当视具体证候综合辨治。

按：胆囊炎是常见急腹症，可分为单纯性和化脓性两种，多见于成年人，发病原因常和细菌感染及胆囊结石有关。在中医学中属于痛证胁痛范畴。主要病因病机：一为气机久郁，气滞血瘀，胆腑气阻络痹；二为湿热久蕴，交蒸肝胆，胆腑疏泄不利；三为胆汁久滞，热邪煎熬成石，胆道痹阻；四为湿热炽盛，气滞血瘀，胆汁滞而不通而致胁痛。

小芩连汤是为单纯性慢性胆囊炎及急性发作者而拟，立法、拟方、用药皆有独到之处，是经数十年验证的经验方，有较好的疗效。该方既注重清利肝胆之湿热从小便而去，使痛邪有所出路；又重视理气通络，调和肝胆气血，恢复疏泄条达功能，促使浊汁得清，滞气得降，以达通则不痛。

《中国中医药报·名医名方录》1992 年 6 月 26 日

# 二十八 凤凰衣、风葱组方研究初步报告

吴真人是北宋年间一位名医，在闽台医学史上有重要地位。为开展对其医学成就的研究，搜集整理其诊断、处方、用药、针灸及气功等资料，尤其是善于博采闽南民间药物组方治病的思路和方法，更具临床实用价值。现就其专用的凤凰衣、风葱组方治病研究初步报告如下。

## （一）药物考略

### 1. 凤凰衣

考诸方书，凤凰衣别名很多，药用部位和功用有所差别。《中医大辞典·中药分册》云："凤凰衣又名鸡蛋膜、鸡子白皮、凤凰退，为雉科动物家鸡的卵壳内膜。"其性味甘平，入肺经，功能养阴、润肺、开音、止咳。临床常用于内服治久咳、咽痛、失音，外吹又治口疮、口疳、乳痈、喉痈，对于小儿诸疮可烧灰用猪脂调敷。现代研究认为凤凰衣含角蛋白，其中杂有少量精蛋白纤维。

鸡子壳见志于《日华子本草》中，据现代研究：鸡子壳为家鸡的卵壳，含硫酸

钙90%以上，还含碳酸镁、磷酸钙、胶质、有机物等，用于研粉内服，具有制酸、止血，治疗便血、佝偻病、手足搐搦症之功效。

在吴真人从事医疗活动的地区（闽南一带）的中药房初步调查，闽南医药界应用的凤凰衣并非单纯的家鸡卵壳内膜（鸡蛋膜、凤凰衣、鸡子白皮），亦非去掉卵内白汁和黄质的鸡卵壳，而是已经有形的鸡卵孵出小鸡后的一种包括卵壳、卵壳内薄白皮的卵壳，性微温、味甘平，无毒副作用，既有凤凰衣、又有鸡卵壳的功能，而且有益气和胃、祛风消胀的疗效。

2. 风葱

查诸药典，葱的品种不少，不同部位具有不同的疗效。关于吴真人专用药——风葱，究竟是属大葱还是细香葱呢？据《中医大辞典》所载：葱、菜类，多年生草本，高二尺许。分有风葱、沙葱、胡葱及楼葱等种。又云：风葱，葱之一种，产台湾岛中，功用治风疾。《中医大辞典·中药分册》记载，葱之药用部分，分葱叶、葱白（即麟茎）、葱子（即葱实）与葱须（即葱根）。

（1）葱叶：《食疗本草》云："葱叶，性味辛温，功能祛风发汗，解毒消肿。"内服治风寒感冒，外洗治疮病。

近代研究：葱叶含低果聚糖、黏液质，煎剂在体外能抑制志贺痢疾杆菌，滤液在试管内能杀灭阴道滴虫。

（2）葱白：《名医别录》云："葱白，性味辛温，入肺胃至，功能发表、通阳、解毒、止血。"能治风寒外感，因寒腹痛、腹泻、痢疾，也治蛔虫性急腹痛，捣汁和麻油空腹服，又能治小便不通，炒热包熨脐下，治鼻衄则绞汁滴鼻，治痔疮则煎汤熏洗，治乳痛、痈肿先炒热捣烂外涂。

近代研究：葱白含挥发油，其主要成分为蒜素、二烯丙基硫醚，又含 S－甲基硫基半脱氨酸、S－烯丙基半脱氨酸、维生素 C、B 等多种维生素及黏液质。挥发性成分在体外对痢疾杆菌、白喉杆菌、葡萄球菌等有抑制作用，水浸剂能抑制某些常见致病性皮肤真菌。

（3）葱实：《神农本草经》云："葱实，性味辛温，主明目，中气不足。"能温肾治阳疾。

《中医大辞典·中医分册》云：葱根性平，能解肌发汗，治风寒头痛，治喉疮与胆矾共研末吹喉，治冻伤与茄根并水浸洗患处。

在吴真人从事医疗活动地区的闽南一带居家和草药店初步调查，风葱形状虽类似大葱、细香葱，然多为家种的多年生草本，其叶长只 15～25cm，而直径达 1.2～1.8cm，有别于大葱、细香葱。处方风葱，主要采用新鲜葱叶，如"风葱一枝"，即新鲜葱叶一枝；也有晒干备用。风葱白，乃应用新鲜葱白，带根风葱则用全株风葱。

（二）配伍浅析

吴真人组方治病的思路甚广，配伍灵活，凤凰退、风葱二味，就分别配成多种不同疗效方剂，并有其独到之处。

1. 凤凰退、风葱配灶心土、灯心组成温中止血、止呕、止泻的内服煎方，可应用于虚寒性的胃肠道出血、呕吐、妊娠恶阻和脾虚久泻证，也适用兼有胀满或风寒外感者，妙在温药佐以甘寒清肺热、降心火、利小便之灯心，并防虚火之发生。

方药：凤凰衣 3g，灶心土 3g，风葱 1 枝，灯心 7 条，水煎服。

2. 凤凰衣、风葱配山楂、扁豆、苏叶组成解表、导滞、宽中、消食、消胀、止痛、止呕、止泻的内服煎剂，可以应用于外感伤寒，内夹食积的胸闷、呕吐、腹胀、胀痛及腹泻，尤其对于脾胃虚弱者，兼有健脾养胃之功。

方药：山楂 2g，扁豆 2g，苏叶 2g，凤凰衣 2g，风葱 1 枝，水煎服。

3. 凤凰衣、风葱白配纹银、薄荷组成儿科镇惊、解表、祛风的内服煎剂，适于易恐、善惊小儿外感风邪，鼻塞、声重；内伤乳食，腹痛、腹胀、呕吐、泄泻诸疾。

方药：风葱白 1 枝，薄荷 1g，纹银 1 个，凤凰衣 3 个，水煎服。

4. 凤凰衣配鳖甲、公石松组成滋阴潜阳、清热凉血、软坚散结的内服煎剂。可应用于血热毒盛的口疮、咽痛、斑疹和阴虚劳损的潮热，骨蒸盗汗，对于脾胃虚弱、痰凝血瘀的肝脾肿大者，也具和胃消胀、软坚散结之作用。

方药：鳖甲 3g，公石松 3g，凤凰衣 3g，水煎服。

注：公石松，系尖叶金线莲，性味甘凉，凉血平肝，清热解毒。本品与石松科植物石松，又名伸筋草者品种不同。

5. 凤凰衣配益母草、枳壳、金樱子组成理气活血、调经止带、缩尿、消胀、止泻的内服煎剂。可应用于遗精、白浊、带下、遗尿和脾虚腹胀、久浮，并用于有瘀滞的崩漏下血。

方药：凤凰退 2g，益母草 3g，枳壳 3g，金樱 3g，水煎服。

6. 凤凰衣配蛇蜕、蜈蚣、山甲、蝉蜕组成祛风、活血、通络、解痉、止痛、止痒及消胀的外治剂。酒炒外熨周身，适用于风湿痹证全身酸痛，脊背、肢体拘挛、强直或抽搐，并治全身皮肤瘙痒、腹胀、腹痛。

方药：蛇蜕 1 条，蜈蚣 1 条，山甲 30g，蝉蜕 15g，凤凰衣 7 粒，酒炒外熨周身。

7. 带根风葱配不见水猪肺、白胡椒组成温肺、固本、祛痰、止嗽的药膳方。用开水送服可适用于肺肾虚弱，湿咳嗽。既可温肺散寒，又可扶正固本。

方药：不见水猪肺 1 个，带根风葱 1 枝，白胡椒 7 粒，入肺炖一支香久。

注：不见水猪肺：即生猪宰后开脚裂腹时摘出不用水浸泡的猪肺。一支香久：乃闽南民间的简易计时法，即开始时燃香一支，燃尽则可服用。

（三）临床研究

临床应用凤凰衣、葱白复方，对脾胃虚弱（慢性结肠疾患）引致久泻和邪滞鼻窍（慢性鼻炎）引起鼻窒、鼻衄各 30～40 例进行临床观察，获得满意的效果。

**1. 凤凰衣组方观察 40 例脾胃虚弱（慢性结肠疾患）引致的久泻**

（1）方剂组成：凤凰退 10g，鸡内金 10g，潞党参 6g，白茯苓 15g，怀山药 15g，白扁豆12g，每日或间日1剂，水煎服。凡有外感时或妇女经期暂停，候愈、净后续服。

（2）临证加减：脾虚肝郁者，加香橼10g，郁金3g；脾虚食滞者，加焦楂10g，菜豆壳10g；脾肾两虚者，加首乌10g，补骨脂3g；心脾俱虚者，加茯苓10g，龙齿10g，远志6g。

（3）饮食禁忌：忌食秫米、地瓜粉、米粉干等制品，并忌猪油、腥腻、炸煿生冷等食物。

（4）疗程疗效

①疗程：1个月以内者24例（占60%），1个月以上至3个月者13例（占32.5%），3个月以上者3例（占7.5%）。

②疗效：治疗后大便转为每日1~2次，成形软便，胃肠道主要症状大部分消失，其他症状随之明显好转者12例（占30%）；大便次数明显减少，便转稀为稠或先硬后稠或脓血消失，胃肠道主要症状大部分好转，其他症状有部分随之改善者有28例（占70%）。

（5）病例简介：患者某，女，35岁，干部。主诉：腹痛腹泻反复已7~8年，初为黏液便，后带水稀完谷不化，泄泻次数每日6~7次，伴失眠、心悸而住院。

辨证：以其多年久泻，腹胀腹痛，且完谷不化，神思困倦，软弱无力，而色少华，形体消瘦，眼胞浮肿，舌淡、脉弱，乃脾虚健运失司，未能化转生血，营血不足，心神不安，则失眠、心悸，治从心脾俱虚。

治疗月余，大便转为每日1次，腹胀腹痛消失，纳食、消化佳良、睡眠转好，心悸改善而出院，随访3年，病情稳定。

**2. 葱白组方观察30例风伤肺窍（慢性鼻炎）引起的鼻窒、鼻鼽**

（1）方剂组成：葱白5枝，苍耳子10g，辛夷花6g，薄荷3g，白芷3g，甘菊花10g，每日1剂，水煎服。

（2）临症加减：兼夹风热者，加鱼腥草30g，公英10g；兼夹风寒者，加淡豆豉5g，紫苏5g；肺气虚弱者，加生黄芪10g，防风3g；脾气虚弱者，加茯苓10g，蝉衣3g。

（3）疗程疗效

①疗程：3天以内者15例（占50%），3~7天者13例（占43.34%），7天以上者2例（占6.6%）。

②疗效：治疗后鼻窍通气正常，鼻窍主要症状大部分消失，随伴症状随之明显好转20例（占66.66%）；鼻窍通气基本正常，鼻窍主要症状大部分好转，伴随症状随之改善者10例（占33.33%）。

（4）病例简介：患者周某，男，30岁，工人。主诉：反复鼻窍壅塞1年就诊。病从伤风感冒开始，反复发作，每先鼻痒喷嚏，鼻塞流涕，时轻时重，渐而遇冷或过于劳累之后则发，发则嗅觉失聪，咳嗽、纳减，且伴头胀、耳鸣、重听。

辨证：观其体倦、乏力、鼻塞声重、清涕兼黄，舌淡红、苔薄黄、脉缓。治从肺脾气虚、邪滞鼻窍。

先用主方，3 剂后则通气正常，症状随之改善，后再加黄芪、防风、茯苓、蝉衣扶正，每周 1~2 剂，继续随访 3 个月病情稳定。

### (四) 小结

从应用凤凰衣、风葱组方治病的初步调查研究来看，其药具有闽台地方特色，组方治病确有独到之处，临床观察其药法实能解决一些当前比较棘手之病。

1. 闽南医药界应用的凤凰衣为鸡孵出卵壳，与未经解化的凤凰衣、鸡蛋膜、鸡子白皮、鸡卵壳有异，而药用部位也有殊。风葱是产于台湾的一种葱，与大葱、细香葱同科属而品种不同。此外，配伍方中之公石松，系一种尖叶金线莲，并非石松科植物石松，同名而不同药。

2. 所选用凤凰衣，不仅取其既能滋肺胃之阴，又能益脾胃之气，具有益气养阴的双重作用。如配风葱、灶心土诸温药，则可温中止血；配鳖甲、公石松等凉药则能滋阴潜阳、清热凉血；而且合金樱子、益母草等收敛活血诸药内服则具化痰、止遗、止带、缩尿、止泻之效；伍蛇蜕、蝉蜕、蜈蚣、山甲祛风通络诸药，酒炒外烫可能除湿痹、风疹，并能止痒、止痛、消胀满。

3. 关于脾虚之泻，邪滞经久的鼻窒、鼻衄，都是比较棘手、迁延反复的慢性疾患，我们采用凤凰衣、葱白分别组方，收集住院、门诊病例进行观察，治后按新标准判断，治疗久泻的显效率 30%，好转率 70%；治疗鼻窒、鼻衄显效者为 66.66%，好转者为 33.33%，值得推广应用。

作者：康良石、康素琼

第九章

# 康氏疫郁理论的相关研究

## 一 病毒性肝炎中医认识的南北异同

病毒性肝炎是临床常见的、多发的传染病。对具有传染性的疾病，中医大都隶属于温病学范畴，但从病毒性肝炎的临床表现来看，又涉及中医学中的黄疸、胁痛、郁证、肝胆湿热、积聚、臌胀、痰饮、血证等多种病证。现代中医由于不同地区的气候条件、地理环境、饮食习惯及心理性格特征等影响因素的不同，南北地区中医对病毒性肝炎在病因病机、辨证论治等方面的认识存在着一定差别之处。国内中医研治肝病素有"北关南康"之说，意指北方以关幼波为首，南方则首推康良石。本文以 1986 年北京中医医院高益民等编撰的《关幼波临床经验选》和 1994 年康俊杰兄妹整理的《肝脏七病诊断与治疗——康良石医案选》为蓝本，试比较中医认识病毒性肝炎的南北异同。

### 1. 病因病机认识

(1) 病毒性肝炎因其感染性和传染性，属中医疫病范畴。《素问·制法论》云："五疫之至，皆相染易，无问大小，病状相似。"明·吴又可著《温疫论》记载"温疫四时皆有"，"无问男女老幼，触皆能发"。其病因乃湿热为患，《素问·六元正纪大论》："湿热相搏……身必发黄。"《金匮要略·黄疸病脉证并治》："黄家所得，从湿得之。"而湿性黏滞，与热相结更为缠绵难除。中医认为病毒性肝炎的发生是由于饮食不节不洁、劳倦过度、情志不遂、郁闷过度、饮酒过量为内因，外受湿热疫毒，内外合邪而致，并作用于病毒性肝炎从急性到慢性的全过程，这可说是中医界的共识。

(2) 北方地处高原地带，海拔高，气候寒冷，1 年中有 2/3 的时间气温在 15℃

以下，降雨量少，地下水位低，地表及空气干燥，其人多食辛辣盐腌刺激之品，多饮酒以御寒，且性格彪悍刚烈，体质偏于肝木过旺，火热内蕴，并为寒邪所抑，一旦感受湿热疫毒之邪，则二热相合，热多重于湿。关幼波老先生遵从《伤寒论》"瘀热在里，身必发黄"，认为急性黄疸型肝炎乃湿热相搏，瘀阻血脉而发黄疸；湿热蕴毒，弛张弥漫则黄疸益甚，发为急黄；湿热凝痰，痰阻血脉则黄疸难退，其病机认识以"瘀热"为特色，并用三焦辨证确定病位。对于慢性肝炎，关老认为属于正虚邪恋，由于脾为湿困，湿热难以化散，造成湿热未清，余邪残留，而在初级阶段，正虚表现为脏腑功能失调，后期则出现脏腑气血实质性亏损；更由于个体的差异性、病情轻重及阶段性的不同，临床病象错综复杂，不主张将慢性肝炎简单地归纳为几个固定类型，影响中医辨证论治特点的充分发挥。

南方绝大部分地区属亚热带气候，濒临南海，1年中有7个月气温处于32℃～39.9℃，空气潮湿，地下水位较高，使地表层含有大量水分，相对湿度为70%～90%，易形成湿热之气，南方人多贪凉饮冷，以鱼鲜为餐，好食甘脂内脏及鸡犬龟蛇，且性格多思善虑，脾胃易受损伤，为脾胃蕴酿湿热提供条件，是肝炎高发地区。康良石老先生在继承吴又可《温疫论》的基础上，通过对病毒性肝炎的发病季节、人群传播、传染途径、发病类型、病情及传变方式等方面反复观察，认识到病毒性肝炎从感染到发病具有明显的温疫病变规律，又认识到人体感染病毒性肝炎后会出现脏腑气血失调、升调传化失常，具有郁证的病机表现，遂概括《内经》"木郁者肝病也"、《景岳全书》"因病而郁"、《丹溪心法》"六郁"的演变规律，从而创立"疫郁"学说，阐述肝脏七病从感染到发病，从急性向慢性转化及肝炎后的一些常见疾患发展，符合温疫发病规律和郁证病机演变。

**2. 辨证论治的异同**

（1）由于中医对病毒性肝炎病因湿热疫毒的认识一致性，所以其治疗以清热利湿解毒，调理气血，随证施治为通则。

（2）关老认为急性病毒性肝炎的辨治，首先要分清病在气分血分。如果病邪瘀阻偏在气分，湿热较轻，困于中州，阻于肝胆，且肝脾肾三脏功能失和，或气血亏虚，则表现为急性无黄疸型肝炎，以内因为主要依据，要正确处理扶正与祛邪的辨证关系，所以治疗时，治理中州、清利肝胆湿热法则贯穿整个过程。若湿热瘀阻血脉，或湿热凝痰，阻滞血脉，甚则湿热蕴毒，弛张弥漫则表现为急性黄疸型肝炎，采用三焦辨病位，概括为热盛于湿偏于中上二焦、湿盛于热偏于中上二焦、湿热偏于中下二焦、湿热并重弥漫三焦4种证型，所以清利湿热退黄为总治则，并从其临床施治经验总结出治血、解毒、化痰等独特的个人体会，即"治黄必治血，血行黄易却；治黄需解毒，毒解黄易除；治黄要化痰，痰化黄易散"。活血法常用凉血活血、养血活血等方法，凉血活血常用生地、丹皮、赤芍、白茅根、小蓟、藕节等药物，养血活血则常用丹参、白芍、当归、坤草、泽兰、红花、郁金、香附等药物，尤善用泽兰，因为泽兰有"通肝脾之血"的特点，横行肝脾之间，活血而不伤血，补血不滞血，同时又能利水，因此可用于各阶段、各类型的黄疸。解毒法多用化湿解毒、凉血解毒、通下解毒、利湿解毒、酸敛解毒等方法，化湿解毒用薄荷、野菊花、藿香、佩兰、黄芩、黄连等药物；凉血解毒常用银花、蒲公英、草河车、板蓝根、土茯苓、白茅根、青黛、紫参等药物；通下解毒法则常用大黄、黄柏、败酱草、白头翁、秦皮等药物；利湿解毒法多用金钱草、车前子（草）、木通、萹蓄、瞿麦、六一散等药物；酸敛解毒用于黄疸后期，常用五倍子、乌梅、五味子等药物。化痰法常用杏红、橘红、莱菔子、瓜蒌、山栀、草决明、郁金。关老必用且善用茵陈蒿退黄，清热利湿，其认为茵陈蒿退黄的主要成分是含在挥发油之内，若先煎就会损耗其有效成分，所以必须后下，一般在群药煎煮 10 分钟左右为宜。黄疸轻者可用30g，重者可用 60～120g，若超过 60g 则应另包单煎。

关老虽不主张把慢性肝炎简单地归纳为几个固定的类型，但从病理实质分析总结出 8 种证候辨证分类，即湿热未清、肝胃不和、肝郁脾虚、肝郁血滞、脾虚湿困、脾肾两虚、肝肾阴虚、气血两亏等，从而确定以脏腑、气血论治为原则，以扶正治其本，祛除余邪治其标，针对 8 种辨证分类，制定清热利湿、平肝和胃、疏肝健脾、理气活血、健脾利湿、温补脾肾、滋补肝肾、补气养血 8 种治疗法则。关老认为慢性肝炎以正虚为本，湿热疫毒余邪留恋不去，病变从实转虚，且涉及肝脾肾三脏，治疗重在调理肝脾肾，尤重调理中州脾胃，佐以祛邪，使湿热余邪非但无藏身之处，而且又无由以生，从而达到恢复正气、彻除余邪、彻底治愈的目的。

康良石老先生宗承温疫发病规律和郁证病机演变，对急性肝炎的辨证首分表里及表里分传，认为急性肝炎的特点是疫毒伏邪，病从里发，常见但里不表，部分表里分传，极少数内陷者转为急黄重型肝炎。其表里分传者，虽并见表证，但舌苔脉象与一般表证有殊，且表证为时短暂，很快消失而传见里证。无黄疸型多见气郁里证，黄疸型多见湿热里证。气郁、湿热相因演变，病从热化可转变为热毒里证，病从湿化则传变为湿浊里证。有表证者须分清先表后里，抑或里胜于表，分别确定解表为先、兼以清里和清里为主、兼顾解表的治则，用自拟栀子根汤与银翘散合用化裁，依表里轻重以用之。里证则须辨明气郁里证、湿热里证、热毒里证、湿浊里证诸型，气郁里证治以行气通滞为主，利湿清热为辅，用橘叶栀子根汤；湿热里证则以利湿清热为主，辅以行气通滞，方拟加味栀子根汤；热毒里证重在清热解毒、疏肝利胆，方用解毒栀子根汤；湿浊里证则治以宜通三焦，分消湿浊，用加味三仁汤化裁。康老所在厦门市乃肝炎高发区，从 50 年代开始即采用当地中草药治疗，所用药物重视就地取材，治疗各类急性肝炎好用、善用栀子根，配合茵陈，酌用白花蛇舌草。

康老认为慢性肝炎常由气郁伏邪或湿热里证，郁滞化火，木火自燔，耗损肝气肝血，结痰致瘀，进一步发展为热毒瘀滞，更多地造成一些脏腑功能失调反复，出现虚实夹杂，虚滞相兼，涉及全身五脏及冲任脉，如肝火销铄脾胃津血或影响脾胃升降，可中伤脾胃演变为肝脾气虚或阴虚；肝火耗损肺气、心阴，可演变为痰热互结，心肺瘀阻；肝火下劫肾阴，损伤肾及冲任阴精，可演变为肝肾阴虚或阴阳两虚、任阴亏损或冲任损伤。

康老认为慢性肝炎以实证多见，如气滞、痰结、化火，且多有变证兼证，其中以肝郁化火占居首位，临床最为常见，并有湿热化火和气滞化火之分，日久逐渐由实致虚，虚实夹杂实证分肝郁脾滞、肝郁化火、肝火瘀滞三类。肝郁脾滞治宜疏肝理气，调和脾胃，方用藿枳汤，如有胃气虚弱兼证，则兼顾或先处以养胃疏肝，方用加味戊己汤；若兼见肝脾失调，则兼顾或先处以疏肝健脾，方用加味痛泻要方；兼见痰气互结，则加用或先用开郁化痰，方选加味半夏厚朴汤；如兼见心肺瘀阻，则选加味瓜蒌薤白汤宣肺活血；肝郁化火则须分清湿热化火抑或气滞化火，湿热化火治宜清热燥湿，泻火解毒，方用大芩连汤；气郁化火则用金橘汤以解郁清火，养阴生津。肝火瘀滞治以清肝泻火，利湿清热，予五彩汤治疗。大概先治兼证，后治本证，或兼顾治之。

康老论治慢性肝炎虚证重视肝脾肾，以及女性冲任受损情况，其辨治分以下类型：肝脾气虚，治以疏肝健脾，行气活血，用加减柴胡疏肝散；脾肾阳虚则用真武汤以温阳益气，补肾健脾；肝肾阴虚则治宜滋养肝肾，清火化瘀，选用加味左归饮；如阴阳俱虚，则用加减右归饮温阳育阴；兼见虚风内动则应滋潜息风，用阿胶鸡子黄汤加减；在女子如任阴受损，则用解郁清热，凉血益任，方用胶艾汤加减；若冲任俱损，即用加减四物汤固冲益任。

### 3. 结语

关幼波老先生和康良石老先生由于所处地域不同，使他们对病毒性肝炎的病因病机、辨证论治、选方用药存在明显的差异，形成了各有特色的理论体系，对现代中医认识病毒性肝炎产生了深远的影响。

作者：辛俊平

《中国热带医学》2002 年第 2 卷第 2 期

# 二 康良石诊治活动性肝硬化腹水经验

活动性肝硬化，常伴腹水，并发喘满、癃闭及神昏诸逆变证，病情危重。康良石认为应辨裹水特点，审脉证表现，区别气滞湿阻、瘀浊并阻及热浊停聚等不同病机消导裹水，并防逆变。

### 1. 气滞湿阻证治

证由肝脾气虚，气道壅塞，升降出入失常，气机郁滞，水湿内阻，清浊相混，裹水腹中及皮肤引起。腹水形成的特点多为日积月累，其来有渐，每成于经月之后，腹胀大而按之不坚，常伴腰以下"皮水"。其主要表现为疲乏无力，胁腹胀完谷不化，小便短少；面色苍暗，舌体胖嫩或齿印，晦暗或紫或夹瘀斑，苔白腻或厚腻，赤丝血缕或肝掌，脉弦细或弦紧等气结、血凝诸症，但以气结证候较为明显。其治法以益气健脾，化湿导水为主，采用加减导水茯苓汤（苓、术、芪、桑白、木瓜、香砂、腹皮、槟榔、麦冬、紫苏、陈皮、灯心）；对于肾气不化并发癃闭者，加山桔仔根30～60g同煎；对于脾肺气结不行并发喘满者，加葶苈子15～30g同煎。

病例：陈某，男，51岁。肝炎病史多年，1个月来，先觉午后脘腹饱胀，下肢困重，小便日少，CT提示肝硬化腹水，按气滞湿阻证治疗。观察2个月，腹水消失，神色好转，脉证明显改善，肝功能明显好转，续扶正培本调养。

### 2. 瘀浊并阻证治

证由肝肾阴虚，瘀浊痹阻脉络，隧道壅塞不通，致瘀血、湿浊蓄积，裹水腹中，腹水形成特点为日积月累，其来有渐，每成于经月之后；有因暴吐便血，而后成之于数日之间。腹胀大按之坚满，腹壁静脉怒张，其主要表现为胁肋刺痛有定处，脘腹胀痛，头晕眼花或视力模糊，腰酸膝软或性欲减退，口苦咽干，易怒心烦或少寐不寐，小便短少，大便褐色；形态消瘦，面色暗黑，唇色紫褐，舌晦红或紫红少苔，或薄黄夹瘀斑，赤丝血缕，肝掌或肌肤甲错，爪甲不荣，脉弦或细弦等瘀血凝滞诸症。其防治方法为理气活血，化瘀行水为先，采用自拟臌胀方合田琥散（半边莲、玉米须、地胆草、茯苓皮、栀子根、猫须草、荠菜、灵芝草、郁金、佛手、化橘红、腹皮、田七粉、琥珀粉）；暴吐便血止后而腹水者，加紫珠草20～30g同煎；腹水消退，而后逐步增入益气生津、滋养肝肾之药，以标本兼顾。

病例：陈某，男，77岁。肝病史已多年，于2个月前易怒心烦，胸胁痞闷，腰疲膝软，纳减腹胀，小便短少，时癃时数，大便不爽，腹渐胀大，坚满，腹壁静脉怒张。化验肝功能重度损害，胆固醇偏低，肾功能不全，血糖偏高；且瘀浊并阻脉证悉具，按瘀浊并阻证论治。治疗1个月，腹水明显消退，诸症好转。观察2个月，腹水消失（CT提示腹水阴性），神色好转，脉证改善，但左胁积块未消，肝肾功能复查明显恢复。续扶正固本，随访4年病稳定。

### 3. 热浊停聚证治

证由肝脾肾虚，气滞化热，热搏成瘀，运化失职，湿浊稽留，热浊停聚，隧道壅塞不通，热毒、湿浊蕴积，裹水腹中。腹水形成特点为其至多暴，每成于数日之间，腹胀大而按之坚满，腹壁静脉显露或怒张。其主要表现为胁腹撑急，疲惫无力，烦热口苦，或目黄、身黄、小便赤涩，大便秘结或便溏不爽；面色晦暗，舌紫红或晦红夹瘀斑，舌体胖嫩有齿印，苔黄浊、灰黑或黄糙。赤丝血缕，肝掌或肌肤甲错，脉弦滑或弦数等气结、血凝、热浊诸症，其治法以清热化瘀，淡渗利水为先。采用自拟加减疸胀汤（绵茵、玉米须、茯苓皮、腹皮、青陈皮、通草、猪苓、泽泻、车前、蒟子、佛手、川朴、田七粉）；对于黄疸日深，表情痛苦，神志或行为有轻度异常，或喜卧嗜睡，目光晦暗者，加安宫牛黄丸。

病例：吴某，男，45岁。腹渐胀大，黄疸日深就诊。患肝炎、溃疡病已多年，近日腹胀坚满撑急，化验肝功能中度损害，具热浊停聚之脉证，按热浊停聚证论治。治疗1个月腹水回消，黄疸亦退，症状明显好转，肝功能有所改善，唯左胁积块未消，时泛酸，脉弦，时结，续扶正固本调养，随访 4 年病情稳定。

作者：康素琼、康俊杰
《实用中医药杂志》1995 年第 11 卷第 3 期

# 三 康良石教授论治重型肝炎

## （一）从郁证认识重型肝炎病机

重型肝炎（肝衰竭）与急、慢性病毒性肝炎有密切关系，60 年代以来，康老依郁证理论探讨本病的病机及中医中药的防治方法，取得一定的成效，兹整理郁证与重型肝炎病机的关系如下。

郁证出自《素问·六元正经大论》，主要阐述五运六气对人体脏腑的影响。朱丹溪提出"郁证有六"，源于《内经》，认为郁由湿、热、气、血、痰、食六种邪气所致。赵献可则理解"五郁"其病主要在肝，进一步发展涉及脾、肾、心、肺而"五行相因"；认为"六郁"也是复杂变动相因的，其发病机理，正如《六科准绳》所云："郁者滞而不通。"指出病则气滞、脏腑气血违和。重则气液不能宣通，体内物质的生成变化失却平衡。若邪盛正衰，或久郁正不胜邪，终至气机结聚不得发越，当升者不得升，当降者不得降，当变化不得变化，升降出入、传化失常而病情凶险。通过多年临床观察，郁证发生、发展的机理与重型肝炎、急慢性肝衰竭密切相关。

1. 重型肝炎急性肝衰竭多由湿热相因，热由肝脾、邪盛正衰，邪热化火，热极生毒而发生。

尝观急性病毒性肝炎，发病时多有沉困无力、怠惰好卧、不嗜食或目黄、身黄、小便黄赤，舌苔腻，脉弦或缓或滑等症；兼有胁胀痛，胁下积块，口苦咽干，胸满太息或呕恶纳呆、厌油腻、便溏等症者也占多数。依郁证理论分析，本病无论有无黄疸，其发病机制均是湿热相因，困郁于肝，肝病涉脾而发病。

又从临床观察，由于体质、气候与病邪之关系，还存在湿化、热化两种传变，如邪从湿化，湿滞气机、肝脾失调，运化失职互为因果，传变为脾胃痰湿证；若邪从热化，郁滞化火，气机失畅，肝气郁结互为因果，可传变为肝胆郁热证。此证则见目黄、身黄、小便黄赤的阳黄，或胁痛拒按或胁腹灼热，或身热渴饮，或易怒心烦，或不寐口苦，大便干结等表现。

肝胆郁热者，若邪盛正衰，邪热化火，热极生毒，迅猛燔肝、损脾、伤心肾，致病情急剧发展，毒漫三焦，则急黄迅速加深，很快痰阻脉络、聚水出现脘腹撑急或胀或痛，小便短赤、甚至癃闭的腹胀；或毒陷心包、蒙蔽清窍，由神志异常进一步谵妄躁动或嗜睡，甚至不省人事；汗出如油或大汗四肢厥冷，脉细伏欲绝而厥脱。

2. 重型肝炎慢性肝衰竭多由肝郁经久，涉及全身，正气虚损，邪气留连，终至正不胜邪，痰瘀生毒而发生。

从临床观察，慢性肝炎的见证特点：首先是湿热相因的肝脾湿热证患者相对减少约三分之二；过半肝脾湿热者从肝胆郁热，脾胃痰湿证分化，有一部分病例演变为胁痛如针刺，衄血或经量过多夹瘀块，蜘蛛痣、血丝缕或红手掌，指甲色暗，唇舌夹瘀斑的肝经血瘀证。再者相当一部分并有不同程度的虚证。如有并食少腹胀、便溏的脾气虚；视力模糊、眩晕、虚怯不眠的肝气虚；惊悸、怔忡、舌淡红的心血虚；耳鸣、头昏、健忘、腰酸膝软、遗精、舌光红的肾阴虚。

依郁证理论，久郁肝气日虚，脾胃困顿，不能化精生血，肝失血濡而肝脾俱虚；子病累母，肾水损耗，水不涵木而肝肾俱虚。是以脾虚不能运化水湿则聚湿生痰，痰结及血而气滞血瘀，则造成正虚邪实的局面。正气虚损，邪气留连，病情逐渐恶化，肝体越来越虚，病理损伤越来越重，终至正不胜邪，痰瘀生毒，迅猛燔肝、损脾、伤心肾，病情急剧发展，毒漫三焦，则急黄迅速加深，很快出现神昏、臌胀、厥脱诸凶险逆证。

### （二）按郁证机理防治重型肝炎

关于中医中药的防治，亦运用郁证机理为指导，根据急、慢性肝炎发生重型肝炎的病机及发病后急骤的传变规律，而采取"未病先防"或"既病防变"的措施。

#### 1. 急性肝炎"阳黄"重视清里驱邪

急性肝衰竭因热毒猖獗、邪盛正气难支而发生，主要矛盾在于邪盛，务必在未发生之前重视驱邪。依郁证机理，常见本病由急性病毒性肝炎、肝胆郁热的阳黄传变而来。而急性肝炎阳黄，常是伏邪里发，多见但里不表与表里分传二证，前者除呈黄疸外，伴有沉困无力，急惰好卧，纳呆恶呕或厌油腻，小便黄赤如浓茶，舌偏红、苔黄腻或白厚腻，脉弦滑或弦滑数等湿热里证；后者既有湿热里证，又有恶风寒、发热、头痛、身痛、鼻塞、咽痛、风疹等表证。对此，康老主张重视用栀子根、白花蛇舌草、郁金、白英、地耳草、蚤休、玉米须等清里驱导肝胆、营血之邪速从小便而去。表证不解，则清里兼解表，如并银翘散、桑菊饮、苍耳子散、葱豉汤之类，微汗以驱在表之邪。总之使邪有出路，以防止传变为肝胆郁热，邪热化火、热极生毒发生重型肝炎。

#### 2. 慢性肝炎"瘀黄"重视扶正祛邪

慢性肝衰竭由正虚邪实，正不胜邪而发生，主要矛盾在于正虚，须在未发生之前重视扶正祛邪。

康老在慢性肝炎临证中，一向非常注意患者正气受损而出现虚证，分别脏腑之间病变的相互关系，采取不同的扶正祛邪措施。认为慢性肝炎的瘀黄与阳黄有所不同，其黄不深，疸色晦滞，类似阴黄，常是正气日益虚损，痰瘀积滞未得化解，则投重剂黄芪、西洋参、丹参、龟板、鳖甲、田七、郁金、茜草、败酱草、丹皮、柴胡、栀子根、佛手、白英、茵陈等益气健脾、滋养肝肾、消痰化疾、利胆退黄扶正祛邪药物，阻断正虚邪实的恶性循环，延缓、控制病情恶化，避免重型肝炎的发生。

#### 3. 重型肝炎"急黄"加深，及早凉血救阴、泻火解毒

当重型肝炎毒漫三焦，黄疸迅速加深，并见极度疲惫困重，烦躁不宁或高热口

渴，呕恶频繁，不思饮食，胁灼胁痛，大便干结，舌质红绛，苔黄燥，脉弦大或弦滑数时，须及早速投重剂芩、连、栀子根、白花蛇舌草、郁金、龙胆草、蚤休、败酱、公英、板蓝根、水牛角、元参、白芍、安宫或万氏清心牛黄丸等凉血救阴、泻火解毒药品，延缓病情发展，防止神昏、臌胀、厥脱诸凶险逆证的很快出现。

**4. 重型肝炎"急黄"，有轻度神志异常时，须及早开窍醒神**

重型肝炎，当邪势愈盛，毒陷愈深，陷入心包可致神昏逆证，患者往往先存在由轻到重的神志异常先兆，如出现痛苦表情，时有谵妄、躁动等性格改变；或无意识小动作等行为的反常，或目光晦暗、嗜睡等，须及早、连续、重用安宫牛黄丸，配水牛角、带心麦冬、元参、竹叶卷心、莲子心、连翘心、菖蒲、郁金、栀子根、绵茵陈等开窍醒神之剂，是防治神昏凶险逆证的关键。

**5. 重型肝炎"急黄"者，当稍觉有腹胀、尿少时，须及早并化瘀逐水**

重型肝炎，由于热毒、瘀毒迅猛，损脾、伤肾，肝血瘀阻，脾气阻滞，开阖失常，毒瘀壅裹络道，隧道闭塞不通，导致臌胀形成，患者往往先有腹胀、尿少前兆，须及早采用地胆草、郁金、琥珀、三七粉、半边莲、玉米须、薏苡仁、葶苈子、桑白、大腹皮、茯苓皮、猪苓、泽泻等化瘀逐水药物。此乃防治重型肝炎凶险逆证臌胀的要领。

### （三）小结

本文整理康良石教授依郁证理论探讨重型肝炎的病机及防治方法，认识本病急性肝衰竭多由湿热相因，热郁肝脾，邪盛正衰，邪热化火，热极生毒而发生；慢性肝衰竭多是肝郁经久，涉及全身，正气虚损，邪气留连，终至正不胜邪、痰瘀生毒之所致，热毒、瘀毒弥漫三焦，毒陷心包、瘀阻脉络则急黄迅速加深，很快出现神昏、臌胀甚至厥脱等凶险逆证。根据重型肝炎的病机，采取"两重视""三及早"措施，对急性肝炎阳黄重视清里驱邪，使邪热有所出路；慢性肝炎瘀黄重视扶正祛邪，阻断正虚邪实的恶性循环，防止向重型肝炎演变。当急黄迅速加深，须及早应用凉血救阴，清火解毒；在患者神志轻度异常时，须及早合并、连续、重用开窍醒神；稍觉有腹胀、尿少时，及早并用化瘀逐水，以延缓病势的急剧发展，防止神昏、臌胀等逆证的很快发生。通过临床实践，确能收到满意疗效，值得推广应用。

作者：康良石、康素琼<br>福建省中医药研究促进会第四次学术交流论文

# 四 康良石防治急黄经验

急黄由热毒内陷所致，病情危急。导师康良石主张采取"四早"措施防治，现介绍如下。

### 1. 阳黄宜早清里驱邪

温疫传变，阳黄常为伏邪里发，多见但里不表与表里分传二证。前者除黄疸外，

伴有沉困无力，急惰好卧，纳呆呕恶或厌油腻，小便黄赤如浓茶，舌偏红，苔黄腻或白厚腻，脉弦滑或弦滑数等；后者既有前述表现，又有恶风寒发热，头痛身痛，鼻塞咽痛，出现风疹等表证证候。对此，导师主张及早清里，可选栀子根、白花蛇舌草、郁金、白英、地耳草、蚤休、玉米须等，导肝胆、营血疫邪速从小便而去；表证不解，则须清里兼解表，解表方可选银翘散、桑菊饮、苍耳子散、葱豉汤之类，微汗以驱在表之疫邪。总之使邪有出路，减轻疫毒伤害和内陷，从而防止急黄之发生，亦可避免迁延反复转为慢性。

我们曾按全国肝炎会议修订的诊断治疗标准，筛选急性黄疸型肝炎（阳黄）表面抗原阳性者59例和阴性者41例，经用清里驱邪治疗，观察指标包括主要症状、体征、肝功能（总胆红素、麝浊、谷丙转氨酶）等，平均疗程39.7天，结果全部有效，其中临床治愈者90例，好转者10例，未见内陷急黄逆证的发生。

### 2. 急黄初成宜早用凉血救阴、泻火解毒

重症肝炎，早期类似阳黄，因染疫较重，湿热蕴积上不得越，下不得泄，热极生毒，热毒内陷，火势弥漫，则黄疸迅速加深，症见疲惫困重，烦躁不安，高热口渴，呕恶，不思饮食，肋胁灼痛，小便短赤，大便干结，舌质红绛，苔黄燥，脉弦大或弦滑数而成急黄，多在一旬或3周内，病势急剧发展。导师主张早投重剂黄芩、黄连、栀子根、白花蛇舌草、郁金、龙胆草、蚤休、败酱草、公英、板蓝根、水牛角、元参、白芍、万氏清心牛黄丸等凉血救阴、泻火解毒药品，以延缓病势发展，防止腹水、昏迷等逆证发生。

病例：郭某，男，28岁。发热、黄疸3天就诊，肝炎主要症状明显，血清总胆红素64μmol/L，谷丙转氨酶200IU/L，白/球蛋白比值1∶1，总胆固醇3.08mmol/L，肝脾未扪及，诊为急性黄疸型肝炎。中医辨证为热毒炽盛阳黄。急投上述重剂（每日2剂）凉血救阴、泻火解毒，治疗5天，再查血清总胆红素为168μmol/L，白/球蛋白倒置，谷丙转氨酶130IU/L，肝浊音界缩小，诊为重症肝炎。原法续用，并辅以输液支持疗法以保阴津。治疗2周，病情有所改善，改为每日1剂，再观察1个月，脉症日益好转，未见逆证发生，中药减龙胆草、水牛角、元参、败酱、板蓝根，加石斛、地耳草、黄精、砂仁、长豇豆荚。治疗3个月，症状大部分消失，黄疸明显消退，血清总胆红素24μmol/L，谷丙转氨酶正常，肝功轻度损害，白/球蛋白比值1.3∶3，总胆固醇4.37mmol/L，续用甘平之剂扶养肝脾调理。随访1年，病情稳定，已参加日常工作。

### 3. 急黄神志轻度异常，宜及早开窍醒神、泻火解毒

急黄火势愈盛，毒陷愈深，陷入心包，可致神昏危证。往往先存由轻至重的神志异常先兆，如出现痛苦表情，时有谵妄、躁动等改变，或无意识小动作等反常行为，或目光晦暗、嗜睡等等。此时当及早、连续重用安宫牛黄丸，配水牛角、带心麦冬、元参、竹叶卷心、莲子心、连翘心、菖蒲、郁金、栀子根、绵茵陈等开窍醒神、泻火解毒之剂，为防治神昏急症的关键。

病例：蔡某，男，28 岁。主诉先发热继身黄 1 周，黄疸迅速加深，肝界缩小，伴有嗜睡，目光晦暗，表情淡漠，大便干结，血清总胆红素 176μmol/L，谷丙转氨酶 200IU/L，白/球蛋白比值倒置，总胆固醇 2.31mmol/L，肝功能重度损害，诊为重症肝炎。即予上述开窍醒神、泻火解毒中药，每日 2 剂，加用大黄粉 30g，调开水保留灌肠，并辅用输液支持疗法以保阴津。治疗 3 天，体温下降，病情未再恶化，但出现鼻衄，每日 2 次，予鼻按压止血，汤剂加茅根、生地，药后衄止，嗜睡改善，目光较为有神，诸症日益减轻，黄疸日退，续守原法，治疗 47 天，症状消失，舌淡红苔薄白，脉弦缓，血清总胆红素 22μmol/L，白/球蛋白比值 1.2：1，总胆固醇 3.54 mmol/L 肝功能基本正常，改用甘平之剂扶养肝脾。

### 4. 急黄臌胀、尿少，宜及早化瘀逐水、泻火解毒

急黄由于邪火热毒迅猛燔肝损脾伤肾，肝血瘀阻，脾气阻滞，开阖失常，瘀热壅遏络道，闭塞不通，导致臌胀形成，此症往往存在腹胀、尿少先兆，须及早选用地胆草、郁金、琥珀、三七粉、半边莲、猫须草、玉米须、薏米、葶苈子、桑白皮、大腹皮、茯苓皮、猪苓、泽泻等化瘀逐水、泻火解毒药物，以防治急黄臌胀。

病例：陈某，男，26 岁。急性黄疸型肝炎 1 周，发热持续不退，黄疸迅速加深，急黄诸症悉具，伴脘腹胀满，小便短少，鼻衄齿衄，血清总胆红素 184μmol/L，谷丙转氨酶 115IU/L，总胆固醇 2.31mmol/L，白/球蛋白比值 1.1：1，凝血酶原时间 36 秒（对照 12 秒），B 超示腹水暗区 2.2cm，平卧 5.1cm。诊为重症肝炎，急予上述化瘀逐水、泻火解毒中药配安宫牛黄丸，并予紫珠草代茶饮及研末外用，并辅以输液支持疗法以保阴津。治疗 4~5 周，黄疸明显消退，腹水渐消，诸症改善。复查血清总胆红素 44μmol/L，谷丙转氨酶正常，白/球蛋白比值 1.8：1，总胆固醇 5.14mmol/L，仍守原法治疗。观察至 90 天，腹水消退，黄疸将退尽，诸症基本消失，血清总胆红素 30μmol/L，肝功基本正常，B 超提示未见腹水，出院门诊继续治疗，随访未复发。

### 5. 小结

总之，康老认为，对于阳黄宜早清里驱邪，使邪有出路、减轻疫毒伤害和内陷，从而防止急黄的形成；急黄初成，宜早用凉血救阴、泻火解毒，以延缓病势发展，防止腹水、昏迷等逆证发生；急黄神志轻度异常时，当及早、连续、重用安宫牛黄丸等开窍醒神、泻火解毒之剂，为防治神昏急症的关键；急黄在腹胀、尿少时，及早化瘀逐水、泻火解毒，乃防治急黄臌胀的要领。

作者：康俊杰、康素琼 指导：康良石<br/>《中国中医急症》1994 年第 3 卷第 1 期

# 五 栀子根汤证

我国幅员辽阔，地区气候各异，从中医因地制宜及四时五气观点出发，同种疾病在不同地区，在认识及治疗上存在一定的差异。闽南地处沿海，气候湿热，本地区

的慢性乙型病毒性肝炎患者多以外感湿热之邪为主，依据康老的临床经验总结出来的方剂"栀子根汤"，就是中医"因地制宜"观念的最好体现，亦是临床上最为常用及有效方剂。

慢性乙型病毒性肝炎隶属于中医"肝著"范畴。肝著或作肝着，又名肝胀。著者，邪气留著之意。由于肝脏气血瘀滞，出现胸胁痞闷不舒，甚或胀痛，喜揉喜按。早在《灵枢·胀论》中就有记载："肝胀者，胁下满而痛引小腹。""肝著"病名出于《金匮要略·五脏风寒积聚病脉证并治》："肝著，其人常欲蹈其胸上，先未苦时，但欲饮热，旋覆花汤主之。"在《证治准绳·杂病》："肝著则常欲蹈压其胸。经云春脉如弦，其气不实而微，此谓不及，令人胸痛引背，下则两胁胀满，此肝虚而其脉证见于春如此也，宜补肝汤。"《临证指南医案·胁痛》："肝著，胁中痛，劳怒致伤气血。"都对本病有相关记载。

肝著的病位主要在肝胆，与脾胃有关。基本病机为肝热、肝瘟病后，湿热疫毒内蕴，肝脏气血郁滞、著而不行或久病正虚。病性为正虚邪实。以右胁闷痛、乏力纳减、胁下肿块，肝功能可正常为主要临床表现。

依据康老"六郁相因"的观念，肝著的发展病机演变过程，除了符合瘟病的发病规律，亦含有"六郁相因"的病机演变过程。以《医学正传》中"郁证"的观点，"郁"包括外邪和情志两类因素。在《内经》"五郁之发""木郁者肝病也"，《丹溪心法》"气郁者胸胁痛"，以及《景岳全书·郁证》的记载可以看出，临床上肝著患者的乏力、胁痛、纳呆、脘腹痞满等症状，均是由于外邪、情志原因共同诱发而致。《丹溪心法》中"六郁"的演变规律"气郁而湿滞，湿滞而生热，热郁而生痰，痰结而血不行，血不行而食不化，此六者相因为病也。"说明无论是因外邪或情志导致肝脏病郁的过程，其病机往往都是相因演变的肝脏七病。从临证所见，康老认为"肝著"的病理特点为"郁邪于里"。它就包含"气郁与湿热"及"湿与热"两种病机演变过程。而"气郁"则是由于邪郁甚者，津液受耗，肝气郁结，疏泄失职，气液不能宣通，蕴积酿生湿热，而演变为湿热里证。可见"湿""热"这一病理因素既是外感实邪，又是"气郁"的病理产物，故认为"湿、热"为本病的根本病理基础。

闽南地区属南亚热带海洋性季风气候，年平均气温 20.8℃，全年温润多雨，年均降水量 1094 毫米。夏无酷暑，冬无严寒。这一气候特点，造成了本地肝著患者易感湿热之邪。湿性重浊黏滞，伤及脾气，可至脾胃虚弱，运化无力，无以驱邪外出，可见乏力、纳呆、脘腹痞满等症；热邪入里，热郁不泄，而化火伤津，火热邪气，伤及肝阴，致使肝失疏泄，肝阳亢奋，熏蒸胆汁，可见口干、口苦，右胁不适，尿黄等症状，湿邪入里亦可化热，湿与热相互搏结，舌质红多为黄或黄腻苔，而脉以弦滑或弦数为主。本地患者久居湿热之地，对湿热的耐受力也较其他地区强，平素又喜用"凉茶"等清热之品缓解湿热，但此品清湿热之力较缓，对于肝著患者之湿热不能尽除，易于造成病情缠绵，演变为湿热里证，湿热留恋体内，病情迁延，反复不解。此时，肝著患者往往有一个较长证情无明显变化的过程，相对发展较慢，此时患者多无黄疸，通常会以乏力、口干、口苦、右胁不适为主要症状前来就医。若此证日久，湿热日久不化，则可中伤脾胃，下损肾及冲任，造成肝脾气虚，肝肾阴虚等，甚至发展成肝硬化、肝癌等。

如若此时患者摄生不慎，复感外邪，入里与体内之湿热邪气交织，疫毒复加，湿热发展而化火，此时热毒较炽，热毒内陷，则可诱发黄疸，甚至出现伤阴耗血，迫血外出，发生重型肝炎。症状可见身、目、尿俱黄，伴恶寒、发热，恶心、呕吐、胁痛、腹胀、口干口苦，或咽痛或渴饮，眦赤、咽红，舌红，脉弦滑或弦数；更甚者可见牙龈出血，皮肤紫斑，右胁灼痛或拒按，易怒心烦，少寐不寐，大便干结，舌红或绛，脉弦滑或弦数。虽本地患者对湿热之邪的耐受力较强，但是复感外邪，与里证交结，加重病情，一旦出现黄疸，病情也较为危重，易于发展成重型肝炎等危重证候。

可见，"湿热内蕴"为本地区肝著患者最为常见的病变类型，而驱除湿热也成为治疗本地肝著患者首要的治疗原则。

康老主方栀子根汤，对于此类湿热留恋，病情迁延，反复不解的肝著患者有较好的疗效，方中药用栀子根、白花蛇舌草、玉米须、绵茵陈、七寸金、郁金。方中君药栀子根，味甘淡，性寒，归肝、三焦经，清利湿热，泄三焦，清肝，利膀胱湿热为其主要功效，方中用量较大，药量通常为40g；方中臣药七寸金，性平味苦，归肝、胆经，利湿退黄，清热解毒，常用15g；郁金，性寒味辛苦，归肝、胆、心经，功能清心解郁，利胆退黄，常用15g；佐使药绵茵陈，性微寒，味苦，归脾、胃、肝、胆经，功能清湿热，退黄疸，常用15g；玉米须，性平，味甘淡，归膀胱、肝、胆经，功能利尿消肿，利湿退黄，常用30g；白花蛇舌草，性寒，味微苦、甘，归胃、大肠、肝经，合方共奏清热化湿之效。对于闽南地区，肝著患者之湿热留恋，平素乏力、口干、口苦、胸胁不适等症状改善明显。

此方以清热利湿为主，栀子根是闽南地区常用的一种草药，其基原为茜草科植物山栀（*Gardenia jasminoides* Ellis）的根。其主要成分为D-甘露醇、齐墩果酸酯、豆甾醇等。具有良好的利胆退黄、改善肝功能的作用。康良石主任医师依据长期临床用药经验总结，认为栀子根味甘淡，性寒，清热利湿效强，重用不伤脾胃，不影响脾的运化功能，口感较好，易于服用。七寸金又名地耳草，为福建地区道地药材，与郁金相须为用加强栀子根清热去湿之功，清泄三焦之火，配伍白花蛇舌草、玉米须、绵茵陈增强利湿之效。本方用药均归于肝经，以清肝胆之湿热为主，使湿热之邪从小便而去。本方配伍还借鉴肝胆湿热常用方剂——茵陈蒿汤，栀子与绵茵陈清泄三焦之热，此方多用于黄疸阳黄之湿热内蕴，清利之气较强。方中大黄性苦寒，泄热逐瘀，较为峻猛。而本病病性正虚邪实，病程绵长，用药不宜峻猛，恐伤及正气，故去大黄，而用白花蛇舌草、玉米须等清利之力较缓的药物，使湿从小便而解，去邪而不伤正，久用不影响脾胃运化功能，其口感也较甘甜，易于久服。

本方已纳入厦门市中医院肝病中心诊疗常规，作为常用方剂，广为使用，收到良好的疗效及患者的好评。

康老主方栀子根汤，可以归纳总结为肝著栀子根汤证——肝著，症见乏力、口干、口苦、尿黄、右胁不适，舌质红，苔黄或黄腻，脉弦滑或弦数者，栀子根汤主之。

作者：许晶晶、李淑珠

《中国医药》2007 年第 4 卷第 30 期

# 六　复方橘叶合剂方药分筛临床验证

复方橘叶合剂(下称合剂) 系康良石主任医师多年来治乙型病毒性肝炎（下称乙肝）的经验方，1984 年曾经临床观察 120 例乙肝患者，疗效颇为满意。为进一步探讨合剂的具体药效，将合剂分筛组成三方，由厦门市中药研究所制成 I 、Ⅱ 、Ⅲ 号三个方剂，对 23 例乙肝分为三组进行对照验证，兹小结如下。

## （一）对象及方法

### 1. 病例对象

本文 23 例乙肝病例，均按 1978 年杭州全国肝炎会议修订的统一诊断标准确诊，计有急性黄疸型者 5 例，无黄疸型者 12 例，慢性迁延性者 6 例。临床随机分为 I、Ⅱ、Ⅲ 三组，三组的病型、性别与年龄组的分布接近，有一定的可比性（见表 9 - 1）。

表 9 - 1　三组病型、性别、年龄组分布

| 分组 | 临床分型 | | 性别 | | 年龄 | | |
|------|------|------|------|------|------|------|------|
| | 急性 | 慢性 | 男 | 女 | <20 岁 | 20 ~ 50 岁 | >50 岁 |
| I 组（8 例） | 6 例 | 2 例 | 6 例 | 2 例 | 3 例 | 4 例 | 1 例 |
| Ⅱ 组（8 例） | 6 例 | 2 例 | 4 例 | 4 例 | 5 例 | 3 例 | — |
| Ⅲ 组（7 例） | 5 例 | 2 例 | 4 例 | 3 例 | 3 例 | 4 例 | — |
| 小计（23 例） | 17 例 | 6 例 | 14 例 | 9 例 | 11 例 | 11 例 | 1 例 |

### 2. 验证方法

（1）I 组病例用 I 号方剂。

药物组成：橘叶、葛根、元参、菝葜、生芪、甘草、郁金、栀子根。

服法：每次 25mL，每日 2 次，小儿酌减，早晚服。

（2）Ⅱ 组病例使用 Ⅱ 号方剂。

药物组成：橘叶、葛根、元参、甘草。

服法：每次 10mL，每日 2 次，小儿酌减，早晚服。

（3）Ⅲ 组病例用 Ⅲ 号方剂。

药物组成：黄芪、菝葜、郁金、栀子根。

服法：每次20mL，每日2次，小儿酌减，早晚服。

三方均按内部规定制剂工艺制成。验证时，三组病例皆执行肝病禁忌，可自行增加一些营养品，或适当补充一些葡萄糖。

## （二）结果

### 1. 疗程及疗效

三组病例均按1978年杭州全国肝炎会议修订的统一治愈标准判定疗效，临床治愈者17例，占73.9%；好转者6例，占26.1%。各组的临床治愈率分别为71.43%~75%，Ⅲ组略低于Ⅰ、Ⅱ组，但无显著差异，若从疗程统计，≤2个月临床治愈者，Ⅰ组达62.5%，Ⅲ组占28.7%，Ⅱ组只有12.5%；≤3个月临床治愈者，则Ⅱ组占大部分（62.5%）。说明Ⅰ号比Ⅱ号、Ⅲ号方剂相对速效。（见表9-2）

表9-2 疗程及疗效

| 分组例数 | | 临床治愈（例） | | | 好转（例） | | |
|---|---|---|---|---|---|---|---|
| | | Ⅰ组 | Ⅱ组 | Ⅲ组 | Ⅰ组 | Ⅱ组 | Ⅲ组 |
| ≤1个月 | 3 | 2 | — | — | 1 | — | — |
| ≤1.5个月 | 5 | 2 | — | 1 | 1 | — | 1 |
| ≤2个月 | 3 | 1 | 1 | 1 | — | — | — |
| ≤3个月 | 12 | 1 | 5 | 3 | — | 2 | 1 |
| 小计 | 23 | | 17（73.9%） | | | 6（26.1%） | |

### 2. 治疗前后肝功能的变化

从表9-3可见，三组病例治疗前肝功能明显异常者9例，中度改变8例，基本正常者6例。治疗后均有明显改善，基本正常或正常18例，达78.26%，中度改变者5例，占21.74%。

表9-3 治疗前、后肝功能变化

| 肝功能 | 治疗前（23例） | 治疗后（23例） |
|---|---|---|
| 明显异常者* | 9例（31.13%） | — |
| 中度改变者* | 8例（34.78%） | 5例（21.74%） |
| 基本正常或正常者 | 6例（26.49%） | 18例（78.26%） |

*注：肝功能明显异常指麝絮>（+++），麝浊>16U，锌浊>20U，谷丙转氨酶>200U。

肝功能中度异常指麝絮≥（++），麝浊>8U，锌浊≥13U，谷丙转氨酶≥80U。

基本正常或正常指麝絮<（++），麝浊≤8U，锌浊<13U，谷丙转氨酶<80U。

### 3. 治疗前后血清抗原、抗体的变化

三组病例，治疗前后用（ELISA法）测定血清抗原、抗体（HBVM）的有12例；

用电泳法测定表面抗原（HAA）的有 11 例。前者 12 例中，治疗前有 10 例血清表面抗原（HBsAg）大于（＋＋），e 抗体（抗 HBe）小于或等于（＋），治疗后血清表面抗原（HBsAg）明显下降，e 抗原（抗 HBe）获得产生或明显提高。后者 11 例，治疗前血清表面抗原（HAA）全部阳性，治疗后有 9 例转为阴性。（见表 9 - 4）

表 9 - 4　治疗前、后血清抗原、抗体的变化

| | ELISA 法测定 HBVM（12 例） | | | | | | | | | | | | | | | 电泳法测定 HAA（11 例） | |
| --- | --- | --- | --- | --- | --- | --- | --- | --- | --- | --- | --- | --- | --- | --- | --- | --- | --- |
| | HBsAg | | | HBeAg | | | 抗 - HBC | | | 抗 - HBs | | | 抗 - HBe | | | | |
| | >（＋＋） | >（＋） | ≤（＋） | >（＋＋） | >（＋） | ≤（＋） | >（＋＋） | >（＋） | ≤＋ | >（＋＋） | >（＋） | ≤（＋） | >（＋＋） | >（＋） | ≤（＋） | （＋） | （－） |
| 治前 | 10 | 2 | — | 4 | 5 | 3 | 4 | 4 | 4 | — | — | 12 | 1 | 1 | 10 | 11 | — |
| 治后 | 4 | 5 | 3 | 2 | 6 | 4 | 6 | 6 | — | — | — | 12 | 4 | 6 | 2 | 2 | 9 |

### 4. 治疗前后主要体征的变化

三组病例中，治疗前 10 例有不同程度的肝脏肿大和叩触痛；5 例伴有中、轻度黄疸者，治疗后，肝肿大稳定，质软化，叩触痛消失，其中有 4 例回消；黄疸患者，2～7 日尿胆红素转阴，8～14 日血清黄疸指数恢复正常。

### 5. 治疗前后主要症状的变化

三组病例，治疗后主要症状均有不同程度的改善，除睡眠欠佳外，症状消失率达 76.47%～83.33%。（见表 9 - 5）

表 9 - 5　治疗前后主要症状的变化

| 主要症状 | 治疗前例数 | 治疗后 | | |
| --- | --- | --- | --- | --- |
| | | 消 失 | 好 转 | 不 变 |
| | | 例数（％） | 例数（％） | 例数（％） |
| 肢体困重 | 15 | 12（80） | 3（20） | —— |
| 食欲不振 | 18 | 15（83.33） | 3（16.67） | —— |
| 脘腹胀满 | 17 | 13（76.47） | 3（17.65） | 1（5.88） |
| 右肋胀痛 | 10 | 8（80） | 2（20） | —— |
| 神烦不寐 | 11 | 6（14.55） | 3（27.37） | 2（18.18） |

### （三）讨论

1. 本实验对复方橘叶合剂方药进行分筛，再用 23 例经确诊为乙肝患者进行验证，肝功能、主要体征和症状，治疗后均显著改善，疗效判定，临床治愈率为 73.9%，好转率为 26.1%，获得满意的效果。

其中 11 例用电泳法测定血清表面抗原（HAA）阳性者，治后有 9 例转阴。12 例用（ELISA 法）测定血清抗原、抗体（HBVM），治前有 10 例表面抗原（HBsAg）大

于（++），e 抗体（抗 HBe）小于或等于（+），治后表面抗原（HBsAg）明显下降，产生 e 抗体（抗 HBe）或含量显著提高，虽然影响表面抗原（HBsAg）下降（HAA）、转阴和 e 抗体（抗 HBe）产生、提高的因素复杂，但无疑与中药的影响有一定的关系。

2. 分组观察，三组的临床治愈率接近。如从疗程、疗效统计，≤2 个月的治愈率，I组达 62.5%，Ⅲ组 28.7%，Ⅱ组只有 12.5%，似可说明I号方剂相对比较速效。

从近年来中医对乙肝的临床研究认为，本病病机为肝郁，常见的是气机郁结与湿热积滞相因；郁滞化火与气阴耗伤相因；痰凝血瘀与正气虚损相因。临证验证体会：Ⅰ号方之所以能较速效，可能与方中益气理气、活血化瘀、利湿清热等药物组成较为全面合理有关；通过疏通气机，舒畅血行，清利积滞的疫毒湿热，从而阻断乙肝肝郁三大相因病机的演变规律，促使病情向愈。

3. 综观上述方药分筛，Ⅰ号方处方量较大，可能影响剂型改革，而Ⅲ号方处方量小，从临床观察结合中医药理论，尚须增加疏肝理气、消肿之品，关于今后中药方剂的组合，看来可在Ⅰ号方剂的基础上，减葛根、元参、甘草，亦即是Ⅲ号方剂再加疏肝理气、消肿解毒的橘叶。这样，剂量既较适中，组方又相对全面；既有利于剂型的进一步改革，又有利于治疗乙肝的疗效。

作者：康俊杰、康素琼 指导：康良石

# 七 藿枳汤治疗肝郁脾滞型慢性乙型肝炎 49 例

### 1. 临床资料

全部病例均为 2001 年 4 月～2002 年 8 月本院门诊及病房病例。符合 2000 年 9 月全国第十次病毒性肝炎及肝病学术会议所修订的慢性乙肝诊断标准，即 HBsAg 阳性持续半年以上，HBeAg 阳性和（或）HBV DNA 阳性，ALT 及 AST 异常，TBIL 小于正常 2 倍。中医辨证符合《肝脏七病诊断与治疗——康良石医案选》中肝郁脾滞证的标准，症见疲乏无力，肢体酸困，胁肋胀痛，嗳气，恶心，纳谷欠香，脘腹痞满，大便秘溏交替，舌淡红或边红，苔白腻，脉细弦或弦滑等。所有病例随机分为藿枳汤治疗组和西药保肝治疗对照组。治疗组共 49 例，男 30 例，女 19 例；其中 16～30 岁 26 例，31～50 岁 15 例，50 岁以上 8 例；病史 1～5 年 17 例，6～10 年 19 例，10 年以上 13 例；对照组共 48 例，男 30 例，女 18 例；其中 16～30 岁 25 例，31～50 岁 17 例，50 岁以上 6 例；病史 1～5 年 18 例，6～10 年 16 例，10 年以上 14 例。

观察指标：①治疗前后临床症状；②肝功能（ALT、AST）。肝功能治疗前后复查 1 次，清晨空腹采血，采用美国贝克曼生化仪（型号 CX7），试剂盒均由美国贝克曼公司提供。所有定性数据以 t 检验统计资料，用 $\bar{x} \pm s$ 表示，定量数据以 $\chi^2$ 检验统计。

### 2. 治疗方法

对照组用凯西莱注射液（河南新谊药业公司生产）0.2g 静滴，每日 1 次；能量合剂加 10% 葡萄糖 500mL，每日 1 次；肝泰乐 0.2g 口服，每日 3 次。连续 40 天为 1 个疗程。治疗组在上述治疗基础上加用藿枳汤治疗，药用藿香 5g，茵陈 12g，车前子 10g，茯苓 10g，白术 10g，丹皮 6g，石斛 12g，栀子 6g，白芍 10g，枳实 5g，甘草 3g，每日 1 剂，水煎分 2 次服。

### 3. 治疗结果

（1）疗效判定标准（自拟）：显效：自觉症状消失，ALT、AST 恢复正常；有效：自觉症状明显改善，ALT、AST 较治疗前下降 50% 以上；无效：自觉症状无改善，ALT、AST 无明显变化。

（2）治疗结果：见表 9 - 6 ~ 9 - 8。

表 9 - 6　两组疗效比较（n,%）

| 组别 | 总例数 | 显效 | 有效 | 无效 | 总有效率 |
|---|---|---|---|---|---|
| 治疗组 | 49 | 27（55.1）$^\triangle$ | 18（36.7） | 4（8.2） | 91.8$^\triangle$ |
| 对照组 | 48 | 10（20.8） | 23（47.9） | 15（31.3） | 68.8 |

注：与对照组比较，$^\triangle P < 0.01$。

表 9 - 7　两组治疗前后 ALT、AST 变化比较（$\bar{x} \pm s$）

| 组别 | 肝功能 | 治疗前 | 治疗后 |
|---|---|---|---|
| 治疗组 | ALT | 228.21 ± 52.37 | 47.15 ± 18.23$^{\triangle\square}$ |
| （n = 49） | AST | 107.32 ± 49.21 | 42.22 ± 15.21$^{\triangle\square}$ |
| 对照组 | ALT | 233.65 ± 51.78 | 88.19 ± 17.81$^\triangle$ |
| （n = 48） | AST | 105.68 ± 48.91 | 68.49 ± 14.73$^\triangle$ |

注：组内治疗前后比较，$^\triangle P < 0.01$；治疗后两组比较，$^\square P < 0.01$。

表 9 - 8　两组治疗前后临床症状改善率比较（n,%）

| 临床症状 | 治疗组显效、有效例数 | 对照组显效、有效例数 | P 值 |
|---|---|---|---|
| 疲乏无力 | 44（89.80） | 28（58.33） | < 0.01 |
| 胁肋胀痛 | 43（87.60） | 24（50.00） | < 0.01 |
| 肢体酸困 | 32（65.31） | 20（41.67） | < 0.05 |
| 纳呆食少 | 42（85.71） | 26（54.17） | < 0.01 |
| 舌苔白腻 | 39（79.60） | 17（35.42） | < 0.05 |

### 4. 讨论

中医学认为慢性乙肝主要由于机体正气不足，外感湿热疫毒之邪所致；疫邪内伏伤肝，日久未除，复因情志不畅，久则伤肝，导致肝气郁结，疏泄失职，横逆犯脾，使脾胃运化受纳功能减退，故临床常见肝郁脾滞证。康良石教授认为，此因疫邪留驻，肝气郁结，升发异常，影响脾胃升清降浊的功能，脾气壅遏，久而水谷不能化为精微以生气血，而脾胃升降失调，反过来使肝气疏泄更为不利。若不及时治疗则易导致肝郁脾虚证。其所独创的藿枳汤针对乙肝发病特点，方中栀子、丹皮、茵陈、车前子清肝泻火，活血化瘀，利湿清热，凉血解毒，力求久郁肝胆之疫毒、湿热从速清解；藿香、枳实、茯苓、白术健脾和中，且理脾胃之气滞；又合石斛、白芍、甘草柔肝养阴，益胃生津，并防津血耗损及伤阴。现代药理研究提示方中藿香、石斛具有促进胃液分泌、助消化的作用；茵陈、栀子、枳实具有显著促进胆汁排泄的作用；白术具有保护肝脏，防止四氯化碳所致肝糖原减少的作用；茯苓、白术具有调节机体免疫的作用。经临床实验观察，对于肝郁脾滞型慢性乙肝，藿枳汤在改善肝功及临床症状方面明显优于对照组。慢性乙肝之所以缠绵难愈，有人认为免疫反应在其发病机制上起重要作用。宿主免疫功能和免疫网络的异常是慢性乙肝发病的根本原因。中药复方对慢性乙肝机体免疫功能表现出良好的调节作用。藿枳汤对肝郁脾滞型慢性乙肝的良好疗效，在免疫方面的研究有待进一步探讨。

作者：林立、阮清发、叶谋源
《福建中医药》2003年第2期

# 八 康氏抗纤颗粒抗肝纤维化的实验研究

肝纤维化是继发于肝脏炎症或损伤后组织修复过程中的代偿反应，以细胞外基质在肝内过量沉积为病理特征。肝纤维化的关键细胞和分子事件为肝星状细胞的激活和凋亡，细胞外基质的过度合成和基质降解能力的下降。康氏抗纤颗粒是全国首批500名名老中医之一康良石教授根据其康氏疫郁理论组成，几十年来运用于临床，取得良好的抗肝纤维化效果。现在我们进一步从动物实验来探讨该方抗肝纤维化的疗效及作用机理。

## 1. 材料与方法

（1）动物：清洁级 Wistar 大鼠 100 只，雄性，体重 180g±20g，购自上海中科院动物试验中心，高脂低蛋白食物，购自上海军事医学科学研究所。

（2）药物与试剂：康氏抗纤颗粒由厦门中医院药剂科制备。方药组成：龟板、鳖甲、郁金、丹参、黄芪、西洋参等 16 味；重组人 $\gamma$ - 干扰素 100 万单位/支，由上海生物制品研究所生产，批号：200304002。肝纤维化试剂盒透明质酸（HA）购自上海海研医学生物技术中心，肝功能试剂盒购自贝克曼公司，单克隆即用型鼠抗人 $\alpha$ 平滑肌肌动蛋白（$\alpha$ - SMA）购自北京中山生物试剂公司。

（3）肝纤维化动物模型的建立：随机选取 15 只大鼠为正常对照组，剩余大鼠采用韩德五复合病因刺激复制肝纤维化模型，采用高脂低蛋白食物（玉米面为饲料，加 0.5% 胆固醇，实验第 1、2 周加 20% 猪油），10% 酒精为唯一饮料。皮下注射 $CCl_4$，第 1 次用 0.5mL/100g（体重），以后每隔 3 天皮下注射 40% 油剂 $CCl_4$ 0.3mL/100g（体重）。每周末处死 2 只大鼠观察病理改变，到实验第 9 周中度肝纤维化形成。在治疗期间每隔 3 天给予皮下注射 $CCl_4$ 0.15mL/100g（体重）维持量。

（4）分组与给药方法：将肝纤维化模型大鼠随机分成 4 组（康氏抗纤颗粒大剂量、康氏抗纤颗粒等效剂量治疗组、IFN-γ 阳性对照组、生理盐水阴性对照组），连续给药 8 周。实验剂量按照实验动物研究等效剂量的计算方法，确定剂量如下：康氏抗纤颗粒大剂量组以 8g（生药量）/kg 灌胃，每天 1 次；康氏抗纤颗粒等效剂量组以 4g（生药量）/kg 灌胃，每天 1 次；IFN-γ 阳性组以 IFN-γ 9 万 U/kg（体重）肌注，每天 1 次；生理盐水阴性对照组以生理盐水 2mL 灌胃，每天 1 次；正常对照组以生理盐水 2mL 灌胃，每天 1 次。治疗 8 周末次给药后，禁食禁水 12 小时，乙醚麻醉主动脉取血，摘取肝脏。

（5）检测方法：分离血清，检测肝功能，放免法检测血清透明质酸。取部分肝组织检测羟脯氨酸含量，取部分肝左叶放入 10% 中性磷酸福尔马林液中固定，石蜡包埋切片，进行 HE 染色及 Masson 染色、α-SMA 免疫组织化学染色，采用 HMIAS22000 高清晰度彩色医学图文分析系统，对各组切片随机选取 10 个视野测量阳性面积占肝脏视野面积比进行定量分析。

（6）统计学处理：数据资料用 SPSS10.0 软件包进行统计分析，定性资料以 $\bar{x} \pm s$ 表示，多组间均数采用 LSD 单因素方差分析方法。

2. 结果

（1）血清肝功能指标的变化：见表 9-9。

表 9-9 各组大鼠血清 ALT、AST 及 ALB 的比较

| 组别 | $n$ | 白蛋白（g/L） | 谷丙转氨酶（U/L） | 谷草转氨酶（U/L） |
|---|---|---|---|---|
| 正常组 | 13 | 16.92 ± 1.33## | 60.85 ± 10.17## | 186.85 ± 65.36## |
| 模型组 | 12 | 14.50 ± 1.93** | 159.0 ± 39.09** | 370.00 ± 97.38** |
| 康氏抗纤颗粒大剂量组 | 10 | 17.76 ± 1.67## | 62.50 ± 11.19## | 181.50 ± 37.16## |
| 康氏抗纤颗粒等剂量组 | 10 | 16.25 ± 0.75## | 71.90 ± 17.53## | 197.90 ± 21.57## |
| 干扰素组 | 10 | 13.93 ± 1.38** | 82.60 ± 26.16*## | 214. ± 28.72*## |

注：与正常组比较，*$P < 0.05$，**$P < 0.01$；与模型组比较，#$P < 0.05$，##$P < 0.01$。

模型组血清白蛋白明显降低，显著低于正常组（$P < 0.01$），谷丙转氨酶与谷草转氨酶明显升高，显著高于正常组（$P < 0.01$）。康氏抗纤颗粒大剂量、康氏抗纤颗粒等剂量治疗后的肝纤维化大鼠血清白蛋白显著升高，与模型组比较有显著性差异（$P < 0.01$），与正常组比较无差异，且各治疗组间无差异。干扰素组的血清白蛋白无明显升高，与模型组比较无差异，与正常组及其他治疗组比较有显著性差异（$P <$

0.01）。各治疗组的血清谷丙转氨酶与谷草转氨酶均显著降低，与模型组比较有显著性差异（$P < 0.01$），其中康氏抗纤颗粒大剂量组、康氏抗纤颗粒等剂量组谷丙转氨酶与正常组比较没有差异，干扰素组谷丙转氨酶显著高于正常组（$P < 0.05$）。各治疗组的谷草转氨酶与正常组比较没有差异，且各治疗组间无差异。

（2）血清透明质酸及肝组织羟脯氨酸指标的变化：见表9-10。

表9-10 各组大鼠血清透明质酸及肝组织羟脯氨酸指标的比较

| 组别 | $n$ | 透明质酸（μg/L） | 肝组织羟脯氨酸（mg/g） |
|---|---|---|---|
| 正常组 | 13 | 184.15 ± 29.06## | 2.23 ± 0.51## |
| 模型组 | 12 | 648.25 ± 175.91 * *## | 4.56 ± 0.70 * * |
| 康氏抗纤颗粒大剂量组 | 10 | 408.76 ± 163.33 * *## | 2.95 ± 0.43 * *## |
| 康氏抗纤颗粒等剂量组 | 10 | 353.59 ± 90.93 * *## | 2.94 ± 0.72 * *## |
| 干扰素组 | 10 | 476.68 ± 196.00 * *## | 3.02 ± 0.58 * *## |

注：与正常组比较，** $P < 0.01$；与模型组比较，## $P < 0.01$。

模型组大鼠血清透明质酸及肝组织羟脯氨酸含量明显升高，显著高于正常组（$P < 0.01$）。各治疗组的透明质酸与模型组比较均降低，有显著性差异（$P < 0.01$），与正常组比较差异显著升高（$P < 0.01$），而各治疗组之间没有差异。各治疗组肝组织羟脯氨酸含量明显低于模型组（$P < 0.01$），正常组则明显升高（$P < 0.01$），各治疗组之间没有差异。

（3）肝纤维化及 α-SMA 免疫组织化学染色面积变化：见表9-11。

表9-11 各组大鼠肝纤维化及 α-SMA 免疫组织化学染色面积变化的比较

| 组别 | $n$ | 透明质酸（μg/L） | 肝组织羟脯氨酸（mg/g） |
|---|---|---|---|
| 正常组 | 13 | 0.181 ± 0.035## | 0.0212 ± 0.0080## |
| 模型组 | 12 | 15.6 ± 3.54 * * | 1.82 ± 0.442 * * |
| 康氏抗纤颗粒大剂量组 | 10 | 2.20 ± 0.52 *## | 0.432 ± 0.168 * *## |
| 康氏抗纤颗粒等剂量组 | 10 | 2.13 ± 0.60 *## | 0.677 ± 0.214 * *## |
| 干扰素组 | 10 | 2.27 ± 0.72 * *## | 0.798 ± 0.268 * *## |

注：与正常组比较，** $P < 0.01$；与模型组比较，# $P < 0.05$，## $P < 0.01$；与干扰素组比较，* $P < 0.05$。

模型组肝纤维化面积明显增加，显著高于正常组（$P < 0.01$）。各治疗组的肝纤维化面积与模型组比较明显减少，有显著性差异（$P < 0.01$），与正常组比较则显著增加（$P < 0.05$），各治疗组间肝纤维化面积没有差异。模型组 α-SMA 免疫组织化学染色面积明显增加，显著高于正常组（$P < 0.01$）。各治疗组的 α-SMA 免疫组织

化学染色面积比模型组减少，有显著性差异（$P<0.01$）。康氏抗纤颗粒等剂量组与康氏抗纤颗粒大剂量组及干扰素组治疗后 α-SMA 免疫组织化学染色面积与正常组比较则有显著性差异（$P<0.01$）。康氏抗纤颗粒大剂量组 α-SMA 免疫组织化学染色面积较干扰素组少而且有显著差异（$P<0.05$）。

### 3. 讨论

肝纤维化是多种慢性肝病发展至肝硬化过程中共有的病理组织学变化，阻断或逆转肝纤维化的形成对防治肝硬化具有重要意义。治疗肝纤维化常见对策为治疗原发病，防止肝损害，减少炎症，抑制星状细胞活化增殖，促 ECM 降解等。临床上抗肝纤维化的药物主要有 IFN-γ、细胞保护类药物（如水飞蓟素、马洛替酯、VitE）等，但临床作用不确切，尚无合适的抗肝纤维化西药。中医药在干预肝纤维化方面已显示出较明显的优势，中药复方多成分、多环节、多层次、多靶点的药理学作用，可能是其优势之一。康氏抗纤颗粒主要由龟板、鳖甲、郁金、丹参、黄芪、西洋参等 16 味中药组成。方中黄芪、西洋参、龟板、鳖甲佐以郁金、柴胡、佛手、丹参、丹皮等补脏气令气行血亦行，补阴液则津足而利血行，且软坚散结；败酱草、茜草等凉血、活血化瘀，能宣通瘀塞络道防止动血；佐以清气分之毒、搜血分之邪的栀子根、茵陈、蛇舌草等，共奏扶正祛邪、化瘀通滞之功。几十年来用于临床治疗肝纤维化患者数百例，取得了良好的抗肝纤维化效果。并且在前期进行的临床研究中，发现康氏抗纤颗粒具有明显的抗炎症反应及逆转肝纤维化的作用。

本实验表明，康氏抗纤颗粒可以降低血清谷丙转氨酶和谷草转氨酶，提高血清白蛋白的含量，降低血清透明质酸及肝组织羟脯氨酸的含量，减少肝纤维化面积，降低肝组织 α-SMA 的表达，表现出明显的抗纤维化作用。分析康氏抗纤颗粒抗纤维化作用的机理可能包括以下几个方面：①保护肝细胞：血清转氨酶的变化是反映肝细胞损害的敏感指标，血清白蛋白由肝细胞合成，其含量变化与有功能的肝细胞数量成正比。实验中康氏抗纤颗粒能显著降低血清 ALT、AST 和升高 ALB，与模型组相比有显著性差异，说明康氏抗纤颗粒有良好的保护肝细胞作用。炎症和肝细胞损伤是肝纤维化的启动因素，因此保护细胞，防止肝损伤，必然有助于阻断肝纤维化的发生。②调节胶原代谢：羟脯氨酸是胶原蛋白特有的氨基酸，肝脏羟脯氨酸的含量可反映肝脏胶原蛋白合成的量。羟脯氨酸是胶原代谢的重要产物，胶原蛋白代谢异常，一定会反映在羟脯氨酸的变化上。康氏抗纤颗粒组能显著降低肝组织羟脯氨酸的含量，与模型组相比有显著性差异。血清透明质酸是人体结缔组织基质的主要成分，由间质细胞合成，主要与肝窦内皮细胞受体结合而被摄取降解，故肝纤维化、肝硬化时血清透明质酸升高的主要原因是肝内细胞合成增多，摄取降解的能力下降。实验表明，康氏抗纤颗粒可以显著降低血清中的透明质酸含量（$P<0.01$）。可以认为康氏抗纤颗粒可以通过减少肝脏胶原的合成达到阻断肝纤维化的效果。③减少活化的肝星状细胞：激活的肝星状细胞表达 α-SMA，因此，α-SMA 被认为是肝星状细胞活化的标志。激活的肝星状细胞转化为肌成纤维母细胞并分泌大量细胞外基质

成分，沉积于肝脏形成肝纤维化。实验表明，康氏抗纤颗粒能显著降低 α - SMA 的表达，与模型组相比有显著性差异，表明康氏抗纤颗粒抗肝纤维化作用机制与减少活化的肝星状细胞数量有关。

作者：章亭、陈扬荣

《中国中医基础医学杂志》2005 年第 6 期

# 九　苦参素注射液配合中医辨证治疗慢性乙型肝炎 30 例

为了寻找中医药治疗慢性乙型肝炎的有效方法，自 2000 年 4 月以来，我中心应用苦参注射液（博尔泰力）配合中医辨证施治治疗慢性乙型肝炎，取得较好效果，现报道于下。

### 1. 临床资料

按 1995 年第五届传染与寄生虫病学术会议制定的标准，选择年龄 16～60 岁，确诊为慢性乙型病毒性肝炎轻度和中度的住院和门诊患者，血清 HBsAg、HBeAg 及 HBV DNA 持续阳性 3 个月以上，丙氨酸转氨酶（ALT）高于正常值 2 倍，但不超过正常值 10 倍，血清总胆红素小于 34μmol/L，本年内未经系统抗病毒治疗者，排除其他病毒性肝炎、失代偿性肝病、糖尿病、酗酒及妊娠等患者。治疗组 30 例，男 25 例，女 5 例；平均年龄 31.2 ± 9.6 岁；平均病程 6.2 ± 3.8 年；治疗前 ALT 130.6 ± 67.2U/L。干扰素组 30 例，男 24 例，女 6 例；平均年龄 28.1 ± 10.5 岁；平均病程 5.6 ± 4.2 年；治疗前 ALT 135.4 ± 56.8U/L。保肝药组 25 例，男 20 例，女 5 例；平均年龄 33.1 ± 8.2 岁；平均病程 8.6 ± 5.3 年；治疗 ALT 140.2 ± 70.3U/L。3 组临床资料间无统计学差异，具有可比性（$P > 0.05$）。

### 2. 治疗方法

随机将患者分为 3 组。治疗组用苦参素注射液 400mg，每日肌注 1 次，同时根据中医辨证内服中药汤剂，每日 2 次。干扰素组用干扰素 α - 2a（赛诺金）500 万单位，每周肌注 3 次。保肝药组用复方益肝灵片，每次 4 片，每日 3 次。3 组患者均用药 16 周后观察结果。治疗组经中医辨证分为 3 型。

肝胆湿热型，治法：疏肝利胆，清热解毒。方用解毒栀子根汤，栀子根 60g，郁金 10g，茵陈 30g，白花蛇舌草 30g，地耳草 30g，水牛角 30g，板蓝根 10g，蒲公英 30g，玄参 15g，半枝莲 30g，龙胆草 10g，败酱草 20g，黄连 10g，七叶一枝花 10g，甘草 3g。

肝郁气滞型，治法：疏肝解郁，行气通滞。方用橘叶栀子根汤，橘叶 15g，栀子根 30g，郁金 10g，白花蛇舌草 20g，佛手 10g。柴胡 6g，积实 5g，白芍 15g，石斛 10g，甘草 3g。

肝郁脾虚型，治法：疏肝理气，健脾和胃。方用藿积汤，藿香 5g，茵陈 12g，车前子 10g，茯苓 10g，白术 10g，牡丹皮 6g，石斛 12g，焦栀 6g，白芍 10g，枳实 5g，甘草 3g。

观察项目：除血清生化、血尿常规外，以 PLR 法作 HBV DNA 定量检测，以 ELISA 法测 HBV 标志。统计学处理采用方差分析和 $\chi^2$ 检验。

### 3. 治疗结果

（1）疗效标准：ALT 恢复正常，HBV DNA 阴性，HBeAg 阴性，抗 HBe 阳性。

（2）3 组治疗 16 周后 ALT 复常率、HBV DNA 转阴率比较：治疗组 ALT 复常率为 20/30（66.67%），HBV DNA 转阴率为 24/30（80%）；干扰素组分别为 16/30（54.330%），21/30（70%）；保肝药组分别为 3/25（12%），1/25（4%）。治疗组与干扰素组比较差异无显著性（$P > 0.05$）。

（3）3 组治疗 16 周后 HBeAg 转阴率、抗 HBe 阳转率比较：治疗组 HBeAg 转阴率为 16/30（53.33%），抗 HBe 阳转率为 4/30（13.33%）；干扰素组分别为 14/30（46.67%），5/30（16.67%）；保肝药组分别为 2/25（800），1/25（4%）。治疗组与干扰素组比较差异无显著性（$P > 0.05$）。

（4）不良反应：治疗组除部分患者有肌肉注射部位疼痛，2 例患者服汤药时有轻度胃脘不适外，无其他不良反应。干扰素组患者中 3 例白细胞降低，2 例肌肉注射后感乏力、头晕。

### 4. 讨论

目前，治疗慢性乙型肝炎的有效药物如 α-干扰素、拉米夫定等，疗效并不理想，且价格偏高，α-干扰素有较明显的停药反应和毒副作用，拉米夫定虽 HBV DNA 转阴率达 80% 以上，但 HBeAg 的转阴率和抗 HBe 转阳率太低且停药后复发率高，长期服用病毒变异也影响疗效。因此，寻找适合我国国情的治疗慢性乙型肝炎的药物十分必要。苦参素注射液有直接抗乙肝病毒，抑制胶原活动度，防止纤维化等作用，结合中医中药保肝降酶缓解症状，对慢性乙型肝炎的治疗可取得较满意效果，除肌肉注射部位有轻度疼痛外，尚未发现其他毒副作用。其治疗效果与 α-干扰素相似，使我们看到中医中药治疗慢性乙型肝炎的前景，值得进一步扩大病例进行临床研究。

作者：康俊杰、康素琼

《中医杂志》2002 年第 43 卷第 1 期

# 十　抗纤方对乙肝后肝硬化患者门脉管径及血流速度的影响

肝脏血液循环异常是肝硬化的关键表现，这与中医血瘀是肝硬化主要病机的认识颇为一致。现代研究发现：肝硬化是许多肝脏疾病的晚期阶段，是肝脏慢性、弥漫性进行性病变，影像学提示有门静脉高压征并伴门脉血流速度明显减慢。抗纤方是康良石老中医的经验方，临床治疗肝硬化疗效好，我们试图从门脉及血流速度角度探讨其治疗肝硬化的可能机理，现把观察结果报告如下。

1. **资料与方法**

（1）临床资料：100 例均为我院门诊或住院可随访的肝硬化病人。按就诊先后顺序分为"抗纤方"治疗组和复方丹参滴丸对照组。治疗组 50 例，年龄 28～65 岁，平均年龄为 45.1 岁，病程为 6.6 年，伴脾大 46 例，腹水史 2 例，食道静脉曲张 5 例。对照组 50 例，年龄为 26～66 岁，平均年龄为 46.2 岁，病程为 6.3 年，伴脾大 47 例，腹水史 2 例，食道静脉曲张 4 例，两组的年龄，病情及肝功损害程度基本一致（$P > 0.05$）。

（2）诊断标准：符合 2000 年西安全国第十次病毒性肝炎及肝病学术会议修订的《病毒性肝炎防治方案》中乙肝后肝硬化（静止期）的诊断及分型标准。

（3）治疗方法：治疗组口服"抗纤冲剂"（含鳖甲、丹参、黄芪等，本院制剂室制备，每包 10g），每次 1 包，每日 3 次，冲服。对照组口服复方丹参滴丸（天津天士力集团生产，批号：Z10950111），每次 10 粒，每日 3 次。两组在观察期间均不加用其他药物治疗，半年为一疗程，每组均观察一疗程。

（4）观察方法：用 Sequoia512 型彩色超声成像仪，4V1 cicuson 专用探头，仪器由专人操作，分别于治疗前、疗程结束后及疗程结束后 1 个月，在清晨空腹，取仰卧位测定肝脏门脉的管径与血流速度。

（5）统计学方法：采用 t 检验或 $\chi^2$ 检验。

2. **结果**

（1）两组治疗前后门静脉管径、血流速度的变化：见表 9-12。

表 9-12  治疗前后门静脉管径、血流速度的变化（$\bar{x} \pm s$）

| 组别 | | 管径（cm） | 血流速度（cm/s） |
| --- | --- | --- | --- |
| 治疗组 | 治疗前 | 1.38 ± 0.51 | 14.62 ± 3.25 |
| （n = 50） | 治疗后 | 1.23 ± 1.03 * | 18.34 ± 3.55 ** |
| 对照组 | 治疗前 | 1.39 ± 0.52 | 14.02 ± 3.55 |
| （n = 50） | 治疗后 | 1.32 ± 0.89 | 15.61 ± 4.13 * |

注：与本组治疗前比较，* $P < 0.05$，** $P < 0.01$。

（2）两组治疗前，停药后 1 个月的门脉管径、血流速度的变化：见表 9-13。

表 9-13  两组治疗前，停药后 1 个月的门脉管径、血流速度的变化（$\bar{x} \pm s$）

| 组别 | | 管径（cm） | 血流速度（cm/s） |
| --- | --- | --- | --- |
| 治疗组 | 治疗前 | 1.38 ± 0.51 | 14.62 ± 3.25 |
| （n = 50） | 停药后 | 1.25 ± 0.68 * | 16.48 ± 3.16 * |
| 对照组 | 治疗前 | 1.39 ± 0.52 | 14.02 ± 3.55 |
| （n = 50） | 停药后 | 1.33 ± 0.76 | 14.81 ± 3.62 |

注：与本组治疗前比较，* $P < 0.05$。

对照组复方丹参滴丸在服药半年后，门脉血流有一定的加快（$P < 0.05$），但停药1月后又恢复并维持在治疗前水平（$P > 0.05$），其门脉管径治疗前后无明显的变化（$P > 0.05$）。而治疗组在服药半年后，其门脉血流显著加快（$P < 0.01$），且在停药1月后仍较治疗前显著加快（$P < 0.05$），其门脉管径较治疗前明显缩小（$P < 0.05$），停药1月后较治疗仍较治疗前明显缩小（$P < 0.05$）。

### 3. 讨论

在肝硬化不同阶段，肝内外血液循环异常的病理变化是极其复杂的，与肝功能损伤程度、肝脏容积的大小、肝内循环短路与侧支循环的形成等有关。正常人肝脏血流量70%以上来自门静脉，而肝硬化形成后，由于再生结节压迫小血管，使肝内血管受压、迂曲，阻力增加；肝窦状壁的窗孔数量减少或基底膜形成，肝窦周围纤维化，阻碍血流；汇管区瘢痕化；交感神经张力增加与血管紧张素，5-羟色胺等血管活性物质的作用，导致血液循环障碍，其静脉血流可由正常的70%下降为40%，而动脉血流上升至60%以上，门静脉血流速度下降，也就是说明肝内血流阻抗增加，而由于血流阻抗的增加致门静脉压力加大，血管管径代偿性扩张，结果导致门脉管径增宽。

中医理论认为，肝硬化属中医"积聚""癥瘕"范畴，"病在于肝，不止于肝"，其致病因素为疫毒之邪入侵，后持久地损伤肝脏，不断地破坏肝与脾之间的疏泄与运化，肝与肾之间的滋长与相濡的生理关系，致使肝、脾、肾脏腑功能严重失调，进而影响气血运行，导致血络瘀阻，日久为积聚。肝硬化的治疗贵在早治，应从治病求本的思路出发，以"扶正益气，化瘀通滞"为原则，抗纤冲剂以鳖甲、丹参、黄芪等为主方，取其益肝肾、活血、软坚、化瘀之品，以疏通微循环，降低血管阻力。现代药理研究表明，黄芪能促进肝细胞合成白蛋白，抑制间质细胞胶原合成，促进血液循环，保肝护肝；鳖甲能抑制结缔组织增生，软肝脾，提高血浆白蛋白；动物肝脏表面微循环的直接观察结果显示，丹参可显著改善肝脏微循环。研究表明抗纤冲剂具有改善肝硬化患者肝内血流阻抗增加等病理变化，使肝脏异常的血液循环得到改善，从而达到缩小门脉管径及加快血流速度的目的，且疗效持久，这可能是其抗肝硬化作用的主要机理制一。

作者：蔡虹、康素琼、郑全胜、马晓军
《中医药通报》2007年第6卷第4期

# 十一　康氏2号方联合甘利欣抗肝炎后肝纤维化的临床观察

笔者采用康氏2号方联合甘利欣注射液治疗肝炎后肝纤维化30例，并与单用甘利欣注射液治疗30例对照观察，结果报告如下。

## 1. 一般资料

（1）病例来源及诊断：按1995年北京第5次全国传染病和寄生虫病学术会议所修订的《病毒性肝炎防治方案》的诊断分型标准，选择4项肝纤维化指标有2项以上升高的慢性乙型肝炎患者，所选病例均为2000年9月~2001年4月我院住院及住院后门诊随访满疗程者。

（2）一般情况：60例中男48例，女12例；年龄18~69岁；慢性乙型肝炎分型轻度18例，中度27例，重度15例。随机分为治疗组和对照组各30例。2组病例在年龄分布、男女比例、病情轻重方面经统计学处理无显著性差异（$P > 0.05$），具有可比性。

## 2. 治疗方法

（1）对照组：甘利欣注射液（江苏连云港正大天晴制药有限公司生产，每支50 mg）150mg加入10%葡萄糖注射液250mL静脉滴注，日1次，疗程为3个月。当肝功能恢复正常时可提前逐渐减量至停用。

（2）治疗组：在对照组治疗的基础上加用康氏2号方（颗粒剂），每次1包（10g，每克含生药2.09g），日2次，疗程为3个月。

## 3. 疗效观察

（1）观察指标及检测方法：肝功能每2周查1次，正常后每月查1次。试剂由贝克曼公司提供。肝纤维化指标每月查1次。试剂由上海海军医学科学研究所出品。

（2）统计学分析：2组间比较用t检验。

（3）结果

①2组治疗前后肝纤维化指标的变化比较：见表9-14。

表9-14 治疗前后肝纤维化指标的变化

| 观察指标 | 治疗组 | | 对照组 | |
|---|---|---|---|---|
| | 治疗前 | 治疗后 | 治疗前 | 治疗后 |
| HA（μg/L） | $239.6 \pm 88.8$ | $101.7 \pm 77.8^{**\triangle}$ | $208.3 \pm 78.9$ | $143.7 \pm 71.4^*$ |
| LN（μg/L） | $164.4 \pm 27.22$ | $108.3 \pm 20.8^{*\triangle\triangle}$ | $156.9 \pm 30.6$ | $126.2 \pm 26.1^*$ |
| PCⅢ（μg/L） | $195.15 \pm 70.11$ | $127.5 \pm 71.3^{**\triangle}$ | $210.4 \pm 83.6$ | $166.7 \pm 76.1^*$ |
| CIV（ng/mL） | $138.19 \pm 52.1$ | $86.43 \pm 43.2^{**\triangle}$ | $127.3 \pm 835.3$ | $107.46 \pm 30.2^*$ |

注：与对照组治疗后比较，$^{\triangle}P < 0.05$，$^{\triangle\triangle}P < 0.01$；本组治疗前后比较，$^*P < 0.05$，$^{**}P < 0.01$。

②2组肝功能复常例数和时间比较：见表9-15。

**表9-15　2组肝功能复常例数和时间比较**

| 组别 | 复常例数 | 时间（周） |
| --- | --- | --- |
| 治疗组 | 28 | 6.4286±2.897 |
| 对照组 | 24 | 8.1667±3.0598 |

③副作用：对照组中有1例出现水肿，其他病例未出现明显的副作用。

### 4. 讨论

肝炎后肝纤维化是肝炎病毒（常见是乙型肝炎病毒）导致的肝内慢性炎症性刺激的结果，是慢性肝炎向肝硬化发展的必经阶段，西医治疗效果目前不太满意，而中医中药治疗肝纤维化已有了令人瞩目的进展。康良石老主任认为：患者感受湿热疫毒，壅遏气机，肝郁日久伤脾致脾气虚弱，运化失健；气病及血，瘀血内停而为肝纤维化甚至肝硬化。而在疾病的早期，即证见湿热中阻和肝郁气滞时就有肝血瘀阻病机的存在。且根据"见肝之病，知肝传脾，当先实脾"的原则，康老以疏肝活血、清热利湿、益气健脾立法治疗肝炎后肝纤维化临床每获良效，并且提倡早期应用疏肝活血之品。现代医学认为透明质酸（HA）、层黏蛋白（LN）、Ⅲ型前胶原（PC-Ⅲ）、Ⅳ型胶原（CⅣ）等肝纤维化指标正是肝纤维化形成过程中不同环节的产物。①HA主要由间质细胞合成，血清中HA升高主要由于肝损害时累及内皮细胞功能，摄取与分解HA能力下降，血清中HA水平反映肝间质炎症，更反映肝硬化程度。②PC-Ⅲ是Ⅲ型胶原的前身，主要反映Ⅲ型胶原的水平和肝纤维化程度。③CⅣ是构成基底膜的主要成分，沉积在基底膜上的CⅣ增生后可直接损伤肝细胞，因而，CⅣ反映肝纤维化的过程及肝间质的炎症和坏死。④LN是一种糖蛋白，是基膜的特有成分，正常肝组织中肝窦无LN，LN与Ⅳ型胶原沉着在Dis间隙，形成内皮基底膜，认为是肝窦毛细血管化的理想指标。由于4项指标机理不同，联合观察有较大意义。据顾生旺、邱瑛峰等建立肝纤维化血清学诊断谱，经筛选确定血清CⅣ、LN、PC-Ⅲ与HA 4种指标为联合检测标志物。认为随着肝纤维化程度的加深，这些血清学指标也相应逐渐升高，4种指标联合检测的敏感性和特异性均高。而在抗肝纤维化治疗后，这一诊断标志物也相应降低。本观察临床资料显示治疗组治疗前后4种指标联合检测均有显著降低，与对照组比较有明显差别，提示康氏2号方有显著的抗肝纤维化的作用。

根据现代医学的抗肝纤维化的研究，蒙一纯等认为活血化瘀、益气健脾之品能抑制贮脂细胞（星状细胞）的增殖，贾一韬引用Martinez Hemandez和Amenta的观点认为LN的沉积可能导致肝窦内皮去窗孔化，即肝窦毛细血管化。康氏2号方抗肝纤维化疗效明显，特别在LN下降程度上和对照组有显著差别，考虑与活血化瘀和益气健脾之品能改善肝脏微循环，改善肝细胞的供血供氧，抑制贮脂细胞（星状细胞）活化和增殖，减少胶原合成和分泌，促进肝纤维的降解，减轻肝窦的毛细血管化有关。并且清热利湿解毒中药有抑制病毒的作用，病毒量的减少可以减轻炎症的刺激，抑制或减少肝纤维化的启动因子，减少胶原合成。其具体的抗肝纤维化机制有待进一步实验研究。另外治疗组肝功能复常时间较早，可能和康氏2号方有改善肝脏微循环，与甘利欣的抗炎、保护肝细胞膜等功效起到协同作用有关。

本研究结果表明，康氏2号方联合甘利欣注射液具有较为明显的抗肝炎后肝纤维化作用，并在改善肝功能方面有协同作用。

作者：阮清发　指导：康俊杰
《河北中医》2001年第8期

# 十二　中药辨证治疗改善300例慢性乙肝患者生活质量评估

本研究应用健康状况调查问卷，对300例慢性乙型肝炎轻度患者及50名健康者进行生活质量测评，并对中药治疗前后的生活质量主观指标进行对照分析，从生活质量的角度对中药治疗疗效进行综合评价。

## 1. 对象方法

（1）样本来源：随访抽取厦门市中医院肝病中心2006年2月～2007年2月门诊及病房的300名慢性乙型肝炎轻度患者和50例健康体检者。

（2）入选标准：按2000年西安传染病与寄生虫病学会议修订的《病毒性肝炎防治方案》诊断标准，确诊为慢性乙型肝炎轻度。

（3）中医辨证：根据国家中医药管理局中医肝病重点专科协作组制定的《中医肝病诊疗常规》，辨证分为肝郁气滞、肝胆湿热、肝肾阴虚、肝郁脾虚、脾肾阳虚五型。

（4）分组与治疗：符合入选标准的慢性乙肝轻度患者300例，根据临床症状，按中医辨证分型施治，总疗程1个月。治疗前后按要求填写生存质量量表（SF-36）。而50例健康体检者作为对照研究对象，对照组不需治疗。

（5）研究工具：健康状况调查问卷（SF-36中文版）。SF-36是美国医学结局研究组（MOS）开发的一个普遍适应测定量表，是国际上普遍认可的代表性生活质量测评工具，它评价健康相关生活质量的8个方面，包括生理功能（PF）、生理职能（RP）、躯体疼痛（BP）、总体健康（GH）、活力（V）、社会功能（SF）、情感职能（RE）和精神健康（MH）8个领域36个条目，按百分制评分。目前该量表已有中国版，并根据中国国情进行改良、测试，证明符合中国国情。

（6）研究程序：病人自己阅读并填写健康状况调查问卷，要求病人凭自己真实的感觉填写，医护人员及其他人不能暗示，并告诉病人此表没有标准答案，填写完毕后收回保存。

（7）统计方法：治疗结束，建立数据库，采用双因素方差分析法或双因素秩和检验、t检验及方差分析。资料统计用SAS软件包完成。

### 2. 结果

(1) 样本的一般情况：年龄、民族、性别、文化程度等经卡方分析，各组之间无显著差异（$P > 0.05$）。

(2) 慢性乙型肝炎轻度患者对患者生活质量的测评：治疗前慢性乙型肝炎患者组与健康对照组相比的 SF-36 各项评分经 t 检验，差异有显著性意义（$P < 0.01$）；中药辨证治疗后慢乙肝患者的 SF-36 总分及生理功能（PF）、生理职能（RP）、躯体疼痛（BP）、活力（V）、社会功能（SF）和精神健康（MH）等领域的平均评分经 t 检验差异有统计学意义（$P < 0.01$），治疗后慢性乙型肝炎患者组与健康对照组相比差异有显著意义（$P < 0.05$）。见表 9-16。

(3) 中药辨证治疗后慢乙肝患者的 SF-36 评分虽有明显提高，但中医辨证治疗前后各证型间生活质量评分比较 $P > 0.05$，说明生活质量的改善和证型无明显关系，符合中医的辨证论治理论。见表 9-17。

(4) 不良反应和事件：目前治疗组 300 例患者治疗过程中无不良事件发生。

**表 9-16 治疗前后慢乙肝患者组与健康对照组生活质量评分比较（$\bar{x} \pm s$）**

| | PF | RP | MH | SF | BP | V | RE | GH | SF-36 |
|---|---|---|---|---|---|---|---|---|---|
| 患者组治疗前（n=300） | 20.04 ± 1.184 | 4.48 ±1.0 | 5.72 ±0.79 | 3.04 ± 0.734 | 3.04 ± 0.734 | 4.48 ± 0.586 | 4.28 ± 1.06 | 17.56 ± 0.733 | 63.08 ±3.05 |
| 健康对照组（n=50） | 24.76 ±2.0 | 6.24 ±0.08 | 7.92 ±1.15 | 6.2 ± 0.707 | 5.16 ± 0.898 | 7.76 ± 1.45 | 5.76 ± 0.436 | 21.76 ± 2.146 | 86.28 ±3.87 |
| 患者组治疗后（n=300） | 23.68 ±1.57 | 5.76 ± 0.083 | 7.32 ± 0.80 | 5.56 ± 0.916 | 4.64 ± 0.638 | 7.0 ± 1.15 | 4.34 ± 0.64 | 17.44 ± 2.16 | 80.08 ± 4.21 |

注：治疗前与对照组对比，治疗前后 SF-36 总分及 PF、RP、BP、V、SF、MH 等平均评分比较，$P < 0.01$，治疗后与对照组评分比较，$P < 0.05$。

**表 9-17 中医辨证治疗前后各证型生活质量评分比较（$\bar{x} \pm s$）**

| | 肝郁气滞（n=102） | 肝胆湿热（n=79） | 肝郁脾虚（n=98） | 肝肾阴虚（n=20） |
|---|---|---|---|---|
| 健康对照组 | 86.28 ±3.87 | 86.28 ±3.87 | 86.28 ±3.87 | 86.28 ±3.87 |
| 患者组（治疗前） | 62.38 ±3.67 | 63.08 ±3.17 | 63.28 ±3.83 | 62.18 ±3.67 |
| 患者组（治疗后） | 81.01 ±3.29 | 81.18 ±4.01 | 80.09 ±4.31 | 79..98 ±4.21 |

注：①中医辨证治疗前后各证型间生活质量评分比较 $P > 0.05$，生活质量的改善和证型无明显关系，符合中医的辨证论治理论。②脾肾阳虚因病例数量少没有入组。

### 3. 讨论

(1) 疾病对慢性乙型肝炎患者生活质量的影响：生活质量是人们顺应医学模式

向生物－心理－社会医学模式转变而产生的一种新的健康指标。测定患者的生活质量有助于全面评价其生命活动及医疗效果。生存质量在评价医疗效果中的重要性已得到公认，不少国家已将其作为新药申报的必要指标。

研究结果显示，与健康对照组相比，受试的慢性乙型肝炎患者的 SF－36 评分与对照组相比差异有显著性（$P < 0.01$），表明患者生活质量普遍下降，其生理、心理和社会机能均受到很大影响。因此，慢性乙型肝炎患者生活质量应成为我们关心的内容，患者的生活质量评价应作为判断药物疗效的重要指标。

（2）临床及实验研究证实，大量中医药单方或复方显示了对慢性肝病多靶点、多途径的治疗优势。与现代医学注重形态的微观认识不同，中医学在整体观念的指导下，对疾病进行宏观上的辨证论治，这决定了中医学是把人体的健康与疾病放到自然与社会环境中来全方位的考量，它更关注的是疾病和治疗措施对人社会完整性、自然完整性的影响和改善。如中医对慢性肝病作出的证的辨识，并不是根据肝功能、病毒标识物或影像学、病理学检查，而是通过了解患者精神、躯体乃至社会功能上的不适与痛苦，即患者的主观症状，并以患者的自觉痛苦与不适是否得以缓解作为疗效评价标准。可以说，生活质量和中医学之间存在紧密联系，在对疾病的把握上，中医药更关注疾病对患者生存质量的影响，在治疗上也是以致力于改善患者生存质量为目标。数千年的大量临床实践表明，中医在改善患者生活质量上具有较大优势。但目前中医药治疗肝病尚未有引入生活质量量表，对其疗效评价多采用半定量的症状评定，而这存在量化程度低等一些不足，且得不到国际医学界的公认，而完全依靠西医理化指标去评判中医药疗效又有失公允。因此，引入国际公认的生活质量量表来考察中医药疗效，对于全面、公正、客观的评价中医药治疗肝病的疗效意义深远。

（3）本研究显示，中药辨证治疗后慢性乙型肝炎轻度患者组的 SF－36 总评分及各项评分与治疗前相比均有显著性差异（$P < 0.01$），表明治疗后患者生活质量均有明显提高，但中医辨证治疗前后各证型间生活质量评分比较 $P > 0.05$，提示生活质量的改善和证型无明显关系，这也符合中医学辨证理论。

综上所述，中药辨证治疗能有效提高慢性乙型肝炎轻度患者生活质量。

作者：陈志杰 指导：蔡虹

《福建中医药》2009 年第 40 卷第 5 期

# 十三 中药联合干扰素对慢性乙型肝炎患者生存质量的影响

生存质量（quality of life，QOL）指人类个体在生理、心理精神和社会等方面的主观感觉和满意程度，与生存数量指标（发病率、死亡率等）相比，它更重视生命活动的具体内涵，且更加敏感。测定疾病患者的生存质量有助于全面评价基本生命活动的特征以及实施医疗措施的效果。随着医疗水平的发展，目前对药物治疗效果的评估已从传统的考核模式转变为包括对与健康相关生活质量（HRQOL）和最后结果或结局的研究。作者采用慢性肝病问卷（以下简称CLDQ）评估中医辨证配合干扰素对慢性乙型肝炎患者生活质量的影响，现报道如下。

### 1. 临床资料

（1）病例来源：随机抽取厦门市中医院肝病中心2006年3月~2008年10月门诊或住院确诊为慢性乙型肝炎的患者100例，随机分为两组，对照组52例，男性31例，女性21例，年龄$36.25 \pm 8.063$岁，平均病程为0.81年，治疗组48例，男性26例，女性22例，年龄$35.42 \pm 7.814$岁，平均病程为0.83年，2组病人在年龄、性别、病程上均无显著性差异（$P > 0.05$），具有可比性。

（2）入选标准：按2000年西安传染病与寄生虫病学会议修订的《病毒性肝炎防治方案》诊断标准确诊为慢性乙型肝炎轻度，即临床症状、体征轻微或缺如，肝功能指标仅1或2项轻度异常，同时符合以下条件：①年龄在16~60岁；②1周内未服用抗精神病药物；③小学以上学历；④既往无精神病史，现无合并其他心身疾病史；⑤愿意参加该心理测验；⑥符合干扰素治疗适应证。

（3）排除标准：①有其他肝炎病毒重叠感染或有免疫性疾病、遗传性肝病、骨髓抑制、肾功能异常、严重器质性疾病、精神病、嗜酒、吸毒的患者；②半年内用过抗病毒药物、免疫调节剂、细胞毒药物或类固醇激素的患者；③妊娠；④对核苷类药物过敏者；⑤依从性不好，失访或放弃治疗者。

（4）研究工具：慢性肝病问卷（CLDQ）是Younossi等学者编制的慢性肝病特异性生活质量量表，现已按中国国情进行了改良、测试，证明符合中国国情。CLDQ量表由6个领域共29条条款组成，即腹部症状3条，困乏5条，系统症状5条，活动能力3条，情感8条，焦虑5条，共有6个维度。

（5）研究程序：采用一问一答的调查方式，应用标准化量表测定法，由本科专业医务人员进行量表的填写，每个治疗对象治疗前后分别接受评定1次，同时观察患者HBV DNA转阴、HBeAg、HBeAb血清学变化。

（6）统计方法：治疗结束，建立数据库，采用t检验及方差分析。资料统计用SPSS11.0软件包完成。

### 2. 治疗方法

（1）治疗组：予干扰素$\alpha - 1b$，剂量5MU，皮下注射，隔日1次，加中药辨证治疗。中医辨证根据国家中医药管理局中医肝病重点专科协作组制定的《中医肝病诊疗常规》，辨证分为肝郁气滞、肝胆湿热、肝肾阴虚、肝郁脾虚、脾肾阳虚五型。肝郁气滞予疏肝理气解郁之橘叶栀子根汤治疗；肝胆湿热予清利肝胆湿热之加味栀子根汤治疗；肝脾气虚证予疏肝健脾之加味柴胡疏肝散治疗；肝肾阴虚证予滋养阴精、补益肝肾之加减左归饮治疗；脾肾阳虚予温阳益气、补肾健脾之加味真武汤治疗，每日1剂，水煎服。

（2）对照组：予干扰素 α-1b，剂量 5MU，皮下注射，隔日 1 次。

以上两组均以 48 周为 1 个疗程。观察期间不服用保肝及其他抗肝炎病毒治疗药物，因特殊原因需服用其他药物时给予记录。

3. **结果**

（1）两组治疗前后 CLDQ 比较：表 9-18 显示，经不同方案治疗后，治疗组的 CLDQ 各项积分均有不同程度的提高（$P < 0.01$ 或 $P < 0.05$），而对照组只在腹部症状、系统症状和活动能力的 CLDQ 得分有所提高（$P < 0.05$），在困乏方面无改善，在情感和焦虑方面的得分反而降低。

表 9-18 两组 CLDQ 积分比较（$\bar{x} \pm s$）

| 组 别 | 治疗组（n=48） | | | 对照组（n=52） | | |
|---|---|---|---|---|---|---|
| | 治疗前 | 治疗后 | 差值 | 治疗前 | 治疗后 | 差值 |
| 腹部症状 | 4.54±1.10 | 7.21±0.63* | 2.67±0.57 | 4.61±1.23 | 5.25±1.60△ | 0.64±1.18△△ |
| 困乏 | 4.52±0.90 | 7.46±1.14* | 2.96±0.88 | 4.43±1.21 | 4.53±1.41 | 0.10±1.02△△ |
| 系统症状 | 4.81±1.20 | 5.66±1.41** | 0.85±1.07 | 4.72±1.12 | 5.54±1.22△ | 0.82±1.0△△ |
| 活动能力 | 5.21±1.30 | 5.91±0.62** | 0.70±0.52 | 5.14±1.50 | 6.01±1.61△ | 0.87±1.45△△ |
| 情感 | 4.73±1.52 | 5.53±0.60** | 0.80±0.47 | 4.15±1.51 | 3.53±1.43 | -0.62±1.36 |
| 焦虑 | 4.63±1.32 | 5.42±0.63** | 0.79±0.510 | 4.41±1.62 | 3.82±1.62 | -0.59±1.59 |

注：经 t 检验，治疗组治疗前后比较，*$P < 0.01$；治疗组治疗前后比较，**$P < 0.05$；对照组治疗前后比较，△$P < 0.05$；两组组间比较，△△$P < 0.05$。

（2）两组治疗后乙肝病毒血清学标志物变化比较：表 9-19 显示，治疗 48 周后，治疗组的 HBeAg 转阴率、HBeAb 转阳率、HBV DNA 转阴率均显著高于对照组（$P < 0.05$）。

表 9-19 两组治疗后血清学标志物转化变化比较（n,%）

| 组别 | n | HBeAg 转阴 | HBeAb 转阳 | HBV DNA 转阴 |
|---|---|---|---|---|
| 治疗组 | 48 | 33（68.75） | 28（58.33） | 29（60.49） |
| 对照组 | 52 | 30（57.69） | 25（48.08） | 26（50.00） |

注：经 $\chi^2$ 检验，两组比较 $P < 0.05$。

4. **讨论**

当前，医疗的目的已不仅仅是提高患者的生存数量（生存时间、生存率等），而更应看重提高其生存质量。2000 年我国制定的病毒性肝炎防治方案就明确提出：提高患者的生活质量是治疗慢性乙型肝炎的目的之一，目前使用普适性量表 SF-36 和慢性肝病问卷（CLDQ）评估慢性乙型肝炎患者的健康相关生活质量已广泛应用于临床，CLDQ 作为评估慢性肝病患者生存质量的一种特异性新型量表，具有较好的可信度与灵敏度，可以用于慢性肝病患者生活质量的评价。慢性乙型肝炎因病情易反复、治疗费用昂贵、疗效不能令人满意、预后差等多种因素的影响使患者面临较多的社会压力，广泛存在心理问题。而干扰素作为治疗慢性乙型肝炎抗病毒疗效确切的药物之一，虽能清除或抑制体内的病毒，减少肝细胞损伤，抑制肝纤维化的发展，但因其疗程长，部分病人因出现不同程度的发热、乏力、焦虑、肌肉酸痛而影响心情甚至放弃治疗。

本研究显示，采用中医辨证配合干扰素治疗后患者的 CLDQ 评分较治疗前有明显提高，尤以腹部及困乏症状的改善为最明显（$P < 0.01$），血清中 HBeAg 转阴率、HBeAb 转阳率、HVB DNA 转阴率均显著性高于对照组（$P < 0.05$）。单纯使用干扰素之对照组只对腹部症状、系统症状和活动能力三方面的改善有效，在情感和焦虑方面的得分不但没改善反而低于治疗前，且无法改善患者困乏的症状。以上结果提示：中医辨证联合干扰素抗病毒治疗不但能很好地提高乙肝患者的生活质量，还能协同干扰素发挥抗病毒效应，提高了抗病毒疗效，有利患者顺利完成抗病毒治疗。

附：该项目为 2006 年厦门市科技局立项课题，项目编号 3502Z20064003。

作者：郑全胜　　指导：蔡虹

《福建中医药》2009 年第 6 期

# 十四　康氏系列方联合保肝治疗慢性乙型肝炎的疗效分析

近年来国内诸多学者对中西医结合治疗慢性乙型肝炎（CHB）进行了探讨，认为其在改善临床症状、ALT 复常及抗纤维化方面有一定疗效优势，并有许多试验证明中药有一定的抗乙肝病毒作用。康氏系列方是我国著名中医肝病专家康良石教授根据其"疫郁"理论研制而成，几十年来运用于临床，取得较好的疗效。2005 年 5 月 ~2007 年 11 月，我们运用康氏系列方结合常规西医保肝治疗对 CHB 患者进行临床观察研究，以探讨中西医结合治疗是否可提高 CHB 患者的临床疗效，现将结果报道如下。

**1. 对象与方法**

（1）病例选择标准

①西医选择标准：诊断符合 2000 年《病毒性肝炎防治方案》慢性乙型肝炎诊断标准及抗病毒治疗的西医方案。

②中医辨证分型：参照康良石教授的肝病辨证方法分为气机郁结、湿热积滞、气郁化火、湿热化火、肝脾气虚、肝肾阴虚 6 个证型。

③排除标准：年龄大于 65 岁或小于 18 岁；合并心、脑、肾、造血系统和内分泌系统等严重疾病及精神病患者；妊娠或哺乳期妇女；排除甲、丙、丁、戊、庚肝病毒及其他病毒感染；过敏体质者；中医辨证分型有明显相兼证或难以用单一证型确定者；其他不适合进行临床试验的情况。

（2）一般资料：共观察治疗 141 例，均为我院门诊及住院患者，随机分为两组，治疗组 72 例中，男 51 例，女 21 例，年龄（30.64±8.97）岁，病程（7.35±4.948）年；HBeAg 阳性 53 例。分型：肝胆湿热型 19 例，肝郁化火型 19 例，湿热化火型 10 例，肝郁气滞型 12 例，肝脾气虚型 8 例，肝肾阴虚型 4 例。对照组 69 例中男 48 例，女 21 例；年龄（32.3±8.067）岁；病程（8.62±6.156）年；HBeAg 阳性 44 例。分型：肝胆湿热型 21 例，肝郁化火型 19 例，湿热化火型 13 例，肝郁气滞型 9 例，肝脾气虚型 4 例，肝肾阴虚型 3 例。

对两组的性别、年龄、病程、中医证型分布以及治疗前 ALT、HBeAg 特征、HBV DNA 等基线情况进行统计学分析，结果显示治疗前两组在基线上无明显差异（$P > 0.05$），具有可比性。

（3）治疗方案

对照组：当 ALT>2 倍正常上限时，采用静脉滴注甘利欣（150mg，每日 1 次），谷胱甘肽（1.2g，每日 1 次）及门冬氨酸钾镁（30mL+10% GS 250mL，每日 1 次）；当 ALT<2 倍正常上限时，予口服益肝灵（2 片，每日 3 次）、肝泰乐（2 片，每日 3 次）。

治疗组：在西医保肝治疗方案的基础上结合运用康氏系列方中医辨证论治：肝郁气滞证用橘叶栀子根汤（橘叶、佛手、柴胡、栀子根等）；肝胆湿热证用加味栀子根汤（栀子根、黄郁金、绵茵陈、白英等）；肝郁化火证用金橘汤（橘叶、郁金、元参、焦栀等）；湿热化火证用大苓连汤（川黄连、黄芩、焦栀子、龙胆草等）；肝脾气虚证用加味柴胡疏肝散（柴胡、茯苓、西洋参粉、黄芪等）；肝肾阴虚证用加减左归饮（熟地黄、甘枸杞、炙龟板、醋鳖甲等）。

以上治疗疗程均为 3 个月。

（4）观察指标：所有患者均在治疗前及第 3、6、18 个月时进行中医证候评分、血清学、生化学和病毒学的检测。在治疗前及第 6、18 个月观测血、尿、便常规、生命体征（如血压、呼吸等）、心电图、肾功能、电解质，并随时记录不良事件。

（5）疗效标准

①中医证候改善参照慢性乙型肝炎的证候疗效评定标准。中医证候改善积分值的计算方法（尼莫地平法）：[（治疗前积分 − 治疗后积分）÷治疗前积分]×100% 表示。疗效分级：临床痊愈：a. 症状、体征消失或基本消失，证候积分减少≥95%。b. 显效：症状、体征明显改善，证候积分减少≥70%。c. 有效：症状、体征均有好转，证候积分减少≥30%。d. 无效：症状、体征无明显改善，甚或加重，证候积分减少<30%。

②临床疗效分析采取下述三个方面评价其临床疗效：a. 将两组分为 ALT 持续异常、反复异常和治疗后复常 3 种情况分别进行分析；b. 对治疗前可检测到 HBV DNA 的患者分为血清 HBV DNA 转阴（PCR 法，<$10^3$copies/mL）及可检测 2 种情况分析；c. 对治疗前 HBeAg 阳性的患者分为血清 HBeAg 转阴和未转阴两种情况进行分析。

（6）统计学方法：数据采用 SPSS 13.0 软件进行方差分析、t 检验、$\chi^2$ 检验。

## 2. 结果

（1）两组中医证候积分比较（见表9-20、9-21）

**表9-20　治疗前后两组中医证候积分比较（$\bar{x} \pm s$）**

| 组别 | $n$ | 治疗前 | 3个月 | 6个月 | 18个月 |
|---|---|---|---|---|---|
| 治疗组 | 72 | 18.49±4.64 | 10.80±2.57** | 10.14±2.40** | 9.35±2.14** |
| 对照组 | 69 | 16.31±4.71 | 12.09±3.78 | 12.37±3.62 | 10.72±1.98 |
| $P$ | | 0.754 | 0.0015 | 0.0007 | 0.0001 |

注：与对照组治疗后比较，**$P < 0.01$。

**表9-21　两组治疗后中医证候临床疗效比较（例）**

| 组别 | 例数 | 3个月 | | | 6个月 | | | 18个月 | | | 总有效率（%） |
|---|---|---|---|---|---|---|---|---|---|---|---|
| | | 显效 | 有效 | 无效 | 显效 | 有效 | 无效 | 显效 | 有效 | 无效 | |
| 治疗组 | 72 | 5 | 53 | 14 | 8 | 53 | 11 | 11 | 56 | 5 | 93.1** |
| 对照组 | 69 | 1 | 31 | 37 | 2 | 37 | 30 | 4 | 39 | 27 | 62.3 |

注：与对照组比较，**$P < 0.01$。

（2）两组 ALT 复常率及异常情况比较（见表9-22、9-23）

**表9-22　两组 ALT 复常率比较［例（%）］**

| 组别 | 例数 | ALT 复常 | | |
|---|---|---|---|---|
| | | 3个月 | 6个月 | 18个月 |
| 治疗组 | 72 | 44（61.1） | 45（62.5） | 31（43.1）* |
| 对照组 | 69 | 42（60.9） | 35（50.7） | 17（24.6） |

注：与对照组比较，*$P < 0.05$。

**表9-23　两组 ALT 异常率比较［例（%）］**

| 组别 | $n$ | ALT 持续异常 | ALT 正常后反复 |
|---|---|---|---|
| 治疗组 | 72 | 3（4.2）** | 27（37.5）* |
| 对照组 | 69 | 14（20.3） | 39（56.5） |

注：与对照组比较，*$P < 0.05$，**$P < 0.01$。

（3）两组 HBeAg 转阴情况比较（见表9-24）

**表9-24　HBeAg 转阴率比较［例（%）］**

| 组别 | $n$ | HBeAg 转阴 | | |
|---|---|---|---|---|
| | | 3个月 | 6个月 | 18个月 |
| 治疗组 | 53 | 6（11.3） | 12（22.6） | 15（28.3）* |
| 对照组 | 43 | 2（4.7） | 4（9.3） | 5（11.6） |

注：与对照组比较，*$P < 0.05$。

（4）两组 HBV DNA 情况比较（见表 9 – 25）

**表 9 – 25　HBV – DNA 转阴率比较［例（%）］**

| 组别 | $n$ | HBV – DNA $< 10^3$ copies/mL | | |
| --- | --- | --- | --- | --- |
| | | 3 个月 | 6 个月 | 18 个月 |
| 治疗组 | 68 | 5（7.4） | 9（13.2）* | 13（19.1）* |
| 对照组 | 67 | 0（0） | 1（1.5） | 4（6.0） |

注：与对照组比较，* $P < 0.05$。

（5）安全性及不良反应：两组安全性好，在观察周期内均无严重不良反应发生。

**3. 讨论**

慢性乙型肝炎在中医属"肝著"范畴，康老认为其病因以"疫"为主，病机以"郁"为中心，归纳其发病特点，提出慢乙肝六证。本病尚具有温疫的发病规律，临证采用温疫"五辨（辨神、气、色、舌、脉）"与"脏腑辨证"相结合，从患者反映在外的主要症状及体征进行个体化辨证分析，更有利于论治、施护和提高疗效。而保肝治疗是治疗 CHB 的重要手段之一，多年来在临床一直广泛运用。本研究在康氏"疫郁"理论指导下，运用康氏系列方辨证施治联合西医保肝对 CHB 患者进行治疗，结果显示：康氏系列方结合保肝治疗在改善患者临床症状、降低中医证候积分上效果明显，在提高肝功能远期复常率、HBeAg 转阴率、HBV DNA 自然转阴率方面亦有明显的益处，并能一定程度减少肝功异常的复发率，随访过程中安全性较好。

已有研究表明中医中药治疗的主要优势在于全面调理体质、改善免疫，并具有一定抗病毒作用。本组病例在提高远期肝功复常率、减少复发率、18 个月 HBeAg 转阴率及 HBV DNA 转阴率的结果与此观点相符。故在 CHB 患者的治疗中，在西医保肝治疗的基础上加用中医辨证施治可获得更好的治疗效果。

作者：张如棉、康俊杰、吴剑华、章亭、于洪涛
《湖北中医杂志》2009 年第 31 卷第 12 期

# 十五　康氏系列方联合拉米夫定治疗慢性乙型肝炎的疗效初探

康氏系列方是我国著名中医肝病专家康良石教授患者根据其"疫郁"理论治疗慢性乙型肝炎（CHB）的经验方，鉴于中药联合拉米夫定治疗 CHB 已成为新的研究方向，我们对康氏系列方联合拉米夫定治疗 CHB 的临床疗效进行了观察，现将结果报道如下。

**1. 资料与方法**

（1）病例选择：收集 2005 年 5 月 ~2007 年 11 月我院门诊及住院的慢性乙型肝炎患者 39 例，诊断符合 2000 年《病毒性肝炎防治方案》中慢性乙型肝炎诊断标准

及抗病毒治疗的西医方案，男32例，女7例，年龄24～53岁（中位数37岁）；病程最长20年，最短1年（中位数7年）。中医辨证标准参照康良石教授"疫郁"理论辨证诊断分型。将上述患者随机分为两组，中西医结合组19例，其中HBeAg阳性患者11例，肝胆湿热型10例，肝郁化火型3例，湿热化火型4例，肝郁气滞型1例，肝脾气虚型1例；拉米夫定组20例，其中HBeAg阳性患者10例，肝胆湿热型7例，肝郁化火型1例，湿热化火型8例，肝郁气滞型1例，肝脾气虚型3例；两组均未收入肝肾阴虚型患者。两组一般资料比较差异无显著性意义（$P > 0.05$）。

（2）治疗方法：拉米夫定治疗组：口服拉米夫定100mg，1次/日；中西医结合治疗组：在拉米夫定治疗方案的基础上进行中医辨证论治，给予康氏系列方。疗程均18个月。

（3）观察项目：治疗0、6、12及18个月时进行中医证候评分、血清生化学和病毒学的检测。治疗中HBV DNA转阴后复阳或治疗中未转阴者均作YMDD变异检测。

（4）疗效评价：依据慢性乙型肝炎的证候疗效评定标准。①评定依据：治疗后中医证候积分值的计算方法（尼莫地平法）：[（治疗前积分－治疗后积分）/治疗前积分]×100%。②疗效分级：a. 临床痊愈：症状、体征消失或基本消失，证候积分减少≥95%。b. 显效：症状、体征明显改善，证候积分减少≥70%。c. 有效：症状、体征均有好转，证候积分减少≥30%。d. 无效：症状、体征无明显改善，甚或加重，证候积分减少<30%。

（5）统计学方法：采用SPSS13.0软件，数据用方差分析、t检验、$\chi^2$检验进行分析，以$\alpha = 0.05$为检验标准。

2. 结果

（1）证候疗效评价：见表9-26。

表9-26　两组证候疗效比较（n,%）

| 组　别 | n | 治疗12个月 | | 治疗18个月 | |
|---|---|---|---|---|---|
| | | 显效 | 有效 | 显效 | 有效 |
| 中西医结合组 | 19 | 2（10.5） | 17（89.5） | 9（47.4） | 10（52.6） |
| 拉米夫定组 | 21 | 0（0） | 14（70） | 0（0） | 17（85） |
| P | | 0.016 | | 0.001 | |

（2）临床疗效评价

①治疗6、12、18个月两组ALT复常率：见表9-27。

表9-27 两组 ALT 复常率比较（n,%）

| 组别 | n | ALT 复常 | | |
| --- | --- | --- | --- | --- |
| | | 6 个月 | 12 个月 | 18 个月 |
| 中西医结合组 | 19 | 18（94.7） | 17（89.5） | 16（84.2） |
| 拉米夫定组 | 21 | 19（90.5） | 16（76.2） | 11（52.4） |
| P | | 0.928 | 0.492 | 0.032 |

②治疗 6、12、18 个月两组 HBV DNA 转阴率：见表 9-28。

表9-28 两组 HBV DNA 转阴率比较（n,%）

| 组别 | n | HBV DNA（$<10^3$ copies/mL） | | |
| --- | --- | --- | --- | --- |
| | | 6 个月 | 12 个月 | 18 个月 |
| 中西医结合组 | 19 | 18（94.7） | 16（84.2） | 15（78.9） |
| 拉米夫定组 | 21 | 19（90.5） | 15（71.4） | 10（47.6） |
| P | | 0.928 | 0.557 | 0.041 |

③治疗 6、12、18 个月两组 HBeAg 阳性患者 e 抗原转阴率：见表 9-29。

表9-29 两组 HBeAg 转阴率比较（n,%）

| 组别 | n | HBeAg 转阴 | | |
| --- | --- | --- | --- | --- |
| | | 6 个月 | 12 个月 | 18 个月 |
| 中西医结合组 | 11 | 3（27.3） | 4（36.4） | 3（27.3） |
| 拉米夫定组 | 10 | 2（20.0） | 3（30.0） | 1（10.0） |
| P | | 1.000 | 1.000 | 0.587 |

④治疗 12、18 个月两组 YMDD 变异率：见表 9-30。

表9-30 两组 YMDD 变异情况（n,%）

| 组别 | n | YMDD 变异 | |
| --- | --- | --- | --- |
| | | 12 个月 | 18 个月 |
| 中西医结合组 | 19 | 2（10.5） | 2（10.5） |
| 拉米夫定组 | 21 | 4（19.0） | 9（42.9） |
| P | | 0.756 | 0.022 |

## 3. 讨论

康氏"疫郁"理论是国家首批 500 名名老中医康良石教授总结其临证经验而得，

是我院的特色中医诊疗方法。康老以温疫分传、内陷、伏邪不溃与邪留于肝理论和郁证"六郁相因""五行相因"学说为指导，归纳慢性乙型肝炎发病特点，认为其病因以"疫"为主，病机以"郁"为中心，提出慢乙肝六证。康氏系列方药是在康氏"疫郁"理论为指导中医肝病辨证论治体系的基础上，结合患者临床症状进行总结而形成，肝郁气滞证用橘叶栀子根汤，肝胆湿热证用加味栀子根汤，肝郁化火证用金橘汤，湿热化火证用大芩连汤，肝脾气虚证用加味柴胡疏肝散，肝肾阴虚证用加减左归饮。

目前一些学者提出，拉米夫定和中药联合运用能起到互补和协同作用，对恢复肝功能，调节机体内环境（包括免疫功能），抑制肝损害及抗病毒均有较好疗效，可明显提高拉米夫定抗病毒的治疗效果，降低其停药后复阳率，缩短其疗程，从而减少病变的发生。本研究显示，康氏系列方联合拉米夫定治疗 CHB 能显著缓解患者临床症状，提高证候疗效，并获得更高的 HBV DNA 转阴率，降低 YMDD 变异率，这与上述观点是一致的。康氏系列方联合拉米夫定治疗能获得更高的 ALT 复常率和 e 抗原转阴率，但经统计学检验，差异无意义，考虑与观察样本较小、观察周期相对较短有关，我们将扩大样本量进行更长时间、更深入的研究。

作者：张如棉、吴剑华、康俊杰、章亭、于洪涛

《中西医结合肝病杂志》2009 年第 19 卷第 5 期

# 十六　康氏乙肝合剂联合干扰素治疗慢性乙型肝炎41例

我们应用康氏乙肝合剂联合干扰素治疗慢性乙型肝炎，取得较好的疗效，现报告如下。

### 1. 资料与方法

（1）病例选择：我院 1998 年 3 月～2003 年 3 月门诊及住院患者 133 例，诊断符合 2000 年 9 月第十次全国传染病与寄生虫病学术会议修订的《病毒性肝炎防治方案》慢性肝炎诊断标准。随机分成 3 组：治疗组 41 例，年龄 17～43 岁，平均 38.5 岁，男 28 例，女 13 例，病程 7 个月～19 年，慢性乙型肝炎轻度 18 例，中度 23 例。对照 A 组 44 例，年龄 18～42 岁，平均 37.4 岁，男 30 例，女 14 例，病程 6 个月～21 年，慢性乙型肝炎轻度 19 例，中度 25 例。对照 B 组 48 例，年龄 18～45 岁，平均 39.2 岁，男 33 例，女 15 例，病程 7 个月～23 年，慢性乙型肝炎轻度 22 例，中度 26 例。3 组患者在年龄、性别、病程等方面比较差异均无显著性意义，具有可比性。

（2）肝功能及病毒学情况：全部病例 HBsAg、HBeAg、HBV DNA 均为阳性；其他肝炎病毒指标均为阴性。肝功能异常：ALT、AST 为正常值的 2～5 倍，TB 正常或 <50μmol/L，3 组患者肝功能情况经统计学处理差异无显著性意义，具有可比性。

（3）检测方法：HBsAg、抗 HBs、HBeAg、抗 HBe、抗 HBc 用 ELLSA 法，HBV DNA 用定量 PCR 法。

（4）治疗方法：治疗组患者采用康氏乙肝合剂（基本药物：鲜橘叶、生黄芪、板蓝根、菝葜、栀子根、菜豆壳、葛根、元参、郁金、甘草等，由我院制剂科制成冲剂）和干扰素（深圳科兴生物制品公司产品）。对照 A 组单独应用康氏乙肝合剂；对照 B 组单独应用干扰素。疗程均为 6 个月。干扰素用法为 5MU，肌肉注射，每日 1 次，连续 10 天后改为 5MU，肌肉注射，隔日 1 次；康氏乙肝合剂用法：每次 20mL，开水冲服，每日 3 次，并口服维生素等药物。治疗期间不使用降酶药物及其他抗病毒和免疫调节药物。

（5）观察指标：用药前及用药后每月检测 1 次肝功能（ALT、AST、TB）；用药前及用药后第 1、3、6 个月及用药结束后第 6 个月，各检测 1 次 HBVM 和 HBV DNA。同时观察患者血常规、尿常规、肾功能的变化。

（6）统计学处理：采用 SPSS10.0 进行统计学处理。

2. 结果

（1）3 组患者治疗前和治疗 6 个月后肝功能情况：见表 9 – 31。

表 9 – 31 3 组患者治疗前后肝功能变化比较（$\bar{x} \pm s$）

| 组别 | | ALT（U/L） | AST（U/L） | TB（μmol/L） |
|---|---|---|---|---|
| 治疗组 | 治前 | 156.7 ± 23.2 | 149.6 ± 18.3 | 16.9 ± 7.6 |
| （n = 41） | 治后 | 60.5 ± 13.1▲ | 48.7 ± 11.3▲ | 12.3 ± 7.8▲ |
| 对照 A 组 | 治前 | 185.2 ± 18.6 | 160.4 ± 21.2 | 15.8 ± 6.2 |
| （n = 44） | 治后 | 72.3 ± 18.4 | 57.4 ± 16.3 | 15.7 ± 5.2 |
| 对照 B 组 | 治前 | 166.5 ± 13.3 | 163.6 ± 16.7 | 16.5 ± 5.3 |
| （n = 48） | 治后 | 66.5 ± 15.3 | 49.5 ± 10.8 | 17.2 ± 4.5 |

注：与两对照组治疗后比较，▲$P > 0.05$。

（2）3 组患者治疗前后 HBVM、HBV DNA 变化情况：见表 9 – 32。

表 9 – 32 3 组患者治疗前后 HBeAg、HBV DNA 变化比较 [n（转阴率）]

| 组别 | | HBeAg（+） | HBV DNA（+） |
|---|---|---|---|
| | 治疗前 | 41 | 41 |
| 治疗组 | 治疗 3 个月 | 21（20/41）△△* | 19（22/41）△△* |
| （n = 41） | 治疗 6 个月 | 15（26/41）△△* | 14（27/41）△△* |
| | 结束后 6 个月 | 17（24/41）△△* | 18（23/41）△△* |

续 表

| 组别 | | HBeAg（＋） | HBV DNA（＋） |
|---|---|---|---|
| 对照 A 组<br>（n＝44） | 治疗前 | 44 | 44 |
| | 治疗 3 个月 | 36（8/44） | 36（8/44） |
| | 治疗 6 个月 | 35（9/44） | 33（11/44） |
| | 结束后 6 个月 | 36（8/44） | 34（10/44） |
| 对照 B 组<br>（n＝41） | 治疗前 | 48 | 48 |
| | 治疗 3 个月 | 35（13/48） | 33（15/48） |
| | 治疗 6 个月 | 29（19/48） | 28（20/48） |
| | 结束后 6 个月 | 31（17/48） | 33（16/48） |

注：与对照 A 组同时间比较，$^{\triangle\triangle}P<0.01$，与对照 B 组同时间比较，$^*P<0.05$。

### 3. 讨论

康氏乙肝合剂系国家名老中医康良石教授根据其治疗肝病的"疫郁"理论所研制，经临床反复实践，证实它对慢性乙型肝炎有较好疗效。康教授认为慢性乙型肝炎患者多因感受疫毒之邪，邪毒不清，久伏伤肝，累及脾肾，气阴不足，精血亏虚，致病情缠绵难愈。康氏乙肝合剂中君药鲜橘叶疏肝行气、消肿解毒，再加益气扶正之生黄芪，两药协同疏达肝气，消肿毒。臣药葛根升发胃气、清热生津；菜豆壳宽中理气、降逆散结，清热解毒并有防气郁化火之功。使以栀子根、郁金清热利湿，行气通滞，化瘀通络，配板蓝根、元参、甘草，不仅能提高解毒、凉血泻火之作用，还有养阴生津之效用。蕨菜、甘草协黄芪益气补中和胃，配合疏肝行气的橘叶、郁金，使攻不伤正，补不滞邪。诸药共奏益气疏肝、清热解毒之功效。该方攻补兼施，扶正与祛邪相结合，以达到毒瘀同祛，脾肾同治的目的。经过大量临床实践，证实它对慢性乙型肝炎有较好疗效，尤其在改善症状、恢复肝功能方面有较好效果，亦有一定的抗乙肝病毒作用。从现代药理学研究来看，黄芪、葛根、元参，能提高免疫功能、促进网状内皮细胞及巨噬细胞功能，诱导内源性干扰素产生；蕨菜、栀子根对 HBV DNA 有较强的抑制作用。

α - 干扰素为临床常用抗 HBV 药物，其 HBeAg、HBV DNA 转阴率在 30% ~ 40% 左右。干扰素能与肝细胞表面的特异性受体结合，激活抗病毒蛋白基因，诱生抗病毒蛋白，以清除 HBV。治疗结果提示干扰素与康氏乙肝合剂联合应用可取得协同抗 HBV 作用，与单用干扰素相比，能明显提高其抗 HBV 疗效。究其原理我们认为除上述机制外，可能还具有其他机制，有待进一步深入研究。

作者：郑卫东、马晓军、吴剑华、康俊杰

《中西医结合肝病杂志》2003 年第 13 卷第 3 期

# 十七 康氏系列方联合 α-2b 干扰素对慢乙肝疗效及副作用的影响

干扰素已是公认的治疗慢性乙型肝炎的有效药物，但因其抗病毒作用无靶器官特异性且有一定副作用，使临床运用受到一定限制。尤其在治疗过程中，外周血白细胞和血小板减少常常是患者不能坚持治疗的主要原因。康氏系列方药是以康氏"疫郁"理论为指导，结合临床实践总结的治疗慢性乙型肝炎的有效验方，本研究观察康氏系列方联合 α-2b 干扰素对治疗慢性乙型肝炎疗效及副作用的影响。

## 1. 资料与方法

（1）一般资料：收集 2005 年 5 月~2007 年 11 月我院门诊及住院的 HBV DNA 阳性的慢性乙型肝炎患者 140 例，随机分为 2 组，中西医结合组 70 例，肝组织活检 53 例，其中 $G_1$ 8 例，$G_2$ 34 例，$G_3$ 11 例；$S_0$ 2 例，$S_1$ 38 例，$S_2$ 10 例，$S_3$ 3 例；干扰素组 70 例，肝组织活检 54 例，其中 $G_1$ 2 例，$G_2$ 36 例，$G_3$ 16 例；$S_0$ 1 例，$S_1$ 33 例，$S_2$ 17 例，$S_3$ 3 例。男性 117 例，女性 23 例，年龄 18~52 岁（中位数 29.5 岁）。病程 1~25 年（中位数 7 年）。中西医结合组肝胆湿热型 22 例，肝郁化火型 19 例，湿热化火型 14 例，肝郁气滞型 9 例，肝脾气虚型 4 例，肝肾阴虚型 2 例；干扰素组肝胆湿热型 20 例，肝郁化火型 20 例，湿热化火型 15 例，肝郁气滞型 10 例，肝脾气虚型 3 例，肝肾阴虚型 2 例。两组患者在性别、年龄、病程、病情等方面比较，差异无显著性意义（$P > 0.05$）。

（2）诊断标准：西医诊断均符合 2000 年《病毒性肝炎防治方案》中慢性乙型肝炎诊断标准及抗病毒治疗的西医方案。中医辨证标准参照康良石教授的"疫郁"理论辨证诊断分型。

（3）治疗方法：两组患者均予 α-2b 干扰素 5MU，肌注，隔日 1 次，疗程 24 周。中西医结合组患者在此基础上加服康氏系列方。

（4）疗效评定标准：临床疗效评定标准参照《病毒性肝炎防治方案》；证候疗效评定标准参考《中药临床药理学》。

（5）观察指标：所有患者均在使用 α-2b 干扰素 0、3、6 个月进行证候评分、血清生化学、病毒学、血常规及甲状腺功能等指标检测，并记录不良反应。

（6）统计学方法：采用 SPSS 13.0 软件，数据用 t 检验、$\chi^2$ 检验，以 $\alpha = 0.05$ 为检验水准。

## 2. 结果

（1）中西医结合组 e 抗原阳性患者 51 例，干扰素组 e 抗原阳性患者 58 例。两组患者治疗前后 HBVM 及 HBV DNA 转阴率及 ALT 复常率比较，见表 9-33。

**表 9 – 33　两组治疗后 HBVM 及 HBV DNA 转阴率及 ALT 复常率比较（n,%）**

| 分组 | n | HBeAg 转换率 | n | HBV DNA 转阴率 | ALT 复常率 |
|---|---|---|---|---|---|
| 中西医结合组 | 51 | 32（62.7） | 70 | 44（62.9） | 57（81.4） |
| 干扰素组 | 58 | 25（43.1） | 70 | 32（45.7） | 46（65.7） |
| P | | 0.041 | | 0.042 | 0.035 |

（2）两组治疗副作用发生率：见表 9 – 34。

**表 9 – 34　两组治疗中副作用发生率比较（n,%）**

| 不良反应 | n | 中西医结合组 | 干扰素组 | P |
|---|---|---|---|---|
| 发热 | 70 | 26（37.1） | 39（55.7） | 0.028 |
| 疲劳 | 70 | 29（41.4） | 43（61.4） | 0.018 |
| 血小板减少 | 70 | 11（15.7） | 22（31.4） | 0.029 |
| 脱发 | 70 | 6（8.6） | 18（25.7） | 0.007 |
| 消瘦 | 70 | 5（7.1） | 19（27.1） | 0.002 |
| 白细胞减少 | 70 | 12（17.1） | 23（32.9） | 0.032 |
| 精神抑郁 | 70 | 2（2.9） | 6（8.6） | 0.145 |

（3）退出实验发生率：两组患者在治疗过程中因干扰素不良反应不可耐受、肝炎加重及无效而退出实验，结果按无效进行统计。其中中西医结合组患者出现幻听退出 1 例，治疗 3 个月无效退出 1 例；干扰素组因患者自觉抑郁倾向不能耐受退出 1 例，因治疗 3 个月无效退出 2 例，发热不能耐受退出 1 例，疲劳不能耐受退出 1 例，白细胞减少退出 1 例，肝炎加重退出 1 例。见表 9 – 35。

**表 9 – 35　两组患者治疗中退出实验发生率比较（n,%）**

| | n | 中西医结合组 | 干扰素组 | P |
|---|---|---|---|---|
| 退出实验 | 70 | 2（2.9） | 7（10.0） | 0.165 |
| 完成实验 | 70 | 68（97.1） | 63（90.0） | |

**3. 讨论**

祖国医学无"慢性乙型肝炎"的病名记载，根据其临床表现、发病规律分析，当属中医之"黄疸""胁痛""疫毒"等病症范畴。康氏"疫郁"理论是国家首批 500 名名老中医康良石教授总结其临证经验而得。康老认为慢性乙型肝炎病因以"疫"为主，病机以"郁"为中心，归纳其发病特点，提出慢乙肝六证。康氏系列方药是在康氏"疫郁"理论为指导中医肝病辨证论治体系的基础上，结合临床患者症状进行总结而形成，肝郁气滞证用橘叶栀子根汤，肝胆湿热证用加味栀子根汤，肝郁化火证用金橘汤，湿热化火证用大芩连汤，肝脾气虚证用加味柴胡疏肝散，肝肾阴虚证用加减左归饮。康老认为慢乙肝具有温疫的发病规律，临证采用温疫"五辨"与"脏腑辨证"相结合，从患者反映在外的症状及体征进行个体化辨证分析，更有利于论治、施护和提高疗效。

化学合成药物的毒副反应及耐药变异病毒株的出现，使人们亟待一种治疗乙型肝炎安全有效的药物出现。中医药通过个体化辨证论治及其副作用小的优势，已被日益关注。我国在运用中医药治疗慢乙肝方面进行了许多研究，已肯定一些单味中药及中药复方具有治疗慢乙肝的作用，具有良好的发展前景。

经过研究我们发现，康氏系列方联合 α－2b 干扰素治疗慢乙肝患者，其病毒学、生化学改善及减少治疗过程中流感样症状、血液系统表现、消瘦、脱发的发生率均优于干扰素组，差异有显著性意义；中西医结合组患者退出实验发生率低于干扰素组，但差异无统计学意义。说明康氏系列方联合干扰素治疗慢乙肝可以提高疗效，并能预防流感样症状、血液系统表现、消瘦及脱发的发生率，减少干扰素的副作用，并有提高患者的耐受力的可能。

作者：于洪涛、康俊杰、吴剑华、章亭、张如棉
《湖北中医杂志》2010 年第 3 期

# 十八　中药及患者因素对 α－干扰素治疗慢性乙型病毒性肝炎疗效的影响分析

目前对慢性乙型肝炎的治疗主要应用 α－干扰素和核苷类似物进行抗病毒治疗。而 α－干扰素治疗慢性乙型肝炎患者的疗效差异较大，为探讨临床适宜治疗对象，及时调整治疗方案，我们自 2005 年 5 月～2007 年 11 月，前瞻性观察了 110 例 HBeAg 阳性慢性乙型肝炎患者进行 α－干扰素治疗 6 个月时的效果，并分析中药及患者因素对 α－干扰素治疗 e 抗原阳性慢性乙型肝炎的疗效影响。

**1. 资料与方法**

（1）病例选择：收集 2005 年 5 月～2007 年 11 月我院门诊及住院的 e 抗原及 HBV DNA 均阳性的慢性乙型肝炎患者 109 例，随机分为 2 组，中西医结合组 51 例，肝组织活检 39 例，其中 $G_1$ 5 例，$G_2$ 27 例，$G_3$ 7 例；$S_1$ 30 例，$S_2$ 7 例，$S_3$ 2 例；干扰素组 58 例，肝组织活检 46 例，其中 $G_1$ 2 例，$G_2$ 29 例，$G_3$ 15 例；$S_0$ 1 例，$S_1$ 29 例，$S_2$ 14 例，$S_3$ 2 例。男性 93 例，女性 16 例，年龄 18～48 岁（中位数 30 岁）。病程最长 20 年，最短 6 个月（中位数 7 年）。诊断均符合 2000 年《病毒性肝炎防治方案》中慢性乙型肝炎诊断标准及抗病毒治疗的西医方案。中医辨证标准参照康良石教授"疫郁"理论辨证诊断分型。两组一般资料比较差异无统计学意义（$P > 0.05$）。

（2）治疗方法

①干扰素治疗组：α－干扰素 500 万单位，隔日一次皮下注射。

②中西医结合治疗组：在干扰素治疗方案的基础上进行中医辨证论治，给予康氏系列方。

（3）疗程：疗程6个月。

（4）观察项目：所有患者均在使用α－干扰素0、3、6个月及停药后随访12个月时进行中医证候评分、血清生化学和病毒学的检测。

（5）疗效评价

①疗效评定标准：参照病毒性肝炎防治方案。a. 完全应答（显效）：生化指标ALT复常，病毒血清学指标HBV DNA、HBeAg转阴，HBeAb阳性；b. 部分应答（有效）：生化指标ALT＜1.5ULN（正常1.5倍以上），病毒血清学指标HBV DNA下降至少2个对数级，HBeAg定量下降；c. 无应答（无效）：生化、病毒血清学指标均未好转。

（6）统计学方法：采用SPSS 13.0 for windows软件，以α＝0.05为检验水准。

**2. 结果**

（1）α－干扰素治疗e抗原阳性慢性乙型肝炎疗效与性别的关系：有效组中，男性78例，女性12例；无效组中，男性15例，女性4例，两者无统计学意义（$P=0.474$）。

**表9-36　α-干扰素治疗e抗原阳性慢性乙型肝炎与性别的关系**

| 疗效 | n | 性别 | |
| --- | --- | --- | --- |
| | | 男 | 女 |
| 有效 | 90 | 78 | 12 |
| 无效 | 19 | 15 | 4 |
| P | | 0.474 | |

（2）α－干扰素治疗e抗原阳性慢性乙型肝炎与年龄的关系：有效组中，小于30岁的患者44例，大于等于30岁的患者46例；无效组中，年龄小于30岁的患者12例，大于等于30岁的患者7例，两者无统计学意义（$P=0.258$）。

**表9-37　α-干扰素治疗e抗原阳性慢性乙型肝炎疗效与年龄的关系**

| 疗效 | n | 年龄（岁） | |
| --- | --- | --- | --- |
| | | ＜30 | ≥30 |
| 有效 | 90 | 44 | 46 |
| 无效 | 19 | 12 | 7 |
| P | | 0.258 | |

（3）α－干扰素治疗e抗原阳性慢性乙型肝炎与基线时HBV DNA的关系：基线时HBV DNA，有效组小于$10^7$copies/mL者72例，大于等于$10^7$copies/mL者18例；无效组中，小于$10^7$copies/mL者11例，大于等于$10^7$copies/mL者8例，两者有统计

学意义（$P = 0.04$）。

**表 9 – 38**  α – 干扰素治疗 e 抗原阳性慢性乙型肝炎疗效与基线时 HBV DNA 的关系

| 疗效 | $n$ | HBV DNA（copies/mL） | |
| --- | --- | --- | --- |
| | | $< 10^7$ | $\geq 10^7$ |
| 有效 | 90 | 72 | 18 |
| 无效 | 19 | 11 | 8 |
| $P$ | | 0.04 | |

（4）α – 干扰素治疗 e 抗原阳性慢性乙型肝炎疗效与基线时 ALT 水平的关系：有效组中，基线时 ALT 小于 3 倍者 38 例，ALT 大于等于 3 倍者 52 例；无效组中，基线时 ALT 小于 3 倍者 13 例，ALT 大于等于 3 倍者 6 例，两组有统计学意义（$P = 0.01$）。

**表 9 – 39**  α – 干扰素治疗 e 抗原阳性慢性乙型肝炎与基线时 ALT 水平的关系

| 疗效 | $n$ | ALT（IU/L） | |
| --- | --- | --- | --- |
| | | $< 3$ 倍 | $\geq 3$ 倍 |
| 有效 | 90 | 37 | 53 |
| 无效 | 19 | 13 | 6 |
| $P$ | | 0.01 | |

（5）α – 干扰素治疗 e 抗原阳性慢性乙型肝炎疗效与是否服用康氏系列汤剂关系：有效组中，单纯抗病毒者 43 例，抗病毒加服用康氏系列汤剂者 47 例；无效组中，单纯抗病毒者 15 例，抗病毒加服用康氏系列汤剂者 4 例，两组有统计学意义（$P = 0.013$）。

**表 9 – 40**  α – 干扰素治疗 e 抗原阳性慢性乙型肝炎与是否服用康氏系列汤剂的关系

| 疗效 | $n$ | 分组 | |
| --- | --- | --- | --- |
| | | 抗病毒 | 抗病毒 + 中药 |
| 有效 | 90 | 43 | 47 |
| 无效 | 19 | 15 | 4 |
| $P$ | | 0.013 | |

### 3. 讨论

目前，慢性乙型肝炎的抗病毒治疗效果并不十分满意，临床上常用的抗乙肝病毒药物主要有两大类：一类为 α – 干扰素，另一类为核苷类似物。前者治疗慢性乙型肝炎 6 个月，完全应答率只有 30% ~ 50%；后者有较好的应答率，但需长期服用，而长期应用易出现病毒变异或耐药。因此，选择适当的抗病毒药物治疗 CHB 显得十分重要。有临床研究显示，不同的病例对干扰素的应答有较大差异。本文对 109 例 α-干扰素治疗的 e 抗原阳性慢性乙型肝炎患者进行前瞻性研究，分析患者的性别、年龄、基线时 HBV DNA 水平、ALT 水平以及是否服用康氏系列中药汤剂等因素对 α-干扰素抗病毒疗效的影响，从而为临床 α-干扰素抗病毒治疗提供依据。

本研究结果显示，α-干扰素治疗 e 抗原阳性慢性乙型肝炎是否应答与患者年龄和性别无关，在 α-干扰素应答组和非应答组中，患者年龄大小和男女性别无统计学差异。但是在应答组中，治疗前 ALT 大于等于 3 倍正常值、小于 $10^7$ copies/mL、服用康氏系列汤剂与非应答组相比，疗效要显著升高，提示 α-干扰素治疗 e 抗原阳性慢性乙型肝炎时，血清 ALT 水平较高、HBV DNA 水平较低者，加用康氏系列中药汤剂的效果较好。结果表明不同的 e 抗原阳性慢性乙型肝炎患者，应根据不同的情况制定个性化的抗病毒治疗方案。

作者：章亭、吴剑华、康俊杰、于洪涛、张如棉

《湖北中医学院学报》2010 年第 12 卷第 1 期

# 十九　肝病春气养生之道

当前，较为常见的肝病为病毒性乙肝，既缺乏理想治疗方法，又严重影响人民群众身体健康。今就将春气养生之道运用于乙肝病毒携带者，谈谈一点浅肤体会。

## 1. 养生之道

养生之道，古今方法甚多，有顺时应天，四气调神；有顺应自然，以常为要；有养气摄生；有节欲延年；有食治养老等。

关于顺时应天，四气调神的四季养生观点，载于老子的《道德经》，其云："人法地，地法天，天法道，道法自然。"这里所说的道，含有规律的意思。自然，既指规律的必然性，也泛指自然界，在老子看来，自然界是人类生命的源泉，人要维持其生命的活动，必须顺于自然，适应自然变化的规律，这种观点对中医药学产生了深刻的影响，被《内经》发展为"天人相应"学说，更明确阐述了人体健康长寿与自然界的关系，其云："阴阳四时者，万物之始终也，生死之本也，逆之则灾害生，从之则苛疾不起，是谓得道。""四气"是指春、夏、秋、冬四时气候。"神"是指人们的精神意志。四季气候变化，是外在环境的一个主要方面，精神活动是人体内在脏气活动的主宰，内在脏气与外在环境间取得和谐，才能保证人体健康长寿。这是四季顺应自然规律，调养五脏神志，保护人体精气，保持阴阳相对平衡，达到健康、预防疾病、益寿延年的养生方法。

历代养生家对于四季调神的原则，在衣、食、住、行与自然合一上，又有进一步发挥，如清·曹庭栋提倡养生之道，不事药饵，不希导引，唯以自然为宗，故能颐养天和，克享遐奉。

## 2. 春气养生之道与肝病关系

肝在五行中属于春，中医认为四时之中，春属木，因为春季万物生发，与木的生长相类似。而"五脏"之中，肝也属木，因肝喜调达，与木的特性也相类似。《陈修园原书·肝说》指出："肝者属于春季。"春气养生之道，由于自然界的阳气上升，万物萌动呈现一片生气蓬勃的姿态，天地孕育生发之气，万物欣欣向荣，人们要顺应自然，应当早睡早起，阔步于庭院，宽缓形体，使意志充满生发之气，对待事物，当生的不要杀害它，当给的不要剥夺它，当赏的不要刑罚它，这是适应春天气候，调养人体神志的道理。如果人体违逆了这个道理，就要伤害肝气。

历代养生家对于人顺应春气调神、食治、摄生等方面又有所发挥，如《混俗颐生录》告诫"莫嗔怒"以养肝气，因怒气伤肝，能使肝气内变，少阳不生，宜于春季万物发生之时，多步行以和四肢，不可郁郁久坐，以免肝抑郁而失疏泄、条达的功能；而《摄生消息论》则提倡人在春日融和，当眺园林亭阁、虚敞之处，用摅滞怀，以疏肝胆生发之气。《养老奉亲书》则主张当春之时，饮食之味，宜减酸益甘，甘益脾胃，缓肝之急，能减少肝气内变，使春气养生之道更加全面。

导师经多年观察，发现将春气养生之道应用于乙肝病毒携带者，预防肝炎的发生有一定效果。

举如患者陈某，男，40岁，干部。2年前体检发现携带乙肝病毒，检测表面抗原、e抗原均阳性，肝功能无异常。经推荐领悟春气养生的调神、食治等摄生道理，配合"推拿操"，佐以灵芝、猴菇、香菇保健品。观察1年，复查乙肝病毒e抗原转阴，e抗体转阳，DNA阴性，肝功能保持正常。

## 3. 初步体会

（1）肝病春气养生之道，提倡早睡早起，阔步于庭院，宽缓形体，又重视多步行以和四肢，不可郁郁久坐，说明适当运动的重要性。通过临证观察，患者每日运动一次（每次15~20分钟）能作用于体表各部位，在局部通经络、行气血，从而影响人体脏腑阴阳。得到相对平衡的护肝保健操（具体操法附后）既能疏发肝胆生发之气，又能调和人体脏腑气血阴阳。

（2）人的一生不可能一帆风顺，如果因为一些不尽如人意的事情而着急嗔怒，受伤害的往往是自己。科学家实验证明，人在着急生气发怒的瞬间，体内产生的毒素足以做成一杯毒水，这一小杯毒水的毒性足可杀死一只鸽子，对人体来说，急怒伤肝的同时，其他脏器的生理功能往往也会受到相应影响。如何勿着急发怒，伟人邓小平生前说过："忍一时风平浪静，退一步海阔天空。"这"忍一时""退一步"就是陶冶心情。勿令着急发怒，避免怒气伤肝，是减少肝气内变的灵丹。

（3）乙肝病毒的感染与发病，属于"先伏而后形""感久而后病"的"伏邪"发病类型，常由酒浆积聚、饮食不节，触动舍藏于肝及营血之间的"伏邪"中溃而病从里发。因此肝病患者的饮食，不仅要戒酒，谨慎选择一些物味，而且必须根据人的体质，注意品种的调节。人的体质常见大热与寒湿之偏，对于偏大热者，饮食宜清淡，容易消化的食物，可配合金簪菜、空心菜、黑木耳、白木耳等清热解毒品种；忌公鸡、番鸭、羊肉、狗肉、辣椒、胡椒诸辛热食品；亦忌白带鱼、虾、芋头、竹笋、芒果、榴莲、龙眼、荔枝、葱、蒜等宣发食品。对于偏寒湿者，除了忌用上述宣发食品外，尽量少食生冷水果及容易引起腹胀的食物，如糯米、地瓜粉、米粉等制品。保健品也要选取益气和血、扶正固本、增强机体免疫力、提高肝脏解毒功能、减轻肝脏损伤的灵芝、猴菇、香菇等，这些也是降低携带者发生肝炎概率的妙药。

### 附：护肝保健操

揉大敦穴：盘腿端坐，用左手拇指按压右脚大敦穴（大脚趾靠第二趾一侧的甲根边缘约 2 毫米处），左旋按压 15 次，右旋按压 15 次。然后用右手按压左脚大敦穴，手法同前。

按太冲穴：盘腿端坐，用左手拇指按右脚太冲穴（脚背第一、二趾骨之间），沿骨缝的间隙按压并前后滑动，做 20 次。然后用右手按压左脚太冲穴，手法同前。

揉三阴交穴：盘腿端坐，用左手拇指按压右三阴交穴（小腿内侧，足内踝尖上 3 寸，胫骨后缘处），左旋按压 15 次，右旋按压 15 次。然后用右手按压左三阴交穴，手法同前。

推搓两肋法：双手按腋下，顺肋骨间隙推搓至胸前，两手接触时返回，来回推搓 30 次。

作者：康素琼、蔡虹　指导：康良石
《第二十次全国中西医结合肝病学术会议论文汇编》

附录

# 康良石年谱

1943 年，学成之后，以优异成绩通过了当时的南京国民政府中央考试院的中医检核考试，在厦门开始了行医生涯。

1954 年，出席福建省人民政府召开的第一届中医代表大会。

1956 年，奉命筹建厦门市中医院，开辟厦门中医医疗、教学和科研基地。2 个月内筹建完成一所内设中医病房、中药房及针灸、内、外、妇、儿、推拿科门诊的医院。

1958 年，受邀出席全国卫生学术交流大会，卫生部颁予"发扬祖国医学遗产"奖状。

1960 年，受命首创中医肝科病房，带头投身中医专病建设。研究提出"康氏肝病疫郁理论"，用于指导临床，取得了突破性的进展。

1960 年，出席福建省委、省人民政府第一届文教卫生先进工作者大会，荣获省委、省政府颁发的"福建省文教卫生系统先进工作者"奖状。

1971 年，奉命建立福建省慢性支气管炎九省市协作组厦门防治点，负责从事面向农林、面向基层的慢性支气管炎中西医结合诊断分型临床科研工作。探讨"痰饮其标在肺、其本在脾肾"理论，获得突破性进展，荣获全国科学大会颁发集体科技进步二等奖和省、市人民政府医药卫生科技进步二等奖和省、市人民政府医药卫生科技进步一、二、三等表扬奖。

1981 年，出席厦门市第一届科学大会，荣获市人民政府颁发的"肝炎舌诊研究成果"和"科技先进工作者"两项奖状。

1985 年，出席农工党中央召开的为四化服务交流大会，荣获"为四化服务先进工作者"奖状。

1985 年，作为福建省人民政府召开的福建振兴中医大会的代表荣获"振兴福建中医"奖章、荣誉证书、福建省科技先进工作者称号。

1987 年，十多次接受国家中医药管理局的外派和海外侨胞的邀请，到菲律宾、泰国、新加坡、加拿大等地进行讲学、义诊。

1988 年，奉命参与筹办中国厦门国际中医培训交流中心、厦门中医师进修院。

1988 年，奉命筹办厦门、台湾中医师联谊会及吴真人（宋代名医吴本）研究会。邀请台湾同道参加成立大会和学术年会，交流学术经验，提高业务水平。

1990 年，成为农业部、卫生部、国家药品监督管理局继承指导老师，指导继承人康俊杰、康素琼将其经验整理出版。

1992 年，出席厦门市委召开的知识分子颁奖大会，享受国务院政府特殊津贴。

1993 年，出席三德兴医基金会颁奖大会，荣获该会首届的"杰出医学奖"。

1994 年，被人事部、卫生部、中医药管理局聘为全国名老中医药专家学术经验继承工作指导老师。

1997 年，出席福建省总工会劳模座谈会，荣获省部级劳模特殊津贴。

1998 年，在康良石老中医从医 55 周年纪念会上荣获中华中医药学会、福建省中医药管理局、福建省中医药学会、厦门市卫生局、厦门市中医院、厦门市中医药学会"大医精诚"奖匾。

2000 年、2003 年，在厦门市国际中医药培训交流中心、福建省干休所主讲两届国家级继续教育项目全国中西医结合肝病学习班。

2003 年，荣获中华中医药学会授予的中医药学会成就奖、终身理事、中医药文化书画展优秀奖。

2004 年，经厦门市中医药学会代表大会全体代表通过，特聘为名誉会长，并授予厦门市中医学会金马匾，荣获厦门大学海外教育学院授予客座教授称号。

2006 年，荣获中华中医药学会授予"首届中医药传承特别贡献奖"。

2007 年，经厦门市中医院第五届第四次职工代表大会审议通过授予"厦门市中医院首届名医"。

2008 年，北京中医药大学特聘为"中青年名中医工程"指导老师，厦门大学医学院医药会第一届理事会特聘为荣誉会长。

2009 年 10 月，庆祝康良石教授从医 65 周年。

2011 年 1 月，康良石教授因病逝世，享年 93 岁。

# 康氏家传录

　　康良石祖家在福建永春地乡，中医世家，自清乾隆年间，代有传人已十余代，立有家训、家教及继承衣钵的准则。

　　一代先祖雅家公，为尽儿女孝道，解除堂亲疾苦，外出拜访名医为师，学得岐黄之术而传世，立下"夫为人子者，不可不学医，不可医为业"的家训。教诲后代"为医之道，德行为本"，"德术兼备，方可言医"，"既要通晓中医经典，又要熟练临床诊疗及药物炮制技术"方能出师。

　　第二至第四代的重厚、鸿觳、烔思诸公皆遵家训，继承医学又不以医为业，业余为父母兄弟或远亲近邻治病。一直传抵道光、咸丰年间的第五代奕川祖，由于遐迩前来求医治病者众，不能兼顾，终于以医为业。自此，后裔继其衣钵，设医庐行医。但是仍然坚守祖上的家教和准则而代代相传。

　　第六代世多公，于咸丰、光绪年间，仍在本乡悬壶行医。至第七代祖琬新公，对妇科较有专长，曾用"灯火灸"救治一血崩昏厥濒死妇人，又获生存而声名大振，附近乡镇，甚至县城的妇科患者都前来求医问药。为此，康家遂迁至坑仔口镇开仁和堂行医。

　　第八代家父康明爵，在祖传的基础上，博采众家之所长，行医认真负责，一丝不苟，对疑难急重病症，经治而药到病除者不乏其人，经常接受厦门、同安、龙溪一带病家的邀请，遂从永春迁至厦门设鹤寿斋诊所。他对小儿科更有专长，因而被誉为"团仔仙"。他将长期的临床心得，写成《麻疹辨证论治》《胎前产后》。1958年起在开元区医院任中医师，言传身教，培养了不少中医人才。

　　第九代康良石在童年时代，就受家庭的熏陶，对中医学发生兴趣，成人后，由于正处于南京国民政府企图取消中医的恶劣环境中，父亲虽然对中医前景悲观失望，但是，犹恐祖业失传，仍依祖辈准则教他习医，特地礼聘王江波、朱木春、林时馨三位老师教读医学经典及指导药物采集炮制工艺，并在父、祖案旁侍诊，抄方配药。经七年学成之后，通过当时的南京国民政府中央考试院中医师检核考试，开始行医生涯。

第十代传人是卫生部、农业部、国家药品监督管理局指定的学术继承人长子康俊杰、女儿康素琼。只是传授方法有别，乃采取先从医学院毕业，尔后再通过三年的带教承继衣钵。